常见疾病诊治与护理技巧

主编　常　青　刘　媛　林爱军　薄静静
　　　魏文文　张银霞　陈　杰

四川科学技术出版社

图书在版编目（CIP）数据

常见疾病诊治与护理技巧 / 常青等主编 . -- 成都：
四川科学技术出版社 , 2024. 11. -- ISBN 978-7-5727
-1591-4

Ⅰ . R4

中国国家版本馆 CIP 数据核字第 20240QR078 号

常见疾病诊治与护理技巧

CHANGJIAN JIBING ZHENZHI YU HULI JIQIAO

主　编　常　青　刘　媛　林爱军　薄静静
　　　　魏文文　张银霞　陈　杰

出 品 人　程佳月
责任编辑　欧晓春
封面设计　刘　蕊
责任出版　王　英
出版发行　四川科学技术出版社
地　　址　四川省成都市锦江区三色路 238 号新华之星 A 座
　　　　　传真：028-86361756　邮政编码：610023
成品尺寸　185mm×260mm
印　　张　21.5　字　数　500 千
印　　刷　成都市新都华兴印务有限公司
版　　次　2024 年 11 月第 1 版
印　　次　2024 年 11 月第 1 次印刷
定　　价　88.00 元
ISBN 978-7-5727-1591-4

邮购：四川省成都市锦江区三色路 238 号新华之星 A 座 25 层
邮购电话：028-86361770　邮政编码：610023

本书编委会

主　编　常　青　刘　媛　林爱军　薄静静
　　　　　魏文文　张银霞　陈　杰

副主编　廉士亮　王　宾　刘　平　韩冬梅

编　委（排名不分先后）

　　　　常　青　河北北方学院附属第一医院
　　　　刘　媛　山东省泰安荣军医院
　　　　林爱军　平度市人民医院
　　　　薄静静　滨州医学院附属医院
　　　　魏文文　潍坊市人民医院
　　　　张银霞　驻马店西平县人民医院
　　　　陈　杰　青州市人民医院
　　　　廉士亮　北京中医药大学东方医院枣庄医院
　　　　王　宾　山东省卫生健康委员会医疗管理服务中心
　　　　刘　平　沧州市中心血站
　　　　韩冬梅　山东省军区济南第六离职干部休养所
　　　　梁艳艳　山东省公共卫生临床中心

前　言

随着社会的不断发展,医疗卫生事业面临着极大的机遇与挑战,为了适应新形势及现代化医疗护理服务的要求,使医疗护理工作更加科学化,操作规范化,陈设规格化,以提高临床医疗护理水平,特编写了《常见疾病诊治与护理技巧》一书。

全书内容包括临床各科常见疾病的病因和发病机制、临床表现、诊断、治疗与护理技术,内容丰富,重点突出,简明扼要,切合实用。可供医疗护理人员、教育工作者、在校学生及其他医药卫生人员参考。

由于本书编写时间仓促,又限于编者水平,书中难免有不当之处,敬请广大读者指正。

编　者

2024 年 3 月

目　录

第一章　呼吸系统疾病

第一节 呼吸系统生理特点

呼吸系统的主要生理功能是提供机体所需氧气,排出代谢产生的二氧化碳。按照解剖部位和所担负功能的不同,呼吸系统一般可分为上呼吸道和下呼吸道。上呼吸道包括鼻、咽和喉,是气体进入肺的门户。上呼吸道占整个呼吸道解剖无效腔的 50%,上呼吸道阻力占整个气道阻力的 45%。上呼吸道对吸入气体具有加湿、加温和过滤作用。下呼吸道包括呼吸系统的通气区(传导部分)、移行区和换气区(呼吸部分)。通气区即气管、支气管树,包括气管、左右主支气管、叶支气管、段支气管、中支气管、小支气管、细支气管、终末细支气管、呼吸性细支气管。气管、支气管树是气体进出肺的通道。

哮喘、慢性支气管炎等疾病由于气道缩窄,呼吸运动尤其是呼气运动阻力增加,出现通气性呼吸困难。呼吸性细支气管由于具有换气功能,故称为移行区,大约包括 3 级呼吸细支气管,其管壁上有肺泡,这些肺泡便是气体交换的主要部位。呼吸部或换气部是肺泡与肺毛细血管进行气体交换的部位,包括肺泡管、肺泡囊和肺泡。肺泡隔即肺泡毛细血管膜,由结缔组织、毛细血管内皮和肺泡上皮组成。

毛细血管内皮紧贴肺泡的部分称肺泡毛细血管膜薄部($0.5 \sim 0.7~\mu m$),此处肺泡上皮和毛细血管内皮的基底膜融合为一,为肺内气体交换的场所,也被称为气血屏障。肺泡上皮与毛细血管内皮基底膜不融合的部分内有一间质腔,腔内含结缔组织细胞、基质和淋巴管,称肺泡毛细血管膜厚部,为肺内液体循环部分。薄部与厚部约各占 50%。

根据气体弥散原理,气体的弥散量与气体的溶解度、膜两侧的气体分压差成正比,而与膜的厚度成反比。故当肺纤维化、结缔组织增生时,气体交换就会出现障碍,即肺弥散功能障碍。

另外,肺泡 II 型上皮细胞可以产生肺泡表面活性物质(SAM),对维持正常的肺泡表面张力、防止肺泡萎陷具有重要作用。肺通过对进出气体量的调节,担负着调节机体酸碱平衡的作用。肺是多种酶类生成和代谢的场所,可对多种生物活性物质如血管紧张素、前列腺素(PG)、白三烯、血小板活化因子及胺类进行转化、降解或灭活。肺循环具有可扩张性,因此,对血压和血容量具有调节作用。

本节将主要讨论呼吸调节、肺通气、肺循环、肺内组织的气体交换、氧气及二氧化碳在血液中的运输、肺和肺循环的非呼吸性功能。

一、呼吸调节

呼吸系统吸入氧气和排出二氧化碳的功能是通过有节律的呼吸运动来完成的。呼吸中枢及位于颈动脉体及主动脉体的外周化学性感受器,对维持正常的节律性呼吸起重要调节作用。在临床实践中,也往往会遇到有关呼吸调节的问题,如如何进行合理氧疗、如何正确使用机械通气以及呼吸兴奋剂的应用等,对此需掌握有关呼吸调节的知识,方能妥善解决上述呼吸调节问题。

（一）中枢性呼吸调节

呼吸肌有节律地收缩及舒张构成呼吸运动。呼吸肌是骨骼肌,本身不具有自律性,其肌纤维的收缩与舒张运动是由脊髓前角的运动性神经元支配的。切断支配呼吸肌的运动性神经,呼吸肌即不再收缩与舒张,呼吸运动停止。呼吸肌的运动节律性来自中枢神经系统的呼吸中枢。中枢神经系统对呼吸运动的调节可分为两个方面:随意呼吸动作主要受大脑皮质控制,如游泳、唱歌时的控制性呼吸;自主节律性呼吸主要靠脑干中一些神经结构的作用,平静状态下的节律性呼吸即是由脑干来控制的。

1. 呼吸中枢及其神经元分布

以对猫所做的实验证明,切断双侧迷走神经,并在四叠体间切断脑干,呼吸节律基本不变。说明大脑皮质并非节律性呼吸所必需。保留延髓与脊髓的联系即可有一定程度的节律性呼吸。如破坏延髓,则呼吸运动停止,这表明呼吸节律基本上起源于延髓,而脑桥可使呼吸节律更为完善。脊髓则是维持节律呼吸神经冲动的传导路径。多种实验已经证实,延髓呼吸性神经元是产生节律性呼吸的基本部位,主要分布在三个神经核中,位于延髓背侧的孤束核,吸气时放电,受到刺激后则产生吸气动作。位于脑桥外侧桥臂的中央核受刺激后使吸气相转为呼气相,称为上部调整中枢。脑桥的网状巨细胞核受刺激后可使呼气相转为吸气相,称为下部长吸中枢。因此,可以这样说,脑桥、延髓是节律性呼吸的基本发源地。而呼吸中枢则是指包括大脑皮质、脑桥和延髓中与呼吸运动有关的一些神经结构。

2. 呼吸节律的形成机制

呼吸节律是延髓呼吸性神经元活动呈节律性变化的反映。但延髓呼吸性神经元产生节律性呼吸的机制至今尚未彻底明了,目前有两种假说。

1)吸气性和呼气性神经元交互抑制假说:该假说认为吸气性和呼气性神经元具有交互抑制的作用。由于未能在延髓中发现吸气性神经元(I 神经元)与呼气性神经元(E 神经元)交互抑制的解剖联系,故近年来倾向于否定该假说。

2)吸气切断机制的假说:众所周知,吸气是主动的,呼气是被动的,因此,中枢性的呼吸节律主要是吸气性神经元活动的节律。吸气相与呼气相的转换好比电路中的一个开关,开关接通,引起吸气,切断开关,吸气停止转为呼气。延髓 I 神经元内部 I_a 与 I_b 神经元的相互作用,使吸气被切断。I_a 神经元兴奋时,向脊髓的吸气肌运动性神经元传递冲动,产生吸气动作;同时,II_b 神经元兴奋,I_b 神经元反馈性抑制 I_a 神经元的兴奋,吸气被切断,转为呼气;吸气时肺容积膨胀,支气管平滑肌内的牵张反射感受器兴奋,通过迷走神经将冲动传至中枢兴奋 I_b 神经元,加强对 I_a 的抑制。人类在平静呼吸状态下,肺牵张反射并不参与吸气切断的机制。I_a 神经元兴奋还可刺激脑桥上部的调整中枢,后者的兴奋又可以反馈性抑制 I_a 神经元及脑桥下部的长吸中枢,使吸气停止,转为呼气。

综上所述,目前普遍认为:延髓的呼吸性神经元能产生基本的呼吸节律,但受到脑桥的调整中枢和长吸中枢的调节,从而使呼吸节律更加完善。大脑皮质能在一定程度上随意控制呼吸。

（二）呼吸的神经反射性调节

人体神经活动的基本规律是反射,呼吸运动既然也是在神经支配下进行的,那就不可避免地存在着反射性调节。

1.肺牵张反射

肺扩张或萎陷引起的吸气抑制或吸气兴奋的反射叫作肺牵张反射。反射的结果是吸气受到抑制。其生理意义在于协助切断吸气,使吸气不致过深过长。在适当条件下,还能短时间兴奋吸气,称为"喘气反射",即在肺扩张时,短期内兴奋吸气中枢,产生1~2次深吸气。这主要是因为肺牵张反射的冲动传入纤维是由两种不同的传入纤维传导所致。在迷走神经中,粗的有髓鞘的A类纤维传入冲动引起吸气抑制反应,细的无髓鞘的C类纤维引起"喘气反射"。人们在呼吸一段时间以后,往往不自觉地进行1~2次深吸气,可能与"喘气反射"有关。这对保持肺泡扩张,防止部分肺泡萎陷具有重要意义。

在肺水肿或肺炎肺实变时,肺组织顺应性降低,肺泡不易扩张,吸气肌做功增加,牵张反射增强,由于肺牵张反射的主要效应是减少潮气量,并代偿性地增加呼吸频率,故往往出现浅速呼吸。

2.呼吸肌的本体感受性反射

呼吸肌与其他骨骼肌一样,在肌纤维间含有肌梭,当肌纤维舒张、肌梭受到牵拉时,肌梭感受器兴奋,冲动由脊神经后根传入脊髓,再由脊髓前角 γ 神经元支配肌梭收缩,同时 I_a 神经元兴奋,引起吸气肌收缩。

当支气管哮喘发作时呼吸肌负荷增加,本体感受器传入冲动增加,呼吸肌活动也随之增强,这可以保持潮气量不变,也是调节呼吸的一个反馈机制,其生理意义在于机体能够随着呼吸肌负荷的增加而相应地加强呼吸运动。

3.防御性呼吸反射

1)咳嗽反射:呼吸道黏膜上的感受器受到机械或化学性刺激引起咳嗽反射。喉和气管对机械刺激特别敏感,故行纤维支气管镜检查时要重点做好上呼吸道及气管的麻醉。二级支气管以下的部位对化学性刺激(如组胺、氨、乙醚和二氧化硫等)特别敏感。此外,冷空气的刺激及咽、食管和胸膜等部位受到刺激时也能引起咳嗽反射。咳嗽反射是防御性反射,它有助于保持呼吸道的清洁和通畅。

2)喷嚏反射:是由于鼻黏膜上的感受器受到刺激后引起的。喷嚏反射时气流主要从鼻腔冲出,有清除鼻腔刺激物的作用。

3)屏气反射:突然吸入冷空气或刺激性化学性气体,可以反射性引起呼吸暂停,声门关闭,支气管平滑肌收缩,对呼吸道具有保护作用。

4)其他:在支气管与细支气管上皮细胞之间有刺激性感受器。当支气管壁突然扩张或萎陷、支气管平滑肌收缩、肺不张或肺的顺应性增加时,这些感受器接受冲动而反射性地引起过度通气和支气管收缩。有人认为,这种反射是呼吸困难的病理生理基础。

(三)呼吸的化学性调节

呼吸系统的通气、换气功能使动脉血氧分压(PO_2)、二氧化碳分压(PCO_2)和 pH 值维持相对稳定,而血液中 PO_2、PCO_2 和 pH 值的改变对呼吸亦具有调节作用,即化学性调节。化学感受器按其部位不同可分为中枢性和周围性两大类。在延髓表面的腹外侧有对二氧化碳敏感的细胞,以这些细胞为主,构成了中枢性化学感受器。在颈动脉体和主动脉体有对缺氧敏感的细胞,以这些细胞为主,构成了外周化学感受器。

1. 二氧化碳对呼吸的调节

延髓表面的化学感受器直接与脑脊液接触,对脑脊液中 H^+ 浓度的变化非常敏感。二氧化碳分子易透过血-脑屏障,而 H^+ 则不易透过血-脑屏障。当 PCO_2 升高时,二氧化碳弥散入脑脊液的量增加,脑脊液中 H^+ 浓度随之增加,刺激中枢化学感受器,再通过一定的神经联系,兴奋延髓内部的呼吸性神经元,使通气增强。当 PCO_2 升高到一定程度时,对呼吸中枢的兴奋作用即会转变为抑制作用,临床上称为二氧化碳麻醉。一般来讲,吸入气体中二氧化碳浓度小于 15% 时有兴奋呼吸的作用,若其浓度大于 20% 则作用相反,出现呼吸抑制,通气量下降。

血中 PCO_2 增高时,血液 pH 值下降,H^+ 增多,也可刺激外周化学感受器,引起外周化学感受器的兴奋,神经冲动沿窦神经和迷走神经传入中枢,使吸气性神经元兴奋,呼吸运动增强,通气量增加。但这一作用的强度远不及中枢性调节。

2. 氧气对呼吸的调节

在正常血氧分压范围内,氧对呼吸的调节作用极为微弱,在临床上无表现。当 PO_2 降至 $50 \sim 60$ mmHg*、动脉血氧饱和度(SaO_2)降至 80% 时,才出现肺泡通气量的增加,随着缺氧的加重,肺泡通气量增加愈明显,当 PO_2 降至 20 mmHg 时,肺泡通气量甚至可达正常值的 5 倍。吸入纯氧可能导致肺泡通气量减少,这可能是氧疗中不主张吸入纯氧的原因之一。缺氧对呼吸的兴奋作用主要是通过对外周化学感受器的刺激来实现的。缺氧对中枢感受器的直接作用是抑制。

缺氧远不及二氧化碳潴留对呼吸的兴奋作用强烈,故二氧化碳是一种有效的强力呼吸兴奋剂。

3. 血液和脑脊液中 H^+ 对呼吸的调节

上文已经提到 PCO_2 增高时,脑脊液和血液中的 H^+ 增高、pH 值下降,中枢和外周化学感受器兴奋肺泡通气量增加。实际上,任何可造成血液或脑脊液 pH 值降低的病理状态均可兴奋呼吸的化学感受器,导致肺泡通气量增加。从另一方面讲,这也是机体通过呼吸来调节体液酸碱平衡的代偿机制。H^+ 及 HCO_3^- 均不易透过血-脑屏障,所以一些慢性酸碱失衡患者,其呼吸节律与他们的动脉血气结果并不完全一致。如慢性酸中毒患者,当其酸中毒得到纠正后,其深大呼吸可能并未立即消失。原因是虽然血液的酸碱失衡得到了纠正,但脑脊液中过多的 H^+ 尚未清除,仍然对呼吸运动具有兴奋作用。同样道理,急性酸中毒时,虽然血液 pH 值已经降低,但因脑脊液未能出现同步变化呼吸并未兴奋。

(四)呼吸调节的临床意义

在病理状态下,无论影响了呼吸调节的哪一个环节,均可表现出呼吸节律的变化,这对在临床工作中推测神经系统的病变部位或酸碱平衡状态都有一定帮助。如颅内压增高时,可能出现潮式呼吸;脑膜炎、重症脑循环障碍及尿毒症时可出现毕奥呼吸(突然开

---

* 1 mmHg ≈ 0.133 kPa。

始的加强呼吸与突然停止的呼吸间歇相交替的呼吸形式);脑桥前部脑组织损伤时,出现长吸式呼吸(吸气相又长又强的呼吸与呼吸暂停相交替);中脑及脑桥腹侧内侧盖坏死可出现中枢性过度通气;延髓受压时出现间停呼吸(自主呼吸节律消失,只能靠患者清醒时主观用力进行呼吸);完全不能控制呼吸则见于延髓和脊髓高位颈段水平的双侧锥体束破坏;酸中毒呼吸深长;碱中毒呼吸浅快。

掌握呼吸调节的机制对于合理氧疗具有指导意义。前面提到,缺氧及 PCO_2 升高均有刺激呼吸的作用。长期伴有二氧化碳潴留的肺源性心脏病(简称肺心病)患者,其中枢对 PCO_2 升高的刺激已经不再敏感,呼吸的节律主要靠缺氧对外周化学性感受器的刺激来维持;如果这时给予高浓度氧疗,缺氧得到改善,原有的缺氧对呼吸中枢的刺激不复存在,呼吸兴奋性降低,将导致二氧化碳进一步潴留,使呼吸陷入抑制状态,甚至昏迷。

二、肺通气

正常的肺通气是完成呼吸功能,即为组织细胞提供氧气排出组织细胞所产生的二氧化碳的基本保证。

(一)肺通气的动力

肺通气的动力即空气泵是由呼吸肌、胸廓、胸膜腔和肺组成的。动力来自呼吸肌。吸气伊始时,气道内压力等于大气压。在呼吸中枢的指令下,膈肌、肋间外肌等吸气肌收缩,胸廓容积增加,胸膜腔内压减低,可达 -0.6 kPa,受到胸膜腔负压的吸引,肺膨胀,肺泡内压减低到大气压以下,气体进入肺。吸气末,肺泡内压等于大气压。呼气时,吸气肌停止收缩,胸廓在自身弹力作用下回缩,胸廓容积减小,胸膜腔内压回升到 -0.25 kPa,肺受压,肺泡内压增高并大于大气压,肺内气体排出体外。呼气末,气道内压又回到大气压水平。如此周而复始,构成了呼和吸的循环。在诸如慢性阻塞性肺疾病(COPD)等病理状态下,呼吸道阻力增高,呼吸肌做功增加,可能导致呼吸肌疲劳,加重呼吸衰竭。呼吸肌疲劳的直接证据是跨膈压减低,吸气时腹部凹陷、呼气时腹部鼓起的"摇椅样呼吸"也是呼吸肌疲劳的可靠体征。

(二)肺的容量和通气功能检查

气体只有进入肺泡才能与血液中的气体进行交换,才称得上是有效的通气,为了更好地评价气道通气的效果,临床上应用肺功能仪对肺通气功能进行检查。下面将对几个有关的肺功能检查项目及其临床意义进行介绍。

1. 潮气量

潮气量为平静呼吸时每次呼出或吸入的气量,正常值男性(594±183)mL,女性(440±136)mL。应用机械通气时,往往以(8~12)mL/kg 计算潮气量。

2. 深吸气量

深吸气量为平静呼气后所能吸入的最大气量,正常值男性(2 427±618)mL,女性(1 746±315)mL。深吸气量减潮气量为补吸气量。

3. 补呼气量

补呼气量为平静呼气后所能呼出的最大气量。正常值男性(1 279+467)mL,女性

（799 ± 271）mL。

4. 肺活量

肺活量为最大吸气后所能呼出的最大气量。男性正常值（3 657 ± 714）mL，女性（2 511 ± 461）mL。正常人肺活量与身高成正比，而与体重关系不大，随着年龄增加肺活量减少。由于其正常值波动范围较大，故只有当肺活量减少到预计值的20%以上时，方可认为有肺活量的下降。限制性通气功能障碍的患者可有肺活量的降低。

5. 残气量

残气量为最大呼气后肺内存留的气体量。正常值男性为（1 720 ± 573）mL，女性为（1 285 ± 348）mL。肺气肿时残气量增加，肺不张时残气量减少。

6. 功能残气量

功能残气量（FRC）为平静呼气后肺内所含的气量。正常值男性为（2 950 ± 722）mL，女性为（2 122 ± 371）mL。残气量的增加有不可逆性和可逆性两种情况。当肺气肿时，肺组织结构出现了变化，肺泡过度扩张，甚至肺泡壁破裂，导致不可逆性残气增加。哮喘急性发作时，由于支气管痉挛、黏膜水肿，形成支气管阻塞，主动吸气时气道扩张，气体尚能进入肺泡，呼气时气道缩窄，气体不能排出，肺泡的气体陷闭，造成肺气肿，残气量增加。但这种肺气肿可随着哮喘的好转而恢复，故称为可逆性残气增加。FRC增加仅表示肺泡过度充气，其本身并不代表肺功能障碍。

7. 无效腔气量

无效腔气量由解剖无效腔量和肺泡无效腔量组成，解剖无效腔量系指从口腔到细支气管这一部分呼吸道内所含不参与气体交换的气量，成人为138 ~ 175 mL，鼻咽部约为450 mL，共600 mL左右，其中50%位于上呼吸道。也有人通过计算得出成人解剖无效腔量大约为2.22 mL/kg。肺泡无效腔量是指因血液循环不良而不发生气体交换的无效肺泡通气量，正常人肺泡无效腔量很小，可以忽略不计。

8. 肺总量

肺总量指最大吸气后肺内所含的气量。正常值男性（5 398 ± 972）mL，女性（3 845 ± 538）mL。

9. 最大自主通气量

最大自主通气量为单位时间内的最大通气量，通常以每分钟呼出或吸入的气量计算。最大通气量是在单位时间内以最快速度和最大幅度呼吸所测得的，它反映呼吸的动态功能。一般以正常预计值的 + 20% 为正常值。30 岁以前，最大自主通气量随年龄增加而增加，30 岁以后逐渐减小。与受试者体表面积或身高密切相关。最大自主通气量的大小决定于以下因素：①胸廓运动是否受限；②呼吸肌的功能；③气道是否通畅；④呼吸系统的顺应性；⑤呼吸系统神经和肌肉的协调动作。上述任何一个环节的异常都能影响最大自主通气量的测定值。

10. 用力呼气量（用力肺活量）

用力呼气量指深吸气后用最快速度呼出的最大气量，是测定呼出气流速的简便方法。测量最初 1 秒用力呼气量并计算出占用力呼气量的百分比，即为一秒率，一般不应小于70%。如果小于该值则表明有气流的阻塞。最常见原因为肺组织弹性的损失如肺气肿,及支气管痉挛如支气管哮喘。可逆性气道阻塞时,应用支气管扩张剂可使用力呼气量增加。

11.肺泡通气量

肺泡通气量等于潮气量减去解剖无效腔量。

分钟肺泡通气量 = 呼吸频率 × 肺泡通气量 = 呼吸频率 × (潮气量 - 无效腔气量)

由上式可知,分钟肺泡通气量与呼吸频率和潮气量成正比,但肺泡通气量主要取决于潮气量的大小。由于解剖无效腔量是相对恒定的,故无效腔气量的变化主要反映了肺泡无效腔量的变化。在肺水肿、肺栓塞时,肺泡无效腔气量增加,可导致肺泡通气量的降低。肺泡通气量不足时,血气检查则表现为缺氧、二氧化碳潴留及呼吸性酸中毒。肺泡过度通气则引起肺泡气 PCO_2 降低和 PO_2 增高,$PaCO_2$ 和含量亦减低,出现呼吸性碱中毒。由于氧解离曲线的特点,肺泡气氧分压增高对动脉血氧饱和度影响不大。

12.小气道通气功能的测定

小气道系指内径在 2 mm 以下的细支气管,小气道的纤毛上皮细胞少,没有分泌腺,气流速度慢及内腔狭细易闭塞是其生理特征。因此,细菌、病毒及烟尘等小颗粒易沉积在小气道,引起炎症。早期小气道病变临床上常无明显症状、体征,常规肺功能检查也不易发现。近十年来,一些新的小气道功能测定可以较早地发现小气道病变。

1)闭合气量(CC):闭合气量系指平静呼气至接近残气位时,肺下垂部小气道开始闭合时的肺容量。在许多肺疾患的早期,小气道的病变使呼气时小气道提前关闭,闭合气量明显增高。有人认为,COPD患者,在疾病缓解期如若一秒用力呼气量(FEV1)降低,应视为不可逆性病变;如若 FEV1 正常而仅闭合气量增高,则其小气道阻塞有可能恢复,可视为可逆性病变。

2)最大呼气流速 - 容量曲线(MEFV):在做用力肺活量时,令患者吸气至肺总量后,用最快的速度、最大力量呼气至残气位,呼气流速随肺容量不同而改变,以此绘图,即最大呼气流速 - 容量曲线。其特点是在不同肺容量下,压力 - 流速的关系存在差别。在75%以上肺容量时,胸腔内压增加,呼气流速也相应增加,即流速和"用力有关",受呼气肌和意志的影响。在75%以下肺活量时,每一肺容量均有一个最大流速点,达到此点后,即使胸腔内压继续增加,呼气流速仍保持不变,即与"用力无关"。随着肺容量的减少,呼气流速也逐渐减低。在阻塞性肺疾患时,最大流速和各阶段流速均减低,肺活量减少。限制性肺疾患则表现为肺活量小,流速高,但因肺活量小,流速下降快,表现为曲线高耸,倾斜度大。

(三)影响肺通气的因素

影响肺通气的因素主要是呼吸阻力。呼吸阻力可分为弹性阻力和非弹性阻力。弹性阻力取决于肺和胸壁顺应性的大小,非弹性阻力主要包括气道阻力和其他脏器位移的黏滞阻力。

1.弹性阻力

1)呼吸器官的压力容量曲线:胸廓与肺的弹性表现在压力与肺容量的依从关系上。

当肺处于功能残气位(约为肺总量的40%)时,向外的胸廓弹性力刚好等于肺的弹性回缩力,两者处于平衡状态。此时,如果吸气,呼吸肌必须做功,以克服肺的弹性回缩力。肺容量达到肺总量的67%时,向外的胸廓弹性力消失,胸廓处于自然中间位置,不表现弹性力量。继续吸气时,胸廓的弹性力和肺一样,表现为回缩力,共同构成肺扩张的阻力,呼吸器官的压力容量曲线就反映了胸廓、肺及两者合并压力与肺容量的上述关系。当肺容量小于或等于肺总量的67%时,胸廓弹力有利于吸气;肺容量大于肺总量的67%时,胸廓弹力成为吸气的阻力,有利于呼气。而肺的弹性始终是吸气的阻力。

2)顺应性(C):顺应性乃单位压力改变所引起的容量改变。压力变化相等时,肺的容积变化愈大,顺应性愈大;反之,顺应性愈小。顺应性是弹性阻力的倒数。顺应性小,弹性阻力大;顺应性大,弹性阻力小。从物理学上讲,顺应性的公式可以表示如下:

$$顺应性(C) = \frac{容量改变(\Delta V)}{压力改变(\Delta P)} L/kPa$$

$$顺应性(C_{肺}) = \frac{肺容积变化}{跨胸膜压变化} L/kPa$$

$$顺应性(C_{胸壁}) = \frac{肺容积变化}{跨胸壁压变化} L/kPa$$

由于胸肺的总弹性等于胸壁弹性和肺弹性之和,即总顺应性的倒数为各分顺应性倒数之和。呼吸系统的总顺应性可由下式表示:

$$\frac{1}{总顺应性} = \frac{1}{C_{肺}} + \frac{1}{C_{胸壁}}$$

顺应性的影响因素较多,肺泡表面张力是影响因素之一。根据物理学原理,任何有液气交界面的小泡均受表面张力作用而有向液气表面弧形中心收缩的特性。肺泡内缩力(P)与肺泡表面张力(T)及肺泡半径(R)的关系可以用Laplace公式表示:

$$P = 2T/R$$

从上式可以看出,肺泡内缩力与肺泡表面张力成正比,与肺泡半径成反比。肺泡表面张力可使肺泡趋于萎缩。而SAM能减低肺泡表面张力,使肺泡内缩力与胸廓向外的弹力相平衡,维持肺泡膨胀,从而也减低了吸气肌的做功负荷。表面活性物质的存在使得肺具有高顺应性。

肺容量也与肺顺应性有关。肺容量增高时,肺顺应性减低,肺容量接近残气位时,顺应性最高。这可能与肺泡增大后表面活性物质层变薄有关。由于肺顺应性受肺容量的影响,故需将肺顺应性实测值除以肺容量,才能代表肺组织弹性。一般常以顺应性/功能残气量(FRC)来表示肺弹力,可表示为$C_{肺}/FRC$,此值即为比顺应性,在不同性别及年龄之间基本相同,正常人为0.067 L/kPa。气体进入肺内后暂时阻断气流,在流速为零的间歇内,肺内各部分压力趋于相对平衡时测得的顺应性为静态顺应性。它反映肺和胸廓的弹性。在加快呼吸频率,缩短呼吸间歇,肺内气体不能达到平衡时或在应用机械通气过程中测得的顺应性,由于流速不等于零,称为动态顺应性。它除反映肺和胸廓顺应性外,还包括克服气道阻力的成分。我国正常人静、动态肺顺应性男性分别为(1.7±0.6)L/kPa和(2.3±0.6)L/kPa;女性约分别为(1.1±0.3)L/kPa和(1.5±0.4)L/kPa。肺顺应性减低可见于各种类型肺纤维化、胸膜纤维化等限制性肺疾患及肺水肿、呼吸窘迫综合征等。

胸壁顺应性减低可见于脊柱后侧凸、漏斗胸、脊柱炎、胸廓成形术后、胸壁肌肉强直、膈肌抬高及肥胖症等。

2.气道阻力

气道阻力是非弹性阻力的主要组分。它是呼吸运动过程中气流通过气道时产生的阻力。运动速度越快,阻力越大。在静息呼吸时,非弹性阻力所耗能量占总能耗的30%,其中80%~90%为气道阻力所消耗。气道阻力与管道长度、内径、气流速度和形态及气体物理特性等有关。在直管道、气体层流条件下,驱动气体在管道内流动的管道两端压力差(ΔP)可用下式表示:

$$\Delta P = \frac{8nl\bar{v}}{\pi r^4}$$

式中 r 为管道半径,l 为管道,n 为气体黏滞度,$\bar{v}$ 为气体流速。

管道内气流量过大、内径骤变或在气管分支处,气流由层流变为滞流,湍流在管道内流动所需的压力差可由下式来表示:

$$\Delta P = \frac{fl\bar{v}^2}{4\pi 2r^5}$$

f 为摩擦常数,由管壁光滑程度和 Reynold 值(RN)所决定;而 RN 与气体流量管道半径气体密度(D)及黏度(n)都有关系,可表示如下:

$$RN = \frac{4\bar{v}}{\dfrac{n}{D} \times \pi 2r}$$

$RN < 2\,000$,气流呈层流;$RN > 2\,000$,气流呈湍流。

从以上两式可知,气管半径小、气体黏滞度大、管道长、气体流速快时,管道内的压力差即气道阻力也越大。在实践中,气道阻力即定义为单位流速所需的压力差。因其受气体流速的影响较大,一般以每秒钟内通气量为1 L时的压力差代表气道阻力。可以下列公式表示:

$$气道阻力 = \frac{气道口腔压 - 肺泡压}{流速}[\,Pa/(L \cdot s)\,]$$

正常人气道阻力为 60~240 Pa/(L·s)。由于小气道半径在很大程度上取决于肺容量的大小,气道阻力也就随肺容积的变化而有较大的变化,故比较其大小时,应注意到肺容积的影响。通常以功能残气容积位时的气道阻力为标准。随着支气管分级的越来越细,支气管的总横断面积越来越大,气流速度越来越慢,气道阻力越来越小。说明气道的阻力主要来自大气道,气道阻力的很大一部分来自包括鼻、口腔咽喉的上呼吸道及气管。鼻腔阻力占全部呼吸道阻力的50%。小气道阻力仅占呼吸道阻力的20%。

支气管哮喘发作时气道阻力增加,在发作间歇期也可能较健康人高2~3倍,但可被支气管扩张剂所缓解。肺气肿时的气道阻力增加主要是呼气时气道萎陷所致,故应用支气管扩张剂往往难以缓解。支气管肿瘤、瘢痕挛缩或其他原因引起的阻塞性通气功能障碍也可使气道阻力增加。另外,气管内插管气管切开时如果导管细长或管道内有阻塞均可导致气道阻力增加。

气道阻力增加在肺通气功能检查中可以表现为用力呼气流速、最大通气量等减低。

3. 黏滞阻力

黏滞阻力为呼吸运动过程中由于呼吸器官变形移位而产生的阻力。呼吸运动速度越快、幅度越大,所产生的阻力也就越大。在气腹及腹水等病理状态下,胸肌向腹腔位移需克服的阻力增加,此即黏滞阻力增加所致。

三、肺循环

与机体的其他脏器一样,肺也具有血液循环和淋巴循环。与其他脏器不一样的是肺动脉流动着静脉血,肺静脉则流动着动脉血。肺实质主要是肺腺泡,其中并无淋巴液,肺泡腔保持着相对的干燥,淋巴管的盲端位于肺间质。

(一)肺循环的特点

肺循环与体循环相似,它的动力泵是右心室,分配系统是肺动脉和肺小动脉,交换系统是毛细血管床,收集系统是肺小静脉和肺静脉。与体循环相比又有以下特点:

1. 两套供血系统

肺循环有两套供血系统,一套为体循环的支气管动、静脉,另一套为肺循环,广泛流经肺泡进行气体交换。支气管动脉一般起源于胸主动脉腹侧相当于气管分叉的部位,随着支气管的分级而分支伴行于支气管周围,于终末细支气管的末端分出毛细血管网并与位于呼吸细支气管周围由肺动脉灌注的毛细血管网相交联。临床常见的支气管扩张咯血多数是支气管动脉的分支破裂。当咯血难以制止时,即可以通过支气管动脉灌注明胶海绵微粒以达到止血的目的。近端支气管及纵隔内器官的血液经支气管静脉流入奇静脉、半奇静脉流入右心,而支气管远端的大部分血液则流入肺静脉,形成生理性分流。终末细支气管和呼吸细支气管的毛细血管网汇总为肺小静脉,沿支气管分支逐级向中心汇总为肺静脉,流入左心。肺静脉无瓣膜,平滑肌也不发达,故其血流极易受到左心的影响。

2. 可扩张性

由于肺血管壁较薄,管腔较大,毛细血管网遍布于终末细支气管以下的细小支气管及肺泡周围,表面积很大,可达 35 m^2,其潜在容量巨大,故肺循环具有很大的可扩张性。正常静息状态下只有 $1/15 \sim 1/10$ 的肺毛细血管网开放。

3. 肺循环压力低

肺循环由于其动力来自右心室,肺血管管腔大,平滑肌及弹力纤维少,肺血管床的表面积及潜在容量大等要素决定了肺循环的阻力较小,故肺循环的压力很低,正常肺动脉压为 22/12 mmHg,平均压为 $10 \sim 18$ mmHg,仅为体循环的 1/10。肺动脉收缩压大于 30 mmHg 或平均压大于 20 mmHg 即为肺动脉高压。

4. 几乎无组织液生成

由于肺循环的压力低,根据 Starling 定律求出的有效滤过压为 0,正常情况下,无组织液生成。当二尖瓣狭窄或左心衰竭时,由于左心房、左心室压力增高,肺循环的阻力升高,导致肺循环压力升高,平均肺动脉压可升至 30 mmHg,毛细血管内压可升至 2 mmHg,

接近血浆蛋白的胶体渗透压,急性发作时可出现液体渗漏和肺水肿,慢性发病时可造成右心肥大甚至衰竭。

(二)肺循环的影响因素

无论肺循环还是体循环,血流量都与驱动压成正比,与血管阻力成反比,任何一个量发生变化,均可对肺循环产生影响。肺血流量随心脏的收缩和舒张呈周期性变化,心脏收缩时肺血流量增多,舒张时则减少。呼吸对肺血流量也有影响,正压呼吸时血流量减少,负压呼吸时增多。故呼吸机辅助呼吸时如果压力太大,即会影响肺血流量,继而使心排血量较少。人体直立位时,血液淤积于身体的下部,肺血流量可减少27%。血管扩张药物同样可以减少肺血流量。运动、发热、贫血、甲状腺功能亢进、动静脉瘘等均可使肺血流量增多。左心衰竭、二尖瓣狭窄、肺静脉血栓、低氧血症、高碳酸血症、酸中毒等可使肺血管收缩,肺血管阻力增高,从而使肺血流量降低,但机体可代偿性地增强心肌的收缩力,使驱动压即肺动脉压升高,久而久之则出现右心室、右心房肥厚及扩张。肺间质纤维化、血液黏滞性增高及缩血管性血管活性物质的释放增多,也可使肺血管阻力增加,肺血流量减少。

(三)肺水循环

肺泡与肺毛细血管间隔的薄部即气血屏障,厚度仅为 0.5 μm,而肺泡仍能保持干燥,这对正常的气体交换很重要。根据 Starling 定律:

血浆向肺间质的渗透力=(肺毛细血管静水压-间质静水压)+(间质胶体渗透压-血浆胶体渗透压)

可知在正常情况下,肺毛细血管静水压大于间质静水压,间质和血浆胶体渗透压大致相等,血浆向间质内渗透的力为正值,故肺内液体是从毛细血管流向间质,正常成人每小时约有 20 mL 液体进入肺泡间质,这些液体被血管和支气管周围的淋巴管所收集成为淋巴液。在病理状态下,这些液体既可积聚在肺间质内形成肺水肿,也可进入肺泡腔。

上述公式中的 4 个因素,除间质胶体渗透压相对稳定外,其他任何因素发生变化,均会影响到肺间质的含水量。肺间质含水量减少意义不大,下面列出可使肺间质含水量增多,即可导致肺水肿的各种主要因素。肺毛细血管静水压升高,可见于过量输液、左心衰竭、先天性心脏病肺血流量过高时;间质静水压降低,如气管切开患者吸痰时负压过大;血浆胶体渗透压减低,如低蛋白血症;血管通透性升高,此时,虽然压力可能并未发生变化,但由于通透性增高后,液体自毛细血管内流出的阻力减少,液体流量增加,可见于肺部感染、呼吸道灼伤、氧中毒、呼吸窘迫综合征等。近年来的研究证实,SAM 减少也是导致肺水肿的重要因素之一。

四、肺内组织的气体交换及氧气、二氧化碳在血液中的运输

吸入肺泡的氧通过弥散进入血液,经过血液的运输到达组织,再通过弥散被组织所摄取,在组织内经过有氧代谢,转化为二氧化碳。后者再经过血液运输,到达肺泡并排出体外。

(一)肺内的气体交换

吸入的气体经过各级支气管进入总量约为 3 亿个的肺泡中进行气体交换,肺泡和其

周围的毛细血管构成了气体交换的单位。只有当肺泡的通气量和毛细血管的血流量比值适宜时,换气效率才可能最高。在静息状态下,只需 1/20 的肺泡参与换气,其他肺泡则作为呼吸贮备而处于休息状态。

由于肺血管壁薄、可扩张性强,故肺血流受重力影响也大。肺尖部血流较少,愈靠近肺底部,肺血流愈大;同样,由于胸腔内压的关系,吸入气首先进入肺尖部,然后进入肺底部;呼气时,则首先是肺底部的气体呼出,不做用力呼气时,肺尖部的气体不会完全排出,肺下部的肺泡通气量大于肺尖部。肺循环的血流量(Q)约为 5 L/min,肺泡通气量(V)约为 4 L/min。V/Q 为 0.8,在这个比值下,肺动脉血可得到充分的氧合,同时也不存在无效通气。但由于肺内气体和血流分布的不均一性,并非肺的每一部分 V/Q 都等于 0.8,如肺尖部通气量较大,血流量较小;肺底部则相反。但在总体上 V/Q 保持着这一比值。

肺内的气体交换是在肺泡气和血气分压差的驱动下实现的。在海平面空气中 PO_2 为 $760 \times 20.9\% = 158.84$ mmHg,PCO_2 为 $760 \times 0.04\% = 0.3$ mmHg。气体通过气道时被水蒸气所饱和。饱和水蒸气分压为 47 mmHg,故吸入气中 PO_2 为 $(760 - 47) \times 20.9\% = 149$ mmHg,PCO_2 为 $(760 - 47) \times 0.04\% \approx 0.29$ mmHg,而肺泡气中由于混合了从毛细血管中弥散出的二氧化碳,PO_2 降至 104 mmHg,PCO_2 则升为 40 mmHg。在吸气伊始,肺泡毛细血管中 PO_2 为 40 mmHg,故肺泡氧向血中弥散的最初驱动压为 $104 - 40 = 64$ mmHg,随着肺泡氧不断向血中弥散,该驱动压逐渐降低,直至肺泡氧分压 PaO_2 与血中 PO_2 达到平衡;静脉血中的 PCO_2 为 46 mmHg,肺泡气中则为 40 mmHg,二氧化碳向肺泡的初始弥散压仅为 6 mmHg,但因二氧化碳的弥散能力是氧气的 20 倍,故在较短的时间内肺泡气与血气中二氧化碳的含量也可达到平衡。血气分压与肺泡气分压达到平衡后,下一次呼吸周期开始。

(二)氧气的运输

氧进入血液后,以两种形式进行运输,一为物理溶解,二为化学结合。血液能运载溶解于血液中的任何气体。按照物理学原理,气体在液体中的溶解度与该气体的分压成正比,而与环境温度成反比。在标准状态下,氧在血液中的溶解系数为 0.022 mL/mL。每升动脉血中的氧含量仅为 3 mL,表明以物理溶解形式在血液中进行运输的氧量是很少的,仅占 1.5%。溶解于血液中的氧呈游离状态,是可以弥散到组织中的唯一形式,其溶解量的大小,与 PO_2 成正比,提高吸入气中的氧浓度,当肺的弥散功能正常时,主要是增加了血中溶解氧的含量。血液中 98.5% 的氧都是以与血红蛋白化学结合的形式来运送的。血红蛋白具有与氧迅速进行可逆性结合的特性,当 PO_2 高时,氧与血红蛋白结合生成氧合血红蛋白(HbO_2),PO_2 低时,氧合血红蛋白解离释放出氧。每克血红蛋白最多可与 1.34 mL 氧结合。每 100 mL 正常血液可结合氧的最大容量称为氧容量。血液中实际的含氧量称为氧含量,氧含量减去游离氧量后与氧容量的百分比称为氧饱和度,代表血红蛋白与氧结合的程度。如氧饱和度达到了 100%,即表示达到了完全饱和。正常人动静脉血的饱和度分别为 98% 和 65%。

氧饱和度的大小和 PO_2 有关,但两者并非直线相关,以 PO_2 为横坐标,氧饱和度为纵坐标作图,可以得到一条"S"形曲线。曲线上部高 PO_2 区(PO_2 70~100 mmHg)近于水平,提示血红蛋白的氧饱和度已近于饱和,因此变化不大;下部低 PO_2 区(PO_2 10 ~ 40 mmHg)斜率陡峭,与组织的 PO_2 变化范围相当, PO_2 如有下降,氧合血红蛋白就会很快解离,释放出大量的氧,以供组织代谢需要;当 PO_2 大于或等于 60 ~ 70 mmHg 时,氧饱和度仍能保持在 90% 以上,不会对血红蛋白的携氧功能产生太大影响。血红蛋白氧解离曲线的上述特点称为血红蛋白的氧缓冲功能。它一方面保证了动脉血氧饱和度不受高 PO_2 的影响而保持恒定,另一方面又保证了组织 PO_2 不受机体耗氧量巨大的影响而保持恒定,具有极为重要的生理意义。

氧解离曲线还受到 pH 值、PCO_2、2,3 - 二磷酸甘油酯(2,3 - DPG)、温度、一氧化碳及异常血红蛋白的影响。pH 值降低和(或)PCO_2 升高、温度升高及 2,3 - DPG 增多时,氧与血红蛋白的亲和力降低,氧解离曲线右移,从而有利于向组织释放氧。反之,曲线左移,氧与血红蛋白亲和力增高,不利于向组织释放氧。有些血红蛋白的变异体和氧的亲和力增高或降低,对氧解离曲线产生影响。一氧化碳与血红蛋白的亲和力比氧大 210 倍,它与氧竞争性地和血红蛋白结合。当空气中一氧化碳的浓度为 0.1% 时,即可和 50% 的血红蛋白结合,使血红蛋白与氧结合的能力降低 1/2,导致机体因缺氧而窒息死亡。另外,一氧化碳还可以使氧解离曲线左移,氧与血红蛋白的解离出现困难,组织可利用的氧进一步减少,这也是一氧化碳中毒造成死亡的重要原因之一。

(三)氧和二氧化碳的组织交换

组织细胞代谢产生大量的二氧化碳,消耗大量的氧,使组织细胞内的 PCO_2 始终高于动脉血的水平,组织细胞内 PO_2 始终低于动脉血的水平。结果二氧化碳源源不断地扩散进入血浆和红细胞内,形成游离的二氧化碳分子、HCO_3^-,和与血红蛋白结合的 $HbCO_2$;同时还解离出大量的 H^+,使血液 PCO_2 升高、pH 值降低,氧解离曲线右移,促使动脉血中 HbO_2 释放出大量的氧供应组织。氧则在动脉与组织之间 PO_2 差的驱动下,弥散进入组织细胞。

(四)二氧化碳的运送

二氧化碳在血液中以三种形式存在。一是简单的物理溶解,二氧化碳在血液中的溶解量完全取决于 PCO_2 及其溶解系数,后者又随温度的升高而增大。正常情况下,物理溶解的二氧化碳仅占血中二氧化碳总量的近 5% 。二是通过二氧化碳的水合作用产生 H_2CO_3,二氧化碳溶于血浆以后,与其中的水发生水合作用,生成 H_2CO_3 并解离为 HCO_3^-,血中 92% 的二氧化碳均以这种方式进行运输。这一化学反应需在碳酸酐酶作用下进行。由于血浆中缺乏碳酸酐酶,上述反应进行得很慢。弥散入血的二氧化碳迅速穿过红细胞膜,进入富含碳酸酐酶的红细胞内,从而产生大量的 HCO_3^-;并释放入血浆。三是与血红蛋白结合形成氨甲酰血红蛋白,其含量在动脉血中尚不及 4% ,但在二氧化碳运输中起重要作用。此反应速度快,不需酶的作用,也不必经形成碳酸的阶段便可直接进行。由于还原型血红蛋白结合二氧化碳的能力比氧合血红蛋白强 3.5 倍,故血液自组织运输至肺的二氧化碳中,约 1/4 是以氨甲酰血红蛋白的形式携带的。由于以上三种反应都是可逆的,当携有大量二氧化碳的静脉血流经肺时,反应逆向进行,释放出二氧化碳,后者通过弥散进入肺泡,最终排出体外。

五、肺和肺循环的非呼吸性功能

呼吸系统除具有气体交换及部分防御作用外,尚有一些其他的功能,统称为非呼吸性功能。

(一)左心室的储血器

肺血管在正常情况下约含血液600 mL,其中大部分是在容易扩张的肺毛细血管和肺静脉血管内。肺血管中的血液和左心房中的血液合在一起,构成一个储血器。由于肺血管的可扩张性,其血容量可在一定范围内波动;即使右心室的输出量落后了几次心搏,也能维持左心室的输出。

(二)体循环的过滤器

右心室射出的静脉血全部通过肺动脉进入肺血管,混合静脉血中的小颗粒可被肺毛细血管阻挡,不致进入体循环而导致心、脑等重要脏器血管的阻塞。在静息状态下,肺毛细血管的数目远多于进行有效气体交换所需要的数目,因而有些肺毛细血管可以被牺牲以保护其他血管床。肺血管的过滤作用并非单纯的机械性阻塞,存在于肺循环中的许多特异性溶酶、巨噬细胞和备用淋巴管可以将阻塞在肺循环中的微小颗粒消化或移走。从而恢复肺毛细血管床的数量。在对血液中各种微小颗粒进行清除的同时,肺循环尚能有效地将受损的白细胞从血液循环中移出。

(三)液体交换

实验证明注入肺泡的水能迅速地进入肺毛细血管血液。这是因为在健康人,推动液体从血液进入肺泡的肺毛细血管静水压为8~10 mmHg,而血液的胶体渗透压为25~30 mmHg,有效滤过压为负值的缘故。这一机制可以保持肺泡的干燥,保证肺泡通气的顺利进行。液体的迅速吸收也可能引起危险。如只希望作用于呼吸道的药物气溶胶,当到达肺泡时,就可能以类似静脉注射的速度吸收入血,从而引起某种不良反应。又如在淡水中被淹没时,经吸入迅速吸收的大量水,就能引起红细胞溶解并使血浆容积大大增加而使心脏负荷过重。不易通过毛细血管壁的大分子不能迅速被吸收,如肺炎的病原菌被抗生素杀灭后,肺泡中的蛋白质渗出物只能慢慢地被吸收。

(四)肺的代谢功能

肺可以摄取、贮存、合成及通过代谢改变分子结构来激活或灭活某些化学物质。肺的这一功能称为代谢功能。

1. 在肺组织中合成并供局部利用的化学物质

这类物质有组胺和5-羟色胺(5-HT)。当发生肺栓塞、变态反应或低氧血症时,肺内肥大细胞可以产生并释放组胺和5-HT。近年的研究还发现,在上述情况下,肺内肥大细胞、血管内皮细胞、气道上皮细胞、嗜酸性粒细胞、中性粒细胞、巨噬细胞及淋巴细胞等尚可以产生花生四烯酸类及其衍生物如PG类、白三烯类及血小板活化因子等。这些物质具有扩张小血管、增加渗出、炎细胞趋化及收缩血管、气管平滑肌等作用,是非常强的炎症因子。

2. 在肺组织中活化的物质

肺组织中有大量的血管紧张素转化酶,可以催化在肾脏产生的血管紧张素Ⅰ转化为有活性的血管紧张素Ⅱ,并将其释放入血。血管紧张素转化酶活性的高低可能也是调节血压的机制之一。

肺组织具有代谢功能这一事实,提示我们注意以下问题:动脉血和静脉血的差异不仅仅在于血气和酸碱度的不同,而且某些化学物质的含量可能也不相同。混合静脉血中的某些物质可能只作用于肺动脉的供应区,而对体循环的供应区无作用或作用减小。肺组织的广泛病变除引起气体交换和酸碱平衡方面的障碍外,某些生物活性物质在肺组织中的贮存、合成、释放激活、灭活障碍还可导致全身性病症。

(五)肺泡表面活性物质

SAM 是在肺组织中合成并供局部利用的化学物质。但由于该物质直接关系到肺的基本功能,与呼吸衰竭密切相关,故单独进行讨论。SAM 从胎儿期开始主要在肺泡型细胞中形成,临近出生时在羊水中出现,可作为推测肺成熟程度的有用指标。SAM 覆盖在肺泡表面,加强肺泡的稳定性,防止肺泡萎陷。

在肺泡膜的表面,有一层厚约 20 nm、均匀一致、不间断的非细胞成分构成的肺泡膜衬里,覆盖于Ⅰ、Ⅱ型肺泡细胞的表面。它又分为两层,表层具有高度的嗜锇酸特性;底层密度较低,含有脂类蛋白、无机盐和黏多糖等。表层与底层共同构成复杂的表面活性物质系统。二棕榈酰卵磷脂(DPPC)是其主要的磷脂成分,具有降低肺泡表面张力的作用,可使肺泡表面张力下降,但 DPPC 必须与蛋白形成复合物,才能够形成降低肺泡表面张力的表层。SAM 降低肺泡表面张力的能力与肺泡液内离子浓度有关。

SAM 主要具有保持肺泡稳定、减少呼吸功和防止肺水肿的作用。SAM 可降低肺泡表面的张力,并且随着 SAM 厚度的增加而加强,故当肺泡缩小时,虽然肺泡半径缩小,肺泡趋于萎陷的力增加,但由于 SAM 膜的厚度增加,肺泡表面的张力大幅度减低,肺泡并不萎陷,从而保持了肺泡的稳定性。在表面张力相同的情况下,吹张半径越大的肺泡所需的力越小,SAM 具有阻止肺泡萎陷的作用,也就减少了吸气肌使肺泡膨胀时的做功量。如果没有 SAM,肺泡将萎陷,势必增加肺泡间质内、毛细血管周围的负压,导致毛细血管内液体渗出增多,造成肺水肿。

(刘　媛)

第二节　急性气管支气管炎

急性气管支气管炎是由感染、物理化学刺激或过敏引起的气管支气管黏膜的急性炎症。临床主要症状为咳嗽、咳痰,多于短期内恢复。如迁延不愈或反复发作可演变成慢性支气管炎。常见于寒冷季节或气候突变之时诱发。

一、病因和发病机制

(一)感染

多为病毒、细菌直接感染:①常见病毒为腺病毒、流感病毒(甲、乙)、冠状病毒、鼻病毒、单纯疱疹病毒、呼吸道合胞病毒和副流感病毒;②常见细菌为流感嗜血杆菌、肺炎链球菌等;③近年来衣原体和支原体感染明显增加,在病毒感染的基础上继发细菌感染亦较多见。

(二)物理、化学因素

过冷空气、粉尘、刺激性气体(如二氧化碳、二氧化氮、氨气、氯气等)或烟雾的吸入。

(三)过敏反应

常见吸入致敏原(花粉、有机粉尘、动物毛发、排泄物、真菌孢子等),或对细菌蛋白质的过敏,钩虫、蛔虫的幼虫移行至肺内也会引起过敏反应。

二、病理

主要是气管、支气管黏膜充血、水肿,纤毛上皮细胞的损伤、脱落,黏膜腺体肥大、分泌增多,以及黏膜下的白细胞浸润等。一旦炎症消退,则完全恢复正常。

三、临床表现

起病往往有上呼吸道感染的症状,如鼻塞、喷嚏、咽痛等,1周内相继出现咳嗽、咳痰和发热。轻的仅为刺激性咳嗽,较重的有阵发性咳嗽,有时终日咳嗽,甚至引起恶心、呕吐以及胸骨后、全胸或腹部疼痛。病毒性炎症常有黏液性痰,有细菌感染时可有黏液脓性痰,偶有痰中带血。体温常在38℃左右,3~5天降至正常。全身畏寒、发热、头痛、四肢酸痛。如伴有支气管痉挛,可有哮喘和气急。体检两肺呼吸音增粗,有散在干湿啰音,啰音的部位常不定,咳痰后可减少或消失。如迁延不愈,日久可演变为慢性支气管炎。

四、实验室及其他检查

白细胞计数和分类大多正常,细菌感染时可有白细胞计数及中性粒细胞数量增高。痰涂片或培养有致病菌。X线胸部检查大多数正常或肺纹理增粗。

五、治疗

(一)一般治疗

包括注意休息、多饮水、进食易消化、富营养的饮食。

(二)对症治疗

咳嗽无痰者可应用喷托维林(咳必清)每日3次,每次25 mg口服;咳嗽严重者,可用可待因每日3次,每次15~30 mg口服;咳嗽有痰但痰稠不易咳出者,可用复方氯化铵合剂、溴己新(必嗽平)等。如有支气管痉挛伴喘息时,可用氨茶碱每日3次,每次0.1 g口服。高热者应用解热镇痛药如阿司匹林、对乙酰氨基酚等。

(三)抗生素治疗

细菌感染时,可根据病原体检查,选用有效抗生素。口服药品有复方新诺明、阿莫西林、氨苄西林、头孢克洛、罗红霉素、阿奇霉素等;注射药品有青霉素类、头孢菌素类、喹诺酮类、氨基糖苷类等。

六、护理

1) 发热、咳嗽期间应注意休息,多饮开水。老年、幼儿及体弱的患者应延长休息时间。

2) 饮食宜清淡,忌食辛辣、香燥、炙烤、肥腻的食物。

3) 保持病室内合适的温度及湿度,避免干燥,空气要新鲜,防止受凉。有吸烟习惯者应劝其戒烟。

4) 病情观察

(1) 体温超过38.5℃给予物理降温或遵医嘱给予药物降温,防止惊厥的发生。

(2) 缺氧情况:喘息性支气管炎患者常在夜间或清晨时频繁咳嗽并伴喘息,应密切观察患者有无缺氧症状,必要时给予氧气吸入。

5) 遵医嘱使用抗生素镇咳祛痰药、平喘药,密切观察药物疗效及不良反应。

6) 健康指导

(1) 预防感染:呼吸道疾病流行期间,避免到人多拥挤的公共场所,以防交叉感染。

(2) 活动锻炼:适当进行户外活动,增强机体对气温变化的适应能力,及时增减衣服,避免过凉或过热。

(3) 改善劳动卫生环境,防止空气污染,避免烟雾、化学物质等有害因素的刺激。增强体质,防止感冒。

(刘　媛)

第三节　支气管哮喘

支气管哮喘(简称哮喘)是由多种细胞包括气道的炎症细胞和结构细胞(如嗜酸粒细胞、肥大细胞、T淋巴细胞、中性粒细胞、平滑肌细胞、气道上皮细胞等)和细胞组分参与的气道慢性炎症性疾病。此种炎症常导致气道反应性增高,伴有广泛而多变的可逆性气流阻塞,引起反复发作的喘息、气促、胸闷或(和)咳嗽等症状,多在夜间或(和)清晨发作;多数患者可自行缓解或通过治疗缓解;此种症状还伴有气道对多种刺激因子反应性增高。

一、病因和发病机制

哮喘的病因复杂,其形成与发作与很多因素有关。

(一)遗传因素

许多调查资料表明,哮喘患者亲属患病率高于群体患病率,并且亲缘关系越近,患病率越高;患者病情越严重,其亲属患病率也越高。目前,对哮喘的相关基因尚未完全明确,但有研究表明,有多位点的基因与变态反应性疾病相关。这些基因在哮喘的发病中起着重要作用。

(二)环境因素

环境因素在哮喘发病中也起到重要的促发作用。相关的诱发因素较多,如吸入性抗原:尘螨、花粉、真菌、动物毛屑等;各种非特异性吸入物:二氧化硫、油漆、氨气等;感染:病毒、细菌、支原体或衣原体等引起的呼吸系统感染;食物性抗原:鱼、虾蟹、蛋类、牛奶等;药物:普萘洛尔(心得安)、阿司匹林等;气候变化、运动、妊娠等都可能是哮喘的激发因素。

(三)精神因素

精神异常大多在哮喘长期反复发作的基础上发生。强烈的情绪可促发或抑制哮喘发作。

(四)运动性哮喘

哮喘可由运动激发或导致恶化,尤其在致敏状态、好发季节或伴有某些并发症时更为明显。运动前吸入色甘酸钠可预防发作。此外,疲劳、说话太多、大哭大笑等都能够激发哮喘。

上述致病因素引起气管、支气管黏膜的急性炎症反应。气管、支气管黏膜充血、水肿,黏液腺肥大,纤毛上皮细胞损伤脱落,分泌物增加,黏膜下层水肿,伴有淋巴细胞和中性粒细胞浸润。若为细菌感染,分泌物呈脓性。炎症消退后,气管、支气管黏膜结构、功能可恢复正常。

二、病理

本病病理变化早期有支气管黏膜嗜酸粒细胞浸润,支气管平滑肌肥厚,黏膜充血水肿,腺体分泌增加,肺泡膨胀。哮喘缓解后即可恢复。严重病变可见阻塞性肺气肿,大小支气管壁增厚,管腔内常含有多量稠痰。最终可导致慢性肺源性心脏病的形成。

三、临床表现

(一)症状

1)症状为发作性伴有哮鸣音的呼气性呼吸困难或发作性胸闷和咳嗽。严重者被迫采取坐位或呈端坐呼吸,干咳或咳大量白色泡沫样痰,甚至出现发绀等,哮喘症状可在数分钟内发作,经数小时至数天,用支气管舒张药或自行缓解。某些患者在缓解数小时后可再次发作。在夜间及凌晨发作和加重常是哮喘的特征之一。

2)有时咳嗽可为唯一的症状(咳嗽变异性哮喘)。有些青少年,其哮喘症状表现为运动时出现胸闷、咳嗽和呼吸困难(运动性哮喘)。

3)若严重哮喘发作且持续24小时以上,经一般支气管扩张剂治疗不缓解,表现为极度呼吸困难、发绀、端坐呼吸、大汗淋漓;甚至出现呼吸、循环衰竭(哮喘持续状态)。

(二)体征

1)非发作期体检可无异常,称之为寂静胸。

2)发作时胸部呈过度充气状态,有广泛的哮鸣音,呼气音延长;但在轻度哮喘或非常严重的哮喘发作时,哮鸣音可不出现。严重者可出现心率增快、奇脉、胸腹反常运动和发绀。

四、实验室和其他检查

(一)血液检查

发作时嗜酸性粒细胞可增高。并发感染时白细胞计数增多。外源性哮喘患者血清 IgE 含量增加。

(二)痰液检查

可见较多嗜酸性粒细胞、尖棱结晶、黏液栓等。并发呼吸道感染时,痰涂片镜检、培养及药物敏感试验,有助于病原菌诊断及指导治疗。

(三)血气分析

哮喘发作时,如有缺氧,可有 PaO_2 降低,但 $PaCO_2$ 在轻度或中度哮喘时,由于过度通气,可使 $PaCO_2$ 下降,pH 值上升,表现呼吸性碱中毒。如哮喘持续状态,气道阻塞严重,可使 CO_2 潴留,$PaCO_2$ 上升,表现呼吸性酸中毒。缺氧明显时,可并发代谢性酸中毒。

(四)肺功能检查

表现为可逆性阻塞性通气功能障碍,使用支气管解痉剂后,通气功能明显改善是其特点。

(五)X 线检查

早期在哮喘发作时可见两肺透亮度增加,呈过度充气状态,在缓解期多无明显异常。并发有呼吸道感染时可见肺纹理增强及炎性浸润阴影。

(六)皮肤敏感试验

用可疑的过敏原做皮肤划痕或皮内试验,有条件的做吸入激发试验,可做出过敏原的诊断。但应注意高度敏感的患者有时可能诱发哮喘和全身反应,甚至出现过敏性休克。须密切观察,及时采取相应措施。

五、治疗

哮喘防治原则:消除病因,控制发作和预防复发。

治疗要点:

1)避免或消除引起哮喘发作的病因和诱发因素。

2)支气管舒张药

(1)β_2 受体激动剂:是控制哮喘急性发作症状的首选药物,可选用沙丁胺醇 2～4 mg 每日 3 次口服,特布他林 2.5 mg,每日 2～3 次口服,或气雾剂喷吸,可达到高浓度直接吸入气道,作用迅速、全身不良反应少,每次喷 200 μg(1～2 喷),每日 3～4 次,但长期应用可引起 β_2 受体功能下降和气道高反应性增高,故不宜长期使用。

(2)茶碱类:常用氨茶碱 0.1 g,每日 3 次口服,必要时用葡萄糖液稀释后静脉推注或滴注,每日总量不超过 1.0 g。

3)糖皮质激素:糖皮质激素有抗过敏、抗感染、解除支气管痉挛作用,同时能增加组织细胞内缺氧的耐受性,与氨茶碱或 β 受体激动剂合用有协同作用。对哮喘持续状态的患者宜采用早期短程、足量的突击疗法,静脉注射或静脉滴注。可用氢化可的松每日 300～400 mg 或地塞米松每日 10～20 mg 分次静脉注射或静脉滴注,可同时给予泼尼松每日 30～40 mg 口服,待紧急状态解除后可快速减量然后缓慢停药。

4)其他治疗:选用合适的抗菌药物控制感染;用酮替芬、阿司咪唑等药用于季节性哮喘和轻症哮喘;湿化气道、静脉输液使痰液稀释;合理用氧纠正缺氧。

5)预防发作:采用脱敏疗法、药物等预防发作。

六、护理

1)将患者安置在清洁、安静、空气新鲜、阳光充足的病室,室内温度维持在 18～22℃,湿度维持在 50%～70%。避免接触过敏原,病室内不宜布置花草、铺地毯,枕头内不宜填塞羽毛,不宜饲养小动物,以免吸入刺激性物质引起哮喘发作。做各项护理操作时,防止灰尘飞扬,注意保护患者。

2)发作期给予营养丰富、高维生素的流质或半流质的食物,勿勉强进食。严禁食用与发病有关的食物,如蛋、鱼、虾蟹、生姜等刺激性食物。多痰者宜协助其多饮水,以补充由于喘憋、出汗过多而失去的水分。注意保持大便通畅,减少因排便用力所致的疲劳。病情严重者,应协助患者的生活起居和卫生处置,保持整洁。

3)指导患者保持乐观情绪,适度活动,规律生活。

4)注意观察哮喘发作的前驱症状,如鼻咽痒、打喷嚏、流涕、眼痒等黏膜过敏症状。哮喘发作时,应注意观察患者意识状态、呼吸频率、节律、深度及辅助呼吸肌是否参与呼吸运动等,监测呼吸音、哮鸣音、动脉血气分析和肺功能情况,了解病情、治疗和护理效果。如经治疗病情无缓解,应做好机械通气的准备工作,哮喘在夜间和凌晨易发作,应多巡视,观察有无病情变化。

5)观察用药疗效和不良反应

(1)β₂ 受体激动剂:①指导患者按医嘱用药;②指导患者正确使用雾化吸入器,以保证药物的疗效;③注意观察此类药物的不良反应如头晕、头痛、心悸、手指震颤等。

(2)茶碱类:氨茶碱用量过大或静脉注射(滴注)速度过快可引起恶心、呕吐、头痛、失眠、心律失常,严重者可引起室性心动过速、癫痫样症状,昏迷甚至心搏骤停等。茶碱缓释片(舒弗美)或氨茶碱控释片由于药片内有控释材料,必须整片吞服。

(3)糖皮质激素:糖皮质激素吸入的主要不良反应为口咽部真菌感染、咳嗽和局部皮肤变薄等。应指导患者喷药后立即漱口、洗脸;口服糖皮质激素宜在饭后服用,以减少对胃肠道的刺激;静脉滴注激素时,应密切观察是否有消化道出血,监测血电解质,以防止水、电解质紊乱。糖皮质激素的用量应按医嘱进行阶梯式逐渐减量,患者不得自行停药或减量。

(4)其他:色甘酸钠及尼多酸钠少数患者吸入后可有咽喉不适、胸闷,偶见皮疹,孕妇慎用。抗胆碱药吸入后,少数患者有口苦或口干感。酮替芬有头晕、口干、嗜睡等不良反应。白三烯调节剂不良反应主要是胃肠道症状,少数有皮疹、血管性水肿、转氨酶升高,停药后可恢复正常。

6)给氧时要根据患者缺氧情况调整氧流量,一般每分钟吸入 3～5 L。输氧方式的选择以不增加患者的焦虑为原则,应选择鼻导管或鼻塞吸氧。输氧时应作湿化,勿给患者未经湿化的氧气,以免造成气道黏膜干裂,痰液黏稠不易咳出。当哮喘得到控制,患者神志、精神好转,呼吸平稳,发绀消失,PO_2 大于 60 mmHg,PCO_2 小于 50 mmHg,即可考虑撤氧观察血气变化。氧疗对于患者的病情控制、存活期的延长和生活质量的提高有着重要的意义,因此,近年来越来越多的患者的氧疗由医院转入家庭。家庭氧疗时应注意氧流量的调节,严禁烟火,防止火灾。

7)哮喘持续状态的护理

(1)给氧:患者有缺氧情况时,应及时给氧,以纠正缺氧,改善通气和防止肺性脑病的发生,一般用低流量(1~3 L/min)鼻导管给氧。吸氧时注意呼吸道的湿化、保温和通畅。

(2)迅速建立静脉通道,并保持通畅,以保证解痉及抗感染药物等的有效治疗。遵医嘱准确及时地给予药物,常用氨茶碱及糖皮质激素静脉滴注。应适当补充液体以纠正失水。在无心功能不全的情况下补液量每天可达 4 000 mL,滴速每分钟 40~50 滴。静脉滴注氨茶碱时要保持恒速,以 0.2~0.8 mg/(kg·h)维持,注意观察有无恶心、呕吐、心动过速等不良反应,如有,及时与医生联系。

(3)促进排痰,保持呼吸道通畅:痰液易使气道阻塞,使气体分布不均,引起肺泡通气血流比例失调,影响通气和换气功能。因此,要定时协助患者更换体位、拍背,鼓励患者用力咳嗽,将痰咳出,也可采用雾化吸入,必要时吸痰。对痰液稠厚排出不畅或出现呼吸衰竭的患者,要做好气管插管、气管切开的准备。

(4)做好生活护理:鼓励患者多饮水,患者大量出汗时要及时擦拭,并更换内衣,以保证其舒适。

(5)做好心理护理:对情绪过度紧张的患者,给予支持与关心,耐心解释,以解除其心理压力。

8)健康指导

(1)预防诱发因素:已知诱发哮喘的尘埃有大豆类粉尘、花粉尘和尘螨等,应避免接触,如在花粉散发的季节尽量避开户外活动,积极寻找致敏花粉的种类。哮喘患者居住的室内环境应定期净化,及时吸净尘埃,彻底清洗地毯、毛毯和一切床上用品,及时更换床垫,用防尘枕头,保持室内清洁干燥。

哮喘患者日常饮食以营养丰富的清淡饮食为宜,除避免食用诱发哮喘的食物外,对于某些碳酸饮料、含色素或防腐剂的熟食以及刺激性的食物也应尽量避免,同时注意勿暴饮暴食。

部分哮喘患者对毛屑过敏,家庭中的宠物如猫、狗身上的病毒、细菌、灰尘均有可能成为过敏原,应注意防范。

病毒感染可诱发或加重哮喘症状,因此,患者要注意防寒受凉,不宜剧烈运动,有发热、咳嗽时,应及时医治。

某些药物如阿司匹林、布洛芬等非糖皮质激素类抗炎药物有可能诱发哮喘,应注意慎用,并密切观察。

(2)自我监测病情:指导患者识别哮喘发作的先兆表现和病情加重的征象,学会哮喘发作时进行简单的紧急自我处理方法,学会利用峰速仪来监测自我的最大呼气峰流速

(PEFR值),可帮助患者发现气道是否狭窄,争取在有症状前早期用药,避免哮喘的严重发作,并了解治疗反应。做好哮喘日记,为疾病预防和治疗提供参考资料。判断哮喘加重的指标包括症状、吸入 β_2 激动剂控制症状的需要量和自我监测的PEFR值下降。嘱患者随身携带止喘气雾剂,当出现哮喘发作先兆时,应立即吸入 β_2 受体激动剂。单纯运动性哮喘在运动前吸入色甘酸钠、酮替芬可预防发作。

(3)心理社会指导:哮喘患者的心理反应可有抑郁、焦虑、恐惧、性格改变等,应给予心理疏导。使患者保持有规律的生活和乐观情绪,向患者说明发病与精神因素和生活压力有关,动员与患者关系密切的人员,如家人或朋友参与对哮喘患者的管理;为其身心健康提供各方面的支持,并充分利用社会支持系统。

(刘　媛)

第四节　肺炎链球菌肺炎

肺炎链球菌肺炎是由肺炎链球菌引起的急性肺泡炎。该肺炎占院外感染性肺炎的首位,好发于壮年男性和冬春季节。常在机体抵抗力骤降时发病,典型表现为突然起病,恶寒高热、胸痛咳嗽和血痰,肺段或大叶呈炎性实变。近年来,轻症和不典型者较多见。

一、病因、发病机制和病理

肺炎链球菌为革兰阳性球菌,多成双排列,在体内能形成夹膜。按夹膜多糖抗原不同,分为86个血清型,其中引起成人肺炎的多属1~9及12型,以第3型毒力最强。这些细菌为上呼吸道正常菌群,只在机体免疫力降低或有免疫缺陷时才发病,且多为内源性感染。细菌被吸入下呼吸道,在肺泡内繁殖,首先引起肺泡壁水肿,迅速出现白细胞、红细胞及纤维蛋白渗出,渗出液经肺泡孔向中央部分扩散,可累及几个肺段或整个肺叶。典型病理改变分为充血期、红色肝变期、灰色肝变期及消散期,不引起原发性组织坏死或空洞,病变消散后不留纤维瘢痕。易累及胸膜而致渗出性胸膜炎。

本病主要为散发,可借助飞沫传播,以冬季及初春多见。患者多为无基础疾病的青壮年、儿童与老年人,男性多于女性。感染后可获得特异性免疫,同型菌二次感染少见。

二、临床表现

(一)症状

常见症状有:

1.寒战、高热

为突然出现的寒战、高热,体温多在39℃以上,为稽留热,伴有头痛、全身肌肉酸痛等中毒症状。年老体弱或一般情况较差患者可不发热甚至体温不升。

2.咳嗽、咳痰

开始为干咳,2天后可出现少量痰液,咳嗽剧烈者可痰中带血,血性痰液为铁锈色。

3.胸痛

胸痛因炎症波及胸膜所致,可放射到肩背部或腹部,疼痛可随呼吸运动及咳嗽加重,有类似急腹症表现。

4.呼吸困难

由于整个肺叶发生实变,影响了肺通气和换气功能,因而患者可出现不同程度的呼吸困难、口唇发绀等。

5.消化道症状

少数患者可出现腹痛、腹泻、恶心、呕吐、黄疸等,应注意与急腹症鉴别。

(二)体征

呈急性病容。面色潮红或轻度发绀,部分患者口周围发生单纯疱疹,极少数引起败血症者可有肝大、黄疸,皮肤黏膜有出血点。

肺部体征:早期体征不明显,可呈呼吸运动减弱、呼吸音减弱,或有少量湿啰音或捻发音;肺实变期呼吸运动受限,语颤增强,叩之有浊音,听诊主要为病理性支气管呼吸音或湿啰音;消散期可听到较多的湿啰音。病变累及胸膜时,触诊可有摩擦感,听诊可有胸膜摩擦音。

三、并发症

常见并发症有以下几种:

(一)末梢循环衰竭

末梢循环衰竭又称感染性休克、中毒性肺炎或休克型肺炎。老年患者或原有心肺疾病者多见,青壮年亦可发生。患者常在24小时内血压骤降、烦躁不安、面色苍白、四肢厥冷、出冷汗、神志模糊或昏迷、少尿或无尿、心率快而心音微弱,如不及时抢救可危及生命。

(二)胸膜炎

少数肺炎可有无菌性浆液纤维蛋白性胸膜炎,胸腔积液量不多。胸腔积液可自行吸收,胸腔积液量多则气急加剧,伴胸腔积液体征,应做胸腔穿刺抽液和胸腔积液常规检查以及细菌检查,发展成脓胸者甚少见。

(三)心肌炎

心肌炎已不多见,可见于严重毒血症患者,出现心脏扩大、心率过速、心音弱和奔马律,肺炎控制后可恢复。

(四)心包炎

心包炎较罕见。心前区疼痛、心包摩擦音、心浊音区扩大、心音遥远。X线或超声检查有助于诊断。

(五)延迟消散或机化性肺炎

延迟消散或机化性肺炎较多见于治疗反应差的老年人。临床可无特殊发现,仅胸部可有轻度浊音、呼吸音减低或湿啰音和X线表现。

四、实验室及其他检查

(一)血常规

白细胞计数可达 $30.0 \times 10^9/L$,中性粒细胞至 0.80 以上,并有核左移现象或胞质内毒素颗粒。年老、体弱的严重感染和毒血症患者,白细胞计数可减低,但中性粒细胞增加和核左移。

(二)尿对流电泳检测

尿对流电泳检测肺炎链球菌荚膜抗原,阳性结果支持肺炎链球菌肺炎的诊断,其阳性率高于痰培养和血培养。

(三)痰和血的细菌检查

早期和一些严重感染伴菌血症者,可在血液中培养出致病菌。痰涂片和培养可发现肺炎链球菌。

(四)X 线检查

早期肺部仅见肺纹理增多的充血征象或局限于肺段的淡薄、均匀阴影;肺部炎症在数日后开始消散,一般 3 周后完全消散。少数病例演变为机化性肺炎,X 线表现为病灶边界不整齐、内容不均匀致密阴影,可伴有胸膜增厚。

五、诊断要点

肺炎链球菌肺炎的诊断参考社区发病、典型临床表现、X 线呈叶段实变、实验室检查白细胞计数及中性粒细胞增高、C 反应蛋白升高等可大致建立临床诊断。标准的病原学诊断依据是血液、胸腔积液和防污染下呼吸道标本培养分离到本菌。合格痰标本涂片见到典型的成对或短链状排列的革兰阳性球菌有重要诊断价值。尿对流电泳检测肺炎链球菌荚膜抗原亦是非常有用的补充诊断技术。

六、治疗

(一)抗菌药物治疗

一经诊断即应尽快进行抗感染治疗。肺炎链球菌治疗上一个重要的考虑是其耐药问题。自 20 世纪 90 年代以来肺炎链球菌对青霉素、大环内酯类、复方新诺明等耐药日渐增加,现已成为全球性威胁。在我国其耐药率近年来增长亦很快。肺炎链球菌耐药与其临床预后关系的研究表明,仅在高水平耐药(青霉素最小抑菌浓度 ≥ 4 μg/mL)时才影响预后。因此,目前推荐凡青霉素最小抑菌浓度 ≤ 2 μg/mL 的敏感和中介菌株感染仍可选择高剂量青霉素 G、阿莫西林、氨苄西林或头孢菌素中的头孢丙烯、头孢呋辛、头孢曲松、头孢噻肟以及头孢泊肟酯等对肺炎链球菌有良好抗感染活性的口服二、三代头孢菌素。在近 3 个月内应用过 β 内酰胺类的患者可选用喹诺酮类。高水平耐药株感染应选用万古霉素。疗程持续至体温正常后 3~5 天,不必使用过长疗程,但总疗程不短于 5 天。

(二)对症治疗

高热者采用物理或药物降温,痰多不易咳出者,可给予氯化铵、溴己新等;咳嗽剧烈者给予可待因等;胸痛剧烈者可用胶布固定。

(三)感染性休克的治疗

肺炎并发感染性休克时,首先应注意补充血容量及纠正酸中毒,一般应用低分子右旋糖酐及 5%碳酸氢钠,并监测中心静脉压(CVP);使用适量的血管活性药物如多巴胺等,维持收缩压在 90~100 mmHg。加大青霉素剂量或 2~3 种广谱抗生素联用。对病情严重者可考虑使用糖皮质激素。注意纠正水、电解质及酸碱失衡。输液时速度不宜太快,防止发生心力衰竭和肺水肿。

七、护理问题

(一)体温过高

与细菌引起肺部感染有关。

(二)气体交换受损

与肺部炎症致呼吸面积减少有关。

(三)胸痛

与肺部炎症累及胸膜有关。

(四)潜在并发症

感染性休克。

八、护理措施

(一)一般护理

1)重症肺炎患者均应卧床休息。有胸痛时可取患侧卧位,有呼吸困难时取半坐位。病情好转后可进行活动。

2)室内应整齐清洁,环境安静,阳光充足,空气流通,病室内应保持适宜的温度、湿度,一般室温应维持在 16~18℃,湿度 60%。

3)给患者以高蛋白、高热量、多种维生素及易消化的饮食。高热患者给予流质或半流质食物,鼓励患者多饮水,以促进毒素排泄,不能进食、进水的患者,应给予静脉补充液体。

4)注意口腔卫生,饭前、饭后协助患者漱口,高热、口干及口唇周围有疱疹时,要注意保持口腔清洁、湿润,口唇疱疹处涂以消炎膏。重症者可用生理盐水棉球擦拭口腔黏膜、牙龈、牙齿,做好口腔护理,防止口腔炎,去除口臭,以增进食欲。

5)出汗后及时擦干汗液,更换潮湿的衣服及被褥。协助患者满足生活需要。

6)向患者讲解胸痛的病因,鼓励患者讲述疼痛的部位、程度、性质等。

7)严密观察患者体温、脉搏、呼吸、血压等变化。尤其对老年体弱患者,应定时进行检查,具有重要的临床意义。高热时给予物理降温,在头部、腋下与腹股沟等大血管处放置冰袋,或采用 32~36℃的温水擦浴,也可采用 30%~50%乙醇擦浴,降温后半小时测体温,注意降温效果并记录于体温单上。寒战时可增加盖被或用热水袋使全身保暖,并饮用较热的开水。气急、发绀时应予氧气吸入,同时给予半坐位。如发现患者面色苍白、烦躁不安、四肢厥冷、末梢发绀、脉搏细速、血压下降等,应考虑为休克型肺炎,应及时通知医生,按休克型肺炎进行处理。若发现患者体温下降后又复升,则应考虑是否有并发症出现,应立即通知医生,并协助做必要的处理。

8)观察患者的咳嗽、咳痰状况,痰的颜色、性状、量、气味,并及时汇报异常改变。患者入院后应迅速留取痰标本,送检痰涂片或细菌培养。鼓励患者进行有效的咳痰,如无力咳嗽或痰液黏稠时,协助患者排痰,应采取更换体位、叩背等方式。按医嘱服用祛痰止咳剂,痰液黏稠给予蒸汽吸入或超声雾化吸入等,以稀释痰液,利于咳出。

9)观察患者是否有胸痛、腹胀、烦躁不安、谵妄、失眠等症状。胸痛时可让患者向患侧卧位,疼痛剧烈时可用胶布固定,以减少胸廓活动,减轻疼痛,必要时应按医嘱服用止痛片。腹胀时可给予腹部热敷或协助肛管排气。烦躁不安、失眠时,可按医嘱给予水合氯醛口服或保留灌肠。

(二)休克型肺炎的护理

1)首先将患者安置在安静的抢救室内,有专人护理。患者取休克卧位,注意保暖,禁用热水袋,室内温、湿度应适宜。休克患者病情危急,应注意做好保护性医疗。

2)迅速建立两条静脉通路,一条快速滴注扩充血容量的液体,可加入糖皮质激素及抗生素;另一条先滴注碳酸氢钠液,后再加入平衡液及血管活性药物。按输液顺序输入所需液体。在快速扩容过程中应注意观察脉率、呼吸次数、肺底啰音及出入量等,避免发生肺水肿。

3)氧气吸入。一般采用鼻导管法给氧,氧流量 2 ~ 4 L/min。如患者发绀明显或发生抽搐时需加大吸氧浓度为 4 ~ 6 L/min。给氧前应注意清除呼吸道分泌物,保证呼吸道通畅,以达到有效吸氧。

4)按医嘱给予血管活性药物时,应根据血压调整滴数,切勿使药液漏出血管,以免发生局部组织坏死。

5)密切观察病情变化,持续生命体征监测

(1)神志状态:早期表现为精神紧张、烦躁不安等交感神经兴奋症状。当休克加重时,脑血流减少,患者表情淡漠、意识模糊,甚至昏迷。神志、意识反映感染性休克时体内血液重新分配,脑部血液灌注情况及脑组织缺氧程度。

(2)血压:早期血压下降,脉压小,提示严重感染引起毛细血管通透性增加,周围循环阻力增加,心排血量减少,有效血容量不足,病情严重。

(3)脉搏的强度和频率:是观察休克症状的重要依据。脉搏快而弱随后出现血压下降,脉搏细弱不规则或不易触及,表示血容量不足或心力衰竭。

(4)呼吸:早期呼吸浅促,后期出现呼吸不规则,呼吸衰竭,因肺微循环灌注不足,肺表面活性物质减少,发生肺萎缩或肺不张而造成。

(5)体温:可为高热、过高热或体温不升,若高热骤降在常温以下示休克先兆。

(6)皮肤黏膜及温湿度:反映皮肤血液灌流情况,如面、唇、甲床苍白和四肢厥冷,表示血液灌注不足。

(7)出血倾向:皮肤黏膜出现出血点、紫癜或输血针头极易发生阻塞,表示有弥散性血管内凝血(DIC)的可能。

（8）尿量:常出现少尿或无尿,常见为肾缺血或肾小管坏死所致。必要时留置尿管导尿,准确测量。

6）注意观察用药后的反应,观察用药后血压、脉搏、呼吸、尿量等变化,如发现血压上升、四肢温暖、尿量增多、面色红润,说明疗效好。

（三）健康教育

1）针对患者缺乏知识的情况予以疾病知识宣传教育。

2）嘱患者加强耐寒锻炼,预防上呼吸道感染,避免酗酒、受寒、过度疲劳等诱发因素。

3）向患者解释呼吸系统疾病应避免反复急性感染的重要性。一旦有感染发生,应及早治疗、及时控制。

4）向患者讲解加强营养,提高身体抵抗力的重要性,提供营养知识,并具体指导如何安排每天的饮食。

5）教授并指导患者一些治疗和训练的方法,如高热患者多饮水,进食清淡、易消化的流质或半流质饮食,体位引流,呼吸运动再训练等。

6）向患者提供卫生指导。嘱患者注意口腔卫生,防止交叉感染。平日尽量少到公共场所,特别在流感流行时。养成良好的卫生习惯,如不随地吐痰、妥善处理痰液等。

7）指导患者急性期卧床休息,恢复期可逐渐增加活动量,有利于肺功能恢复,提高机体的活动耐力。

8）解释每日睡眠时间不少于7小时,教授患者促进入睡的方法,如睡前沐浴、温水泡脚、喝热饮品、精神放松等。

9）指导患者、家属正确选择富有纤维素的食物,出汗多时注意补充含盐饮料。养成定时排便的习惯,预防便秘。

10）嘱患者出院后注意休息,避免过度劳累。

11）教会患者识别本病的诱发因素,增加患者的预防知识。

12）体质衰弱或免疫功能低下者,如糖尿病、慢性肺病、肝病等,有条件时继续按医生的建议注射流感疫苗或肺炎球菌疫苗。

13）教会患者门诊随访知识。

（刘　媛）

第五节　气　胸

正常人胸膜腔由胸膜脏层和壁层构成,是一不含空气的密闭潜在性腔隙。气体进入胸膜腔,造成积气状态,称为气胸。可自发,亦可由疾病、外伤、手术、诊断或治疗性操作不当等引起。发生气胸后胸膜腔内压力升高,胸内负压可变成正压,压缩肺,致使静脉回心血流受阻,产生程度不同的心、肺功能障碍。

一、病因和发病机制

自发性气胸可分为两型,原发性气胸和继发性气胸。

(一)原发性气胸

原发性气胸又称特发性气胸,指肺部常规 X 线检查未能发现明显病变者所发生的气胸,多见于青年人,特别是男性瘦长者。根据国外文献报道,这种气胸占自发性气胸首位,而国内则以继发性气胸为主。本病发生原因和病理机制不甚明确。大多数学者认为由于胸膜下微小疱和肺大疱的破裂所致。Vsnderscheren 根据胸腔镜下肺泡病变与胸膜粘连的情况,将自发性气胸分为 4 级:Ⅰ级为特发性气胸,内镜下观察肺组织无明显异常;Ⅱ级为气胸伴有脏层、壁层胸膜粘连;Ⅲ级为脏层胸膜大疱和直径 <2 cm 的肺大疱;Ⅳ级有多个直径 >2 cm 的肺大疱。本分级方法对指导选择合理的治疗方法有临床实用价值。自发性气胸的形成并不一定要以大疱破裂为前提,而可能是由于胸膜间皮细胞稀少或完全缺乏,在肺内压增高的情况下,空气通过大疱壁的裂孔进入胸膜腔引起,强调胸膜间皮细胞在自发性气胸发生中起着重要作用。某些学者认为肺组织的先天性发育不全是肺大疱形成的原因。

(二)继发性气胸

此病发生机制是在原有肺部疾病的基础上形成肺气肿、肺大疱或直接胸膜损伤所致。在我国,继发性气胸多于原发性气胸。发病年龄较原发性气胸者平均大 15～20 岁。

许多肺部疾病与继发性气胸有关,其中 COPD 和肺结核为最常见的病因。重度 COPD 患者 25% 易发生气胸。肺囊性纤维化、支气管哮喘、结节病、特发性肺间质纤维化、嗜酸性粒细胞肉芽肿、淋巴管平滑肌瘤、急性细菌性肺炎(如金黄色葡萄球菌肺炎)、艾滋病并发卡氏肺孢子虫肺炎等,均为继发性气胸常见的肺部疾病。

二、临床分类

按脏层胸膜破口的状况及胸膜腔内压力,将自发性气胸分为以下三种类型:

(一)闭合性(单纯性)气胸

气胸发生后,破损的脏层胸膜自行封闭,在呼气及吸气过程中再无空气进入胸膜腔。胸膜腔内压力增高,抽气后压力下降且留针 2～3 分钟观察压力无复升。胸膜腔内气体可自行吸收,压力可恢复负压,肺随之复张。

(二)交通性(开放性)气胸

脏层胸膜破口(或支气管胸膜瘘)持续存在,呼气和吸气过程空气持续自由进出胸膜腔。胸膜腔内测压常在 $-6～-4\ cmH_2O^*$ 上下波动,抽气后置针 2～3 分钟观察压力无变化。

(三)张力性(高压性)气胸

脏层胸膜破口形成单向活瓣,呼气时活瓣关闭,胸膜腔内空气不能经破口进入支气

---

* $1\ cmH_2O \approx 0.1\ kPa$。

管内排出;吸气时活瓣开启,空气经胸膜破口进入胸膜腔,导致胸膜腔内空气不断累积,胸膜腔压力明显增高形成高压,影响肺气体交换和血液循环,应予紧急排气治疗。胸膜腔测压示压力明显增高,呈正压,抽气后压力可轻微下降,留针观察2~3分钟胸膜腔压力又复升至正压。

三、临床表现

(一)症状

1. 胸痛

胸痛为最早出现的症状。多为突然出现的剧烈或撕裂样疼痛,呼吸运动、咳嗽或胸部及上肢活动可使疼痛加重,疼痛以病变所在处最明显。

2. 呼吸困难

紧跟在胸痛之后出现呼吸困难,轻者表现为胸闷、憋气,并逐渐加重。重者迅速出现明显的呼吸困难、发绀等,甚至发生休克,或出现呼吸衰竭、心力衰竭而死亡。

3. 咳嗽

咳嗽多为刺激性干咳。

4. 休克

休克多见于张力性气胸,因心脏、肺严重受压,功能障碍所致。临床表现为严重呼吸困难、发绀、出冷汗、脉搏快而弱、血压下降 <80/50 mmHg、尿量减少甚至无尿、四肢湿冷等,可因循环和呼吸衰竭而死亡。

(二)体征

胸腔积气不多,体征可不明显。胸腔积气增多,则见患侧胸廓饱满,呼吸运动减弱,叩诊呈过度回响或鼓音,语颤音和呼吸音减低或消失。大量积气时,气管和心脏移向对侧。右侧气胸时肝浊音界下降,左侧气胸时心浊音界消失。

四、并发症

自发性气胸,尤其胸膜裂口短期未闭合或治疗不及时者易发生胸腔积液;长期不愈合则可形成胸膜支气管瘘;严重胸腔感染或肺脓肿溃入胸腔可产生脓气胸;胸膜粘连带撕裂或癌浸润溃破可出现血气胸;纵隔气肿是气胸的较严重并发症,多因高压性气胸气体窜入肺间质,循血管鞘或支气管周围间隙经肺门进入纵隔,多并发于左侧气胸,严重者因纵隔内器官受压可引起呼吸循环衰竭,又称纵隔空气填塞综合征。常见颈部、前胸皮下气肿,甚至延及头面、腹部及全身,有典型握雪感,有时出现黑曼征,即在心前区或胸骨下端听到与心搏同步的爆裂音或称咬骨音,为心脏搏动撞击积气的纵隔组织发出的声响。X线显示纵隔内、心和大血管周围有气体透亮带。

五、实验室及其他检查

(一)X线检查

X线检查为诊断气胸最可靠的方法。可显示肺压缩的程度、肺部情况、有无胸膜粘连、胸腔积液以及纵隔移位等。

(二)胸部 CT

胸部 CT 表现为胸膜腔内出现极低密度的气体影,伴有肺组织不同程度的萎陷改变。气胸在胸部 CT 的具体表现与气胸的类型、气体量的多少,以及胸膜和肺原有疾病有关。

(三)诊断性穿刺

在病情紧急而不能做 X 线检查下,对高度怀疑气胸的部位,可用 2 mL 注射器做诊断性穿刺,如刺入胸膜腔后有气体外逸至针筒内,将针芯自行推出,表示有气胸存在,但要求操作熟练,避免刺破脏层胸膜。

(四)胸腔镜检查

对于反复发作的自发性气胸或气胸久不吸收的病例,可以通过胸壁切口,用胸腔镜或纤维支气管镜窥视胸膜粘连及肺表面病变情况以协助诊断;如有胸膜粘连影响裂口愈合时,可将粘连烙断。

(五)人工气箱

人工气箱可测定胸膜腔内压力,判断气胸类型。

六、治疗

气胸是临床常见急症之一,若不及时处理往往影响日常生活和工作,尤其是张力性气胸,处理不及时,往往危及生命。关于自发性气胸的治疗仍存在争论,但基本治疗原则为排出胸膜腔内气体、解除症状、去除病因、减少复发。

(一)保守治疗

保守治疗主要适用于稳定性小量气胸,首次发生的症状较轻的闭合性气胸。给予高浓度吸氧可加快胸腔内气体的吸收,应注意严密监测病情变化,尤其在气胸发生后48 小时内。如患者年龄偏大并有肺基础疾病(如肺气肿,其胸膜破裂口愈合慢,呼吸困难等症状严重),即使气胸较轻,原则上亦不主张采取保守治疗。

此外,不可忽视肺基础疾病的治疗。如肺结核并发气胸者,应予抗结核药物;肺部肿瘤所致气胸者,可先做胸腔闭式引流,待明确肿瘤的病理学类型及有无转移等情况后,再进一步做针对性治疗。COPD 并发气胸者应注意积极控制肺部感染,解除气道痉挛等。

(二)排气疗法

1. 胸腔穿刺抽气

胸腔穿刺抽气部位通常选择在患侧胸部锁骨中线第 2 肋间,而局限性气胸则应选择对应的最佳穿刺点。穿刺针可直接与 50~100 mL 注射器或气胸箱连接。后者可测定胸膜腔内压力,并观察抽气治疗后胸膜腔内压力变化。每次抽气一般不宜超过 1 000 mL。闭合性气胸肺被压缩面积<20%,通常无须抽气,如肺被压缩>20%,且呼吸困难较明显,则应予抽气治疗。原发性、单纯性气胸穿刺抽气治疗成功率约为 60%,而继发性气胸(以交通性和张力性气胸为主)成功率仅为 30%。如遇张力性气胸应立即抽气减压以避免并发症的发生,如病情危急又缺少抽气设备时,可选用粗的输液针直接刺入胸膜腔,使胸膜腔与外界相通,以暂时减轻胸膜腔压力。

2.胸腔闭式引流排气

张力性、交通性气胸或心肺功能较差、症状重的闭合性气胸,无论其肺压缩多少,均应尽早行胸腔闭式引流。反复发生的气胸,亦应首选胸腔闭式引流。

(三)胸膜粘连术

对于反复发生气胸的患者,可根据患者的实际病情选择下列药物之一注入胸膜腔内,这类药物有:50%葡萄糖液40~60 mL,自身血液20 mL,20%灭菌滑石粉悬液或喷入滑石粉;四环素20 mg/kg,支气管炎菌苗(BB)1~2 mL混入生理盐水20~100 mL;OK-432(系一种免疫赋活剂)2~5 g溶于40~60 mL生理盐水中,另外还有米帕林、纤维蛋白原加凝血酶、高岭土硝酸银溶液等。胸膜腔内注入以上硬化粘连剂的目的是造成无菌性胸膜炎,促使胸膜粘连,避免气胸复发。但需待气体大部分吸收,脏层及壁层胸膜接近时注药,注药后嘱患者多转动体位,使药液分布均匀,这样才能取得良好效果。采用导管闭式引流者产生胸膜反应及胸膜粘连较多,故以后气胸复发者也较少。

(四)外科治疗

长期不能复张的慢性气胸或因支气管胸膜瘘持续存在,或由于胸膜粘连使胸膜破口持续开放,或气胸反复发作及局限性肺大疱,可考虑手术治疗。手术方式为肺大疱切除术,折叠缝合术,肺段切除术和胸膜固定术、烙断粘连带术、胸膜摩擦术(即用纱布摩擦壁层胸膜)等。术前应进行全面检查,包括肺功能检查。

(五)治疗原发病

对引起气胸的原发病要做相应处理。气胸患者要积极防治继发细菌感染,可用青霉素和链霉素。

(六)并发症的处理

纵隔气肿应尽快减压,积气量大或有器官压迫表现需及时行胸骨上窝横切口引流排气;液气胸应加强抗感染和胸腔积液引流,在气胸排气同时可穿刺排液;脓气胸在全身和局部应用有效抗生素的同时,放置粗管脓液引流;血气胸出血量大时应予输血,必要时手术结扎血管止血;对于长期不能复张的慢性气胸,因支气管胸膜瘘持续存在或胸膜粘连带使胸膜破口持续开放者,可考虑经胸腔镜烙断粘连带或手术修补治疗。

七、护理

(一)一般护理

1)患者应卧床休息,避免用力和屏气。血压平稳者取半坐位,以减轻气急和胸痛症状。抽气后患者应绝对卧床休息,直至呼吸困难好转。X线检查肺已复张者,可让患者开始轻微活动,如散步等,但应避免大声谈笑和用力咳嗽,以防再次发生气胸。病室应安静,空气新鲜。

2)嘱患者不挑食、不偏食,给予高蛋白、高热量、高维生素、含粗纤维多的饮食。保持大便通畅,防止因大便秘结用力排便而诱发气胸。呼吸极度困难的患者,应暂禁饮食,可静脉补充液体和营养。

3)加强心理护理,由于患者对气胸往往感到恐惧,护士应多与患者交谈,使其了解气胸的一般知识,消除患者对疾病及治疗紧张、担心的心理,加强与患者沟通,以解除患者的思想顾虑。

4)密切观察患者的呼吸频率、呼吸困难和缺氧的情况及治疗后的反应,治疗后患侧呼吸音的变化等;有无心率加快、血压下降等循环衰竭的征象;大量抽气或放置胸腔引流管后,如呼吸困难缓解后再次出现胸闷,并伴有顽固性咳嗽、患侧肺部湿啰音,应考虑复张性肺水肿的可能,立即报告主管医生进行处理。

(二)胸腔闭式引流的观察与护理

1)一般状态观察与护理

(1)术前心理护理:进行胸腔插管闭式引流前向患者做好思想解释工作,说明手术的意义和过程,消除患者思想顾虑和紧张情绪,使其积极配合治疗。

(2)器械准备:引流瓶、橡胶管等必须严格消毒,连接前要调节好压力,标记好最初液面,确保水密封。

(3)胸腔闭式引流术后如局部疼痛剧烈,呼吸困难未能减轻,应考虑插入的胶管在胸腔内扭曲或顶住脏层胸膜,可轻轻转动胶管,如无效则应通知医生进行处理。

2)保持引流管通畅

(1)引流管应放置低于胸腔水平面 60～100 cm,太短影响引流,太长则易扭曲增大无效腔,影响通气。检查水封瓶是否密闭然后连续开放引流夹。

(2)观察排气情况,水封瓶水柱波动是否正常,正常水柱波动 4～6 cm,如出现气胸和张力性气胸的早期表现,先检查管道是否通畅,有无阻塞扭曲、脱落等现象。

3)保持患者舒适的体位,一般取卧位或半坐卧位,鼓励患者经常轻轻翻身活动,定时做深呼吸,适当咳嗽,以加强胸腔内气体排出,清除气道分泌物,促进肺尽早复张。

4)维持引流系统的密闭性,更换引流瓶时要注意用血管钳夹闭引流管,再连接检查无误后方可松开。

5)注意观察引液的量、性状、水柱波动范围,并准确记录。如果术后每小时引流量持续在 200 mL 以上,连续 3 次,应做好标记,瓶上贴上记录时间的胶布条,并报告医生及时处理。正常引流量每 24 小时内 500 mL。

6)注意胸膜瘘的发生:一般术后积气,引流比较顺利,如术后患者肺膨胀良好,又能很好地咳嗽,48 小时后不应再有气泡引出,如还有气泡且伴有呼吸快、心率加速等,应考虑是否有胸膜瘘发生。

7)应注意无菌操作,拔出导管,防止院内感染,注意操作前洗手。更换负压瓶内液体时,注意开瓶日期,要以无菌纱布包裹瓶口。

8)胸腔闭式引流后肺膨胀良好,水封瓶内水柱不波动,24 小时引流液少于 50 mL,且呈淡黄色,夹闭引流管 24～36 小时,无胸闷、气急,X 线检查胸膜腔内无积气、积液,应通知医生,可以拔除导管。

(三)健康教育

1)遵医嘱积极治疗原发病。

2)嘱患者避免各种诱因,防止气胸复发。

(1)保持心情愉快,情绪稳定。

（2）注意劳逸结合，多休息；气胸痊愈后 1 个月内避免剧烈运动，如跑步、打球、骑自行车；避免抬提重物；避免屏气等用力过度增加胸膜腔内压，使气胸复发。

（3）预防感冒，以免引起剧烈咳嗽而造成肺泡破裂。

（4）养成良好的饮食习惯和排便习惯，保持大便通畅，两天以上未解大便者应采取有效的措施。平时多食粗纤维食物，戒烟、不挑食，多食蔬菜和水果。

3）药物指导：根据感染的情况选择敏感的抗生素，注意观察药物的不良反应；注入粘连剂时可能出现刺激性疼痛，必要时使用镇痛剂。剧烈咳嗽时使用镇咳剂。

4）治疗指导：行胸腔置管闭式引流的患者，要防止引流管受压、扭曲及脱管；保持引流瓶低于引流管；患者外出检查、治疗时暂时把引流管夹紧，防止空气或引流瓶内水倒流入胸腔。每日进行数次手臂的全范围活动，防止肩关节粘连。

5）出院指导：戒烟，保持良好的心态，多休息，劳逸结合，在气胸痊愈后 1 个月内不要进行剧烈运动，出现气胸复发征象如胸闷、呼吸困难及突发胸痛，立即就诊。

（刘　媛）

第二章 循环系统疾病

第一节　循环系统生理特点

血液由心脏流经动脉、毛细血管和静脉,最后又返回心脏,这种周而复始的流动,称为血液循环。在循环过程中,心脏是血液循环的动力部分,血管为管道,血管内皮细胞则为血液和组织间的屏障。心脏有节律地收缩与舒张运动,称心搏。心脏收缩 - 舒张一次所需要的时间称为心动周期。整个血管系统依照循环途径的不同可分为体循环和肺循环。

一、体循环

体循环又称大循环,携带氧和营养物质的血液随着心室的收缩从左心室流入主动脉,沿主动脉的各级分支流向全身的毛细血管,在毛细血管内与组织进行物质交换,把氧气和营养物质释放给组织,再把组织中的二氧化碳和代谢废物收回血液中,使动脉血变成静脉血,并沿各级静脉反流回右心房。血液在循环中,不断地将多余的水分和尿素等废物输送到肾脏,排出体外。

二、肺循环

肺循环又称小循环,由大循环回心的静脉血,从右心房流入右心室,经肺动脉到达左右两肺。并沿肺动脉在肺内的各级分支进入肺泡周围的毛细血管网,进行气体交换,释放了二氧化碳,吸收氧气,使静脉血转换成动脉血,再经一系列静脉血管汇入肺静脉出肺,流入左心房,继而再一次体循环开始。

肺循环具有以下特点:

1)肺循环的流程短、阻力小、压力低,但每分钟的流量却与体循环大致相等。

2)仅泵入单一的肺组织,不像体循环需供应结构和功能各异的许多器官血管床。

3)局限于负压的胸腔中,灌注空腔的肺泡壁上的微血管甚为便捷,不像体循环有很大组织压力造成的阻力。

4)肺血管较相应的体循环血管为粗,但管壁厚度仅为其一半,顺应性佳。

5)肺血管亦有舒缩的生理活动,但较体循环为弱,其生理和病理生理的调节与体循环血管亦有不同。肺血管对肺泡缺氧最为敏感,如伴有酸中毒则肺血管收缩更为有力。影响肺循环阻力的因素见表2-1。

表2-1　影响肺循环阻力的因素

提高阻力	降低阻力
缺氧	高氧
高碳酸血症/酸中毒	低碳酸血症/碱中毒
肺泡过度灌气	功能性残气量正常
红细胞比容高	红细胞比容低(贫血)
肺不张	一氧化氮(NO)

6）肺循环有丰富的血管床储备，即使血流量增加3～4倍仍可借助血管扩张和启用后备的管路而不使压力明显增高。肺循环的血容量远较体循环小（1/10），肺循环血容量增多易产生肺水肿。

7）肺有两路血源，一为由右心室肺动脉而来的静脉血，一为由主动脉分出的支气管动脉血。后者为供应支气管壁、结缔组织、大血管壁的营养血管、纵隔的淋巴结及胸膜的脏层等。正常左右两侧支气管动脉根数，见表2-2。

表2-2　左右两侧支气管动脉根数

两侧根数/根	百分比/%
右1左2	40
右2左2	20
右1左1	20
右2左1	10
其他	10

8）肺循环具有血流的过滤作用，全身静脉血入肺后如有微小颗粒可被小动脉堵截而避免进入体循环，但由右向左分流未经肺滤过时即易形成体循环栓塞。肺循环有溶纤功能，使进入的微栓子消融，还富有抗凝物质如肝素等，且能产生一些内分泌物质如血管紧张素转化酶使血管紧张素 I 转变成血管紧张素 II 等。

三、内分泌功能

心脏不仅是一个循环器官，而且是一个重要的内分泌器官。研究发现，心脏可以分泌多种激素和生物活性物质，如心钠素、血管紧张素、PG、抗心律失常肽、内源性洋地黄素、心肌生长因子等。其中心钠素亦称心房肽和心房利钠多肽，存在于心脏的心房组织内，它具有强大的利钠、利尿和舒张血管作用，还可对抗肾素血管紧张素系统，在心功能不全、高血压、心律失常和肾功能不全等多种疾病的发病和治疗中具有一定的作用。抗心律失常肽有明显的对抗室性心律失常如室性心动过速、心室颤动和期前收缩的作用，还能阻止血栓形成。内源性类洋地黄具有洋地黄样作用：强心、利尿、收缩血管。肾素和血管紧张素可以刺激心肌细胞的生长，增加心肌收缩力，促进儿茶酚胺的释放和心肌代谢。此外，支配心脏的神经纤维也具有内分泌作用，能产生和分泌降钙素基因相关肽、神经肽酪氨酸、速激肽、缓激肽等活性物质。其中，以降钙素基因相关肽最为重要，它是体内最强的扩血管物质。

血管内皮细胞是血管壁的一种保护层。近年来研究发现，血管内皮是一个代谢极其活跃的组织，还是一个内分泌器官。它可分泌多种因子，如血小板源性生长因子（PDGF）、前列环素（PGI$_2$）、内皮素（ET）、蛋白聚糖（PGs）、纤溶酶原激活物（PA）和纤溶酶原激活物抑制物（PAI）等。PDGF主要来源于血小板，当血管受损时被激活的内皮细胞、平滑肌细胞和成纤维细胞、巨噬细胞均可合成释放PDGF。PDGF是由A、B两条多肽链组成的二聚体。PDGF的靶细胞主要是中胚层来源的平滑肌细胞，PDGF有促平滑肌细胞分裂、增殖以及趋化作用，与动脉粥样硬化的形成关系密切。PGI$_2$具有强大的舒张血管和抗血小板凝集的功能。ET是由内皮细胞在缺氧状态下所分泌，是一种由21个氨基酸所组成的多肽,具有强大的血管收缩作用。血浆 ET 水平异常升高,可以作为危重疾病时循环和呼吸衰竭的一个重要指征。PGs 维持血管壁结构的完整性,有多种类型,其中最受关注的一种为硫酸乙酰肝素蛋白聚糖(HSPG)。该物质与血小板表面都带有很强的负电荷,可阻止血小板黏附于内皮细胞,而具有抗凝作用。近来有学者经过体外实验证明 HSPG 还可以抑制单核巨噬细胞清道夫受体活性,减少脂质蓄积,因而具有抗动脉粥样硬化的作用。PA 和 PAI:内源性的 PA 是一种重要的生理性 PA,可启动纤溶机制,使血液中的血栓或纤维蛋白凝块溶解。而 PAI 是一种血浆蛋白酶抑制剂(促凝物质),正常时两种活性物质之间的平衡保持着血液的正常功能状态。

此外,血液中的红细胞、白细胞、单核细胞、淋巴细胞等均可以产生多种细胞因子。如红细胞可产生高血压因子、利钠因子和抑钠素等血管活性物质。还有白细胞介素、吞噬素、5 - HT、组胺、血小板活化因子、干扰素等。它们不仅可以调节免疫和机体防御功能,亦可影响和调节血管的平滑肌细胞及凝血功能。

总之,整个心血管系统都具有分泌功能,它们在维持内环境的稳定和自身防病机制上均发挥各自不同的重要作用。

(薄静静)

第二节　慢性心力衰竭

慢性心力衰竭(CHF)又称充血性心力衰竭或慢性充血性心力衰竭,是多数心血管疾病的主要死亡原因。欧美患病率为 1.5% ~3%,我国无确切统计。慢性心力衰竭的基础病因在欧美主要是高血压和冠心病,尽管我国无具体统计学数据,但与欧美差别不会太大。

一、病因

慢性心力衰竭多有器质性心血管疾病的基础,从病理生理角度分两类:

(一)原发性心肌损害

1. 缺血性心肌损害

冠心病心肌缺血、心肌梗死是引起心力衰竭常见的原因之一。

2. 心肌炎和心肌病

各种类型的心肌炎和心肌病均可引起,以扩张型心肌病为常见。

3. 心肌代谢障碍性疾病

以糖尿病性心肌病多见。

(二)心脏负荷过重

1. 压力负荷(后负荷)过重

即收缩期负荷过重。①左心室后负荷过重见于高血压、主动脉瓣狭窄。②右心室后负荷过重见于二尖瓣狭窄、COPD 导致的肺动脉高压、肺动脉狭窄等。心脏为克服增高的阻力,心室肌代偿性肥大以保证射血量,持续的负荷过重,心肌必然发生结构及功能的改变,由代偿终致失代偿。

2. 容量负荷(前负荷)过重

容量负荷(前负荷)过重即舒张期负荷过重:①心脏瓣膜关闭不全造成血液反流,如主动脉瓣关闭不全、二尖瓣关闭不全。②心脏及动静脉分流性疾病,如房间隔缺损、室间隔缺损、动脉导管未闭等。此外,伴有全身血容量增多或循环血容量增多的疾病如慢性贫血、甲状腺功能亢进等。容量负荷增加的早期心室腔代偿性扩大,以维持正常心排血量。长期心排血量增加,心脏出现失代偿性改变。

3. 心肌舒张受限(心室前负荷不足)

二尖瓣狭窄、心包缩窄或填塞、限制型心肌病等,心室充盈受限,使前负荷不足,体循环与肺循环淤血,出现心力衰竭。

在上述基本病因基础上,慢性心力衰竭常有各种诱因,包括感染、过度劳累、情绪激动、心律失常、妊娠或分娩、水及电解质失调、洋地黄过量或不足等。

二、发病机制

当心脏病变致使心脏排血量降低时,机体可通过心、血管和神经体液的调节,动员储备力量使心排血量恢复正常或接近正常,以维持机体需要,此即心功能代偿期。心排血量下降超过代偿的限度时,临床上即出现动脉系统供血不足和静脉系统淤血的症状、体征,此即为心功能失代偿期。

(一)代偿期

正常心脏有丰富的储备能力,能适应机体代谢的需要而改变心排血量。当各种原因造成心排血量下降时,心脏可通过:①交感神经兴奋,肾上腺素能活性增加,使心率增快,心肌收缩力增强。②心肌肥厚,心肌纤维增大增粗,肌纤维数量增多。③心腔扩大,使心室舒张末期容量和充盈压增加。④水、钠潴留使循环血量增加等途径进行代偿,使降低的心排血量得以恢复,从而不产生静脉淤血的症状。

(二)失代偿

当心脏负荷不断加重,甚至产生病变,即使通过充分的代偿调节亦不能维持足够的心搏出量和心排血量,此时,产生体循环和肺循环静脉的淤血和周围组织灌注不足的症状。

近年来研究表明,当心房淤血时其内压增高而被牵张,可释放心钠素,它具有抗血管紧张素Ⅰ的作用,能利尿排钠和扩张血管。但当心力衰竭严重时,心钠素的增加不能克服血管紧张素Ⅱ所致的血管收缩和水、钠潴留的作用,从而出现明显的充血性心力衰竭。

三、病理生理

20 世纪医学界对心力衰竭的认识,经历了从心力衰竭是心脏泵血功能异常,进而认为是心肌细胞功能紊乱,导致心脏能量不足,生化调节机制障碍,再到心肌细胞基因表达异常,即经历了器官、细胞和基因 3 个阶段。这些不断的深入认识,必将改变传统观念,引出新的治疗决策。从病理生理角度而言,心力衰竭主要是由于心脏原发性心肌病变和(或)代谢异常,引起心肌舒缩功能障碍,负荷过重,舒张受限,能量缺乏,以及神经、体液、内分泌、血流动力学的代偿,进而失代偿的一系列病理生理过程。大多数情况下,以低心排血量性心力衰竭为常见。少数情况下,如甲状腺功能亢进、贫血等,心排血量亦可正常,甚或呈高排血量心力衰竭。

有关心排血量的调节,有下列因素:①前负荷,即回心血量或心室舒张末期容量;②心肌收缩力;③后负荷,即心室射血的阻力或外周血管阻力;④心率;⑤心室收缩的协调性。此5项因素,单项或多项的改变,即可引起心脏负荷和排血功能的改变。除心脏本身变化外,前述诱因均可加速心力衰竭的发生及恶化。临床所谓"难治性心力衰竭",大多"难"在病因"难治"或者"诱因难找"。此外,心脏有代偿机制,如心肌收缩力,在一定范围内与心肌牵张的长度成正比。当心肌的牵张越过一定范围时,心肌收缩力反而减弱,此为 Frank - Starling 定律。心功能减退时,常有心室扩张作为一种代偿机制,但过度扩张,则心室收缩反而减弱。随着心肌的牵张,肌肉的张力也增加。射血时,心室壁张力和心室容积与心室内压乘积成正比,心室容积与心室半径有关,半径大则容积大,反之,则小。心室收缩期压力与动脉阻力有关,阻力大则压力高,反之则低。心室壁的顺应性与室壁厚度及病变有关。因此,当动脉压升高、心室容积扩大或心肌顺应性下降时,都可使心室壁张力增高,从而使心肌耗氧量增加,心肌张力是影响心肌耗氧量的最重要因素。心室舒张末期压力的增高,必然引起肺循环或体循环的充血。

心肌细胞的超微结构研究已证实,心肌收缩力取决于肌节内收缩蛋白(肌纤维蛋白、肌凝蛋白)滑行和缩短的程度,肌节的缩短,取决于收缩蛋白间横桥形成的量和作用部位化学能转换的速度。当肌节长为 $2 \sim 2.2~\mu m$ 时,两种收缩蛋白间横桥形成最多,超过此范围则减少,此为 Frank - Starling 定律的基础。收缩蛋白的作用,受调节蛋白(原肌球蛋白、肌钙蛋白)的调节,而调节蛋白的相互作用又受钙离子控制,钙离子多,调节蛋白结合多,化学能转变为机械能多,收缩力加强。心力衰竭时,肌节牵张延长,收缩蛋白间横桥形成数减少,收缩力减弱。心力衰竭还存在许多生化代谢异常,如心肌细胞钙代谢异常,三磷酸腺苷酶活性降低,心肌代谢趋于无氧酵解,乳酸生成增多,使心肌收缩力减弱。

当各种原因引起心排血量降低时,心血管系统发挥调节机制的作用,维持心排血量。当急性心力衰竭时,起急性调节作用的首先是神经系统,起亚急性调节作用的则为体液 - 内分泌系统。因心排血量不足,使交感神经迅速被激活,交感神经兴奋,迷走神经则受抑制,并通过肾素 - 血管紧张素系统,增强周围心血管阻力及心肌收缩力。心率加快,同时,小静脉收缩,使静脉回流量增加,心室充盈压增加,心肌适度扩张而有利于加强心肌收缩。在低心排血量时,小动脉收缩维持血压,以保证心、脑、肾的灌注压和血流量。此种神经调节反应过强时,则由于心动过速而使心室充盈不足,心肌耗氧量增加,小动脉收缩过强,使心脏的后负荷增加,反而不利于心脏排血,且心肌内儿茶酚胺储量减少,心脏内 β 受体下降。心力衰竭时,精氨酸加压素(AVP)也增多,使血管收缩。一方面,由于心排血量不足,则肾血流量减少,肾小球滤过率减少;另一方面,肾动脉充盈不足,刺激入球小动脉处的球旁小体,使肾素分泌增加。通过肾素 - 血管紧张素 - 醛固酮系统

(RAAS)分泌较多的醛固酮以及抗利尿素的增多,均使水钠潴留。按 Frank‐Starling 定律,心脏过度充盈与扩张,心脏收缩力反而减低。血容量增多使静脉压增高,毛细血管静水压升高,可以引起组织水肿。此时,有心房压力增高,心房肽生成增多,引起血管扩张,醛固酮生成减少,抑制肾素释放,利尿、利钠。此种调节机制并不足以代偿上述过程,以纠正心力衰竭的发生发展。慢性调节主要为心肌肥大。在形成心肌肥大的过程中,血管紧张素Ⅰ起重要作用。当失代偿时,心肌耗氧量增加,顺应性降低,收缩力下降,不利于心脏排血,而肥大心肌可能成为致命性心律失常和猝死的原因之一。

心力衰竭的发生发展过程中,上述各种代偿及调节机制,按心力衰竭发展缓急而发挥作用。当失代偿时,心室不能在收缩期将血液全部排出,有残余血容量,随之心室舒张末期压增高,舒张末期容量增多,心搏出量减少,射血分数下降。左心室舒张末期压增高,继而影响心房,使左心房压增高。肺静脉压升高,可发生肺充血或肺水肿,重则可发生心源性休克。肺静脉压升高,可引起肺动脉压升高,最后发生右心室衰竭。右心室衰竭后,体静脉压升高,可发生颈静脉过度充盈、肝大、腹水、下肢水肿等表现。心力衰竭所产生的症状与体征,与上述生理病理改变密切相关。

四、心力衰竭病理生理和生化的进展

心力衰竭发生的基本机制是心肌收缩和(或)舒张功能障碍,由此而导致血流动力学及生理、生化、病理生理一系列的改变。目前研究的重点已转向能量不足和基因表达异常等方面。在能量不足的研究中发现心肌细胞内,生化调节机制紊乱,包括膜 β 受体下调,G 蛋白的变化,心肌细胞内环磷酸腺苷(cAMP)缺乏,Ca^{2+} 运转失常等。而病理生理方面是神经激素系统广泛激活,缩血管保钠与扩血管排钠调控机制失衡。其产生原因,过去认为是由于心力衰竭时心排血量降低,组织灌注不足所致。目前则认为是由于压力感受器敏感性降低,不能正常地发出冲动,抑制交感神经系统的活动所致。而这种改变在早期心力衰竭时就已开始。现简述如下:

(一)衰竭心肌细胞的生化异常

1.β 受体数目及反应性的改变

人心肌中间同时存在着 $β_1$、$β_2$ 和 $α_1$ 受体。$β_1$ 受体占总受体的70%～80%,主要分布于心肌、窦房结和房室结以及冠状血管等组织中,而 $β_2$ 受体主要分布于血管、心外膜以及传导系统的组织中,它和 $α_1$ 受体共占总受体的20%～30%。$β_1$ 和 $β_2$ 是由两种不同基因表达的糖蛋白。心力衰竭时 $β_1$ 受体出现下调,其数目从原来的70%～80%降到50%,而 $β_2$ 和 $α_1$ 受体由原来的20%～30%增至50%。急性心力衰竭是由于细胞膜受体内移,发生重新分布所致。而慢性心力衰竭是由于受体基因表达减弱。亦有人认为是交感神经张力过高,使细胞表面肾上腺素能 β 受体密度减少,使衰竭心脏对交感神经不敏感,加上 $β_2$ 受体相对增加,与 $β_1$ 受体争夺肾上腺素能递质,从而使心肌收缩力减弱。

2.心肌细胞内 cAMP 缺乏

cAMP 具有正性肌力作用,增强心肌收缩力,加快心率,促进糖原分解,使能量生成与消耗过程都增强,而使心搏出量增加,以适应机体需要。当心力衰竭时,心脏腺苷酸环化

酶(AC)活性降低,cAMP净生成降低约40%,使心肌收缩力下降,因此加重心力衰竭。

3.跨膜信号传递者——G蛋白的变化

G蛋白是一类能与鸟嘌呤核苷可逆结合的膜蛋白,是多种激素信息传递的偶联因子和调节器。G蛋白有激动型(GS)和抑制型(GI)两种,激动型受体与激动型G蛋白结合后可激活AC,使cAMP升高。而α_2受体与抑制型G蛋白结合,即可抑制AC,使cAMP降低,心力衰竭时GS下降,GI升高,GS/GI下降,使心脏收缩力下降。

4.钙离子运转失常,导致心肌兴奋-收缩耦联障碍

在正常情况下,心肌收缩期张力发展的速度取决于肌浆网内钙离子(Ca^{2+})浓度增加的速度。在这个过程中,Ca^{2+}从结合部位释放,是由心肌动作电位迅速上升期所发生的最初Ca^{2+}内流所引起的,在收缩高峰时,其张力的大小主要取决于与肌钙蛋白-原肌凝蛋白复合物相互作用的有效的Ca^{2+}浓度;维持"活动状态"的时间长短,取决于肌苷内Ca^{2+}浓度超过激活收缩蛋白所需要的临界值的时间间隔。舒张发生的速度,取决于肌浆网内Ca^{2+}浓度减少的速度,而肌浆内Ca^{2+}的减少是通过贮存钙的增加(即Ca^{2+}返回至肌浆内)而实现的。三磷酸腺苷酶的活化,能促使三磷酸腺苷(ATP)分解供应Ca^{2+}运输及心肌收缩的能量,而三磷酸腺苷酶本身的活化,则需要生理浓度的Ca^{2+}来激活。可见Ca^{2+}在心脏舒缩过程中起着非常关键的作用。心力衰竭时心肌内源性去甲肾上腺素含量减少及其信息传递系统障碍,使"受体操纵性"钙通道难以开放,心力衰竭时缺血缺氧,导致酸中毒,一方面使跨膜电位降低,阻滞Ca^{2+}通过电位依赖性通道内流,另一方面可降低膜受体对肾上腺素的敏感性,细胞外液钠离子(Na^+)浓度升高,因为Na^+和Ca^{2+}在通过细胞膜时有竞争作用,故当Na^+增高时则Ca^{2+}内流减少。上述原因都妨碍了Ca^{2+}的内流,影响心肌兴奋-收缩耦联过程,使心肌收缩舒张失常。

综上所述,β_1受体密度下调,cAMP缺乏、GS蛋白下降,Ca^{2+}运转障碍等都是衰竭心肌细胞的生化异常,但有许多问题尚待进一步研究,临床治疗尚在探索。

(二)缩血管保钠和扩血管排钠调控机制的失衡

本调控机制不但是维持正常机体水、电解质的平衡和心脏前后负荷的基本机制,也是心力衰竭患者维持血压、保证重要器官血液供应以及造成水钠潴留的决定因素,既是代偿机制,又是促进心力衰竭发展的原因。参与本调控机制主要因素见表2-3。

表2-3 参与缩血管保钠和扩血管排钠调控的因素

缩血管保钠因素	扩血管排钠因素
去甲肾上腺素	心钠素
肾素-血管紧张素系统	PG
AVP	缓激肽
ET	降钙素基因相关肽

心力衰竭时,不但缩血管保钠的各种因素被激活,而且参与扩血管排钠各因素的作用也被加强。

1.缩血管保钠迅速被激活的主要因素

1)去甲肾上腺素及肾素-血管紧张素系统(RAS):心力衰竭患者,由于心排血量不

足使交感神经系统迅速激活,血中的去甲肾上腺素明显增高,且去甲肾上腺素增高与心力衰竭严重程度呈正相关。心排血量不足使肾灌流量和灌注压降低,致使肾入球小动脉牵张性刺激减弱,促使球旁器细胞分泌肾素,限制利尿,致使到达远曲肾小管致密斑细胞的 Na^+ 负荷减少,刺激球旁器细胞分泌和释放肾素。而且由于交感神经兴奋和血中儿茶酚胺增加,直接刺激球旁器细胞的 β_1 肾上腺素受体促进肾素分泌,由于 RAS 被激活,周围血管阻力增加,使心肌收缩力加强,心率加快,以保持一定的心排血量,维持心、脑、肾等血管床灌注压和血流量。但是当病因未解除时,这一代偿机制却成为慢性心力衰竭的病理生理状态。RAS 过度激活,血管紧张素Ⅱ增加,激动突触前膜血管紧张素 1 受体并促进去甲肾上腺素增加,外周血管阻力过分增强,出肾小球动脉张力升高,肾小球内压升高,损伤肾功能,使血管紧张素Ⅰ激活,醛固酮分泌增加,水钠潴留。血浆去甲肾上腺素及儿茶酚胺水平增高,对心肌有毒性作用,使死亡率增高。

2)精氨酸加压素:AVP 是由下丘脑分泌的由 9 个氨基酸组成的肽类激素,具有抗利尿和缩血管两种作用。心力衰竭时,心功能Ⅰ级以上患者,血浆 AVP 水平明显增高。其产生机制可能与心排血量下降,刺激颈动脉压力感受器,兴奋副交感神经,从而刺激下丘脑释放 AVP 有关。Turla 等研究表明:AVP 对培养的大鼠血管平滑肌细胞(VSMCs)具有明显的促肥厚作用,该作用与 VSMCs 中广泛而选择地增加了 α - 肌动蛋白合成以及伴随着 α - 肌动蛋白信息核糖核酸(mRNA)合成增多有关,此作用可被特异性受体拮抗剂所阻断。提示 AVP 不仅可以调节 VSMCs 生长,促进收缩蛋白表达,而且可能是 VSMCs 分化期间的重要被动调节因子。临床应用血管紧张素转换酶抑制剂(ACEI)能调整此激素不适当地分泌。

3)内皮素:它是由 21 个氨基酸残基构成的多肽,是迄今所知内源性长效的强有力的血管收缩调节剂。它是由血管内皮细胞所产生。近年来研究的结果表明,血管内皮细胞不仅是一层半透膜屏障,而且有复杂的代谢与内分泌功能,内皮细胞与血管平滑肌细胞及血液中多种细胞有着广泛的相互作用,而这种相互作用,对维持机体的正常生理功能,尤其对循环稳态是必需的。内皮细胞是一个特殊的调节组织,起着信号接收、加工、再输出的作用。Vane 将内皮细胞称为是一个代谢及内分泌器官。其结构与功能受损害,已成为高血压、缺血性心脏病、脑血管意外等多种心血管疾病发生发展的主要病理基础。心力衰竭患者的循环内皮细胞增加与心力衰竭严重程度呈显著的正相关。这是因为心力衰竭时对组织缺氧引起化学因素和血管张力增高导致的机械因素破坏内皮细胞的完整性、血管内皮细胞脱落导致循环内皮细胞增加。因此,循环内皮细胞数量可以作为判断心力衰竭严重程度的一项指标。血管内皮细胞损伤脱落,血清血管紧张素转换酶(ACE)明显增高,将无活性的血管紧张素Ⅰ转换为血管紧张素Ⅱ,成为循环外周阻力增高的原因之一。因此,如能寻找到一种保护血管内皮细胞生理功能,防止内皮细胞损伤的措施,提高细胞耐缺氧的药物,降低外周血管阻力,将为防治心力衰竭开辟一条新途径。

4)内源性类洋地黄因子:内源性类洋地黄因子(EDLF)是下丘脑、肾上腺及心脏分泌的一种心血管活性物质,具有强心、缩血管、利钠、利尿等功能。其产生机制可能与心房壁内存在着压力或容量感受器,其兴奋通过神经或其他途径传入 EDLF 的分泌器官,促进 EDLF 分泌有关,也可能是心脏压力直接刺激心肌细胞分泌 EDLF 的结果。心力衰竭时

EDLF 明显升高。

2. 扩血管排钠的主要因素

1) 心钠素：心钠素又名心房肽(AP)、心房利尿因子(ANF)。它由心房肌合成，能贮存和分泌具有强大的利钠、利尿、降压和舒张平滑肌作用的活性多肽。其作用机制在于它有明显的舒张动脉、降低肾血管平滑肌的张力以及抑制血管紧张素对肾素分泌的刺激作用。还有直接抑制球旁器细胞分泌肾素，抑制 PGE_1、K^+ 和 ACTH 对醛固酮的分泌，抑制抗利尿激素分泌作用。徐氏以风湿性心脏病合并心力衰竭 37 例患者进行研究，结果血浆心钠素明显升高，为正常组 7 倍，心力衰竭越重，病程越长，合并心房颤动(简称房颤)者血浆心钠素升高尤为显著，与血流动力学指标相符。提示血浆心钠素可作为临床评判心力衰竭客观指标之一。血浆心钠素显著升高者，心房肌心耳心钠素(IR - ANF)明显减少，提示心房肌 IR - ANF"过度释放"而出现所谓"耗竭"状态。最近还发现，心室肌中有 ANF 的 mRNA，当心房肌的 IR - ANF"耗竭"时，心室肌便大量合成和释放 ANF。心力衰竭时 ANF 分泌增加是一个重要的代偿反应，因为 ANF 可直接或间接地对抗和抵消心力衰竭时缩血管保钠系统给机体所造成的水钠潴留和心脏过度的前后负荷。心钠素已能人工合成，所以补充外源性心钠素对减轻水钠潴留和心脏负荷、改善心功能是必要的，有时也可收到良好的效果，但有时却收效甚微，此原因可能是所补充的外源性 ANF 的作用不足，或由于受体下调，数目减少。

2) 前列腺素：PGE_2 为花生四烯酸的代谢产物。广泛存在于机体各组织中。PGE_2 和前列环素(PGI_2)都有强大的扩血管排钠作用，对维持水、电解质和血液循环的稳定性起着重要作用。它可加快心率、降低周围血管阻力和左心房压力，使心排血量增加、肾小球滤过率增加，排钠、控制精氨酸血管加压素对肾小管水的通透性，促进肾素、儿茶酚胺的释放。在心力衰竭时，血浆中 PGE_2、PGI_2 及其代谢产物升高。平均较正常人高 $3 \sim 10$ 倍，且与血管紧张素Ⅰ、儿茶酚胺的浓度呈正相关，而与血钠浓度呈负相关。心力衰竭时 PGE_2 的升高系由心排血量降低和肾脏低灌注所致，亦与儿茶酚胺、血管加压素等直接刺激 PG 的合成有关。PGE_2 和 PGI_2 合成分泌增加，可拮抗或降低缩血管保钠系统的激活，给机体和心脏造成不良影响，也是在心力衰竭时对保持机体水、电解质和血液循环平衡的重要适应性反应。现已证明，促进内源性 PGE_2 合成和应用外源性 PGE_2，对减轻水钠潴留和心脏负荷以及防止肾功能不全的发生都有重要作用。

3) 缓激肽：它是在激肽释放酶作用于激肽原(为肝和肾脏合成的一种球蛋白)产生的一类局部激素，主要包括缓激肽、胰缓激肽和甲胰缓激肽 3 种。前两种有较强的内皮细胞依赖性扩血管作用。内皮细胞有缓激肽受体，当缓激肽作用于缓激肽受体后释放内皮舒张因子，后者再作用于血管平滑肌而使血管扩张，从而增加肾血流量和发挥强大的利钠、利尿效应。当心力衰竭时，由于心排血量的降低和肾素血管紧张素系统的激活，可使血浆激肽水平升高，从而也参与缩血管保钠和扩血管排钠平衡机制的调控作用。

4) 降钙素基因相关肽：降钙素基因相关肽(CGRP)是 1983 年 Rosen feld 等应用分子生物技术新发现的一种生物活性多肽。由 37 个氨基酸组成。CGRP 在体内主要分布于神经系统和肺组织内。心脏内 CGRP 的分布，心房高于心室，右心房高于左心房，近心外膜的含量高于近心内膜的含量。几乎所有的血管床均有分泌 CGRP 的神经纤维分布，它是调节血管运动的重要肽能神经纤维,也是体内已知的最强的扩血管物质,对心脏具有正性变力和变时作用,可使心率加快、心肌收缩力加强和心排血量增加。动物实验证明CGRP具有强大的降低血压和舒张冠状动脉作用。给心脏灌注 10 nmol 的 CGRP,可使冠状动脉血流量增加 1 倍以上,其扩张冠状动脉作用比硝酸甘油、硝普钠强 200 多倍。心力衰竭患者,血浆 CGRP 水平明显降低,致心肌收缩力下降,是心力衰竭发病机制之一。CGRP 水平与心排血指数、每搏指数呈正相关,而与肺毛细血管楔压呈负相关,可作为反映心力衰竭严重程度的一项指标。Inders 等给心力衰竭患者注射 CGRP,可使心排血量增加、肺和外周血管阻力降低、肺动脉压降低,心功能改善。因此认为,可用 CGRP 治疗心力衰竭。最近研究发现,在急性心肌梗死(AMI)患者中,用尿激酶溶栓治疗后,血浆降钙素基因相关肽活性迅速上升,比溶栓前升高 5 倍,起着对缺血－再灌流损伤内源性保护作用。CGRP 对防治心力衰竭心肌缺血－再灌流损伤具有潜在临床应用价值。

总之,心力衰竭的发生发展,绝不是单纯血流动力学的改变,而是复杂的神经、体液、内分泌功能紊乱综合作用的结果。心脏、血管、内皮细胞、血管旁的脂肪组织、白细胞等都可产生和分泌许多生物活性物质。其含量之高、种类之多,在现有内分泌器官中,也是少见的。上述列举的一些因素同时被激活,是造成机体水、钠潴留和血液重新分配的基本原因,是由于缩血管保钠因素的作用超过扩血管排钠因素作用的结果,并且由超过的程度决定水钠潴留的程度和速度。参与本调控机制的各种因素之间,都存在着相互抑制或促进的复杂关系。因此,根据任何一个因素的消长情况,都不能说明心力衰竭时本调控机制的发展趋势,及其对临床和病理生理作出正确评价。心力衰竭时。机体通过各种调控机制,发动各种代偿功能,提高心脏的排血量,以保证各重要器官的血流量,满足机体代谢需要。因此,代偿功能的发挥,不但决定着心力衰竭的发生和发展,而且决定着心力衰竭时病理生理的变化和临床表现。任何形式的代偿功能,都有其双重性。在发挥代偿过程中,潜伏着失代偿作用。当失代偿发生时则成为引起和加重心力衰竭的主要因素。因此,发挥代偿作用,控制其引起失代偿的各种不利因素,对心力衰竭的防治具有一定的指导意义。

(三)心脏肾素－血管紧张素系统

近年来,应用分子生物学技术发现在心肌和血管平滑肌细胞以及肾脏、脑等多种器官组织中,均有肾素及血管紧张素原的基因表达。并且在这些组织中已发现有血管紧张素Ⅰ、血管紧张素Ⅱ和 ACE 受体。从而证实在心血管等器官组织中存在独立的肾素、血管紧张素系统,称为组织肾素－血管紧张素系统。用高效液相层析(HPLC)和放射免疫分析等方法,均检测到心肌细胞内血管紧张素的存在。Linz 等还直接测出了心肌组织中的 ACE 活性。此外,Roger 等发现大鼠心肌细胞存在着两种血管紧张素受体,该受体可能分别介导血管紧张素Ⅰ的正性肌力作用和致心肌肥大作用。这些证据充分说明心脏有独立的肾素－血管紧张素系统。现有的研究证明,它具有正性肌力作用,调节冠状动脉阻力。最近 Dzau 等报道除心肌细胞膜外,在心肌细胞内的线粒体等细胞器上亦存在血管紧张素Ⅱ特异受体,心肌细胞产生的血管紧张素Ⅱ与该受体结合可影响心肌细胞代谢。这除可为心肌正性变力作用提供能量外,可能亦参与血管紧张素Ⅰ所致心肌肥大作用。心肌肥大是心脏长期负荷过度时发展起来的一种代偿机制,当其转为失代偿,即可导致心力衰竭。目前,应用的 ACEI 既有直接改善血流动力学的血管扩张剂的作用,又有抑制心脏血管组织血管紧张素Ⅱ的作用。动物实验发现心脏肾素－血管紧张素明显降低缺血及再灌注损伤所致的心律失常发生率,延缓心肌糖原和 ATP 耗竭而使心肌缺血动物心肌梗死范围缩小,从而改善心功能。因此,对心脏肾素－血管紧张素系统深入研究,采取有效的干预措施,能预防、控制、逆转心肌肥大,是防治心力衰竭的一个新方向。

（四）能量不足、基因表达异常——"超负荷性心肌病"

心脏有巨大的储备能力,又有精确完善的调控机制和各种代偿功能,如心率加快、心肌收缩力加强、心室扩张、两侧心室平衡协调以及心肌肥大等。根据心力衰竭发生后,其发生有效代偿的快慢分为急性（心率加快、收缩力加强）、亚急性（心脏扩张、血容量增加）和慢性（心肌肥大）三个阶段。从血流动力学负荷过程可分为:第一阶段（持续数天）,急性心力衰竭,表现为低排血量、肺淤血、急性左室扩大、早期肥大、心肌线粒体含量相对增加;第二阶段（持续数周）,稳定的功能亢进,心排血量增加、肺淤血减轻、心肌肥大、心肌纤维容量相对增加;第三阶段（持续数月）,能量缺乏和进行性心脏硬化。心脏进一步肥大伴进行性纤维化,心肌细胞死亡,左心室衰竭进行性加重。如病因不除,必将形成"超负荷性心肌病",终因心力衰竭而导致死亡。当然,这一过程,如前所述机械性、化学性的刺激、神经、体液、内分泌激素的过度激活等调控失衡诸多因素共同使心肌利用能量发生缺陷。加之心力衰竭、心肌肥大时,单位面积毛细血管密度与线粒体数量减少,结缔组织增多,更使能量产生不足,致使心肌细胞始终处于"能量饥饿"状态,最终导致收缩和（或）舒张功能不全的发生。在基因表达异常方面,现已揭示,由于能量不足,使负荷过重的心肌异常生长,结果肥大心肌的寿命更加缩短,从而改变了心肌蛋白合成相关基因的正常表达,超负荷心肌在错误表达基因的调控下,加速合成蛋白,而所合成的新蛋白却是胎儿蛋白的反祖构型,因此,加速了心肌的疲乏与衰竭。这种基因表达异常已首次被 Maashi Hrai 等在人类心肌标本分析中得到证实。他们发现在衰竭心肌细胞的肌浆网内基因表达存在异常,原因是肌浆网对钙调节功能存在缺陷,由于相应 mRNA 表达能力低下,引起兴奋－收缩耦联位点减少,从而减少肌力－心率相关性与心肌做功。除上所述,心肌肥大还与原癌基因关系密切,原癌基因存在于正常心肌、血管平滑肌和内皮细胞中。动物实验证明,当压力负荷加重或化学刺激均可促进核内一些原癌基因如 $C-myc$ 和 $C-fos$ 等的表达,从而导致 RNA 和蛋白的合成和心肌肥大。原癌基因的表达产物具有多种促心肌生长激素受体的作用,如 Mas 原癌基因可表达血管紧张素和去甲肾上腺素受体,另外,PBCF 还有促进心肌细胞生长和肌动蛋白与肌球蛋白合成的作用。它还能促进细胞内信息的传递。现已证明,心肌肥大的生化基础是 DNA 复制、RNA 转录、蛋白质合成和有丝分裂增加以及胞质变动的过程。原癌基因表达过盛可能是心肌肥厚的重要原因。肥大心肌的细胞能量产生和利用障碍及肌浆网对 Ca^{2+} 的运转障碍,加之肥大心肌的肾上腺素储备减少和耗竭增多,致使交感－儿茶酚胺系统对肥大心肌的正性肌力的调控效应减弱,由代偿转为失代偿,从而导致心力衰竭。

五、临床表现

慢性心力衰竭的主要临床表现是各脏器的淤血和周围组织灌注不足,以前者为明显。临床上常根据心力衰竭开始发生的部位与淤血的部位,分为左心衰竭、右心衰竭和全心衰竭。以左心衰竭开始较多见,以后继发肺动脉高压,导致右心衰竭。单独的右心衰竭较为少见。

(一)左心衰竭

左心衰竭主要是由于左心排血量降低,使肺淤血及重要脏器供血不足引起。

1. 症状

1)呼吸困难:是左心衰竭时最早出现和最重要的症状,为肺淤血和肺顺应性降低导致肺活量减少的结果。在不同情况下,肺淤血的程度有差异,因而呼吸困难的表现有以下不同形式。

(1)劳力性呼吸困难:呼吸困难最初仅在较重体力劳动时发生,休息后即自行缓解,是由于体力活动使静脉回流增加,肺淤血加重所致。随着病情的进展,则在较轻的体力劳动时也出现呼吸困难。

(2)端坐呼吸:患者平卧时出现呼吸困难,常被迫采取坐位或半坐位以减轻或解除呼吸困难。由于坐位时重力作用,使部分血液转移至身体下垂部位,可减轻肺淤血;坐位使横膈下降,可增加肺活量。

(3)夜间阵发性呼吸困难:该症状是左心衰竭早期的典型表现。常在夜间熟睡后突然憋醒,被迫坐起,可伴阵咳,咳泡沫样痰,似喘息状态,称为心源性哮喘。轻者坐位数分钟后即缓解,重者则可发展为肺水肿。夜间阵发性呼吸困难的发生机制可能与平卧时静脉回流增加;膈肌上升,肺活量减少;夜间迷走神经张力增高;使冠状动脉收缩和支气管平滑肌收缩等有关。

2)咳嗽、咳痰和咯血:系肺泡支气管黏膜淤血所致,痰常呈白色泡沫样浆液性,有时带血而呈粉红色泡沫样痰。咯血可由肺毛细血管或支气管黏膜下静脉破裂所致。

3)其他症状:心排血量降低所致的倦怠、乏力等。严重时,由于脑缺血、缺氧可出现烦躁或嗜睡、精神错乱等。

2. 体征

除原有的心血管疾病体征外,左心室增大,可发生相对性左房室瓣关闭不全而出现心尖区收缩期吹风样杂音,心率增快,心尖部舒张期奔马律,两肺底湿啰音,若继发支气管痉挛,可伴有哮鸣音或干啰音。偶有胸腔积液,以右侧多见。部分病例可有交替脉,严重者有发绀。

3. 急性肺水肿

急性肺水肿是急性左心衰竭最严重的表现。表现为极度呼吸困难,伴有窒息感,被迫端坐呼吸,咳出大量白色或粉红色泡沫样痰。两肺满布湿啰音及哮鸣音。心率增快,心尖舒张期奔马律。血压在起始时可升高,以后可降至正常或低于正常。如不及时抢救,可引起神志模糊、休克或窒息而死亡。急性肺水肿的发生机制是肺静脉压显著增高,肺毛细血管超过渗透压后,血浆渗入肺间质及肺泡内,使气体交换发生障碍。

(二)右心衰竭

右心衰竭主要为体循环静脉回流受阻和静脉压增高,引起脏器淤血及缺氧所致。

1. 症状

1)水肿:多由下肢开始,如踝部、胫骨前、卧位时骶部显著。因水肿最早出现在身体的下垂部位,故又称下垂性水肿。多在白天活动后于傍晚加重,经休息一夜后可消退或减轻。随着病情发展可发生全身性水肿,甚至出现胸腔积液或腹腔积液。

2)颈静脉充盈:右心衰竭的早期表现,是静脉压增高的表现。当静脉压显著升高时,身体其他部位的表浅静脉也充盈,并可见颈静脉搏动、肝-颈静脉回流征阳性。

3)内脏淤血

(1)肝淤血:肝大,质较硬,有压痛,随心力衰竭的好转或恶化肝脏可在短时期内增大或缩小。当右心衰竭突然加重时,肝脏急性充血,肝小叶中央细胞坏死,引起肝急剧肿大,明显压痛,并有黄疸、肝功能障碍等。且心力衰竭改善后,上述情况恢复正常。长期慢性肝淤血,可引起肝细胞萎缩、结缔组织增生,形成心源性肝硬化。

(2)肾淤血:肾小球滤过减少,通透性增大,以致尿量减少,尿中有少量蛋白、红细胞及管型等。肾功能可有不同程度障碍。

(3)胃肠道淤血:有腹胀、食欲缺乏、恶心、呕吐、腹泻等。

4)发绀:是静脉血氧低下所致。首先出现于循环末端,如指端、口唇、耳郭等部位。右心衰竭比单一左心衰竭时发绀更重。

2. 体征

1)心脏扩大:右心衰竭时,右心室肥大,在胸骨左缘或剑突下心脏搏动增强。如右心衰竭继发于左心衰竭,则见全心明显增大。心力衰竭加重时,扩大的心腔可以回缩变小。右心衰竭时,心率增快,部分患者可在胸骨左缘相当于右心室表面听到舒张期奔马律,右心室明显扩大,形成功能性三尖瓣关闭不全,产生三尖瓣区收缩期杂音,吸气时杂音增强。

2)颈静脉怒张:患者半卧位时,可见膨胀的颈外静脉超出胸骨柄水平。当按压肿大的肝脏时,可引起颈静脉充盈加剧,称肝-颈静脉回流征阳性。如舌下静脉亦有明显怒张,则表示有明显静脉压升高,是右心衰竭比较早的表现。

3)肝大和压痛:充血性肝大,触诊时常在剑突下明显触及,边缘钝圆,有弹性、膨胀感及明显压痛。随着心力衰竭好转或恶化,肝大可短期内减轻或加剧。长期慢性右心衰竭可引起心源性肝硬化,肝脏扪诊质地较硬,压痛可不明显,常伴有黄疸、脾大、腹腔积液及慢性肝功能损害。

4)水肿:是右心衰竭较晚的表现,常表示水钠潴留在 4 kg 以上。水肿从低垂部位开始,因为起初患者尚能自由活动。夜晚时,两下肢出现水肿,并逐渐上升。待被迫卧位时,水肿以骶尾部明显,严重者可全身水肿及胸腔、腹腔积液。

5)胸腔积液和腹腔积液:胸腔积液多见于右侧,也可为双侧胸腔积液。腹腔积液常发生在疾病的晚期。

(三)全心衰竭

左、右心衰竭的临床表现并存,右心衰竭时因心排血量减少,可使左心衰竭的肺淤血临床表现减轻或不明显。

六、并发症

常见的并发症有：①呼吸道感染；②下肢静脉血栓形成；③肺栓塞或脑、肾、肠系膜动脉栓塞；④心源性肝硬化；⑤水、电解质失衡。

七、实验室及其他检查

(一)实验室检查

1.血、尿常规检查

血、尿常规检查红细胞与血红蛋白降低，如有感染可致白细胞升高。尿中有少量蛋白、红细胞及管型。

2.肝、肾功能检查

肝、肾功能检查血清胆红素、丙氨酸氨基转移酶(ALT)略增高，尿素氮轻度升高，严重心力衰竭时，天冬氨酸氨基转移酶(AST)、乳酸脱氢酶(LDH)也可升高。

3.电解质测定

电解质测定钾、钠、氯、镁降低。

(二)中心静脉压测定

右心衰竭时中心静脉压测定明显升高。

(三)超声心动图

超声心动图常用M型扇形多普勒超声测定左心室的收缩和舒张功能。

(四)X线检查

X线检查左心衰竭时左心室增大，肺门阴影范围和密度增加。急性肺水肿者双侧肺门有大片云雾状阴影，肺透明度减低。右心衰竭者右心房、右心室和全心增大。单纯右心衰竭时肺野清晰。

(五)心－肺吸氧运动试验

心－肺吸氧运动试验在运动状态下测定患者对运动的耐受量更能说明心脏的功能状态。运动时肌肉的需氧量增高，需要心排血量相应的增加。正常人每增加100 mL/(min·m^2)的耗氧量，心排血量需增加600 mL/(min·m^2)。当患者的心排血量不能满足运动时的需要，肌肉组织就需要从流经它的单位容积的血液中提取更多的氧，结果使动静脉血氧差增大。在氧供应绝对不足时，即出现无氧代谢，乳酸增加，呼气中CO_2含量增加。进行心－肺吸氧运动试验时，求得两个数据：

1.最大氧耗量

最大氧耗量即运动量虽继续增加，但耗氧量已达峰值不再增加，表明心排血量已不能增加。心功能正常时，此值应>20 mL/(kg·min)，轻－中度心功能受损时为16～20 mL/(kg·min)，中至重度损害时为10～15 mL/(kg·min)，极重度损害时则<10 mL/(kg·min)。

2.无氧阈值

无氧阈值即呼气中的CO_2的增长超过了氧耗量的增长，标志着无氧代谢的出现，以开始出现两者增加不成比例时的氧耗量作为代表值，故此值越低说明心功能越差，心功

能正常时此值 >14 mL/（min·kg）。

（六）心功能测定

超声心动图、心机械图、阻抗法、热稀释法、放射性核素扫描法等，对评价左心室功能及在临床症状出现前做出左侧代偿性或失代偿性心力衰竭的判断有重要意义，可鉴别心脏收缩与舒张功能异常。

近年来，通过创伤性和非创伤性检查，可测定心肌收缩和舒张功能。

1. 心导管检查

通过心导管检查可以测定左心室收缩时压力升高速率和射血分数［正常（60±9）%］，以了解心脏收缩功能。一般情况下，射血分数降低到40%以下时才出现收缩功能衰弱的心力衰竭症状。左心室射血分数正常，用高度精确的测压计测量峰度，以及主动脉瓣关闭至二尖瓣开放等容舒张期，可发现其压力降低、速率异常，说明等容舒张障碍。测定左心室充盈时压力与容积的关系可判定左心室的舒张顺应性。

2. 放射性核素检查

目前常用国产 γ 心功能仪。用放射性铜或锝静脉注射，采用平衡法测定心功能。据报道，正常人静息状态的射血分数（EF%）为 54±9，峰充盈率（PFR）为（4.8±0.7）EDV/s，峰充盈时间（TPFR）为（156±20）毫秒。若心力衰竭由收缩功能异常所致，则代表收缩功能的心排血量和射血分数降低，可有轻度或无舒张功能异常。反之，心力衰竭若为原发性舒张功能异常所致，则代表收缩功能的心排血量和 EP% 正常，而代表舒张功能的 PFR、TPFR 明显异常。

目前，常用的是联合非创伤性检查，因其无创伤性和可重复性，故便于随访观察病情变化，最常用的是心机械图和超声心动图，同步联合描记。常记录并测算下列参数，以判定收缩功能：①电机械收缩时间（EMS）；②机械收缩间期（MS）；③左室射血时间（LVET）；④射血前期（PEP）；⑤等容收缩期（ICT）；⑥电机械间期（EMi）和 ICT/IVET、PEP/LVET 等。

（七）血流动力学监测

当代临床血流动力学监测最主要的内容是通过漂浮导管直接测量心搏血量、心内各腔压力、体循环和肺循环压力及阻力。根据得出压力数据和曲线，来说明患者左、右心室的前后负荷及心肌收缩状态，其能较准确和全面测量心功能状态。现在监测还包括血气分析。

1. 肺毛细血管楔压

肺毛细血管楔压正常值为 6～12 mmHg，超过 18 mmHg，表示已存在心力衰竭，并能反映急性后向性衰竭程度，对指导血管扩张剂应用有指导意义。

2. 心排血指数测定

心排血指数测定能更精确反映左心室排血功能，正常值为 2.5～4.0 L/（min·m²），当低于 2.2 L/（min·m²）时，出现前向衰竭症状。低于 1.8 L/（min·m²）时，发生心源性休克，低于 1.3 L/（min·m²）时，极难挽救。

3. 周围静脉压

周围静脉压除可了解上、下腔静脉是否受阻以及血流量多少外，主要反映左心的排血功能障碍。右心衰竭时,静脉压明显升高。引起静脉压升高的其他疾病还有缩窄性心包炎、心包积液、腔静脉梗阻等。

4.中心静脉压测定

CVP 测定正常值为 $6 \sim 10$ cmH$_2$O。CVP 反映右心室泵功能状态、血容量多少、血管张力之间的协调关系。如无三尖瓣狭窄,则 CVP 与右室舒张末压一致。如 CVP > 10 cmH$_2$O,则可能是补液过多、过快,或提示有右心衰竭存在。如 CVP > 15 cmH$_2$O,应停止补液,并采取措施改善心功能。如 CVP 低于 4 cmH$_2$O,则表示静脉回心血量不足,应予较快补液。

八、诊断和鉴别诊断

原有心血管疾病或有发生心力衰竭基础的患者,如出现肺循环或体循环淤血的症状和体征,则不难诊断为心力衰竭。X 线检查、心电图、超声心动图和静脉压测定等,常可提供诊断依据。诊断时还应包括病因、病理解剖和病理生理诊断以及心功能。

(一)诊断标准

满足以下 2 个主要条件或 1 个主要条件和 2 个次要条件者可予诊断。

1.主要条件

阵发性夜间呼吸困难或呈端坐呼吸;颈静脉怒张;肺部啰音;心脏扩大;急性肺水肿;奔马律;静脉压升高;肝 - 颈静脉回流征阳性。

2.次要条件

踝部水肿;夜间咳嗽;劳累性呼吸困难;肝淤血肿大;胸腔积液;脉搏 >120 次/分;潮气量减少到最大量的 1/3。

3.心功能状态分级

美国心脏病协会(AHA)1994 年增加了客观评定的标准,根据心电图运动试验、X 线和超声心动图等客观检查做出分级。目前,临床上一般将心功能分为 4 级,心力衰竭分为 3 度。

1)心功能 1 级(心力衰竭代偿期):日常体力活动不受限制,一般活动不引起心功能不全征象。

2)心功能 2 级(心力衰竭 Ⅰ 度):体力活动轻度受限制,一般活动可引起乏力心悸、呼吸困难等症状。

3)心功能 3 级(心力衰竭 Ⅱ 度):体力活动明显受限制,轻度活动即引起上述征象。

4)心功能 4 级(心力衰竭 Ⅲ 度):体力活动重度受限制,任何活动皆引起心功能不全征象,甚至休息时也有心悸、呼吸困难等症状。

心力衰竭的程度并非固定不变,可从某一度转变为更高或更低程度。有些可逆性心血管疾病,经有效治疗后,心功能可完全恢复正常。

(二)鉴别诊断

1.左心衰竭应与肺部疾病所引起的呼吸困难相鉴别

1)肺炎、支气管炎:无心尖抬举性搏动、舒张期奔马律等心脏病征象,且呼吸困难受体位改变影响不大等,有助于鉴别。

2）支气管哮喘:有时心源性哮喘与此鉴别较困难。支气管哮喘者,具有慢性、阵发性或季节性的病史特点,发作一阵后可自动缓解,肺部以哮鸣音为主,既不以两肺底啰音为主,也无心脏病的特殊体征,可资鉴别。

3）非心源性肺水肿:主要见于有机磷农药中毒、刺激性气体吸入中毒、中枢神经系统疾病、高原性肺水肿等,有关病史及其他症状、体征将有助于鉴别。

2.应与右心衰竭鉴别的疾病

1）心包积液、缩窄性心包炎:有颈静脉怒张、肝大、水肿等表现,但既往无慢性心脏病史,心尖冲动减弱,心音遥远,心脏无杂音,肺部无干湿啰音,可有奇脉。心包积液量大者,心浊音界向两侧扩大,心尖冲动在心浊音界内侧,可闻及心包叩击音。X线、心电图、超声心动图检查有助于明确诊断。

2）腔静脉综合征:上、下腔静脉受肿瘤、淋巴结或血栓阻塞时,可使血液回流受阻,出现颈静脉怒张、肝大、水肿等表现,但患者心界不大,心脏无病理性杂音,无肺淤血的表现。全面体格检查与X线检查有助于诊断。

3）门脉性肝硬化:虽有肝大、腹腔积液及水肿,与心源性肝硬化相似,但无心脏病史,无心力衰竭的症状与体征。相反,可见腹壁静脉曲张及蜘蛛痣,腹腔积液量较大而周围性水肿不明显,脾脏可肿大;肝功能多有明显损害。

九、治疗

治疗措施应达到以下目的:治疗慢性心力衰竭不能仅限于缓解症状,应从长计议,采取综合治疗措施,包括病因治疗,调节心力衰竭的代偿机制,减少其负面效应,如拮抗神经体液因子的过分激活等。除缓解症状外还应提高运动耐量,提高生活质量,防止心肌损害进一步加重,降低病死率。

（一）病因治疗

面对每一例心力衰竭患者,都应认真寻找病因,采取有效的治疗措施。如高血压心脏病患者的降压治疗,甲状腺功能亢进性心脏病的抗甲状腺功能亢进的治疗,心脏瓣膜病和一些先天性心脏病患者有效的手术治疗,冠状动脉粥样硬化性心脏病的介入治疗等。病因若能获得彻底治疗,则心力衰竭可望解除,心功能甚至可以完全恢复正常。

（二）消除诱因

消除诱因是预防心力衰竭的关键。如积极治疗及预防呼吸道感染和风湿活动,对于发热持续1周以上的患者应警惕感染性心内膜炎的可能。心律失常特别是房颤也是诱发心力衰竭的常见原因,对心室率快的房颤,如不符合复律指征应尽快控制心室率。避免精神紧张及过度疲劳。纠正贫血、电解质紊乱以及潜在的甲状腺功能亢进。

（三）减轻心脏负荷

1.休息

休息是减轻心脏负荷的主要方法之一。Ⅰ度心力衰竭患者,限制其体力活动即可;Ⅱ度心力衰竭者则需卧床休息,可取半卧位,并鼓励做小腿轻度活动以防下肢静脉血栓形成。此外,还需解除患者的精神负担,必要时可应用小剂量地西泮、苯巴比妥等镇静剂治疗。

2. 限制钠盐摄入

钠摄入量的限制是控制慢性心力衰竭的最适当的办法。正常人每日食盐摄入量为6 g左右。轻度心力衰竭患者每日钠摄入量应限制为2 g(相当于食盐5 g),中度心力衰竭者每日钠摄入量应限制为1 g(相当于食盐2.5 g),重度心力衰竭者的每日钠摄入量不超过0.4 g(相当于食盐1 g)。以上的钠或钠盐的数字包括食物中原来含有的食盐在内。

3. 供氧

鼻导管和面罩给氧。一般为低流量持续吸氧。

4. 利尿剂的应用

利尿可使过多的体液排出,既可减轻周围和内脏水肿,又可减少过多的血容量,减轻心脏前负荷,改善心功能,增加心排血量。常用的利尿剂如下:

1) 噻嗪类:这类药物中最常用的是氢氯噻嗪,每日1~2次,每次25~50 mg,口服,服后1~2小时起作用,持续12~24小时。长期使用可引起低钾血症,使用时应补充钾盐或与保钾利尿剂合用。此外,在肾功能不全患者中,可进一步减少肾小球滤过率,尚可使血糖、血尿酸、血脂、血氨增高,因而并发糖尿病、痛风、肾功能不全者忌用。

2) 祥利尿剂:呋塞米20~40 mg,每日1~2次,口服或肌内、静脉注射20~40 mg,每日1~2次。依他尼酸25~50 mg,每日1~2次,或依他尼酸钠25~50 mg,肌内或静脉注射,每日1次。由于不良反应较多而日趋少用。布美他尼0.5~1 mg口服或静脉注射,每日1~2次。

3) 保钾利尿剂

(1) 螺内酯(安体舒通):作用于肾远曲小管,具有干扰醛固酮的作用,使钾离子吸收增加,同时排钠利尿,但利尿效果不强。在与噻嗪类或祥利尿剂合用时能加强利尿并减少钾的丢失,一般用20 mg,每日3次。

(2) 氨苯蝶啶:直接作用于肾远曲小管,排钠保钾,利尿作用不强。常与排钾利尿剂合用,起到保钾作用,一般50~100 mg,每日2次。

(3) 阿米诺利:作用机制与氨苯蝶啶相似,利尿作用较强而保钾作用较弱,可单独用于轻型心力衰竭的患者,5~10 mg,每日2次。保钾利尿剂可能产生高钾血症。一般与排钾利尿剂联合应用时,发生高血钾的可能性不大,但不宜同时服用钾盐。

使用利尿剂注意事项:①间断使用,机体在利尿后有一个恢复平衡的过程;②首选噻嗪类,必要时加用保钾类,急性肺水肿或重度心力衰竭方使用祥利尿剂;③利尿期间记出入量、电解质变化及肾功能。使用快速或强利尿剂时尚要注意脉搏和血压的变化,以防血流动力学紊乱。

5. 血管扩张剂

血管扩张剂其基本原理是通过扩张动脉和(或)静脉,减轻心脏的前后负荷,减少心脏做功,从而降低心肌耗氧。血管扩张药物近年来发展很快,有很多新药问世,按其作用机制可分为:直接作用于血管平滑肌,如硝酸酯、硝普钠、肼屈嗪、米诺地尔,新药有恩哒嗪、羟胺肼哒嗪、垂匹地尔、潘钠西地尔;交感神经系统阻滞剂,如哌唑嗪、酚妥拉明、妥拉苏林、苯苄胺、双苄胺,新药有三甲唑嗪、多塞唑嗪、吲哚拉明、乌拉哌地尔;ACEI,如卡托普利、苯脂丙脯酸、钙通道阻滞剂,如硝苯地平。按其作用部位分为:主要扩张动脉的药,如硝苯地平、肼屈嗪、米诺地尔;主要扩张静脉的药,如硝酸酯;均衡扩张动脉和静脉的药,如硝普钠、哌唑嗪、三甲唑嗪、卡托普利和依那普利。

适应证:最主要的适应证是急性左心衰竭,尤其是 AMI 并发的泵衰竭;其次是经利尿剂、洋地黄治疗无效的慢性病例,如慢性顽固性左心衰竭、高血压心脏病、扩张性心脏病以及关闭不全为主的瓣膜病。

部分新型扩血管药物:

1)心钠素:为心房肌细胞分泌的一种多肽激素,其排钠利尿作用胜过噻嗪类和呋塞米,拮抗醛固酮作用与螺内酯类似,抑制肾素和血管紧张素作用可与卡托普利媲美,扩血管作用与硝普钠等雷同。

2)抗利尿激素血管受体阻滞剂:对抗利尿激素水平高的心力衰竭患者,该阻滞剂有明显的血管扩张效应。

3)第二代二氢吡啶类药物:具有较强的扩血管效应,而负性肌力作用弱且心脏特异性较高。如尼卡地平、尼索地平、尼群地平等可降低休息和运动时周围血管阻力、肺毛细血管楔压,增加心排血指数和休息时冠状窦血流量,但对显示心率、心室充盈压和症状积分无明显影响,长期使用可致液体潴留,而尼索地平可激活去甲肾上腺素和血管紧张素活性,使心力衰竭恶化。

应用血管扩张剂要注意:并发低血压的心力衰竭患者慎用;用药中注意血压、心率的监测;停药时逐渐减量,避免突然终止治疗引起反跳。

(四)加强心肌收缩力

洋地黄类药物可加强心肌收缩力和减慢心率。

1. 洋地黄类正性肌力药物

1)适应证:适用于各种类型心力衰竭,对伴有快速室率的房颤的心力衰竭效果特别显著。在心脏病伴心房扩大者面临手术或分娩等应激时也可起预防作用,对室上性快速心律失常如室上性心动过速、房颤或心房扑动(简称房扑)也有较好疗效。

2)禁忌证:预激综合征伴房颤或房扑;Ⅱ度或高度房室传导阻滞;肥厚梗阻性心肌病而无明显房颤或心力衰竭者;单纯性重度二尖瓣狭窄伴窦性心律者。

3)洋地黄制剂的选择:常用的洋地黄制剂为地高辛、洋地黄毒苷及毛花苷 C(西地兰)、毒毛花苷 K 等。

(1)地高辛:每片 0.25 mg,口服后经小肠吸收,2~3 小时血药浓度达高峰。4~8 小时获最大效应。地高辛85%由肾脏排出,10%~15%由肝胆系统排至肠道。本药的半衰期为1.6 天,连续口服相同剂量7 天后血药浓度可达稳态,纠正了过去洋地黄制剂必须应用负荷剂量才能达到有效药浓度的错误观点。目前,所采用的自开始即使用维持量的给药方法称之为维持量法。免除负荷量用药,大大减少了洋地黄中毒的发生率。本制剂适用于中度心力衰竭的维持治疗,每日 1 次,0.25 mg。

(2)洋地黄毒苷:每片 0.1 mg,口服,因半衰期长达 5 天,在开始使用时必须用负荷量,否则需连续服药3~4 周血药浓度才能达稳态,故临床上已少用。

(3)毛花苷 C:为静脉注射用制剂,注射后 10 分钟起效,1~2 小时达高峰,每次 0.2~0.4 mg,稀释后静脉注射,24 小时总量 0.8~1.2 mg,适用于急性心力衰竭或慢性心力衰竭加重时,特别适用于心力衰竭伴快速房颤者。

(4)毒毛花苷 K:亦为快速作用类,静脉注射后 5 分钟起作用,0.5~1 小时达高峰,每次静脉用量为 0.25 mg,24 小时总量 0.5~0.75 mg,用于急性心力衰竭。

4)洋地黄中毒及其处理:洋地黄的应用应个体化。因其中毒量与治疗量接近,易出现中毒反应,故用药中要注意观察中毒征象,一旦发生,立即停药治疗中毒。

(1)影响洋地黄中毒的因素:洋地黄轻度中毒剂量约为有效治疗量的 2 倍,这本身就表明洋地黄用药安全窗很小。心肌在缺血缺氧情况下则中毒剂量更小。水、电解质紊乱特别是低血钾,是常见的引起洋地黄中毒的原因;肾功能不全以及与其他药物的相互作用也是引起中毒的因素;心血管病常用药物如胺碘酮、维拉帕米及阿司匹林等均可降低地高辛的经肾排泄率而招致中毒。在住院患者中洋地黄中毒的发生率为 10%~20%。

(2)洋地黄中毒的表现

①心外征象,主要包括消化道症状,如恶心、呕吐、食欲减退,是强心苷中毒最常见的症状,应与心功能不全或其他药物所引起的偶有腹泻、腹痛相鉴别;神经症状,如头痛、头晕、失眠、忧郁、乏力,严重者可有谵妄、精神错乱及惊厥等;视觉症状,常见者为色视异常,如绿视或黄视、视物模糊、盲点等。

②心脏征象,包括心肌收缩力受抑制而使心力衰竭症状加重和发生各种心律失常,这是应用强心苷时中毒致死的主要原因。常见的心律失常有室性期前收缩,常呈二联、三联律或多形性,为常见的中毒表现;室性心动过速或双向性心动过速、房性阵发性心动过速伴房室传导阻滞非阵发性交界性心动过速、房颤伴高度房室传导阻滞等亦为多见,且具特征性;也有缓慢性心律失常者,如房室传导阻滞、窦房传导阻滞、窦性停搏、窦性心动过缓等;房颤的患者,用药后心室律变为规则时,除转复为窦性心律外,无论心室率是快是慢,均提示强心苷中毒。

(3)洋地黄中毒的处理:立即停药,有室性期前收缩、室上性心动过速或并发低钾者,可用钾盐和苯妥英钠治疗;出现慢性心律失常时阿托品常能显效,个别严重者,常需安装临时起搏器。近年来发现,镁离子不但可以兴奋受洋地黄抑制的 Na^+-K^+-ATP 酶,还可改善心肌的代谢,防止钾的丢失,纠正严重的心律失常以及降低心脏前后负荷等作用。这样既能防治洋地黄中毒,又可治疗心力衰竭。一般剂量为 25% 硫酸镁 10 mL 静脉注射,每日 1 次,连用 3~5 天多能显效,低血钾严重者可同时补充钾盐。

2.非洋地黄类正性肌力药物

该类药物可用于洋地黄治疗无效或不能耐受洋地黄的患者。

现试用于临床的有:

1)β 受体激动剂

(1)多巴胺:主要兴奋 β 受体和多巴胺受体。可使心肌收缩力增加,心排血量增多,尿量增多,而体循环血管阻力不变或略降低。剂量:2~10 μg/(kg·min)。

(2)多巴酚丁胺:是多巴胺的衍生物,它具有增强心肌收缩力的作用,而增快心率的作用比多巴胺小,对周围血管的作用比多巴胺弱。因而总的看来,多巴酚丁胺更宜于心力衰竭的治疗。

(3)左旋多巴:近年来,文献报告左旋多巴(L-dopa)为多巴胺的前体,是一种口服儿茶酚胺类药物,口服后可转化为多巴胺。有人用 L-dopa 伍用维生素 B_6 治疗 34 例充血性心力衰竭,总有效率达 85%。未发现心律失常等其他不良反应。

(4)羟苯丙胺:系一新的 β_2 受体激动剂,有强大的正性肌力作用,可口服也可静脉给药。本药治疗心力衰竭安全有效,适用于各种心力衰竭,可作为洋地黄的替代药或辅助药。加之能改善窦房结及房室传导功能,故对心动过缓的心力衰竭尤为适用。对急性心力衰竭及休克相对较差。剂量:口服 10~60 mg,每日 3 次,最大剂量每日 200 mg。可长期应用。静脉注射:每分钟 25~100 μg/kg,通常用 2.5~5 mg 稀释后缓注。静脉注射每分钟 15 μg/kg,控制心率在每分钟 100 次以内。本药治疗难治性心力衰竭可收到良好效果,与洋地黄合用有协同作用而不增加心律失常的发生。一般无明显不良反应,偶有心率增快,多于 1 小时内恢复,个别有室性期前收缩、胸闷、精神紧张,尚有使用大剂量可致心肌缺血的报道。

(5)吡丁醇:为 β_2 受体激动剂,动物实验证明它既有兴奋 β_1 受体的作用使心肌收缩力加强,同时又有兴奋 β_2 受体的作用而使血管扩张,可以口服。作用时间持续 5~6 小时,可能产生了耐药性。

(6)丙丁基多巴胺:系新合成的多巴胺类似物,毒性很小。Ferrmel 等以静脉给药每分钟 5~20 μg/kg,治疗 11 例心力衰竭患者,左心室充盈、肺血管阻力下降,心排血指数增加。该药不降低血压,稍增快心率。

(7)多巴胺异丁酯:为一种口服活性多巴胺,治疗心力衰竭急性效应及长期效应良好,对心率、血压无大改变。初始量为 100 mg,每日 3 次。

(8)沙丁胺醇、特布他林:为 β_2 受体激动剂,主要用于治疗伴有支气管痉挛的COPD。因具有正性肌力作用,故也被用于心力衰竭的辅助治疗。

2)磷酸二酯酶抑制剂:这类药物是近年来新开发出来的一组正性药物,其正性肌力效应是通过心肌磷酸二酯酶活性的抑制,减少 cAMP 水解,使进入细胞内 Ca^{2+} 增加所致。

其扩血管效应也与平滑肌内 cAMP 浓度增加相关。

(1)氨力农:优点是正性肌力作用明显增强而心肌耗氧量则显著降低(10%~30%),但对心肌有急性缺血性损害而非衰竭心肌,用药后心外膜心电图示 ST 段抬高,因而不宜应用。伴有心力衰竭时则不加重心脏缺血,其作用优于洋地黄及多巴酚丁胺。剂量:25~150 mg,每 6 小时 1 次口服;静脉注射每分钟 6~10 μg/kg;每次 0.75~0.76 mg/kg。不良反应小。

(2)米力农:其正性肌力作用为氨利农的 10~15 倍,不良反应小,耐受性好。是目前此类药物中最有希望的药物。适用于急、慢性顽固性心力衰竭。剂量:2.5~7.5 mg 口服,每日 4 次;静脉注射按 25~75 μg/kg 给药。与卡托普利、硝普钠合用疗效更佳,亦可联用洋地黄、多巴酚丁胺等。

(3)依诺昔酮:系咪唑衍生物,静脉注射速度为每分钟 1.25 mg,首次量为 0.5 mg/kg,

每 15 ~ 20 分钟 1 次,每次递增 0.5 mg/kg 直至 1.5 ~ 3.0 mg/kg,作用持续 4.5 ~ 14(平均 10.8)小时。本药并不降低病死率,且有一定不良反应。

3)具有多种作用机制的正性肌力药物:这类药物通过两种或多种生化途径增强心肌收缩力。

(1)氟司喹南:具有平衡扩张动脉阻力血管与静脉容量血管的作用。大剂量还有非反射性和非 cAMP 依赖的正性肌力和正性变时作用,可能通过促进 $Na^+ - Ca^{2+}$ 交换而发挥正性肌力作用。大剂量(150 mg/d)治疗心力衰竭的血流动力作用较小剂量(75 ~ 100 mg/d)显著,但改善运动耐量的效果反不如小剂量,且病死率高,其原因不明。

(2)匹莫苯:有轻度磷酸二酯酶抑制作用。临床研究结果表明,匹莫苯可迅速改善缺血性心肌病伴心力衰竭患者的心肌收缩力,而对心肌舒张并无负性作用,小剂量(5 mg/d)对心功能 2 ~ 3 级、应用地高辛和利尿剂治疗患者的运动耐量、氧耗峰值以及生活质量的改善较大剂量更明显,治疗 6 个月无耐药性。

(五)其他治疗

纠正水、电解质紊乱及酸碱失衡,对主动脉内囊反搏术治疗心肌梗死后的低排综合征有一定效果。

十、护理

(一)一般护理

1. 休息

让患者取半卧位或端坐位安静休息,鼓励患者多翻身、咳嗽,尽量做缓慢的呼吸。避免长期卧床休息,以防发生静脉血栓、肺栓塞、压疮等。注意心理护理,使患者身体心理都得到放松。

2. 饮食

心力衰竭患者均有不同程度的水、钠潴留,控制水、钠摄入对治疗心力衰竭十分重要。一般患者每日限制钠盐在 2 g,严重者应 <1 g,但不宜限制过久,服利尿剂者可适当放宽,以防低钠血症的发生。应告知患者及家属下列药物和食物含钠量高,宜加以限制:①碳酸氢钠、溴化钠。②发酵面食、点心,如苏打饼干、油条、皮蛋、碱面包、汽水等。食物宜清淡、易消化且富含维生素类,避免饱食及进辛辣有刺激的饮食。

3. 防止大便干燥

避免大便时用力,如有便秘,可服用缓泻剂或应用开塞露等,并劝告禁烟、酒。

4. 环境

病室内保持温暖、安静,阳光充足,空气流通,但要避免使患者受凉而并发呼吸道感染。

(二)病情观察与护理

对心力衰竭住院的患者,需每日按时测量体温、呼吸心率、脉搏及血压。对有心血管疾病的患者,在测量心率、脉率时,不应少于 1 分钟。本病需注意观察以下几点:

1. 观察患者的呼吸状态

必须加强夜间巡视,发现患者不能入眠、烦躁、不能平卧、呼吸短促、伴有咳嗽或有阵发性夜间呼吸困难,提示患者的病情尚未控制,应给予取半卧位,吸氧,同时报告医生,按医嘱给予用药。

出现急性肺水肿时护理应注意:

1)协助患者采取端坐位,两腿下垂。

2)四肢轮流绑扎止血带。

3)鼻导管持续高流量吸氧(4~6 L/min),必要时,给予50%乙醇湿化吸氧,氧流量6~8 L/min。

4)遵医嘱给予镇静剂,皮下注射吗啡或哌替啶。安慰患者不要紧张、恐惧,以消除顾虑。

5)遵医嘱迅速给予强心剂、利尿剂及血管扩张剂、激素治疗,并密切观察患者的面色、心率、心律、血压、神志等变化并准确记录。

6)症状缓解后,仍需继续密切观察病情,以免病情反复。

2. 稳定患者的情绪

对于有大咯血的患者,应注意稳定患者情绪,测量血压,记录咯血的时间、量及颜色,及时报告医生,按医嘱给予治疗。

3. 注意观察水肿的消长情况

每日测量体重,准确记录出入量。遵医嘱正确使用排尿剂,在应用快速利尿药时,最好在上午注射,以使患者在白天利尿,有利于夜间休息;如尿量过多,必要时可建议医生减量或停用利尿剂。对严重水肿的患者,应按时翻身,保持床铺平整干燥。大量利尿者应测血压、脉搏和抽血查电解质,观察有无利尿过度引起的脱水、低血容量和电解质紊乱的表现,尤其是应用排钾利尿剂后有无乏力、恶心、呕吐、腹胀等低钾表现。对于利尿反应差者,应找出利尿效果不佳的原因,如了解肾脏功能情况,是否存在低血压、低血钾、低血铁或稀释性低钠血症,及用药是否合理等。

4. 使用扩血管药物应注意

遵医嘱给予扩血管药物时,应注意观察和预防药物的不良反应,应用血管扩张药物前测血压、心率,调整静脉滴数,如出现胸闷、出汗、气急、脉速、恶心、呕吐等不良反应时,应通知医生,立即停止注射。口服血管扩张剂时,应从小剂量开始,防止患者出现直立性低血压。

5. 应用洋地黄类药物应注意

1)使用洋地黄前,应先测心率(律),如心率<60次/分或出现室性期前收缩,应暂缓给药并及时与医生联系。

2)由于洋地黄治疗量和中毒量接近,而且个体对洋地黄的反应有差异,使用时应注意观察有无恶心、呕吐、食欲缺乏或头昏、头痛、嗜睡、视物模糊、黄视等洋地黄毒性反应。如有上述情况,应停用洋地黄及利尿剂,并报告医生,协助处理。

3)在应用洋地黄药物期间,不宜同时服用钙剂,以免与洋地黄起协同作用而导致中毒。

4）老年人、肺心病、心肌炎及心肌梗死并发心力衰竭需用洋地黄药物时，由于其敏感性较强，易造成中毒，故剂量宜适当减少，且不宜长期应用。

5）静脉给药时应用5%～20%的葡萄糖溶液稀释，混匀后缓慢静脉推注，一般不少于10分钟，用药时注意听诊心率及节律的变化。

6. 注意休克的临床表现

注意休克的临床表现，观察患者面色、神志、呼吸、血压、心率、心律及尿量的变化，测心率至少1分钟。

7. 输液、输血时应注意

对静脉输液、输血的患者，应注意每天输液量不宜过多。输液量原则是量出为入，入量略少于出量。成人每天以750～1 000 mL为宜，以糖液为主，糖盐比例一般是2:1，同时补充钾盐，以防因糖的氧化及利尿作用而发生低钾血症。应严格掌握静脉滴注速度，一般每分钟在20～30滴。也不宜过慢，以免影响用药目的及影响患者休息，使患者过于劳累，而使心力衰竭加重。输血应掌握为少量多次，滴注速度不应超过每分钟20滴。

8. 突发胸痛时应注意

患者突然胸痛、呼吸急促、发绀，且有咯血时，需考虑可能因下肢静脉血栓或右心室内附壁血栓脱落，随血流进入肺内而并发肺栓塞或肺梗死，应立即给予吸氧，测血压，同时做好X线检查准备，协助医生进行处理。

（薄静静）

第三节 急性心力衰竭

急性心力衰竭是指由各种原因使心脏在短时间内发生心肌收缩力明显减低，或心室负荷加重，心室充盈受限，而导致急性心排血量降低的临床情况，其中以急性左心衰竭最为常见，表现为急性肺水肿的症状，可发生心源性休克或心搏骤停。

一、病因和发病机制

心脏解剖或功能的突发异常，使心排血量急剧降低和肺静脉压突然升高可发生急性左心衰竭。常见的病因有：

1）急性心肌弥散性损害，导致心肌收缩无力，常见于冠状动脉硬化性心脏病（简称冠心病）急性广泛前壁心肌梗死。

2）急性机械性梗阻，如严重的二尖瓣及主动脉瓣狭窄、左室流出道梗阻、二尖瓣口黏液瘤或血栓嵌顿主动脉主干或大分支的栓塞，以及急进型高血压，致使心脏的后负荷急剧增加，排血严重受阻。

3）急性心脏容量负荷过重，AMI、感染性心内膜炎等引起乳头肌功能失调、腱索断裂、瓣膜穿孔、室间隔穿孔和主动脉窦瘤破裂等,以及输液过多、过快,使心脏负荷显著增加。

4)突然的心室舒张受限,如急性大量心包积液或积血所致的急性心脏压塞。

5)严重的心律失常,包括快速的室上性和室性心律失常以及严重的心动过缓等,使心脏排血显著减少。

二、病理生理

主要的病理生理基础为心脏收缩力突然严重减弱,心排血量急剧减少,或左室瓣膜急性反流,或急性心脏压塞致使左室舒张末期压迅速升高,肺静脉回流不畅。由于肺静脉压快速升高,肺毛细血管压随之升高,使血管内液体渗入肺间质和肺泡内形成急性肺水肿。

在上述各种病因和诱因的作用下,心肌收缩力突然明显减低或心脏负荷突然明显增加,致使心排血量急剧降低,心室充盈压显著升高,此与慢性心力衰竭不同,各种代偿机制的作用均不明显。

正常人肺毛细血管平均压为 4～7 mmHg,毛细血管胶体渗透压为 25～30 mmHg,由于两者差异很大,故血管内液体不渗入肺组织间隙,急性左心衰竭时,左室舒张末期压迅速升高,使左心房、肺静脉压和肺毛细血管压力相继升高,当肺毛细血管内静水压超过胶体渗透压时(即 >25 mmHg 时),血清即渗入肺组织间隙,若渗入液体迅速增多,则又可进一步通过肺泡上皮渗入肺泡或进入终末小支气管后再到达肺泡,引起肺水肿。

肺泡内液体与气体混合形成泡沫,后者表面张力很大,可阻碍通气和肺毛细血管自肺泡内摄取氧,引起缺氧,同时肺水肿可减低肺顺应性,引起换气不足和肺内动静脉分流,导致动脉血氧饱和度减低。缺氧又很快使组织产生过多的乳酸,致发生代谢性酸中毒,从而使心功能不全进一步加重,最后可引起休克或严重的心律失常,重者可导致死亡。

在上述过程中,肺淋巴管引流、SAM、血浆白蛋白浓度和毛细血管通透性等因素的改变,均可影响肺水肿产生的速度。

三、临床表现

常见于原有心脏器质性疾病,如 AMI、高血压心脏病、重度二尖瓣狭窄、急进性肾小球肾炎等。常有过度体力活动、肺部感染、妊娠分娩、心动过速、过量过快输液等诱因。

根据心排血量下降的急剧程度、持续时间的长短以及机体发挥代偿功能的状况,可有昏厥、休克急性肺水肿、心搏骤停等表现。

(一)昏厥

昏厥指心排血量减少致脑部缺血而发生的短暂性意识丧失。若持续数秒钟以上时可有四肢抽搐、呼吸暂停、发绀等表现,称为阿-斯综合征。

(二)休克

由于心排血功能低下导致心排血量不足而引起的休克,称为心源性休克。临床上除休克表现外,多伴有心功能不全,体循环静脉淤血,如静脉压升高、颈静脉怒张等表现。

（三）急性肺水肿

突然发作、高度气急、呼吸浅速、端坐呼吸、咳嗽、咳白色或粉红色泡沫样痰,面色灰白、口唇及肢端青紫、大汗、烦躁不安、心悸乏力等。体征为双肺广泛水泡音或(和)哮鸣音,心率增快,心尖区奔马律及收缩期杂音,心界向左下扩大,可有心律失常和交替脉。

（四）心搏骤停

心搏骤停为严重心功能不全的表现。

四、实验室及其他检查

（一）X 线检查

X 线检查可见肺门有蝴蝶形大片阴影并向周围扩展,心界扩大,心尖冲动减弱等。

（二）心电图

心电图有窦性心动过速或各种心律失常,心肌损害,左心房、左心室肥大等。

五、诊断

（一）左心衰竭

有累及左心的心脏病基础,出现肺循环淤血的表现。

1）呼吸困难、咳嗽、咯血、咳粉红色泡沫样痰。

2）发绀、端坐呼吸、左心室扩大、心率增快、第一心音减弱、心尖区收缩期杂音、肺动脉瓣区第二心音亢进、舒张期奔马律、闻及肺底部或广泛性湿啰音等。

3）X 线检查示有肺门阴影增大及肺纹增粗等肺淤血及左室增大征象。

4）肺毛细血管楔压 >18 mmHg。

具备第1）、2）项或兼有第3）项即可诊断,兼有第4）项可确诊。

（二）右心衰竭

有引起急性右心衰竭的病因,出现体循环淤血征象。

1）腹胀、上腹疼痛、恶心等肝及胃肠道淤血症状。

2）水肿、发绀、颈静脉怒张、三尖瓣区可听到收缩期杂音、肝大且压痛、肝－颈静脉回流征阳性。

3）X 线检查示右心室增大,上腔静脉增宽。心电图示右心室肥大。

4）心导管检查示右心室充盈压(RVFP)明显增高,而左心室充盈压(LVFP)正常或偏低,或两者增高不成比例(RVFP/LVFP >0.65)。

具备1）、2）或有3）项即可诊断,兼有第4）项可确诊。

六、鉴别诊断

心力衰竭的某些症状如呼吸困难、水肿、肝大、肺底啰音等并非心力衰竭所特有的表现,应与有类似症状的疾病鉴别。急性左心衰竭所致的劳力性呼吸困难,应与阻塞性肺气肿、肥胖、神经性呼吸困难、身体虚弱鉴别;夜间呼吸困难、心源性哮喘应与支气管哮喘相鉴别;肺底啰音应与慢性支气管炎、支气管扩张、肺炎鉴别;急性右心衰竭,应与心包积液或缩窄性心包炎相鉴别。

七、治疗

心源性昏厥发作历时短暂,以治疗原发病和抗心律失常为主。急性左心衰竭肺水肿的具体抢救措施如下:

(一)减少静脉回流

将患者置于半坐位,两腿下垂,以立即减少静脉回心血量,必要时可四肢轮流结扎。

(二)吸氧

立即高流量给氧(6~8 L/min),严重者亦可采用面罩正压供氧。使用 70% 乙醇或 1% 聚硅氧烷溶液消除泡沫。

(三)镇静

皮下或肌内注射吗啡 5~10 mg,可减轻烦躁不安和呼吸困难,扩张周围静脉,减少回心血量。但有抑制呼吸、昏迷、休克和慢性肺炎者忌用。老年体弱者减量。

(四)快速利尿

呋塞米 20~40 mg 或依他尼酸钠 25~50 mg 静脉注射,以减少回心血量,降低前负荷。

(五)血管扩张剂

可降低肺循环阻力。

1. 硝普钠

硝普钠 50 mg 溶于 5% 葡萄糖液 500 mL 内静脉滴注,从小剂量开始,一般为 0.5 $\mu g/$(kg·min)或 0.25 $\mu g/$(kg·min),无效时每 15~30 分钟增加一次,每次增加 0.5 $\mu g/$(kg·min),直至达到所需效果。应用时注意大量使用可致氰化物中毒,使用前宜补充血容量防止血压过低。

2. 酚妥拉明

酚妥拉明在急性左心衰竭肺水肿时可先给较大剂量,如第一分钟给 5 mg,然后,继以较小剂量静脉注射,或以 5~10 mg 加入 25% 或 50% 葡萄糖液 20~40 mL 内缓慢注射 5~10 分钟。一般常用量为 1~5 $\mu g/$(kg·min)。

3. 硝酸甘油

硝酸甘油舌下含化,可迅速扩张静脉床,减少回心血量。

(六)氨茶碱

氨茶碱 0.25 g 加入 50% 葡萄糖液 20~40 mL 中缓慢静脉注射,以减轻呼吸困难。

(七)强心药

如发病 2 周未用过洋地黄或洋地黄毒苷,1 周内未用过地高辛,可予速效洋地黄制剂,以加强心肌收缩力和减慢心率,此对伴有房性快速性心律失常的急性肺水肿特别有效,但对重度二尖瓣狭窄而伴有窦性心律的急性肺水肿忌用。如发病 2 周内曾用过洋地黄,则强心药的应用需根据病情,小剂量追加,用法同慢性心力衰竭。

（八）糖皮质激素

地塞米松 10～20 mg 加入 5% 葡萄糖液 500 mL 中，静脉注射。糖皮质激素可扩张外周血管，增加心排血量，解除支气管痉挛，改善通气，促进利尿，降低毛细血管通透性，减少渗出。对急性肺水肿和改善全身情况有一定价值。

（九）氯丙嗪

国外报告，氯丙嗪治疗急性左心衰竭有迅速改善临床症状的作用，国内亦有人用小剂量氯丙嗪治疗急性左心衰竭。5～10 mg 肌内注射，仅有左心衰竭者用 5 mg，伴有急性肺水肿者用 10 mg，肌内注射后 5～10 分钟见效，15～30 分钟疗效显著，作用持续 4～6 小时。氯丙嗪扩张静脉作用大于扩张动脉，因此，更适合以前负荷增高为主的急性左心衰竭；其镇静作用能很好地解除患者焦虑。

（十）静脉穿刺放血

静脉穿刺放血可用于上述治疗无效的肺水肿患者，尤其是大量快速输液或输血所致的肺水肿，放血 300～500 mL，有一定效果。

八、护理

（一）一般护理

1）安置患者于重症监护病室，并协助患者取坐位或半坐位，两腿下垂。注意给患者提供合适的支撑物，并保护患者的安全，防止坠床。迅速建立静脉通路，并保持通畅。注意监护呼吸、血压、脉搏及心电变化。

2）宜食用低钠、低脂肪、低盐、富含维生素、富于营养、易消化的低热量饮食。采用低热量（每日 5 000～6 200 kJ）饮食可降低基础代谢率，减轻心脏负荷，但时间不宜过长。低盐饮食可控制水钠潴留，从而减轻心脏负荷，根据水肿程度忌用或少用含钠量高的食物，如发酵面食、点心、咸肉、咸菜、海鱼虾、含钠饮料、调味品和含盐的罐头等。进食量少或利尿明显者可适当放宽钠盐的限制。心力衰竭时因胃肠道淤血、呼吸困难、疲乏、焦虑而影响食欲和消化功能，应给予易消化食物，少食多餐，可减少胃肠消化食物所需的血液供应，使心脏负荷减轻。

3）严重呼吸困难，可给氧。对四肢厥冷、发绀的患者，要注意保温。保持患者大便通畅。

4）抢救时护理人员应镇定，神态自若，操作熟练，使患者产生信任感和安全感。尽可能守护在患者身旁，安慰患者，告诉患者医护人员正在积极采取有效措施，病情会逐渐得到控制。对患者做简要解释，消除患者的紧张、恐惧心理。注意语言简练，以免增加患者负担。

5）协助患者翻身，使用气垫或气圈，进行按摩。穿着宜柔软和宽松，以防破损，并随时保持皮肤清洁。心力衰竭患者因肺淤血而易致呼吸道感染，需定时给患者叩背。病房空气新鲜、暖和、避免受凉，避免呼吸道感染加重心力衰竭。应鼓励患者活动下肢，协助患者被动肢体锻炼，早晚用温水浸足，以预防和减少下肢静脉血栓形成。需密切观察患者有无疲倦、乏力、情感淡漠、食欲减退、尿量减少等症状，并监测液体出入量和电解质，以防低钾血症和低钠血症等水、电解质平衡失调。

(二)病情观察与护理

1)观察体温、脉搏、呼吸、血压的变化。注意心力衰竭的早期表现,夜间阵发性呼吸困难是左心衰竭的早期症状,应予警惕。当患者出现血压下降、脉率增快时,应警惕心源性休克的发生,并及时报告医生处理。

2)观察神志变化,由于心排血量减少,脑供血不足,缺氧及二氧化碳增高,可导致头晕、烦躁、反应迟钝、嗜睡、昏厥等症状,及时观察,以利于医生综合判断及治疗。

3)观察心率和心律,注意心率快慢、节律规则与否、心音强弱等。有条件时最好能做心电监护并及时记录,以利及时处理。出现以下情况应及时报告医生:①心率低于40次/分钟或高于130次/分钟;②心律不规则;③心率突然加倍或减半;④患者有心悸或心前区痛的病史而突然心率加快。

4)注意判断治疗有效的指标,如自觉气急、心悸等症状改善,情绪安定,发绀减轻,尿量增加,水肿消退,心率减慢,原有的期前收缩减少或消失,血压稳定。

5)注意观察药物治疗的效果及不良反应,如使用洋地黄类药物时,应注意观察患者心率、心律的变化,观察药物的毒性反应,并协助医生处理药物的毒副反应。此外,还应迅速建立良好的静脉通道,以保证药物的顺利应用,严格控制静脉输液速度。做好各种记录,发现异常及时报告医生,配合处理。备好一切抢救药品、器械。洋地黄制剂毒性反应的处理:①立即停用洋地黄类药物,轻度毒性反应如胃肠道、神经系统和视觉症状,一度房室传导阻滞,窦性心动过缓及偶发室性期前收缩等心律失常表现;停药后可自行缓解。中毒症状消失的时间:地高辛为24小时内,洋地黄毒苷需7~10天。②酌情补钾,钾盐对治疗由洋地黄毒性反应引起的各种房性快速心律失常和室性期前收缩有效,肾衰竭和高血钾患者忌用。③苯妥英钠:是治疗洋地黄中毒引起的各种期前收缩和快速心律失常最安全有效的常用药物,但有抑制呼吸和引起短暂低血压等不良反应,应注意观察。

(三)健康教育

1)向患者及家属介绍急性心力衰竭的诱因,积极治疗原有心脏疾病。急性肺水肿发作过后,如原发病因得以去除,患者可完全恢复;若原发病因继续存在,患者可有一段稳定时间,待有诱因时又可再发心力衰竭症状。

2)嘱患者在静脉输液前主动告诉护士自己有心脏病史,便于护士在输液时控制输液量及速度。

(薄静静)

第四节 急性心肌梗死

AMI是急性心肌缺血性坏死,是在冠状动脉病变的基础上,发生冠状动脉血液供应急剧减少或中断,使相应的心肌严重而持久的急性缺血所致。原因通常是在冠状动脉粥样硬化病变的基础上继发血栓形成。非动脉粥样硬化所导致的心肌梗死可由感染性心内膜炎、血栓脱落、主动脉夹层形成、动脉炎等引起。

一、危险因素

与 AMI 有关的危险因素是多种多样的,可分为心内因素及心外因素。

(一)心外因素

高度的紧张、神经创伤可诱发心肌梗死。此时,体内的儿茶酚胺分泌增加,血管张力增高,如原有冠心病的基础,易导致冠状动脉内粥样斑块的不稳定,即破溃出血、溃疡、形成附壁血栓,导致冠状动脉急性完全性闭塞。

不可控制的高血压也是诱发心肌梗死的原因。

高龄、男性、高脂血症、糖尿病,以及酗酒、吸烟、肥胖等冠心病易患因素也可使病情加重导致心肌梗死。还有一些少见情况可以导致心肌梗死,如夹层动脉瘤、硝酸甘油的突然撤药、血清病、过敏、低氧血症及吸毒等。

(二)心内因素

不稳定型心绞痛是一组 AMI 高发人群,心绞痛第一年发生心肌梗死的比率为 5%,而不稳定型心绞痛发生心肌梗死的比率为 15%。在伴有或不伴有动脉粥样硬化的基础上,冠状动脉痉挛亦可导致心肌梗死。

清晨是心绞痛和心肌梗死的好发时间,主要是由于儿茶酚胺的分泌,血管张力及凝血机制的改变所造成。

二、病理生理

冠状动脉粥样硬化是一个缓慢的渐进过程。多项临床试验证明,冠状动脉粥样硬化的过程受年龄、血压、血脂、吸烟、饮酒等复杂因素的影响。

导致急性冠状动脉完全性闭塞,又有可能与劳累、激动等诱发因素有关。

通常粥样硬化形成纤维斑块,附着在动脉内膜上,斑块表面覆盖着平滑肌细胞及致密的纤维帽。应激情况下,纤维帽破裂,脂肪组织入血,激活了血小板及凝血系统,形成血栓,大的血栓可完全阻断冠状动脉血流,引起冠状动脉的急性闭塞,导致心肌梗死。80% 的 AMI 是由血栓引起的。

纤维斑块的溃烂、撕裂为血栓形成的原因之一。并非所有的粥样硬化斑块都容易发生破裂。实际上,含纤维组织多的硬斑块是不容易破裂的。动脉造影观察到病变轻的血管反而较病变重的血管易发生闭塞,原因是病变重的血管早已形成了侧支循环之故。

血栓引起的冠状动脉血管完全性闭塞,大部分为急性 Q 波心肌梗死。所谓 Q 波性心肌梗死曾被认为是穿壁性心肌梗死,现在认为这样定义不确切,体表心电图很难鉴别心肌梗死是否穿壁。因此,还是以 Q 波或非 Q 波心肌梗死命名更确切。冠状动脉因血栓引起的完全性或次全性闭塞约占 Q 波性心肌梗死的 80%,非 Q 波性心肌梗死的 13%。一般情况下,Q 波性心肌梗死较非 Q 波性心肌梗死的心肌坏死面积大、病情重。主要由于冠状动脉被血栓堵塞,侧支循环还未开放。而非 Q 波心肌梗死并不是完全不穿壁造成的,可能这类患者起病较慢,有比较丰富的侧支循环,或是由于冠状动脉较早发生了复灌。还有部分患者是心内膜下心肌梗死。

另外,大约 1/4 的患者发病时没有症状,即无痛性心肌梗死。这类患者多为老年人、糖尿病患者、高血压患者。

三、临床表现

发病前常有明显诱因,如精神紧张、情绪激动、过度体力活动、饱餐、高脂饮食、糖尿病未控制、感染、手术、大出血、休克等。少数在睡眠中发病。有半数以上的患者过去有高血压及心绞痛史。部分患者则无明确病史及先兆表现,首次发展即是 AMI。

（一）先兆症状

AMI 多突然发病,少数患者起病症状轻微。1/2～2/3 的患者起病前 1～2 日至 2 周或更长时间有先兆症状,其中,最常见的是稳定型心绞痛转变为不稳定型;或既往无心绞痛,突然出现心绞痛,且发作频繁,程度较重,用硝酸甘油难以缓解,持续时间较长。伴恶心、呕吐、血压剧烈波动。心电图显示 ST 段一时性明显上升或降低,T 波倒置或增高。这些先兆症状如诊断及时,治疗得当,有半数以上患者可免于发生心肌梗死;即使发生,症状也较轻,预后较好。

（二）胸痛

胸痛为最早出现而突出的症状。其性质和部位多与心绞痛相似,但程度更为剧烈,呈难以忍受的压榨窒息感,甚至"濒死感",伴有大汗淋漓及烦躁不安。持续时间可长达 2 小时甚至 10 小时以上,或时重时轻达数天之久。用硝酸甘油无效,需用麻醉性镇痛药才能减轻。疼痛部位多在胸骨后,但范围较为广泛,常波及整个心前区,约 10% 的病例波及剑突下及上腹部或颈、背部,偶尔到下颌咽部及牙齿处。约 25% 的病例无明显的疼痛,多见于老年人、糖尿病(由于感觉迟钝)或神志不清者,或有急性循环衰竭者,疼痛被其他严重症状所掩盖。15%～20% 的病例在急性期无症状。

（三）心律失常

心律失常见于 75%～95% 的患者,多发生于起病后 1～2 周,而以 24 小时内最多见。经心电图观察可出现各种心律失常,可伴乏力、头晕、晕厥等症状,且为急性期引起死亡的主要原因之一。其中,最严重的心律失常是室性异位心律(包括频发性期前收缩、阵发性心动过速和颤动)。频发(>5 次/分钟)多源,成对出现,或 R 波落在 T 波上的室性期前收缩可能为心室颤动的先兆。房室传导阻滞和束支传导阻滞也较多见,严重者可出现完全性房室传导阻滞。室上性心律失常则较少见,多发生于心力衰竭患者。前壁心肌梗死易发生室性心律失常。下壁(膈面)梗死易发生房室传导阻滞。

（四）心力衰竭

主要是急性左心衰竭,为心肌梗死后收缩力减弱或不协调所致,可出现呼吸困难、咳嗽、烦躁及发绀等症状。严重时两肺布满湿啰音,形成肺水肿,进一步则导致右心衰竭。右心室心肌梗死者可一开始就出现右心衰竭。

（五）低血压和休克

仅于疼痛剧烈时血压下降,未必是休克。但如疼痛缓解而收缩压仍低于 80 mmHg,伴有烦躁不安、大汗淋漓、脉搏细快、尿量减少(<20 mL/h)、神志恍惚甚至晕厥时,则为

休克,主要为心源性,由于心肌广泛坏死、心排血量急剧下降所致。而神经反射引起的血管扩张尚属次要,有些患者还会出现血容量不足的情况。

(六)胃肠道症状

疼痛剧烈时,伴有频繁的恶心、呕吐、上腹胀痛、肠胀气等,与迷走神经张力增高有关。

(七)坏死物质吸收引起的症状及体征

症状主要是发热,一般在发病后 1~3 天出现,体温 38℃左右,持续约 1 周。

体征:

1)约半数患者心浊音界轻度至中度增大,有心力衰竭时较显著。

2)心率多增快,少数可减慢。

3)心尖区第一心音减弱,有时伴有奔马律。

4)10%~20% 的患者在病后 2~3 天出现心包摩擦音,多数在几天内又消失,是心肌坏死波及心包而引起的反应性纤维蛋白性心包炎所致。

5)心尖区可出现粗糙的收缩期杂音或收缩中晚期喀喇音,为二尖瓣乳头肌功能失调或断裂所致。

6)可听到各种心律失常的心音改变。

7)常见到血压下降到正常以下(病前高血压者血压可降至正常),且可能不再恢复到起病前水平。

8)还可有休克、心力衰竭的相应体征。

四、并发症

心肌梗死除可并发心力衰竭及心律失常外,还可有下列并发症:

(一)动脉栓塞

此症主要为左室壁血栓脱落所引起。根据栓塞的部位,可能产生脑部或其他部位的相应症状,常在起病后 1~2 周发生。

(二)心室膨胀瘤

此症梗死部位在心脏内压的作用下,显著膨出。心电图常示持久的 ST 段抬高。

(三)心肌破裂

此症少见。可在发病 1 周内出现,患者常突然休克甚至造成死亡。

(四)乳头肌功能不全

乳头肌功能不全的病变可分为坏死性与纤维性 2 种,在发生心肌梗死后,心尖区突然出现响亮的全收缩期杂音,第一心音减低。

(五)心肌梗死后综合征

此症发生率约 10%,于心肌梗死后数周至数月内出现,可反复发生,表现为发热、胸痛、心包炎、胸膜炎或肺炎等症状体征,可能为机体对坏死物质的过敏反应。

五、实验室及其他检查

(一)心电图检查

AMI 有特征性心电图改变,其肯定性改变是出现异常、持久的 T 波或 QS 波,以及持续 1 日以上的演进性损伤电位,以后 T 波逐渐倒置,如为下壁梗死,应描记右胸导联即 $V_{4R} \sim V_{6R}$,以免漏掉右室心肌梗死。

有 5% ~15% 的病例心电图改变不典型。例如,梗死图形可始终不出现或延后出现,常规心电图导联不显示梗死 Q 波而仅有 ST - T 改变,以及其他一些非特异性的 QRS 改变等。

(二)血清心肌酶学检查

一般病后数小时至 2 天应查 AST、肌酸磷酸激酶(CPK)及其同工酶(CPK - MB)。以后应查 LDH 及其同工酶、α - 羟丁酸脱氢酶等,其中 CPK - MB 及 LDH 心脏特异性同工酶价值最大。AMI 的肯定性改变包括血清酶浓度的序列变化,或开始升高继后降低,这种变化必须与特定的酶及症状发作和采取血样的时间间隔相联系。

(三)超声心动图

超声心动图是影像检查中最便宜、最实用的一种技术。它能提供心室壁活动度分析,瓣膜受影响的情况,心功能的评判。该技术由于经济、无创,很容易为患者所接受,可以作为心肌梗死的常规检查项目。近年来,高分辨率的仪器应用于临床,有文献报道,二维超声心动图可以直接分辨左右冠状动脉的近中、远端。食管超声(TEE)使冠状动脉成像更清晰。血管内超声是无创与有创技术的结合,提供了冠状动脉横截面的图形,可分辨冠状动脉内膜及中层的病变及硬化情况。由于探头微型化,可使其与经皮冠状动脉腔内成形术(PTCA)球囊或旋切刀相接,这样可以边治疗边观察,但是费用昂贵,使该技术远未普及。

二维超声心动图观察心肌梗死的主要表现为阶段性室壁活动异常,急性期可见到室壁阶段性活动度消失、室壁变薄,可用公式计算出梗死面积,目前定量的办法有以下几种:目测阶段性室壁活动异常(半定量),计算机辅助定量阶段性室壁活动异常,心内膜标测法。出现室壁瘤时,可见到阶段性室壁膨出。另外,可提供心功能计算、乳头肌功能判定。

(四)放射性核素检查

利用坏死心肌细胞中的钙离子能结合放射性锝焦磷酸盐或坏死心肌细胞的肌凝蛋白可与其特异抗体结合的特点,静脉注射 ^{99m}Tc - 焦磷酸盐或 ^{111}In - 抗肌凝蛋白单克隆抗体,进行"热点"扫描或照相;利用坏死心肌血供断绝和瘢痕组织中无血管以致 ^{201}Tl 或 ^{99m}Tc - 甲氧基异丁基异腈(MIBI)不能进入细胞的特点,静脉注射这种放射性核素进行"冷点"扫描或照相,均可显示心肌梗死的部位和范围。前者主要用于急性期,后者用于慢性期。用门电路 γ 闪烁照相法进行放射性核素心腔造影(常用 ^{99m}Tc 标记的红细胞或白蛋白),可观察心室壁的运动和左心室的射血分数,有助于判断心室功能,诊断梗死后造成的室壁运动失调和心室壁瘤。目前,多用单光子发射计算机化体层显像(SPECT)来检查,新的方法正电子发射体层显像(PET)可观察心肌的代谢变化,对判断心肌的死活效果更好。

六、诊断

(一)急性心肌梗死

有下列 3 项中的 2 项者,可诊断为 AMI。

1）临床症状典型。

2）心电图有异常 Q 波及（或）ST－T 有符合心肌梗死的改变。

3）血清酶增高,符合心肌梗死的过程者。

（二）陈旧性心肌梗死

1）符合①～⑥项任何一项,可诊断为陈旧性心肌梗死:① Ⅰ、Ⅱ、$V_{2\sim6}$ Q＞0.03 秒 ＋ Q/R＞1/3。② Ⅰ、Ⅱ、$V_{2\sim6}$ Q＞0.04 秒。③aVLQ＞0.04 秒 ＋ R＞3 mm。④ⅢQ＞0.04 秒（aVF 同时有 Q 波）。⑤aVFQ＞0.04 秒。⑥$V_{2\sim6}$RS 型其右侧胸导有 R 波;$V_{1\sim4}$ 或 $V_{1\sim5}$ 或 $V_{1\sim6}$ 全部呈 QS 型。

2）有肯定资料(如心电图)证明既往患 AMI,目前,虽心电图属正常范围,仍可诊断为陈旧性心肌梗死。

七、鉴别诊断

（一）不稳定型心绞痛

疼痛的性质、部位与心肌梗死相似,但发作持续时间短、次数频繁,含服硝酸甘油有效。心电图的改变及酶学检查是与心肌梗死相鉴别的主要依据。

（二）急性肺动脉栓塞

大块的栓塞可引起胸痛、呼吸困难、咯血、休克,但多出现右心负荷急剧增加的表现如右心室增大,肺动脉瓣第二心音亢进、分裂和右心衰竭体征。无心肌梗死时的典型心电图改变和血清心肌酶的变化。

（三）主动脉夹层

该病也具有剧烈的胸痛,有时出现休克,其疼痛常为撕裂样,一开始即达高峰,多放射至背部、腹部、腰部及下肢。两上肢的血压和脉搏常不一致是本病的重要体征。可出现主动脉瓣关闭不全的体征,心电图和血清心肌酶学检查无 AMI 时的变化。X 线和超声检查可显示主动脉明显增宽。

（四）急腹症

急性胆囊炎、胆石症、急性坏死性胰腺炎、溃疡病穿孔等常出现上腹痛及休克的表现,但应有相应的腹部体征,心电图及酶学检查有助于鉴别。

（五）急性心包炎

急性心包炎尤其是非特异性急性心包炎,也可出现严重胸痛、心电图 ST 段抬高,但该病发病前常有上呼吸道感染,呼吸和咳嗽时疼痛加重,早期即有心包摩擦音。无心电图的变化及酶学异常。

八、治疗

（一）治疗原则

AMI 急性期的主要死亡原因为心律失常、泵衰竭、心脏破裂或心搏骤停（心脏静止）。因此,治疗原则是最大限度地减轻患者痛苦,缩小心肌梗死范围和防治并发症。在早期应尽快使急性堵塞的冠状动脉再通,恢复严重缺血心肌的再灌注,同时,应尽量减少再灌注损伤和防止血管再堵塞;改善冠状动脉残留血流量或侧支血流量以免灌注量太低,从而缩小梗死范围,维持左室功能,以改善本病急性期和远期预后。

(二)住院前的处理

AMI 发病后 2 小时内易发生严重心律失常,并可由此引起死亡。因此,在所有 AMI 死亡患者中,1/2 ～2/3 死于住院前的短时间内。此时给予紧急和恰当的处理,有助于降低入院前的病死率,缩小梗死范围和改善预后。紧急治疗措施如下:

1)镇痛剂止痛。

2)心室率＜50 次/分者,注射阿托品。

3)有室性期前收缩或短阵室性心动过速者用利多卡因,出现心室颤动时立即行电除颤。

4)出现心搏骤停时应即行胸外心脏按压和人工呼吸等急救措施。以上紧急处理应在患者初诊时立即就地进行(无论是在发病现场或急诊室),待病情初步稳定后再护送医院治疗。

(二)住院后常规处理

1)休息:患者应卧床休息,保持环境安静,减少探视,防止不良刺激。

2)监测:在冠心病监护室进行心电图、血压和呼吸的监测 5～7 日,必要时进行床旁血流动力学监测,以便于观察病情和指导治疗。

3)护理:第一周完全卧床,加强护理,进食、洗漱、大小便、翻身等都需要别人帮助。第二周可在床上坐起,第 3～4 周可逐步离床和室内缓步走动。但病重或有并发症者,卧床时间宜适当延长。食物以易消化的流质或半流质为主,病情稳定后逐渐改为软食。便秘 3 日者可服轻泻剂或用甘油栓等,必须防止用力大便造成病情突变。焦虑不安患者可用地西泮等镇静剂。禁止吸烟。

4)吸氧:在 AMI 早期,即便未并发有左心衰竭或肺疾病,也常有不同程度的动脉低氧血症。其原因可能是由于细支气管周围水肿,使小气道狭窄,增加小气道阻力,气流量降低,局部换气量减少,特别是两肺底部最为明显。有些患者虽未测出动脉低氧血症,由于增加肺间质液体,肺顺应性一过性降低,而有气短症状。因此,应给予吸氧,通常在发病早期用鼻塞给氧 24～48 小时,3～5 L/min。有利于氧气运送到心肌,可能减轻气短、疼痛或焦虑症状。在严重左心衰竭、肺水肿和并有机械并发症的患者,多伴有严重低氧血症,需面罩加压给氧或气管插管并机械通气。

5)补充血容量:心肌梗死患者,由于发病后出汗、呕吐或进食少,以及应用利尿药等因素,引起血容量不足和血液浓缩,从而加重缺血和血栓形成,有导致心肌梗死面积扩大的危险。因此,如每日摄入量不足,应适当补液,以保持出入量的平衡。一般可用极化液。

6)缓解疼痛:AMI 时,剧烈胸痛使患者交感神经过度兴奋,产生心动过速、血压升高和心肌收缩力增强,从而增加心肌耗氧量,并易诱发快速性室性心律失常,应迅速给予有效镇痛药。本病早期疼痛时难以区分坏死心肌疼痛和可逆性心肌缺血疼痛,两者常混杂在一起。可先予含服硝酸甘油,随后静脉滴注硝酸甘油,如疼痛不能迅即缓解,应即用强的镇痛药,吗啡和哌替啶最为常用。吗啡是解除 AMI 后疼痛最有效的药物。其作用于中枢阿片受体而发挥镇痛作用,并阻滞中枢交感神经冲动的传出,导致外周动、静脉扩张,从而降低心脏前后负荷及心肌耗氧量。通过镇痛,减轻疼痛引起的应激反应,使心率减慢。1 次给药后 10~20 分钟发挥镇痛作用,1~2 小时作用最强,持续 4~6 小时。通常静脉注射吗啡 5 mg,必要时每 5 分钟重复 1 次,总量不宜超过 15 mg。吗啡治疗剂量时即可发生不良反应,随剂量增加,发生率增加。不良反应有恶心、呕吐、低血压和呼吸抑制。其他不良反应有眩晕、嗜睡、表情淡漠、注意力分散等。一旦出现呼吸抑制,可每隔 3 分钟静脉注射纳洛酮,该药有拮抗吗啡的作用,剂量为 0.4 mg,总量不超过 1.2 mg。一般用药后呼吸抑制症状可很快消除,必要时采用人工辅助呼吸。哌替啶有消除迷走神经作用和镇痛作用,其血流动力学作用与吗啡相似,75 mg 哌替啶相当于 10 mg 吗啡,不良反应有致心动过速和呕吐作用,但较吗啡轻。可用阿托品 0.5 mg 对抗。临床上可肌内注射25~75 mg,必要时,2~3 小时重复,过量可出现麻醉作用和呼吸抑制,当引起呼吸抑制时,也可应用纳洛酮治疗。对重度烦躁者可应用冬眠疗法,经肌内注射哌替啶 25 mg,异丙嗪(非那根)12.5 mg,必要时 4~6 小时重复 1 次。

中药可用复方丹参滴丸、麝香保心丸口服,或复方丹参注射液 16 mL 加入 5% 葡萄糖液 250~500 mL 中静脉滴注。

(四)再灌注心肌

起病 6 小时内,使闭塞的冠状动脉再通,心肌得到再灌注,濒临坏死的心肌可能得以存活或使坏死范围缩小,预后改善,是一种积极的治疗措施。

1. 急诊溶栓治疗

溶栓治疗是 20 世纪 80 年代初兴起的一项新技术,其治疗原理是针对 AMI 发病的基础,即大部分穿壁性心肌梗死是由于冠状动脉血栓性闭塞。血栓是由于凝血因子在异常刺激下被激活,形成凝血酶,使纤维蛋白原转化为纤维蛋白,然后与其他有形成分如红细胞、血小板一起形成的。机体内存在一个纤维蛋白溶解系统,它是由纤维蛋白溶酶原和内源性或外源性激活物组成的。在激活物的作用下,纤维蛋白溶酶原被激活,形成纤维蛋白溶酶(简称纤溶酶),它可以溶解稳定的纤维蛋白血栓,还可以降解纤维蛋白原,促使纤维蛋白裂解、使血栓溶解。但是纤溶酶的半衰期很短,要想获得持续的溶栓效果,只有依靠连续输入外源性补给激活物的办法。现在临床常用的纤溶酶激活物有两大类,一类为非选择性纤溶剂,如链激酶、尿激酶。它们除了激活与血栓相关的纤维蛋白溶酶原外,还激活循环中的纤溶酶原,导致全身的纤溶状态,因此可以引起出血并发症。另一类为选择性纤溶剂,有重组组织型纤溶酶原激活剂(rt-PA),重组单链尿激酶型纤溶酶原激活剂(SCUPA)及乙酰纤溶酶原-链激酶激活复合物(APSAC)。它们选择性地激活与血栓有关的纤溶酶原,而对循环中的纤溶酶原仅有中等度的作用。这样可以避免或减少出血并发症的发生。

1)溶栓疗法的适应证

(1)持续性胸痛超过半小时,含服硝酸甘油片后症状不能缓解。

(2)相邻两个或更多导联 ST 段抬高 >0.2 mV。

（3）发病 6 小时内，或虽超过 6 小时，患者仍有严重胸痛，并且 ST 段抬高的导联有 R 波者，也可考虑溶栓治疗。

2）溶栓治疗的禁忌证

（1）10 天内施行过外科手术者，包括活检、胸腔或腹腔穿刺和心脏体外按压术等。

（2）10 天内进行过动脉穿刺术者。

（3）颅内病变，包括出血、梗死或肿瘤等。

（4）有明显出血或潜在的出血性病变，如溃疡性结肠炎、胃十二指肠溃疡或有空洞形成的肺部病变。

（5）有出血性或脑梗死倾向的疾病，如各种出血性疾病、肝肾疾病、心房纤颤、感染性心内膜炎、收缩压 >180 mmHg、舒张压 >100 mmHg 等。

（6）妊娠期和分娩后头 10 天。

（7）在 1 年内进行过链激酶治疗者。

（8）年龄 >65 岁，因为高龄患者溶栓疗法引起颅内出血者多，而且冠状动脉再通率低于中年患者。

3）常用药物

（1）链激酶：链激酶（SK）是 e 类乙型链球菌产生的酶，在体内将前活化素转变为活化素，后者将纤溶酶原转变为纤溶酶。该药有抗原性，用前需做皮肤过敏试验。静脉注射常用量为 50 万~100 万 U 加入 5% 葡萄糖液 100 mL 内，30~60 分钟滴完，后每小时给予 10 万 U，滴注 24 小时。治疗前半小时肌内注射异丙嗪 25 mg，在加少量（2.5~5.0 mg）地塞米松的同时滴注可减少过敏反应的发生。用药前后进行凝血方面的实验室检查，用药量大时尤应注意出血倾向。冠状动脉内注射时先做冠状动脉造影，经导管向闭塞的冠状动脉内注入硝酸甘油 0.2~0.5 mg，后注入 SK2 万 U，继之每分钟 2 000~4 000 U，共 30~90 分钟至再通后继用每分钟 2 000 U 30~60 分钟。患者胸痛突然消失、ST 段恢复正常、心肌酶峰值提前出现为再通征象，可每分钟注入 1 次造影剂观察是否再通。

（2）尿激酶：尿激酶（UK）作用于纤溶酶原，使之转变为纤溶酶。本品无抗原性，作用较 SK 弱。50 万~100 万 U 静脉注射，60 分钟滴完。冠状动脉内应用时每分钟 6 000 U 持续 1 小时以上至溶栓后再维持 0.5~1.0 小时。

（3）rt-PA：本品对血凝块有选择性，故疗效高于 SK。冠状动脉内滴注 0.375 mg/kg，持续 45 分钟。静脉注射用量为 0.75 mg/kg，持续 90 分钟。

其他制剂还有 SCUPA、APSAC 等。

以上溶栓剂的选择：文献资料显示，用药 2~3 小时的开通率，rt-PA 为 65%~80%，SK 为 65%~75%，UK 为 50%~68%，APSAC 为 68%~70%。究竟选用哪一种溶栓剂，不能根据以上的数据武断地选择，而应根据患者的病变范围、部位、年龄、起病时间的长短及经济情况等因素选择。比较而言，如患者年轻（年龄小于 45 岁）、大面积前壁 AMI、到达医院时间较早（2 小时内）、无高血压，应首选 rt-PA。如果年龄较大（大于 70 岁）、下壁 AMI、有高血压，应选 SK 或 UK。由于 APSAC 的半衰期最长（70~120 分钟），因此，它可在患者家中或救护车上一次性快速静脉注射；rt-PA 的半衰期最短（3~4 分钟），需静脉持续滴注 90~180 分钟;SK 的半衰期为 18 分钟,给药持续时间为 60 分钟;UK 半衰期为 40 分钟,给药时间为 30 分钟。SK 与 APSAC 可引起低血压和过敏反应,UK 与 rt-PA 无这些不良反应。rt-PA 需要联合使用肝素,SK、UK、APSAC 除具有纤溶作用外,还有明显的抗凝作用,不需要积极使用肝素。另外,rt-PA 价格较贵,SK、UK 较低廉。以上这些因素在临床选用溶栓剂时应予以考虑。

4)溶栓治疗的并发症

(1)出血:①轻度出血,皮肤、黏膜、肉眼及显微镜下血尿、小量咯血、呕血等(穿刺或注射部位少量瘀斑不视为并发症)。②重度出血,大量咯血或消化道大出血,腹膜后出血等引起失血性休克或低血压,需要输血者。③危及生命部位的出血,颅内、蛛网膜下隙、纵隔内或心包出血。

(2)再灌注心律失常,注意其对血流动力学的影响。

(3)一过性低血压及其他的过敏反应[多见于 SK 或重组链激酶(rSK)]等。

溶栓治疗 AMI 的价值是肯定的。加速血管再通,减少和避免冠状动脉早期血栓性再堵塞,可望进一步增加疗效。已证实有效的抗凝治疗可加速血管再通和有助于保持血管通畅。今后研究应着重于改进治疗方法或使用特异性溶栓剂,以减少纤维蛋白分解、防止促凝血活动和纤溶酶原的溶解;研制合理的联合使用的药物和方法。如此,可望使现已明显降低的 AMI 的死亡率进一步下降。

2.经皮腔内冠状动脉成形术

1)直接经皮腔内冠状动脉成形术:AMI 发病后做直接经皮腔内冠状动脉成形术(PTCA)。指征:①静脉溶栓治疗有禁忌证者;②并发心源性休克者(急诊 PTCA 挽救生命时作为首选治疗);③诊断不明患者,如 AMI 病史不典型或左束支传导阻滞(LBBB)者,可从直接冠状动脉造影和 PTCA 中受益;④有条件在发病后数小时内行 PTCA 者。

2)补救性 PTCA:在发病 24 小时内,静脉溶栓治疗失败,患者胸痛症状不缓解时,行急诊 PTCA,以挽救存活的心肌,限制梗死面积进一步扩大。

3)半择期 PTCA:此术适用于溶栓成功患者在梗死后 10 天内有心肌缺血指征或冠状动脉再闭塞者。

4)择期 PTCA:在 AMI 后 4~6 周,用于再发心绞痛或有心肌缺血客观指征,如运动试验动态心电图显像等证实有心肌缺血。

5)冠状动脉旁路移植术(CABG):此术适用于①溶栓疗法及 PTCA 无效,而仍有持续性心肌缺血;②AMI 并发左房室瓣关闭不全或室间隔穿孔等机械性障碍需要手术矫正和修补,同时进行 CABG;③多支冠状动脉狭窄或左冠状动脉主干狭窄。

(五)缩小梗死面积

AMI 是心肌氧供/氧需的严重失衡,纠正这种失衡,就能挽救濒死的心肌,限制梗死的扩大,有效地减少并发症和改善患者的预后。控制心律失常,适当补充血容量和治疗心力衰竭,均有利于减少梗死区。目前多主张采用:

1.扩血管药物

扩血管药物必须应用于梗死初期的发展阶段,即起病后 6 小时之内。一般首选硝酸甘油静脉注射或硝酸异山梨酯舌下含化,也可在皮肤上用硝酸甘油贴片或软膏。使用时应注意:静脉给药时,最好有血流动力学监测,当肺动脉楔压小于 15 mmHg,动脉压正常或增高时,其疗效较好,反之,则可使病情恶化;应从小剂量开始,在应用过程中保持肺动脉楔压不低于 15 mmHg,且动脉压不低于正常低限,以保证必需的冠状动脉灌注。

2. β 受体阻滞剂

大量临床资料表明,在 AMI 发生后的 4～12 小时,给普萘洛尔或阿普洛尔、阿替洛尔、美托洛尔等药治疗(最好是早期静脉内给药),常能达到明显降低患者的最高血清酶(CPK/CK－MB 等)水平,提示有限制梗死范围扩大的作用。因这些药物的负性肌力、负性频率作用,临床应用时,当心率低于每分钟 60 次,收缩压≤110 mmHg,有心力衰竭及下壁心肌梗死者应慎用。

3. 低分子右旋糖酐及复方丹参等活血化瘀药物

一般可选用低分子右旋糖酐每日静脉注射 250～500 mL,7～14 天为 1 个疗程。在低分子右旋糖酐内加入活血化瘀药物如血栓通 4～6 mL,川芎嗪 80～160 mg 或复方丹参注射液 12～30 mL,疗效更佳。心功能不全者及低分子右旋糖酐者慎用。

4. 极化液

本品可减少心肌坏死,加速缺血心肌的恢复。近几年因其效果不显著,已趋向不用,仅用于 AMI 伴有低血容量者。其他改善心肌代谢的药物有维生素 C(3～4 g)、辅酶 A(50～100 U)、肌苷(0.2～0.6 g)、维生素 B_1(50～10 mg),每日 1 次静脉注射。

5. 其他

有人提出用大量激素(氢化可的松 150 mg/d)或透明质酸酶(每次 500 U/kg,每 6 小时 1 次,每日 4 次),或用钙通道阻滞剂(硝苯地平 20 mg,每 4 小时 1 次)治疗 AMI,但对此分歧较大,尚无统一结论。

(六)严密观察,及时处理并发症

1. 抗休克

目前,对 AMI 休克的治疗尚不满意,应尽早发现,及时处理。

1)补充血容量:估计有血容量不足,或 CVP 和肺小动脉楔压低者,用右旋糖酐 40 或 5%～10% 葡萄糖液静脉注射,输液后如 CVP 上升 >18 cmH_2O,肺动脉楔压 >15 mmHg,则应停止。右心室梗死时,CVP 的升高则未必是补充血容量的禁忌。

2)应用升压药:补充血容量后血压仍不升,而肺动脉楔压和心排血量正常时,提示周围血管张力不足,可在 5% 葡萄糖液 10 mL 中加入多巴胺 10～30 mg,间羟胺(阿拉明)10～30 mg,或去甲肾上腺素 0.5～1.0 mg,静脉注射。前者与后两者可以合用。亦可选用多巴酚丁胺。

3)应用血管扩张剂:经上述处理血压仍不升,而肺动脉楔压增高,心排血量低或周围血管显著收缩以致四肢厥冷并有发绀时,在 5% 葡萄糖液 100 mL 中加入硝普钠 5～10 mg,硝酸甘油 1 mg,或酚妥拉明 10～20 mg,静脉注射。

4)其他:①纠正酸中毒可用 5% 碳酸氢钠;②氧气吸入;③注意尿量,保护肾功能;④肾上腺皮质激素的应用,如氢化可的松静脉滴入。

2.抗心律失常

AMI有90%以上出现心律失常,绝大多数发生在梗死后72小时内,不论是快速性或缓慢性心律失常,对急性心肌梗死患者均可引起严重后果。因此,应及早发现心律失常,特别是严重的心律失常前驱症状,并给予积极的治疗。

1)对出现室性期前收缩的AMI患者,均应严密心电监护及处理。频发的室性期前收缩或室性心动过速,应以利多卡因50~100 mg静脉注射,无效时5~10分钟可重复。控制后以每分钟1~3 mg静脉滴注维持,情况稳定后可改为药物口服;美西律150~200 mg,普鲁卡因胺250~500 mg,溴苄胺100~200 mg等,6小时1次维持。

2)对已发生室颤应立即行心肺复苏术,在进行心脏按压和人工呼吸的同时争取尽快实行电除颤,一般首次即采取较大能量(200~300 J),争取1次成功。

3)对窦性心动过缓如心率小于每分钟50次,或心率在每分钟50~60次但并发低血压或室性:心律失常,可用阿托品每次0.3~0.5 mg静脉注射,无效时5~10分钟重复,但总量不超过2 mg。也可以氨茶碱0.25 g或异丙肾上腺素1 mg分别加入300~500 mL液体中静脉注射,但这些药物有可能增加心肌氧耗或诱发室性心律失常,故均应慎用。以上治疗无效、症状严重时可采用临时起搏措施。

4)对房室传导阻滞一度和一度Ⅱ型者,可应用肾上腺皮质激素、阿托品、异丙肾上腺素治疗,但应注意其不良反应。对三度及二度Ⅱ型者宜行临时心脏起搏。

5)对室上性快速心律失常可选用β受体阻滞剂、洋地黄类(24小时内尽量不用)、维拉帕米、胺碘酮、奎尼丁、普鲁卡因胺等治疗,对阵发性室上性房颤及房扑、药物治疗无效可考虑直流同步电转复或人工心脏起搏器复律。

3.心力衰竭的治疗

AMI伴心力衰竭主要为急性左心衰竭,治疗时需注意:

1)AMI最初24小时应尽量避免使用洋地黄制剂。

2)24小时后心力衰竭伴有心房扑动、房颤而心室率快或有室上性心动过速可考虑使用洋地黄。

3)AMI时对洋地黄敏感,用量应为常规剂量的1/3~1/2,并应特别注意低血钾的发生。

4)AMI伴急性左心衰竭时皮下或肌内注射吗啡或哌替啶起效最迅速,此外,应优先使用利尿剂,但右心室梗死慎用利尿剂。

5)扩血管药物对心功能改善有肯定疗效,但用药时需更加严密观察血压、心率及其他临床情况。

6)扩血管药物和正性肌力作用药物合用,可能取得良好效果。

4.其他并发症的治疗

1)心肌梗死后综合征:患者表现为发热、胸痛、心包积液或肺炎,多出现在AMI 2~10周。抗生素一般无效,可口服阿司匹林、吲哚美辛。心包或胸腔积液时可用糖皮质激素,如泼尼松40~60 mg,每日1次,晨服,常需用6~8周,停药过早可再发。

2)肩手综合征:为AMI后发生的肩、腕、手部的肿胀疼痛,僵硬感及运动障碍,其原因可能是肩部肌肉反射性痉挛或梗死早期活动过少肌肉废用所致,治疗可采用理疗或局部封闭。

3)前胸壁综合征:此征是 AMI 后 2 个月内出现的前胸壁疼痛,与心肌病变无关,可因局部活动(如抬高上肢)而诱发,不伴心电图及心肌酶学改变。可予止痛、镇静药物,理疗或酌用糖皮质激素。

4)心室壁瘤:发生率为 10%～30%,心电图除有心肌梗死的异常 Q 波外,约 2/3 病例有 ST 段持续抬高 1 个月以上。X 线检查、记波摄影、左室造影、超声心动图和放射性核素心血池扫描均有助于诊断。并发室壁瘤易发生心力衰竭、心律失常或栓塞,必要时,可考虑手术切除。

5)心脏破裂:是 AMI 的严重并发症,一般在梗死后 1 周内发生,24 小时内发生者尤多。该病一旦发生,手术治疗是唯一方法,但患者常因病情来势凶猛而死亡。对室间隔的破裂穿孔,如有机会可紧急手术修补穿孔。

6)栓塞:AMI 后动脉栓塞的发生率为 2%～10%,以脑栓塞及肺栓塞最为常见,其次是四肢动脉栓塞,多发生于起病 1 周之后。

7)心脑卒中:可能因同一机制造成心、脑急性血运障碍,治疗重点在心肌梗死、脑卒中。

(七)恢复期处理

住院 3 周后,如病情稳定,体力增强,可考虑出院。近年主张出院前做症状限制性运动负荷心电图、放射性核素和(或)超声显像检查,如显示心肌缺血或心功能较差,宜行冠状动脉造影检查考虑进一步处理。心室晚电位检查有助于预测发生严重室性心律失常的可能性。近年提倡 AMI 恢复后,进行康复治疗,逐步做适当的体育锻炼,有利于体力和工作能力的增进。经 2～4 个月的体力活动锻炼后,酌情恢复部分或减轻工作,以后部分患者可恢复全天工作,但应避免过重体力劳动或精神过度紧张。

九、护理

(一)一般护理

1)发病后 3 天内应绝对卧床休息,自理活动如洗漱进食、排便、翻身等由护士协助完成。向患者、家属说明绝对卧床休息的目的是减少心肌耗氧量、减轻心脏负荷,随病情好转可逐渐增加活动量。

2)疼痛使患者烦躁不安,可加重心脏负担,易引起并发症发生,需要尽快止痛,遵医嘱给予吗啡或哌替啶皮下或肌内注射,可同时使用硝酸甘油持续静脉注射或口服硝酸异山梨酯。并随时询问患者疼痛变化。

3)给予 2～4 L/min 持续吸氧。

4)患者心前区疼痛剧烈时,保证有一名护士陪伴在患者身边,便于询问疼痛变化情况及安慰患者,向患者说明应用多种治疗措施,疼痛会逐渐缓解。

5)最初 2～3 天以流质饮食为主,随病情好转逐渐改为半流食、软食及普食。饮食应食用低脂、易消化食物,需少量多餐。

6)在监护室行连续心电图、血压呼吸监测3~5天,若发现频发室性期前收缩>5个/分,或多源室性期前收缩 R-on-T 现象或严重房室传导阻滞时,应警惕心室颤动或心搏骤停可能发生,必须立即通知医生,并准备好除颤器。

7)AMI 患者排便用力可增加心脏负荷,易诱发其并发症,嘱患者排便时严禁用力。由于急性期卧床期间患者活动少,肠蠕动减慢,进食减少,又不习惯床上排便,故易发生便秘,对急性心肌梗死患者应常规给予缓泻剂。

(二)病情观察与护理

AMI 系危重疾病,应早期发现危及患者生命的先兆表现,如能得到及时处理,可使病情转危为安。故需严密观察以下情况:

1. 血压

始发病时应每 0.5~1.0 小时测量一次血压,随血压恢复情况逐步减少测量次数为每日 4~6 次,基本稳定后每日 1~2 次。若收缩压在 90 mmHg 以下,脉压减小,且音调低落,要注意患者的神志状态、脉搏、面色、皮肤色泽及尿量等,是否有心源性休克的发生。此时,在通知医生的同时,对休克者采取抗休克措施,如补充血容量,应用升压药、血管扩张剂以及纠正酸中毒,避免脑缺氧,保护肾功能等。有条件者应准备好 CVP 测定装置或漂浮导管测定肺微血管楔压设备,以正确应用输液量及调节液体滴速。

2. 心率、心律

在冠心病监护病房(CCU)进行连续的心电、呼吸监测,在心电监测示波屏上,应注意观察心率及心律变化。及时检出可能作为恶性心动过速先兆的任何室性期前收缩,以及心室颤动或完全性房室传导阻滞,严重的窦性心动过缓、房性心律失常等,如发现室性期前收缩为:①每分钟 5 次以上;②呈二、三联律;③多源性期前收缩;④室性期前收缩的 R 波落在前一次主搏的 T 波之上,均为转变阵发性室性心动过速及心室颤动的先兆,易造成心搏骤停。遇有上述情况,在立即报告医生的同时,需应用相应的抗心律失常药物,并准备好除颤器和人工心脏起搏器,协同医生抢救处理。

3. 胸痛

AMI 患者常伴有持续剧烈的胸痛,应注意观察患者的胸痛程度。剧烈胸痛可导致低血压,加重心肌缺氧,扩大梗死面积,引起心力衰竭、休克及心律失常。常用的止痛剂有罂粟碱 30 mg 肌内注射或静脉注射,硝酸甘油 0.6 mg 含服,疼痛较重者可用哌替啶或吗啡。在护理中应注意可能出现的药物不良反应,同时注意观察血压、尿量呼吸及一般状态,确保用药的安全。

4. 呼吸急促

注意观察患者的呼吸状态,对有呼吸急促的患者应注意观察血压、皮肤黏膜的血液循环情况、肺部体征的变化以及血流动力学和尿量的变化。发现患者有呼吸急促、不能平卧、烦躁不安、咳嗽、咳泡沫样血痰时,立即取半坐位,给予吸氧,准备好快速强心、利尿剂,配合医生按急性心力衰竭处理。

5. 体温

AMI 患者可有低热,体温在 37.0~38.5℃,多持续 3 天左右。如体温持续升高,1 周后仍不下降,应疑有继发肺部或其他部位感染,及时向医生报告。

6.意识变化

如发现患者意识恍惚、烦躁不安,应注意观察血流动力学及尿量的变化。警惕心源性休克的发生。

7.器官栓塞

在AMI第1～2周,注意观察组织或脏器有无发生栓塞现象。因左心室内附壁血栓可脱落,而引起脑、肾、四肢、肠系膜等动脉栓塞,应及时向医生报告。

8.心室膨胀瘤

在心肌梗死恢复过程中,心电图表现虽有好转,但患者仍有顽固性心力衰竭或心绞痛发作,应疑有心室膨胀瘤的发生。这是由于在心肌梗死区愈合过程中,心肌被结缔组织所替代,成为无收缩力的薄弱纤维瘢痕区。该区内受心腔内的压力而向外呈囊状膨出,形成心室膨胀瘤。应配合医生进行X线检查以确诊。

9.心肌梗死后综合征

需注意在AMI后2周数月甚至2年内,患者可并发心肌梗死后综合征。表现为肺炎、胸膜炎和心包炎征象,同时也有发热、胸痛、红细胞沉降率(简称血沉)和白细胞计数升高现象,酷似AMI的再发。这是由于坏死心肌引起机体自身免疫变态反应所致。如心肌梗死的特征性心电图变化有好转现象又有上述表现时,应做好X线检查的准备,配合医生做出鉴别诊断。因本病应用激素治疗效果良好,若因误诊而用抗凝药物,可导致心腔内出血而发生急性心脏压塞。故应严密观察病情,在确诊为本病后,应向患者及家属做好解释工作,解除顾虑,必要时,给患者应用镇痛剂及镇静剂;做好休息、饮食等生活护理。

(三)健康教育

1)注意劳逸结合,根据心功能进行适当的康复锻炼。

2)避免紧张、劳累、情绪激动、饱餐、便秘等诱发因素。

3)节制饮食,忌烟酒、咖啡、酸辣刺激性食物,多吃蔬菜、蛋白质类食物,少吃动物脂肪、胆固醇含量较高的食物。

4)按医嘱服药,随身常备硝酸甘油等扩张冠状动脉药物,定期复查。

5)指导患者及家属,病情突变时,采取简易应急措施。

(韩冬梅)

第五节　病毒性心肌炎

病毒性心肌炎是指病毒感染引起的心肌局限性或弥漫性的急性或慢性炎症病变,属于感染性心肌疾病。在病毒流行感染期约有5%的患者发生心肌炎,也可散在发病。临床表现轻重不同。根据典型的前驱感染病史,相应的临床表现,心电图、心肌损伤标志物、超声心动显示的心肌损伤证据考虑该诊断,确诊有赖于心内膜心肌活检。目前无特异性治疗方法,治疗主要针对病毒感染和心肌炎症。大多数患者经适当治疗后痊愈,极少数患者在急性期因严重心律失常、急性心力衰竭和心源性休克死亡。部分患者可演变为扩张型心肌病。

一、病因和发病机制

很多病毒都可引起心肌炎症,其中以肠道病毒如柯萨奇 A、B 病毒,埃可病毒,脊髓灰质炎病毒常见,其他如流感病毒、风疹病毒、单纯疱疹病毒、肝炎病毒、副流感病毒,以及腺病毒、麻疹病毒、腮腺炎病毒、乙型脑炎病毒、巨细胞病毒等均可引起心肌炎。

其发病机制尚未完全阐明,一般认为细胞免疫起主要作用,而病毒本身所致的溶细胞作用是导致心肌炎发病的主要因素。病毒通过血液循环到达心脏,直接侵犯心肌,或同时侵犯心包膜与心内膜,并在细胞内生长繁殖,引起心肌细胞代谢障碍而损伤心脏。其病毒感染机体后所致病变,可能与机体细胞膜上有无该病毒受体及有无翻译该病毒信息的能力有关。而细胞免疫反应则是病毒感染后,通过 T 细胞,主要是 T 辅助细胞,连同抑制 T 细胞等介导免疫而致心肌损害,病毒并不直接侵害心脏,而是在心脏表面形成新抗原及特异性抗体,在补体的参与下,抗原抗体相互作用而致心肌细胞变性、坏死,产生炎症改变。

二、临床表现

病毒性心肌炎患者临床表现取决于病变的广泛程度和部位,轻者可无症状,重者可出现心力衰竭、心源性休克和猝死。

患者常在发病前 1~3 周有上呼吸道或肠道感染史,表现为发热、全身酸痛、咽痛、倦怠、恶心、呕吐、腹泻等症状,然后出现心悸胸闷、胸痛或心前区隐痛、头晕、呼吸困难、水肿,甚至发生阿-斯综合征,极少数患者出现心力衰竭或心源性休克。

体格检查可发现①心脏增大:病情轻者通常无心脏增大,重者可出现心脏轻到中度增大;②心率和心律的改变:与发热不平行的心动过速、心率异常缓慢和各种心律失常,其中以室性期前收缩最常见;③心音变化:第一心音减弱或分裂,心音可呈胎心律样;④若同时有心包受累,则可闻及心包摩擦音;⑤合并心力衰竭的其他体征:肺部湿啰音、颈静脉怒张、肝脏增大和双下肢水肿等;⑥病情严重者可出现心源性休克的体征。

三、实验室及其他检查

(一)X 线检查

重病患者有心脏轻、中度扩大。并发心包炎时心脏明显扩大,心影呈球形呈烧瓶状,搏动减弱。重度心肌炎尚可见到肺淤血及肺水肿。

(二)心电图

心电图具有多变、突变特点。部分心肌炎患者无症状,体征仅有心电图改变;也有在发病后心电图出现改变,并随感染的消退或反复而消失或再现。主要变化为:

1.ST－T改变

T波低平、反向或倒置,ST段下降一般较轻。

2.心律失常

窦性心动过速或过缓,不同程度的窦房、房室、室内传导阻滞,房性、结区性、室性期前收缩可以偶发或频发成联律。单源性或多源性,甚至并行心律。室上性或室性心动过速、心房纤颤也偶可见到。心室颤动的出现可致猝死。一度房室传导阻滞也是猝死的原因。上述变化多见于急性期,在恢复期逐渐消失。亦有部分患者因瘢痕灶形成而产生固定性传导阻滞或期前收缩。

3.QT间期改变

QT间期改变可延长,有时出现病理性Q波。

(三)超声心动图

轻者无改变,重者可有心脏扩大,心室壁搏动幅度降低,心排血量减少等变化。

(四)放射性核素检查

放射性核素心室显影检测左心室功能受损,左心室射血分数减低。

(五)其他检查

1)血白细胞计数正常或增高,血沉多增速。

2)血清酶(包括AST、ALT、CPK、LDH)增高。

3)血清抗体测定(包括补体结合试验、中和试验、血凝抑制试验)效价增高。

4)病毒学检查:咽、肛拭病毒分离,心肌活检组织病毒分离,或用免疫荧光法找到特异抗原,或电镜下找到病毒颗粒。

四、治疗

(一)一般治疗

急性病毒性心肌炎主要病理改变是广泛散在心肌细胞坏死灶及周围间质炎性细胞浸润。尽早卧床休息,可以减轻心脏负荷。①有严重心律失常、心力衰竭的患者,卧床休息1个月,半年内不参加体力活动;②无心脏形态功能改变者,休息半月,3个月内不参加重体力活动。

(二)抗病毒治疗

①干扰素－α能够阻断病毒复制和调节细胞免疫功能。干扰素－α100万~300万U,每日1次肌内注射,2周为1个疗程。②黄芪有抗病毒、调节免疫功能,对干扰素系统有激活作用。用法:黄芪注射液20g加入5%葡萄糖液250mL中,静脉滴注,每日1次,共用2周,然后改为口服黄芪治疗。细菌感染是病毒性心肌炎的条件因子,在治疗初期,常规应用青霉素400万~800万U/d或红霉素1.2g/d静脉滴注1周。

(三)改善心肌细胞营养,促进代谢药物

维生素C 600~1 000 mg静脉滴注,1次/日;肌苷200~400 mg肌内注射或静脉注射,1~2次/日;1,6－二磷酸果糖5g静脉滴注,1~2次/日;辅酶Q10 20 mg,3次/日。上述药物可适当搭配或联合应用2~3种,一般10~14日为1个疗程。

(四)肾上腺皮质激素

肾上腺皮质激素适合于病情危重、中毒症状明显或有高度房室传导阻滞时。泼尼松10 mg/次,3 次/日,或地塞米松 10~20 mg,静脉注射或滴注。

(五)抗生素的应用

继发性细菌感染常诱发病毒感染,特别是流感和腮腺炎病毒,可加重病情,故急性病毒性心肌炎患者可使用广谱抗生素,如氨苄西林、头孢菌素等。

(六)免疫调节药物

1. 免疫抑制剂

有关此类药物治疗病毒性心肌炎的研究颇多,但无论是实验研究抑或临床领域的调查,至今尚未取得一致意见。环孢素通过干扰激活的 T 辅助淋巴细胞释放 IL-2 从而产生免疫抑制作用。国内研究提示重症心肌炎应尽早应用激素治疗,以保护心肌细胞和减轻心肌水肿。对心肌炎患者用泼尼松并环孢素或硫唑嘌呤进行了一组临床治疗试验,发现免疫抑制治疗不能进一步改善左室射血分数或降低病死率,认为心肌炎不应常规用免疫抑制治疗。

2. 免疫调节剂

目前多数研究发现病毒性心肌炎的患者存在免疫失控,故通过免疫调节剂纠正免疫失控是可行的。干扰素的抗病毒及调节细胞免疫作用已被肯定。许多研究均提示其对病毒性心肌炎有防治作用。Matsumori 的有关研究表明适时使用 IFN-α 在小鼠脑心肌炎病毒性心肌炎模型中能抑制心肌内病毒复制,从而起到保护作用。Kishimoto 的研究结果也有同样结论。最近已观察到在一组与病毒感染有关的扩张型心肌病患者中用重组 γ 干扰素治疗,结果在 1 个月的疗程结束后心肌内肠道病毒 RNA 在半数患者中消失而心脏功能均有改善。

动物实验证实,黄芪能明显减轻心肌的炎症浸润,减少坏死面积等,还能使病毒性心肌炎小鼠心肌细胞异常电活动取得部分改善,包括动作电位振幅、超射及动作电位最大上升速率等。因此,黄芪具有抗病毒、调节免疫、保护心肌及部分改善心电活动的作用。临床上用黄芪注射液肌内注射、静脉滴注、黄芪冲剂及黄芪口服液等不同制剂,从不同角度观察了它们在病毒性心肌炎患者中的疗效,发现注射液和口服制剂疗效基本相似。经治疗后胸闷、心悸、气急、乏力和易感冒等临床症状及期前收缩发作均见改善。

(七)血管紧张素转换酶抑制剂及其受体阻滞剂

ACEI 已被认为可应用于多种心血管疾病。卡托普利是第一代 ACEI 制剂,认为它的巯基具有氧自由基的清除作用,为其具有心肌保护作用的机制。卡托普利减轻心脏后负荷,减少氧自由基的产生,从而减少心肌炎的心肌损伤。也可能与其对缓激肽系统的调节作用(扩张冠状血管、阻止血管痉挛)有关。小鼠柯萨奇病毒 B 心肌炎模型研究显示卡托普利是有效的,尤其早期使用,它能减轻心肌重量、减轻心肌炎症反应、心肌纤维化及心肌钙化程度,并能改善充血性心力衰竭。Suzuki 等的心肌炎小鼠模型研究也证明卡托普利能明显改善生存率,减轻心肌损伤,且这种疗效是剂量依赖性的。总之,卡托普利在实验小鼠心肌炎治疗中是相当有效的,运用于人体疗效如何,有待随机临床研究的证实。

近年来的研究表明,血管紧张素Ⅱ受体阻滞剂对实验性病毒性心肌炎也有较好的疗效,可明显减轻心肌炎小鼠心肌中炎性细胞浸润、坏死及钙化的程度,但对病毒复制无明显影响。

(八)并发症的治疗

1.心力衰竭的治疗

可使用洋地黄类药物、利尿剂及血管扩张剂。因心肌本身有炎症坏死对洋地黄制剂极为敏感,易出现中毒现象。所以应用洋地黄制剂须谨慎,从小剂量开始,逐渐增加。同时静脉滴注维生素及激素。

2.纠正心律失常

本病心律失常的基础是心肌病变,对心功能无大影响的心律失常如偶发期前收缩等,不必用药控制,而发生严重的房室传导阻滞时,应使用临时体外起搏器,因为本病发生完全性房室传导阻滞,经治疗可在短期内恢复。

3.心源性休克的治疗

1)患者应平卧:气急不能平卧时可采取半卧位,注意保暖和休息。

2)纠正低氧血症:吸氧和保持呼吸道通畅,以维持正常或接近正常的动脉氧分压,有利于微循环,得到最大的氧供应;防止发生呼吸性酸中毒或因换气过度而发生呼吸性碱中毒。可用鼻导管或面罩给氧,如气体交换不好,PO_2 仍低而 PCO_2 仍高时,宜及时做气管插管或气管切开,用人工呼吸器辅助呼吸,以定容式呼吸器为佳,最好用呼气末正压吸氧,要求动脉血氧分压达到或接近 100 mmHg,PCO_2 维持在 35.25~39.75 mmHg。

3)输液:需静脉输液以恢复循环、保证入量,全日总量(包括口服)1 000~2 000 mL/m² 均匀滴入。

4)静脉注射维生素 C:开始抢救时即用 10%~12.5% 溶液 100~200 mg/kg 静脉注射,以后每 6~12 小时 1 次,第 1 日可用 4~5 次。以后可改用静脉滴注。

5)维持血压:如血压急剧下降,应立即开始静脉滴注多巴胺,以 20~30 mg 稀释于 100 mL 葡萄糖液内,亦可同时加入间羟胺 10~20 mg,必要时在密切观察血压下,静脉内缓慢推注多巴胺 10 mg,使收缩压维持在 90~100 mmHg,保持重要器官的血流灌注。

6)肾上腺皮质激素:以地塞米松 0.2~0.5 mg/(kg·d)或相当剂量的氢化可的松,分批均匀静脉滴入。好转后减量再停用,一般不超过 1 周。

7)纠治心律失常:伴有显著心动过速或心动过缓的各种心律失常都能加重休克,需积极应用药物、电复律或人工心脏起搏器等予以纠治或控制。

8)纠正酸碱平衡失调和电解质紊乱:主要是纠正代谢性酸中毒和高钾或低钾血症。休克较重或用升压药不能很快见效者,可即静脉滴注 5% 碳酸氢钠 100~200 mL,以后参照血 pH 值,血气分析或二氧化碳结合力测定结果及时发现和处理可能出现的呼吸性碱中毒或酸中毒。注意测定血钾、钠、钙和氯化物,按照情况予以补充或限制。低血钾时用含氯化钾浓度 0.4% 的 5% 葡萄糖液静脉滴注;高血钾时除限制钾盐摄入外,可静脉滴注 5% 碳酸氢钠和葡萄糖液加胰岛素。

（九）对症治疗

如退热、止痛、镇静、解除焦虑等。注意补液速度，以免引起或加重心力衰竭。伴有严重心律失常时，应进行心电监护，防止恶性心律失常的发生。必要时吸氧。

五、护理

1）急性期或重症患儿绝对卧床休息，待心脏基本恢复正常后再逐渐增加活动量。

2）给予高热量、高维生素、低脂肪饮食，适当增加水果，少量多餐，切忌饱餐。心功能不全时适当限制食盐和水分摄入量。

3）呼吸困难者取半卧位，给氧气吸入。每4小时测脉搏一次，注意脉率和脉律。

4）患儿易出汗，应注意皮肤清洁，及时更换衣服，防止受凉。

5）静脉给药速度宜慢，有条件可用输液泵。

6）密切观察并记录心率、脉率、心音性质和强弱、血压和体温的变化，以做出对疾病发展的正确估计。必要时给予心电监护，严密观察有无心律失常或心源性休克。对出现烦躁不安、面色苍白、四肢厥冷、发绀、脉搏细弱、心动过速及奔马律、血压下降或测不到时，应考虑心源性休克；对出现多源性期前收缩，或阵发性心动过速或心动过缓，重度或完全房室传导阻滞，扑动或颤动，均应立即报告医生协助抢救。

7）注意观察药物疗效及不良反应，如心肌炎患儿对洋地黄类药物敏感性较强，应注意毒性反应。患儿出现烦躁不安、胸痛、腹痛时，按医嘱给予镇静剂，必要时应用吗啡。

8）健康指导：平时应加强锻炼，增强体质，对各种病毒感染进行预防，并减少受凉、发热劳累等不良因素。出院时嘱注意休息，避免过度疲劳，以免加重心脏负担。同时避免受凉，预防感冒，按时服药，定期复查。

（梁艳艳）

第三章　消化系统疾病

第一节　消化系统生理特点

消化系统常见疾病包括食管、胃、十二指肠、小肠、大肠、肝脏、胆道、胰腺、腹膜、肠系膜等疾病。消化系统在运动、分泌、消化和吸收方面发挥重要和复杂的生理功能。多种病因可导致消化系统的疾病，包括感染、免疫、遗传、代谢、内分泌、药物和毒物、物理与化学因素、创伤以及社会和心理等因素，这些因素单独或联合作用导致消化系统不同组织、器官的器质性和（或）功能性损害，产生各种症状和体征。这些症状与体征不仅存在或表现为消化系统组织器官的本身，也可存在或表现在消化系统之外。

一、胃的生理

胃是一个重要的消化器官，具有运动和分泌两大功能。食物经咀嚼并混以唾液后被吞咽入胃，通过分泌胃液和蠕动，研磨搅拌成半液体状食糜，分次小量逐步排至小肠以进一步消化和吸收。胃对食糜的消化作用有限，胃液内的盐酸使胃蛋白酶原转变为胃蛋白酶，并初步开始消化食物中的蛋白质，唾液中的淀粉酶在胃内对淀粉食物也开始进行消化。脂肪食物在胃内基本不被消化。胃液中的内因子与食物中的维生素 B_{12} 结合成复合体，从而使维生素 B_{12} 能在末端回肠被吸收。胃的吸收功能很有限，仅有少量水、葡萄糖和盐可以被吸收。因此，胃的主要生理功能是分泌胃液和搅拌、排空运动，为食物在小肠内的消化和吸收进行准备和输送。胃黏液是胃黏膜和胃腺体的多种细胞的分泌液混合而成，其中以盐酸、胃蛋白酶和黏液为主，此外，还有内因子、电解质、血型物质、HCO_3^- 等，胃液的含水量为 91% ~97%。胃黏液是由黏膜表层上皮细胞和腺体的黏液颈细胞所分泌，其成分以糖蛋白为主，还有黏蛋白、黏多糖等。胃酸是由壁细胞所分泌，分泌的 H^+ 浓度可高达 150 mmol/L，胃蛋白酶原是由主细胞和腺体的黏液颈细胞所分泌，遇酸后通过肽链裂解而成为具有活性的胃蛋白酶，它发挥作用的最适宜 pH 值为 2，如 pH 值超过 6，它即被灭活，正常胃黏膜受到黏液屏障和黏膜屏障的双重保护。胃黏液具有黏滞和形成凝胶的特性，它附着覆盖在黏膜表面，形成保护层。它除有润滑和保护胃黏膜免遭食物的机械性损伤作用外，还能有效地阻挡胃腔内的 H^+ 接触胃黏膜。胃黏膜上皮细胞顶部的细胞膜相邻连接致密，构成了又一道屏障。由于细胞膜为脂蛋白，因此，非脂溶性物质很难透过黏膜层，从而阻碍了胃腔内的 H^+ 大量逆向黏膜内扩散。胃黏膜上皮细胞还能分泌 HCO_3^-，与 H^+ 发生中和，形成 pH 值梯度，使胃蛋白酶缺乏起作用所需要的 pH 值环境，从而防止了胃酸和胃蛋白酶对黏膜的伤害。胃液的分泌可分为基础胃液分泌和餐后胃液分泌，基础胃液分泌是指消化间期无刺激性的分泌，熟睡时分泌减少，醒后增多。这种分泌的多少个体差异很大，餐后胃液分泌量明显增多，食物刺激胃液的分泌，参与进食引起胃液分泌的内源性物质主要有三种，即乙酰胆碱、促胃液素和组胺。

二、十二指肠的生理

十二指肠是小肠的第一部分，介于胃和空肠之间，约 25 cm 长，大部分位于腹腔上部深处,紧贴腹后壁,呈"C"字形,包绕胰头,在解剖学上十二指肠可分为上部、降部、水平部和升部4部分。

十二指肠血供主要来自胰十二指肠前后动脉弓。静脉回流入门静脉系统,胰十二指肠上动脉源于胃十二指肠动脉,位于十二指肠部与胰头之间;胰十二指肠下动脉源于肠系膜上动脉,位于十二指肠横部与胰腺下缘之间。胰十二指肠上、下动脉之间相互吻合成环。球部内侧、胆总管、门静脉和胃十二指肠动脉的关系非常密切。十二指肠溃疡病好发于球部。十二指肠除接受胆汁和胰液外,其黏膜腺体可分泌一种碱性消化液,含有多种消化酶,十二指肠还能分泌促胰激素(刺激胰液的分泌)和胆囊收缩素。降部前1/3处有横结肠跨过。后面为右肾的动静脉与下腔静脉,前面及右外侧被后腹膜覆盖,而内侧与胰头紧贴。胰胆管形成的共同通道开口于降部内后侧的乳头。横部横过右输尿管、下腔静脉、脊柱和腹主动脉。横部前面有从胰腺下缘穿出的肠系膜上血管,排列次序自右向左为肠系膜上静脉、上动脉、十二指肠空肠曲。横部的前面大部分为空肠所覆盖。升部沿着脊柱在腹主动脉左侧向上略向左走行,止于第3腰椎的水平,然后急转向左前下方,形成十二指肠空肠曲。

十二指肠除接受胆汁、胰液外,其黏膜腺体能分泌碱性消化液,内含有多种消化酶,如肠蛋白酶、麦芽糖酶、乳糖酶、蔗糖酶、脂肪酶等,食糜进入十二指肠后即与各种消化液混合,开始进一步消化。十二指肠黏膜本身能吸收少量水、葡萄糖和电解质。同时它也有分泌激素的作用,如十二指肠膜的G细胞分泌胃泌素,此外,还能分泌肠抑胃肽、胰泌素、缩胆囊素和促胰岛素等。

三、小肠的生理

小肠包括十二指肠、空肠和回肠。空肠的起始标志为十二指肠悬韧带,空肠、回肠从十二指肠空肠曲延伸至回盲部与盲肠相接。成人空回肠长度约为7 m,但在正常人体内由于肠管持续肌张力的存在,小肠长度明显缩短,测量时仅约3 m。空回肠位于腹膜腔内,表面由腹膜包被,因此,空回肠属于腹膜内位器官。腹膜包被肠管后形成小肠系膜,附着于腹后壁,附着处为系膜根部。系膜根部起自第2腰椎左侧,然后向右下斜行止于右骶髂关节前方,长约15 cm。此长度远较小肠长度为短,故而小肠系膜呈扇形。系膜根部距肠缘距离两端较短,中部较长,最长约为25 cm。系膜有多数折叠,使小肠形成多个肠袢,并有高度活动性。

空肠和回肠的形态结构并不完全一致,但二者间常无明显解剖学标志,变化是逐渐发生的,一般将近段2/5的小肠称空肠,主要位于上腹;远段3/5的小肠称回肠,主要分布于下腹及盆腔。空肠虽然较短,但由于其内的黏膜皱襞远较回肠高而密,黏膜表面积远大于回肠,是消化吸收的主要部位,因此,在做小肠切除时,应尽可能保存空肠的长度。靠近起始处的空肠与靠近末端的回肠在形态上有许多区别,空肠由于黏膜皱襞高且密,故壁厚,而回肠则相反。小肠的肠腔由十二指肠至回肠逐渐变小。空、回肠的肠系膜及其血管供应在形态上也有很大差别,空肠的肠系膜内脂肪少,其分布多局限于靠近系膜根处,故靠近肠壁处系膜内的血管袢清晰可见,血管弓大而疏,分级少,从系膜根到肠壁只有1~2级血管弓,从1级弓发出的直血管较长;回肠的肠系膜相反,从根部到肠壁均有脂肪,故系膜内的血管弓不易见,透过光线可见血管弓小而密,从根至肠壁有 3~4 级、直血管较短。

小肠的血供来自肠系膜上动脉,该动脉起源于腹主动脉,起端在腹腔动脉支以下。肠系膜上动脉由胰腺颈部下缘穿出,纵行跨过十二指肠横部,进入小肠系膜根部,然后分出右结肠动脉、回结肠动脉和 10~20 个小肠动脉支。小肠静脉的分布与动脉大致相同,最后汇合成为肠系膜上静脉,该静脉与肠系膜上动脉并行。在胰腺后方与脾静脉合为门静脉干。

空肠和回肠和淋巴管起源于小肠绒毛中心的乳糜管。在黏膜、黏膜下层及浆膜下均有淋巴管丛,沿肠系膜动脉周围有多数淋巴管和淋巴结,淋巴液汇流于肠系膜根部的较大淋巴结,再流至肠系膜上动脉周围的淋巴结,最后流入腹主动脉前的腹腔淋巴结而至乳糜池。

小肠的神经支配来自交感神经和副交感神经(迷走神经)。

小肠的主要生理功能为食物的消化与吸收(同化作用)。除胰液和胆汁可继续在小肠内起消化作用外,小肠黏膜腺体也分泌含有许多种酶的碱性肠液(与十二指肠分泌的肠液同)。食糜在小肠内分解为葡萄糖、氨基酸、脂肪酸后,即被小肠黏膜吸收。

末端回肠和回盲瓣对消化吸收尤为重要,保留末端回肠和回盲瓣,患者小肠即使切除 70%,仍可无消化吸收障碍;当回盲瓣切除,则患者只能耐受 50%~60% 小肠的切除,小肠大部切除术后出现短肠综合征;小肠全部切除,术后患者均死于营养不良与代谢紊乱。

四、结肠的生理

结肠是回肠末端的延续,包括盲肠、升结肠横结肠、降结肠和乙状结肠几部分。成人长度平均为 150 cm(120~200 cm)。

结肠的血液供应来自肠系膜上、下动脉。右半结肠的动脉供应来自肠系膜上动脉依次发出的结肠中动脉右侧支、结肠右动脉及回结肠动脉。横结肠的动脉供应来自肠系膜上动脉发出的结肠中动脉。左半结肠的血液供应来自肠系膜下动脉分出的结肠左动脉、乙状结肠动脉。此外,还有边缘动脉和终末动脉。肠系膜上、下动脉各结肠支在近肠管处相互吻合,构成自盲肠到乙状结肠末端完整的动脉弓,即结肠边缘动脉,再发出垂直于边缘动脉的分支终末动脉(包括长支和短支)分布于肠壁。

正常人体结肠有三种主要功能:它是水和某些电解质的吸收部位;是粪便的储存部分;是一个有效的排泄器官。结肠的吸收功能使粪团变干,回肠每天排出 500~600 mL 水到盲肠,但仅有 180 mL 在粪便中排出,剩余的水大部分在盲肠及升结肠中被吸收。结肠正常分泌少量黏液,而在病理状态或受到机械性刺激时黏液分泌明显增加。

在结肠可观察到两种运动形式。第一种为搅拌或节段性收缩,搅拌和混合粪块主要在右半结肠和横结肠,这些运动显然增加了水分的吸收。第二种收缩为"集团运动",推进结肠内容物下行,这些收缩波不是真正的蠕动。因为同时有一长段结肠的缩窄,集团运动使右侧结肠内容物排空到乙状结肠和直肠上部,结肠搅拌和集团运动可以因胃充盈食物而引起胃结肠反射。

总之,结肠虽具有一定的功能,但非生命所必需,任何一部分和全部的结肠切除后,不会引起永久性的营养障碍。无论结肠切除或不切除,在回肠造瘘后,初时排的肠内容物是稀薄的,但慢慢可获得代偿,历时 1~3 个月也可排出近似正常的大便,患者可重新获得精力和恢复体重。

五、肝脏生理

肝是人体内最大的实质性器官,重 1 200~1 500 g。正常肝脏大部分位于右上腹部,小部分超过前正中线而到达左肋部。上界紧贴于膈肌,在右锁骨中线平第 5 肋骨上缘,下界与膈肌相贴附。肝的前面和膈面分别有镰状韧带、肝圆韧带、左右冠状韧带及左、右三角韧带使其与前腹壁和膈肌固定。肝的脏面还有肝胃韧带和肝十二指肠韧带,后者包含有门静脉、肝动脉和胆总管。门静脉、肝动脉和胆总管于肝脏面横沟内各自分出左、右支进入肝实质内,此处称第一肝门。在肝实质内,由于门静脉、肝动脉和肝胆管的管道分布大致相同,并共同被包裹在 Glisson 纤维鞘内,通常称门静脉系统。肝第二管道是肝脏血液的流出管道称为肝静脉系统,其分布与门静脉系统不同,最终是在肝脏后上方经肝静脉流入下腔静脉,此处称为第二肝门。

肝脏的分叶应按肝实质内门静脉系统分布的解剖位置来划分,如从胆囊窝的下方到下腔静脉窝的上方作一连线即正中裂,将肝脏分为左右两叶,再按叶间裂为界分为左外、左内、右前、右后和尾状叶,尾状叶则根据其血供和胆管引流范围分成两部分,分属丁左叶和右叶。

此外,临床上还常用以肝裂及肝静脉在肝内分布为基础的分段法,将肝叶分为 8 段:相当于尾状叶为 Ⅰ 段,左外叶为 Ⅱ 段、Ⅲ 段,左内叶为 Ⅳ 段,右前叶为 Ⅴ 段、Ⅷ 段,右后叶为 Ⅵ 段、Ⅶ 段。

肝担负着重要而复杂的生理功能,其中已明确并有临床意义的是:

(一)蛋白质代谢

1.肝脏在蛋白质代谢中作用

肝内含有丰富的与氨基酸分解代谢有关的酶类,由食物消化吸收而来的和组织蛋白分解而来的氨基酸大部分(80% 以上)被肝细胞摄取,在酶的催化下,活跃地进行着转氨基、脱氨基、转甲基、脱硫、脱羧基等作用,对蛋白质合成与分解代谢均具有重要的作用。

1)蛋白质合成:蛋白质经消化液分解为氨基酸而被吸收,肝脏又利用氨基酸再重新合成人体所需要的各种重要的蛋白质,如白蛋白、纤维蛋白原和凝血酶原等。如果肝脏损害严重,就可出现低蛋白血症和凝血功能障碍。

(1)合成肝脏自身的结构蛋白质和机体的大部分血浆蛋白,包括全部白蛋白、纤维蛋白原、凝血因子(Ⅷ、Ⅸ、Ⅹ 及凝血酶原)和部分球蛋白。

(2)合成诸如嘌呤类衍生物、嘧啶类衍生物、肌酸、乙醇胺、胆碱等含氮化合物。

(3)根据机体需要合成各种非必需氨基酸,分解多余的氨基酸。

(4)根据机体需要的比例,将各种氨基酸搭配后输送至组织器官。肝病时氨基酸代谢速度较低,则出现血浆氨基酸浓度升高及氨基酸随尿丢失。

2）蛋白质分解代谢

（1）食物消化吸收而来的和组织蛋白分解而来的氨基酸经过转氨基、脱氨基、转甲基、脱硫和脱羧基等反应转变成酮酸及其他化合物。除亮氨酸、异亮氨酸和赖氨酸这3种支链氨基酸主要在肌肉组织降解外，其余氨基酸特别是苯丙氨酸、酪氨酸及色氨酸等芳香族氨基酸都主要在肝内进行分解代谢。

（2）体内代谢产生的氨是对人体有毒的物质，肝脏能将大部分的氨合成尿素，经肾排出。肝细胞严重受损时，脱氨作用减退，可致血氨增高，导致肝性脑病。

（3）参与血红蛋白的分解代谢，在血红蛋白的分解代谢中，肝脏除破坏衰老的红细胞，将血红蛋白经一系列反应产生胆红素外，还能浓集亲脂的游离胆红素，并使其转化成水溶性结合胆红素排入胆汁中，当肝受损患病时，改造胆红素的能力下降，血中胆红素浓度随之增加，形成黄疸。

2. 肝病时血浆蛋白的含量改变

血浆蛋白主要有白蛋白、球蛋白、纤维蛋白原以及微量的酶及酶原（如凝血酶原）等。正常人血浆蛋白总量为 $60 \sim 75 \ g/L$，其中白蛋白 $38 \sim 48 \ g/L$，球蛋白（α_1、α_2、β、γ）$20 \sim 30 \ g/L$，纤维蛋白原 $2 \sim 4 \ g/L$，白蛋白/球蛋白（A/G）为 $1.5 \sim 2.5$。

1）血浆白蛋白减少：血浆白蛋白由肝细胞合成，肝细胞损害时，血浆白蛋白降低。肝脏每天合成白蛋白约 $12 \sim 18 \ g$，半衰期约为 13.5 天，因此，急性肝炎在短期内，血浆白蛋白改变不明显。肝细胞受到极严重的损害（急性或慢性），如急性或亚急性肝坏死、慢性肝炎、肝硬化等，由于白蛋白合成减少，血浆白蛋白才明显减少。血浆白蛋白明显减少（低于 $25 \ g/L$），可使血浆胶体渗透压降低，是肝病产生腹水成全身性水肿的重要原因之一。

2）球蛋白增多：主要是 γ-球蛋白增多。γ-球蛋白是由浆细胞产生的。肝脏疾患时，尤其是肝硬化患者，由于抗原的刺激，α-球蛋白产生增多。故 γ-球蛋白检测有助于慢性肝病诊断。β-球蛋白是由肝细胞、浆细胞、淋巴细胞合成的，其主要成分是 β-脂蛋白。肝脏疾患时，β-球蛋白也常增多，特别是在胆汁淤滞时，如阻塞性黄疸患者，血中 β-球蛋白明显升高，这可能与脂类代谢障碍有一定关系。

肝脏疾患时，由于白蛋白合成减少，球蛋白增多。因此，在血浆总蛋白还没有明显改变时，白蛋白或球蛋白已发生改变，其比值降低，多为 $1.0 \sim 1.5$，甚至倒置（即球蛋白多于白蛋白）。

3）纤维蛋白原和凝血酶原等凝血物质减少：纤维蛋白原、凝血酶原及凝血因子V、Ⅶ、Ⅸ、Ⅹ均在肝细胞内合成。肝细胞严重损害，凝血因子（Ⅱ、Ⅶ、Ⅸ、Ⅹ）生成减少，血液凝固性降低，是肝病患者凝血时间延长、出血倾向的重要原因。临床上可根据凝血酶原时间或凝血酶原活性（PTA）判断肝衰竭的预后。

3. 肝病时与氨基酸代谢有关酶的变化

肝细胞损伤时或胆汁排泄障碍时，肝细胞（胞质、线粒体等）内多种酶可逸入血中，使血中多种酶活性增高。部分血清酶因肝损害时肝合成功能下降而出现下降。

1）一些血清酶升高：在肝细胞内合成并在肝细胞内参与代谢的酶，例如 ALT、AST、LDH，由于肝细胞受损害（变性、坏死、细胞膜通透性升高）而释放入血，使这些酶在血清中升高。从胆道排出的酶如碱性磷酸酶(ALP)、γ-谷氨酰转肽酶(GGT)因排泄障碍或生成增多,而在血清内增多。

在肝细胞中 ALT 活力比较高,当肝细胞损害时,肝细胞膜通透性增高,血清 ALT 升高比较明显,尤其在急性炎症期,ALT 常用作肝损伤的敏感指标。当肝脏严重损害时,因肝脏不能合成这些酶类时,可出现胆酶分离(血清胆红素明显增高,转氨酶不高)现象,因此,测定血清 ALT 有助于判断病情的变化,但不能作为预后的指标。

ALP 的作用是在碱性环境中水解有机磷酸酯类化合物,并促进磷酸钙在骨骼中沉积。正常人血清 ALP 主要来自肝脏,在正常情况下可经胆道排出。当胆道阻塞、肝内胆汁淤积时,该酶从胆道排出受阻,而随胆汁逆流入血,与此同时,肝内 ALP 的合成也增加,故血清 ALP 活性明显升高。而在肝炎或肝硬化等肝细胞病变时,此酶活性变化不大,因此,ALP 可以为区别阻塞性和肝细胞性黄疸指标之一。此外,当肝脏中有原发性肿瘤或肝内占位性病变(如肝脓肿)时,也可见血清 ALP 增高,尤以转移性肝癌患者,增高更显著。

GGT 能将谷胱甘肽中的 γ-谷氨酰基转移到其他氨基酸或多肽上,对于体内氨基酸和蛋白质的吸收、分泌和合成都是必需的。主要存在于肾小管及肝毛细胆管处,血清 GGT 主要来自肝脏和由胆道排出。急性肝炎时此酶可伴随 ALT、AST 明显升高,慢性肝病时可轻度升高,而在阻塞性黄疸、原发性肝癌或转移性肝癌时可单项或与 ALP 同时明显升高。无黄疸而 GGT 明显升高,应注意排除肝癌。

2)一些血清酶降低:在肝细胞内合成并不断释放入血的酶,例如血清胆碱酯酶,因肝细胞受损害,合成减少,其血清值也会随之下降。因此,血清胆碱酯酶降低,是反映肝病预后的重要指标。

(二)糖代谢

肝脏在糖代谢中具有合成、贮藏及分解糖原的作用,使肝糖原与血糖之间保持动态平衡,维持血糖浓度在一定水平。

单糖经小肠黏膜吸收后,由门静脉到达肝脏,在肝内转变为肝糖原而贮存。一般成人肝内约含 100 g 肝糖原,仅够禁食 24 小时之用。肝糖又在调节血糖浓度以维持其稳定中具有重要作用。当劳动、饥饿、发热时,血糖大量消耗,肝细胞又能把肝糖原分解为葡萄糖进入血液循环。

肝病时血糖常有变化,可有低血糖或高血糖。一般来说,轻度肝脏损害往往很少出现糖平衡紊乱。当肝细胞发生弥漫性严重损害时,由于肝糖原合成障碍及贮存减少,表现为空腹时易出现低血糖。脑糖原的贮存量极少,脑的能量来源主要依靠血液供给葡萄糖。

当血糖急剧降低至 2.2 mmol/L 时,可发生低血糖性昏迷。低血糖性昏迷常见于重型肝炎肝硬化及肝癌晚期。由于肝细胞损害,不能及时地把摄入的葡萄糖合成肝糖原,过多进食糖后,可发生持续时间较长的血糖升高。

肝细胞损伤时糖代谢变化的特点是磷酸戊糖途径及糖酵解途径相对增强,严重肝损伤时糖有氧氧化及三羧酸循环运转不佳,血中丙酮酸量可显著上升。慢性肝病时血中。α-酮戊二酸量与症状平行地增加。

（三）脂肪代谢

肝脏除分泌胆汁促进脂类乳化和消化吸收外，可合成各种脂质代谢相关的酶类及运输相关的载脂蛋白，对脂类的分解、合成、运输等代谢过程均起着重要的作用。

1. 在脂肪代谢中的作用

1）肝脏是脂肪运输的枢纽：脂肪经消化后主要形成甘油、脂肪酸和甘油三酯。肝脏对吸收来的脂肪酸进行饱和度及碳链长度的改造（同化作用），以防之后再转变为体脂，运至脂肪组织贮存。而饥饿时组织中脂肪水解，生成的甘油则经血进入肝脏，由肝特有的甘油激酶催化生成 α-磷酸甘油，再进行代谢分解，此时，组织中的自由脂肪酸则需用肝脏合成的血浆白蛋白结合而运输。

2）肝脏能有效地进行脂肪酸的氧化产生酮体，成为血液中胆固醇和磷脂的主要来源，便于肝外组织对脂肪酸、糖及某些氨基酸合成脂肪、胆固醇和磷脂。

3）肝脏又能将脂肪、胆固醇酯、磷脂、胆固醇和载脂蛋白合成脂蛋白输送入血，供各组织利用，当慢性肝病、营养不良时，肝脏磷脂或蛋白质合成不足，脂肪便堆积肝中形成脂肪肝。

4）合成及分泌卵磷脂胆固醇酯酰转移酶，参与脂类的运输及转化。

5）肝内脂肪酶可加速中性脂肪水解为甘油和脂肪酸，甘油可通过糖代谢途径被利用，而脂肪酸可完全氧化为二氧化碳和水，利于脂肪代谢。

6）肝脏还能特异性地将胆固醇转变成胆盐。

2. 肝病时脂肪代谢的变化

血浆胆固醇大部分来自肝脏，一部分来自食物，肝外组织合成的胆固醇一般很少进入血液。肝细胞分泌卵磷脂胆固醇酯酰转移酶，在血浆中将卵磷脂生成胆固醇酯，肝脏本身也能将游离胆固醇转变为胆固醇酯。因此，血浆中胆固醇有两种存在形式，一是游离胆固醇（占 20%～40%），二是胆固醇酯（占 60%～80%）。胆固醇的代谢一部分由肝脏经胆道系统直接排入肠内，绝大部分（约占 80%）在肝内先转变为胆酸和脱氧胆酸，以胆盐的形式经胆道系统排入肠内。肝功能不全时，胆固醇的形成、酯化、排泄发生障碍，引起血浆胆固醇含量的变化。

1）单纯胆道阻塞，胆固醇排出受阻，血浆胆固醇总量明显增高，而胆固醇酯占胆固醇总量的百分比正常。

2）肝细胞受损害，如重症肝炎时胆固醇酯生成减少，血浆胆固醇酯含量减少，在胆固醇总量中所占的百分比降低，血浆胆固醇总量降低或在正常范围内。而大量中短链脂肪酸聚集，可引起肝性脑病。

3）肝细胞受损害同时伴有胆道阻塞（如黄疸型肝炎伴有小胆管阻塞），血浆胆固醇总量可以增高，但胆固醇酯在胆固醇总量中的百分比降低。

因此，检测总胆固醇（TC）及胆固醇酯在 TC 中的比例，可以有助于鉴别病变部位，区分主要病变在肝细胞或是胆道。

肝细胞损伤时因甘油三酯（TG）在肝细胞内蓄积，可导致脂肪肝的形成。

这与 TG 在肝细胞内的合成及其向体循环中释放之间的平衡失调所致有关。慢性肝病时由于低氧或氧化磷酸化障碍,致使 ATP 和胞磷胆碱(CDP - 胆碱)的形成不足造成磷脂及极低密度脂蛋白(VLDL)的合成障碍,磷脂酰胆碱显著减少,导致肝内脂肪向体循环的释放不足或由于糖代谢障碍而引起脂肪动员的增加,促使肝细胞中 TC 的堆积。

某些慢性肝病还可出现酮症,与肝病时糖代谢障碍,糖利用减少,脂肪分解增加有关。

(四)维生素代谢

维生素有很多种类,其本身并没有活性,必须在肝内进行化学反应,才能转变为具有活性的因子,这个过程被称为"活化"。肝在维生素的吸收、储存和转化方面都起着重要作用。肝脏除分泌的胆盐参与脂溶性维生素的吸收外,还具有以下作用:①肝脏与其他组织相比,能大量贮存多种维生素如维生素 A、D、K、B_{12}等。其中肝中维生素 A 的平均含量为 750 μg/kg 组织,总贮存约占体内总量的 95%。②肝脏可将胡萝卜素转变成维生素 A,又能将脂型维生素 A 转变为自由的醇型维生素 A 释放入血,以调节血浆维生素 A 的水平。③维生素 D 转化为 25 - 羟维生素 D 是在肝细胞内进行的。④维生素 K 在肝中参与合成 4 种凝血因子。⑤B 族维生素在肝内可形成各种辅酶,参与各种物质代谢,如维生素 B_1 构成脱羧酶的辅酶,参与糖代谢。肝脏功能不良时,维生素不能有效活化。

(五)激素代谢过程中的作用

激素是人体内各种内分泌腺所分泌的一类化学物质,它在神经系统的影响下参与调节体内的物质代谢过程。在正常情况下,各种激素的生成与灭活是处于相对平衡状态之中。激素过多或不足,都会使物质代谢发生紊乱。

肝与许多激素的灭活和排泄有密切关系。激素的灭活主要是在肝脏中进行的,其代谢产物从尿液或胆汁中排出。肝脏中的胰岛素酶能使胰岛素迅速灭活。甲状腺素一部分在肝内放出碘而失去活性,一部分经肝随胆汁排入肠内,在肠中可被再吸收或被细菌破坏。肾上腺素、去甲肾上腺素可以在肝内进行脱氨或与葡萄糖醛酸结合而灭活。血中的类固醇激素在肝内灭活,如氢化可的松可在肝内还原成四氢氢化可的松而失活,雌激素在羟化酶作用下,生成雌三醇,孕酮被还原为孕二醇。雌三醇和孕二醇在肝内与葡萄糖醛酸或硫酸盐结合,随胆汁和尿排出;雄激素在肝内与硫酸结合失去活性。垂体后叶释出的抗利尿激素(又称血管升压素)也与肝内葡萄糖醛酸结合被灭活。因此,当发生严重肝功能损伤时,体内多种激素因灭活而堆积,会导致相应的激素调节功能紊乱。

严重肝病如肝硬化、重型肝炎,严重肝功能下降时,醛固酮、抗利尿激素等在体内堆积,可引起水、钠潴留,导致水肿或腹水。

慢性肝病,如慢性肝炎、肝硬化时,雌激素灭活减少,体内长期存在过多的雌激素,可出现肝掌、蜘蛛痣,女性可见月经失调,男性可致乳房发育、睾丸萎缩。

(六)解毒功能

肝脏是人体的主要解毒器官,它可保护机体免受损害。机体代谢过程中产生的有毒物质,例如蛋白质代谢产生的氨,在肝内变成无毒的尿素。从大肠吸收的有毒物质(如氨、胺类、吲哚、酚类等)以及直接来自体外的毒物,随血液进入肝脏后,在肝细胞中经生物转化作用,变成无毒或毒性较小的物质随尿或胆汁排出体外。肝脏将有毒物质变为无毒性产物的功能称为解毒功能。

肝脏的解毒功能有氧化、还原、结合、水解、脱氨等方式,其中主要是氧化和结合解毒。

肝脏解毒作用的主要方式:

1. 化学作用

包括氧化还原、水解及结合作用,氧化解毒是最常见的解毒方式,其中结合作用是最重要的方式。许多有毒物质在肝内经氧化后,即被破坏而失去毒性。例如,在肠内经腐败作用所产生的胺类,可由肝组织内活性很强的单胺氧化酶及二胺氧化酶的作用,先被氧化成醛及氨,醛再被氧化成酶,最后变成二氧化碳及水。

氨基酸脱氨以及肠道内细菌分散含氨物质所产生的氨,对机体有毒,但肝细胞线粒体中特有的酶类通过氨基酸循环,将氨合成尿素,后者通过尿排泄。如果肝功能衰退,尿素合成量减少,血氨含量增高,可引起肝性脑病。

结合解毒是体内最重要的解毒方式。许多有毒物质常不能在体内被氧化或还原,或虽经氧化或还原仍有毒性。这类物质的解毒方式是在肝细胞内质网中与葡萄糖醛酸盐、甘氨酸等结合,生成无毒、毒性较小而易于溶解的化合物,然后从体内排出。以葡萄糖醛酸结合的解毒方式最常见。例如食物残渣在大肠内腐败后,常产生许多有毒的酚类化合物,这些有毒物质被吸收后,在肝内与葡萄糖醛酸结合解毒。也能与硫酸盐结合解毒。色氨酸在大肠内腐败生成有毒性的吲哚,被吸收后先在肝内氧化成为吲哚酚,然后再与硫酸盐(或葡萄糖醛酸)结合成无毒的尿蓝母,随尿排出。

镇静安眠类药物、乙醇(酒精)、氨类物质均在肝内解毒,故肝病患者对这些物质应慎用或不用。

2. 分泌作用

一些重金属如汞,以及来自肠道的细菌可经胆汁排出。

3. 蓄积作用

某些生物碱如士的宁及吗啡可蓄积于肝内,然后逐渐少量释出,可减少机体中毒程度。

4. 吞噬作用

肝脏通过吞噬作用可清除血中的细菌、染料及其他颗粒性物质。

(七)肝脏其他重要生理功能及再生能力

1. 防御功能

肝脏是最大的网状内皮细胞吞噬系统。肝窦内含有大量的具有很强吞噬能力的库普弗细胞,此类细胞的特点是其内质网及核膜上的内源性过氧化物酶具有很强的活性,可通过分泌的多种生物活性因子,如转化生长因子(TCF)、肝细胞生长因子(HGF)、胰岛素样生长因子 I(IGF I)、白介素-6(IL-6)、白介素-1(IL-1)、肿瘤坏死因子 α(TNF-α)、干扰素(IFN)等而起作用,具有吞噬、消灭病原微生物,清除机体内的内毒素,调节免疫和炎症反应等功能。门静脉血中99%的细菌在经过肝静脉窦时被吞噬。因此,肝脏具有极为重要的滤过作用。肝病时库普弗细胞功能下降,极易招致各种感染。

近年研究发现,肝内的库普弗细胞有调控组织和基质修复、调控肝细胞、肝储脂细胞的增生和细胞外基质合成等功能,与肝纤维化的形成有密切关系。

2.肝脏的再生能力

肝脏是腹腔中最大的器官,成人肝脏质量可达 1 500 g,且血液供应非常丰富,具有很强的、其他器官无法比拟的代偿能力和再生能力。肝脏即使被割掉一半,或者受到严重伤害,残留的正常肝细胞仍能保持肝脏的正常功能。动物实验证明,当肝脏被切除70% ~ 80%后,可以不显示出明显的生理紊乱,大鼠可照常进食,其肝功能指标仍可正常,且经手术切除 75% 肝脏的老鼠可于 3 周后便能恢复原状,人类则需 4 个月左右。强大的代偿能力和再生能力是导致慢性肝病病情隐匿,临床谱复杂多样的重要原因。临床上常见到症状与病理改变轻重不符的现象,一些无症状患者,其病变已进展至肝硬化或肝癌,提示血液及影像学监测的重要性。

3.血液供应及调节血液循环功能

1)肝脏的双重血液供应:肝脏血液供应非常丰富,肝脏的血容量相当于人体总量的14%。成人肝每分钟血流量有 1 500 ~ 2 000 mL,肝的血管分入肝血管和出肝血管两组,与腹腔内其他器官不同,入肝血管包括肝固有动脉和门静脉,属双重血管供应,是其重要物质代谢功能的保证。出肝血管是肝静脉系。肝动脉是肝的营养血管,肝脏血液供应的1/4 来自肝动脉,肝动脉进入肝脏后分为各级分支到小叶间动脉,将直接来自心脏的动脉血输入肝脏,主要供给氧气。门静脉是肝的功能血管,肝脏血液供应的3/4 来自门静脉,门静脉进入肝脏后分为各级分支到小叶间静脉,把来自消化道含有营养的血液送至肝脏"加工"。

肝血管受交感神经支配以调节血量。正常时肝内静脉窦可以贮存一定量的血液,在机体失血时,从肝内静脉窦排出较多的血液,以补偿周围循环血量的不足。

2)门静脉系统功能结构特点:门静脉系统由肠系膜上静脉和脾静脉汇合而成,与腔静脉系统相比,在功能和结构上具有以下特点:

(1)门静脉是肝的功能血管,收集了消化道、脾、胰、胆囊的血液,携带丰富的营养物质输送入肝脏,除作为肝本身的代谢能源外,还合成新的物质,供给全身组织的需要。

(2)其起止端均为毛细血管,起始于胃、肠、胰、脾的毛细血管网,终端为肝血窦状隙。且门静脉主干及较大的属支均无瓣膜结构。当肝脏某些病理因素(如肝硬化、血栓形成等)导致门静脉循环障碍时,血流受阻,可引起脾脏淤血肿大。

(3)门静脉与腔静脉之间存在较多的交通支,在门静脉高压时,为了使淤滞在门静脉系统的血液回流,这些交通支大量开放,而建立侧支循环,其主要侧支循环有:①食管下段与胃底静脉的曲张,严重时可破裂出血,是晚期肝硬化消化道出血重要原因之一;②脐静脉的重新开放,临床上可见脐周静脉曲张、显露;③门静脉系的痔前静脉与腔静脉系中、下痔静脉吻合,形成痔核,破裂时可导致便血。

4.肝脏的造血功能

肝脏在胚胎第 8 ~ 12 周为主要造血器官,至成人时由骨髓取代,造血功能停止。肝病时可引起血液的异常变化,如红细胞实质的改变和数量的减少,可造成溶血及各种贫血。血小板的减少可造成出血,严重时可危及人的生命。但是在某些病理情况下,肝脏仍有可能恢复其造血功能,如慢性失血出现的小红细胞。危重肝病在严重贫血与溶血的同时,可出现棘细胞(齿轮细胞)。肝炎时嗜酸细胞增多,此时肝脏释放出大量嗜酸细胞趋化因子以吞噬抗原抗体复合物,这是一种保护性机制。以上情况均说明肝脏存在造血功能,而且在某些病理情况下其造血功能恢复。

5. 热量的产生

肝脏参与水、电解质平衡的调节。在劳动和运动时产生热的主要器官是肌肉,而安静时机体的热量主要由身体内脏器官提供。在各种内脏中,肝脏是体内代谢旺盛的器官,安静时,肝脏血流温度比主动脉高 $0.4 \sim 0.8℃$,说明其产热较大。

(八)排泄功能

1. 排泄功能

肝脏有一定的排泄功能。肝细胞能不断地生成胆汁酸和分泌胆汁,胆汁在消化过程中可促进脂肪在小肠内的消化和吸收。每天有 $600 \sim 100 L$ 的胆汁,经胆管输送到胆囊。胆囊起浓缩和排放胆汁的功能。肝内胆色素、胆盐、胆固醇、ALP 以及 Ca^{2+}、Fe^{3+} 等,可随胆汁排出。肝解毒作用后的产物除一部分由血液运到肾脏随尿排出外,也有一部分从胆汁排出;一些重金属如 As^{3+}、Hg^{2+} 及某些药物和色素在某种情况下进入机体后,也是经肝及胆道排出的。肝脏排泄功能降低时,由胆道排泄的药物或毒物在体内蓄积,可导致机体中毒。

临床上常用酚四溴酞钠(BSP)清除试验,来判断肝脏的排泄功能。BSP 是一种无毒性、在血液内不变化的染料,注入血液后,大部分与精蛋白及 α - 球蛋白结合。在健康人体内约80% 由肝细胞摄取,15% ~20% 由骨骼肌摄取,仅2% 由肾脏排出。BSP 在肝细胞内与谷胱甘肽等结合的形式排入胆管。试验时,由静脉注入 BSP 5 mg/kg,正常注射后 I 小时,血内已不能查出这种染料,或只有很微量。如果注射后 30 分钟,血内还滞留有注入量的 10% ~40%,表示有轻度肝功能减退;滞留 50% ~80%,表示中度肝功能减退;滞留90% 以上,表示有严重的肝功能不全。

2. 胆红素代谢

肝脏是胆红素代谢的主要脏器。衰老的红细胞代谢后变成胆绿素,后者在胆绿素还原酶的催化下转变成胆红素,此为非结合胆红素,因其为脂溶性而非水溶性,需与白蛋白结合才能在血中转运。如血中白蛋白下降,可使用非结合胆红素的转运能力下降。很多药物(如阿司匹林、磺胺)可从白蛋白置换胆红素,从而促进非结合胆红素进入脑组织。这对新生儿核黄疸的形成有重要意义,但对成年人影响不大。

与白蛋白结合的非结合胆红素在肝细胞膜处与白蛋白分离,进入肝细胞后由可溶性浆蛋白转运到滑面内质网。在胆红素 - 二磷酸核苷 - 葡萄糖醛酸转移酶的作用下,与葡萄糖醛酸结合形成结合胆红素。此酶活性可被苯巴比妥激活,为肾上腺皮质激素所抑制。而此酶活性降低时,可引起新生儿和先天性非溶血性黄疸(间接 1 型)。

形成结合胆红素后,通过微管膜分泌到胆汁中。此种分泌可因药物(如氯丙嗪等)、肝细胞病变或肝外梗阻而受阻碍,致使结合胆红素回流入血。

在正常情况下,结合胆红素在小肠内被细菌分解为尿胆素原,10%～20%尿胆素原再吸收经过门静脉被肝细胞摄取。其中大部分再排入胆汁中,一小部分经体循环排泄到尿中。肝外完全梗阻时,尿中尿胆素原阴性,肝细胞病变时,尿胆素原可能正常或增多,增多的原因是肝细胞损害不能将尿胆素原排泄到胆汁中。

非结合胆红素血症最常见原因是新生儿生理性黄疸,在年长儿为溶血性疾病或家族性胆红素代谢异常(先天性非溶血性黄疸间接1型或2型)。结合性高胆红素血症的病因为先天性非溶血性黄疸直接1型或直接2型、某些药物(红霉素、氯丙嗪)、肝内或肝外胆道梗阻及其他肝病。对高胆红素血症患者,应注意感染的存在。有感染时,血清总胆红素也增高,其中结合性胆红素约占50%。

六、胆道生理

胆道系统起自肝细胞之间的毛细胆管,汇合成肝内左右胆管,于第一肝门处即形成肝外左、右肝管,在肝门下方再汇合成肝总管,胆囊管与肝总管相接成胆总管,最后进入十二指肠。

胆囊为囊样器官,其大小约8 cm×3 cm×3 cm,容积为40～60 mL。胆囊管是胆汁进入和排出胆囊的重要通道。它与肝总管和胆总管相连接,是肝总管与胆总管的分界点。胆囊管与肝总管汇合部位和径路多变。胆囊的血供主要来自胆囊动脉,一般来自肝右动脉,可有多种变异。胆囊动脉在胆囊三角内靠近胆囊管,分前、后两支供应胆囊血运。胆囊黏膜能分泌黏液,并具吸收功能。

胆囊三角是由胆囊管、肝总管和肝下缘围成的三角区,胆囊动脉和副右肝管在此三角区经过,是胆道手术,尤其胆囊切除术极易发生误伤的危险区域。

胆总管(CBD)自胆囊管与肝总管汇合点,肝总管延续为胆总管。胆总管全长7～9 cm,直径0.6～0.8 cm,可分为四段:①十二指肠上段;②十二指肠后段;③胰腺段:此段实际上位于胰腺组织内,是胰头癌侵及胆总管造成梗阻性黄疸的好发部位;④十二指肠肠壁内段:位于十二指肠降段中部内后侧壁内,斜行走行,1.5～2 cm长。约80%的胆总管与主胰管汇合形成共同通路,开口于十二指肠乳头;约20%的胆总管与主胰管分别进入十二指肠或有间隔。胆总管进入十二指肠前扩大成壶腹,称肝胰(Vater)壶腹。壶腹癌发生在此处,是胆总管下段梗阻的另一常见部位。胆总管在十二指肠壁内段和壶腹部其外层均有平滑肌纤维围绕包括胰管括约肌,统称为奥狄(Oddi)括约肌,在控制胆管开口和防止反流方面起重要作用。胆总管的血液供应主要来自胃、十二指肠动脉的分支。在胆总管周围相互吻合形成微细的小动脉丛,滋养胆总管。

胆道系统具有分泌、储存、浓缩与输送胆汁的功能。

1)胆管有输送胆汁、分泌胆液的功能。肝细胞和胆管每天分泌胆汁800～1 000 mL,受神经内分泌调节。当进食时,刺激十二指肠黏膜分泌促胰液素和促胆囊收缩素(CCK),引起胆囊平滑肌收缩,Oddi括约肌松弛,使胆汁流入十二指肠。胆管还分泌少量的黏液保护胆管黏膜不受胆汁的侵蚀。

2)胆囊有浓缩、储存和排出胆汁的作用。肝脏每日分泌的胆汁绝大部分进入胆囊,经浓缩后储存。根据食物的种类和数量由体液和神经调节排出胆道。胆囊黏膜能分泌少量黏液(每小时约 20 mL)以保护和润滑黏膜。当胆囊管梗阻时,胆汁中胆红素吸收,胆囊内仅存胆囊黏膜分泌的无色透明的黏液,故为"白胆汁",又称为胆囊积水。

3)胆囊切除后,胆总管能部分扩张,代偿胆囊的浓缩功能。

4)肝脏分泌胆汁的分泌压最大为 39 cmH_2O,当胆道梗阻时,胆管内压力如超过胆汁分泌压,即可发生胆汁反流且胆汁停止分泌。

七、胰腺生理

胰腺位于腹膜后,横卧于第 1~2 腰椎前方,分头、颈、体、尾四部分,成人长 12~15 cm,宽 3~4 cm,厚 1.5~2.5 cm。胰头被十二指肠环绕,胰头向后向内延伸形成钩突,其内有肠系膜上动、静脉。主胰管与胰腺平行,直径 3~4 mm,80% 左右的人,其胰管与胆总管汇合形成共同通道,开口于十二指肠乳头;部分的患者胰管在胆总管进入十二指肠前即与之汇合(合流异常);也有的分别进入十二指肠。

胰腺血液供应来自胰十二指肠上动脉(源于胃、十二指肠动脉),和胰十二指肠下动脉(源自肠系膜上动脉)。淋巴注入腹腔淋巴结和肠系膜上淋巴结。神经支配由腹腔神经丛,位于胰体部上方深部。

胰腺具有内分泌和外分泌两种功能。

(一)胰腺的外分泌

胰液由胰腺腺泡细胞和导管管壁细胞产生,每日分泌量为 700~1 500 mL,内含有碳酸氢盐和消化酶,后者主要是胰蛋白酶、胰脂肪酶、胰淀粉酶,此外,还有糜蛋白酶、磷脂酶 A、胶原酶和弹力蛋白酶等。其中分解蛋白的酶如胰蛋白酶和糜蛋白酶等需经肠腔内的肠激酶接触后才被活化;而其他胰酶如淀粉酶、脂肪酶等则以活性的形式存在。胰液的外分泌是受迷走神经和体液两种因素调节,后者是指进食后促胃泌素、缩胆素、促胰酶素和肠促胰液素等体液因子,对胰液分泌起强有力的刺激作用,这在临床治疗急性胰腺炎时具有重要意义。

(二)胰腺的内分泌

由胰岛内多种细胞产生。胰岛为散在于胰腺之中的内分泌细胞团。由胰岛细胞中的 B 细胞所产生的激素是胰岛素,它的功能是促使碳水化合物氧化和增加肌肉和肝脏的糖原储量。若 B 细胞因炎症遭受破坏时,可出现血糖过高、糖尿。如 B 细胞形成胰岛素瘤,胰岛素分泌过多,即出现低血糖综合征。此外,胰岛细胞中的 A 细胞,产生胰高糖素,促进肝糖原的分解,使血糖升高。G 细胞产生胃泌素,如 G 细胞构成的胃泌素瘤分泌胃泌素增多,可导致难治性消化性溃疡。

八、脾脏生理

正常人的脾脏约掌心大,长约 12 cm,宽约 7 cm,厚约 4 cm,重 150~200 g;形似蚕豆,内侧前缘有切迹;呈暗红色,质软而脆。脾脏位于左上腹季肋部深处,膈肌下方,胃的左侧,左肾的前方和结肠脾曲的上方,被第 9~11 肋所遮盖,难以触及。脾除脾门与胰尾接触的部位外,皆有腹膜覆盖,因而属腹膜间位器官。其腹膜反折形成脾重要的韧带:与胃大弯间形成胃脾韧带,与左肾间形成脾肾韧带,与横膈间形成膈脾韧带,与结肠脾曲构成脾结肠韧带。脾借助其周围韧带以固定位置及缓和冲击。在某些病理情况下,韧带内扩张的侧支血管构成脾重要的循环通路。

脾血液循环丰富。脾动脉发自腹腔动脉,多沿胰腺上缘向胰尾走向,进入脾门前分支为脾叶动脉,继而分为脾段动脉、小动脉至终末动脉,故常将脾实质由脾门至外周分为脾门区、中间区及周围区。脾静脉自脾门汇合后多伴行脾动脉汇入门静脉系统。相邻脾叶、段间动静脉吻合甚少,形成脾实质相对无血管平面,构成多种保留性脾手术的解剖学基础。脾周血管亦丰富,多走行于各脾周韧带内,如脾动脉在近脾门处分出胃网膜左动脉和数支胃短动脉,走行于脾胃韧带中,在主干血管脾动、静脉阻断后对保证脾血运具有重要意义。脾的淋巴引流汇入脾门淋巴结,继而至腹腔动脉旁淋巴结。

(一)造血和储血

脾内含有少量造血干细胞(约为骨髓的 1/10),在严重贫血、某些类型白血病和传染病及某些破坏血细胞的药物中毒时,脾索内可重新出现造血现象。脾通过血窦发挥储血作用,剧烈运动、失血或情绪激动时,脾窦内血液即可进入循环。正常脾储血量仅约 40 mL,并无重要临床意义;而当脾显著肿大时,储存的大量血液可起到"自体输血"作用。

(二)滤血及毁血

脾窦壁上的滤孔可滤除细菌、缺损或衰老的红细胞、血小板和细胞碎片,并被巨噬细胞吞噬,每天滤血量约 350 L,清除约 20 g 红细胞。

(三)免疫功能

突出表现在对血液的滤过作用;含大量的免疫活性细胞如巨噬细胞、T 细胞、B 细胞NK 细胞、K 细胞、LAK 细胞、树突状细胞等;产生促吞噬素、调理素、补体、备解素、内源性细胞因子等免疫活性因子;具有抗肿瘤免疫等重要功能。

(四)其他功能

临床上采用同种脾移植和脾细胞输注治疗甲型血友病获得成功,表明脾具有产生Ⅷ因子的功能。

九、腹膜、网膜的生理

腹腔为体内最大的体腔。在正常情况下,腹腔仅为一个潜在的间隙,然而,在罹病和异常的情况下,腹腔能容纳几升的液体和气体。整个腹腔表面被一层浆膜覆盖,称为腹膜。腹膜是一层很薄的浆膜,由内皮细胞组成,表面积几乎与全身皮肤面积相等,可分为两部分,即壁层和脏层。腹膜壁层贴附于前腹壁和盆腔壁,其前为疏松结缔组织层,含有胶原弹性纤维,其中含有吞噬细胞和网织细胞。腹膜脏层除覆盖在内脏表面外,并将内脏器官悬垂或固定于膈肌、腹后壁或盆腔壁,形成网膜和系膜以及多种不同形状的韧带。例如,连接肝脏与胃和十二指肠的腹膜称为小网膜,而悬垂于胃和横结肠之下、小肠之前者称为大网膜。

有许多脏器几乎是完全被腹膜包裹的,如肝、胃、脾、十二指肠第一部、空肠、回肠、横结肠、盲肠、乙状结肠、直肠的上段、子宫和卵巢;部分被腹膜包裹的有十二指肠降部和横部、升结肠和降结肠、直肠的中段、阴道的上部和膀胱的后壁、胆囊和肝外胆管。有些脏器仅有腹膜覆盖但完全在腹膜腔之外,如肾、肾上腺、胰腺。也有的脏器是完全没有腹膜掩盖的。如直肠下段,膀胱的颈、底和前面,以及阴道的前壁和后壁的下段。男性腹腔是密闭的,女性腹腔经输卵管和外界相通。大网膜从胃、横结肠下垂遮盖小肠和下腹腔的脏器,有丰富的血液供应和淋巴管网并有大量脂肪组织,活动度大,能移动到所及的病灶将其包裹填塞,使炎症局限,损伤修复。

壁层腹膜受周围神经支配,对痛觉敏感、定位准确;在受到刺激时,可引起反射性腹肌紧张,腹膜炎时出现的腹膜刺激征即由此产生。脏层腹膜受内脏神经支配,痛觉定位差,在受到牵拉、膨胀、压迫时有钝性不适感,是为腹部钝痛。当膈肌部位的腹膜受到刺激时,通过膈神经的反射,可引起肩部的放射痛。

腹膜下层的脂肪和结缔组织中布满血管网、淋巴管网和神经末梢。腹膜的动脉来源于肋间动脉和腹主动脉分支。腹膜的静脉回流入门静脉和下腔静脉,故门静脉和下腔静脉受阻时,腹腔内可积聚大量液体,产生腹水。腹膜的淋巴先流入腹部淋巴结,再汇合于胸导管。

腹膜有以下四种生理作用:

(一)润滑作用

腹膜在正常情况下也能分泌少量液体,使腹内脏器的表面光滑,减少活动时的摩擦损伤。

(二)吸收和渗出作用

腹膜对液体和微小颗粒具有强大的吸收功能,每小时吸收量可为体重的8%左右,也能吸收血液、空气和毒素。腹膜各部分的吸收能力有所不同,一般膈面腹膜最富有吸收力,而盆腔腹膜则吸收较慢。故临床上膈下脓肿全身反应重,而盆腔脓肿全身反应较轻。腹膜也可渗出大量的电解质和非蛋白氮,腹膜透析就是利用腹膜这一作用来治疗尿毒症的。

(三)防御功能

腹膜有防御作用,当腹腔感染时,一些器官周围的腹膜常可迅速发生粘连或与大网膜一起包裹病变部位,使病变局限和防止扩散。

(四)再生修复动能

腹膜有很强的再生和修复能力,可促进伤口愈合。腹膜如有损伤或手术操作粗暴,也可引起术后发生粘连而出现其他并发症。

(五)感觉特殊

腹膜壁层的神经来自肋间神经和腰神经,感觉敏锐、疼痛定位准确,受炎症刺激后,能引起腹肌反射性收缩而出现腹肌僵硬。但是,腹膜脏层则由内脏感觉神经支配,其痛阈较高,对切割、烧灼或挤压等不产生主观疼痛感觉,但牵拉则可产生内脏痛,疼痛的定位较差。

(薄静静)

第二节 消化性溃疡

消化性溃疡(PU)主要是指发生在胃和十二指肠的慢性溃疡,即胃溃疡(GU)和十二指肠溃疡(DU),溃疡的形成与胃酸和胃蛋白酶的消化作用有关,故称消化性溃疡。本病是一种全球性常见病、多发病,约11%的人曾患过此病。男性多于女性,本病可发生于任何人,DU 多见于青壮年,而 GU 多见于中老年,后者发病高峰比前者约迟 10 年,DU:GU≈3:1。发病有明显季节性,秋冬和冬春之交是本病的好发季节。我国临床统计提示,消化性溃疡患病率在近十多年来开始呈下降趋势。

一、病因与发病机制

消化性溃疡是一种多因素疾病,当损害因素或防御－修复因素失衡致黏膜组织损伤导致 PU。GU 为防御－修复因素减弱,DU 为侵袭因素增强。近年研究明确,幽门螺杆菌和非甾体抗感染药是损害胃十二指肠黏膜屏障从而导致消化性溃疡发病的最常见病因。

(一)幽门螺杆菌感染

为主要病因。幽门螺杆菌(Hp) 般以胃窦部较多,胃体、胃底部较少,Hp 引起胃黏膜损伤机制几种假说:①Hp 感染可增加促胃液素和胃酸的分泌,使侵袭因素增加;②Hp 凭借毒力因子定植胃壁黏膜,诱发局部炎症和免疫反应,损害局部黏膜的防御－修复机制;③Hp 可减少十二指肠碳酸氢盐分泌,削弱黏膜屏障。

(二)药物因素

非甾体药物(NSAIDs)是引起消化性溃疡的另一个常见病因,它通过削弱黏膜的防御机制和修复功能引起本病,损害作用包括局部和全身作用,从而促进黏膜炎症和溃疡形成。

(三)胃酸－胃蛋白酶分泌过多

消化性溃疡的形成是由于胃酸、胃蛋白酶对黏膜自身消化所致。胃酸分泌过多主要因素是:①DU 患者壁细胞总数增多,胃酸的分泌与壁细胞数成正比;②DU 患者的壁细胞对五肽促胃液素等刺激物的反应性较正常人高;③胃酸分泌的反馈抑制机制失调;④迷走神经长期兴奋持续释放乙酰胆碱,从而使盐酸和促胃液素分泌增多。当黏膜防御－修复功能遭到破坏,胃酸分泌过多时,胃酸、胃蛋白酶对黏膜自身进行消化最终形成 PU。

(四)其他因素

长期吸烟、应激和心理因素、胃十二指肠运动异常、遗传因素均可影响消化性溃疡的发生。

DU 多发生在球部,GU 多在胃角和胃窦小弯。溃疡一般为单个或多个,呈圆形或椭圆形,GU 比 DU 稍大,可见直径大于 2 cm 的溃疡。溃疡边缘光整、底部洁净,由肉芽组织构成,活动性溃疡周围黏膜常有炎症水肿。溃疡可引起穿孔、出血、幽门梗阻、癌变。

二、临床表现

临床表现不一,少数患者可无症状,或以出血、穿孔等并发症作为首发症状。多数消化性溃疡有慢性过程、周期性发作和节律性疼痛的特点。其发作常与不良精神刺激、情绪波动、饮食失调等有关。

(一)症状

1. 腹痛

上腹部疼痛是本病的主要症状,可为钝痛、灼痛、胀痛甚至剧痛,或呈饥饿样不适感。疼痛多位于上腹中部、偏右或偏左。多数患者疼痛有典型的节律,与进食有关。DU 的疼痛常在餐后 3~4 小时开始出现,如不服药或进食则持续至下次进餐后才缓解,即进餐-缓解,故又称空腹痛。约半数患者于午夜出现疼痛,称午夜痛。GU 的疼痛多在餐后 1/2~1 小时出现,至下次餐前自行消失,即进餐-疼痛-缓解。午夜痛也可发生,但较 DU 少见。部分患者无上述典型疼痛,而仅表现为无规律性的上腹隐痛不适,也可因并发症的出现而发生疼痛性质及节律的改变。

2. 其他

消化性溃疡除上腹疼痛外,尚可有反酸、嗳气、恶心、呕吐、食欲减退等消化不良症状,也可有失眠、多汗、脉缓等自主神经功能失调表现。

(二)体征

溃疡活动期可有剑突下固定而局限的压痛点,缓解期则无明显体征。

三、并发症

(一)出血

出血是消化性溃疡最常见的并发症,十二指肠溃疡比胃溃疡易发生。有 10%~15% 的患者以上消化道出血为首发症状。出血量与被侵蚀的血管大小有关,可表现为呕血或黑便。出血量大时甚至可排鲜血便,出血量小时,粪便隐血试验阳性。

(二)穿孔

穿孔通常是外科急症,最常发生于十二指肠溃疡。表现为腹部剧痛和急性腹膜炎的体征。当溃疡疼痛变为持续性,进食或用制酸药后长时间疼痛不能缓解,并向背部或两侧上腹部放射时,常提示可能出现穿孔。

(三)幽门梗阻

见于 2%~4% 的病例,主要由十二指肠溃疡或幽门管溃疡引起。表现为餐后上腹部饱胀,频繁呕吐宿食,严重时可引起水和电解质紊乱,常发生营养不良和体重下降。

(四)癌变

少数胃溃疡可发生癌变,尤其是 45 岁以上的患者。

四、实验室及其他检查

(一)X 线钡餐检查

胃或十二指肠壁上见到溃疡龛影,也可见到龛影周围辐射状的黏膜皱襞。

（二）胃镜检查

当鉴别溃疡属良、恶性有困难时，或 X 线检查呈阴性而临床仍疑有胃癌时，或消化不良久治不愈时，都要行纤维胃镜检查，必要时做活检。

胃镜下溃疡多呈圆形或椭圆形，偶也呈线状，边缘光整，底部充满灰黄色或白色渗出物，周围黏膜可有肿胀充血。与 X 线钡餐检查比较，胃镜发现胃后壁溃疡和十二指肠巨大溃疡更可靠。胃镜检查对消化性溃疡有确诊价值。

（三）胃液分析

1）胃溃疡者，胃酸分泌正常或稍低于正常。

2）十二指肠溃疡者，胃酸分泌过高，刺激后最大胃酸分泌量（MAO）增加。

3）胃癌者，MAO 缺乏。

4）慢性胃炎者，MAO 降低。

5）胃泌素瘤则基础胃酸分泌量（BAO）、MAO 均增高。

（四）血清胃泌素测定

消化性溃疡时血清胃泌素较正常人稍高，诊断意义不大。但如果疑为胃泌素瘤时应做此项测定，胃泌素瘤者，胃酸和胃泌素同时增高。

（五）幽门螺杆菌检查

由于消化性溃疡绝大多数与其感染有关，故为常规检查。所有活检标本应先做快速尿素酶试验（阳性者标本在含酚红和尿素的试液中呈红色），再做微氧环境下培养。标本也可做吉姆萨染色或特殊染色以寻找此菌。结果阳性者应做灭菌治疗。

（六）粪便隐血检查

经食 3 天素食后，如粪便隐血试验阳性，提示溃疡有活动性，经正规治疗后，多在 1～2 周转阴。

五、治疗

本病治疗原则是消除病因、控制症状、愈合溃疡、预防复发和避免并发症。

（一）降低对黏膜的损害

1）H_2 受体拮抗剂能阻止组胺与 H_2 受体结合，减少胃酸分泌。常用药物有西咪替丁、雷尼替丁、法莫替丁。

2）质子泵阻滞剂，可减少胃酸分泌，常用奥美拉唑（洛赛克）。

3）制酸剂，常用氢氧化铝或氧化镁。

（二）增强黏膜抵抗能力

枸橼酸铋钾具有保护黏膜及杀灭幽门螺杆菌作用，促进上皮修复的作用，也可应用硫糖铝或甘珀酸。

（三）抗菌治疗

目前主张应用对幽门螺杆菌有效的抗生素药物、抑制胃酸分泌药物、保护胃黏膜药物三联疗法，如枸橼酸铋钾、阿莫西林及甲硝唑三种药物联合应用，可有效根治幽门螺杆菌感染。

（四）手术治疗

对合并消化道大量出血内科治疗无效、急性穿孔、瘢痕性幽门梗阻及胃溃疡疑有癌变者可实施外科手术治疗。

六、护理

（一）一般护理

1）在溃疡病急性发作期或有并发症时，要卧床安心休息，以促进疾病的恢复。由于溃疡病是慢性疾病，病程迁延，经常发作甚至产生并发症，因此可能引起患者情绪波动而影响休息，所以应给患者进行耐心地解释，以体贴同情的语言劝慰患者，指导患者正确掌握发病的规律性和预防复发的措施，以调动患者的主观能动性。对消化性溃疡患者忽视心理护理，即使最周到正确地进行躯体护理，对患者来说，也是不全面的。

2）指导患者有规律地定时进食，以维持正常消化活动的节律。在溃疡活动期，以少食多餐为宜，每天进餐4~5次，避免餐间零食和睡前进食，使胃酸分泌有规律。一旦症状得到控制，应尽快恢复正常的饮食规律。饮食不宜过饱，以免胃窦部过度扩张而增加促胃液素的分泌。进餐时注意细嚼慢咽，避免急食，咀嚼可增加唾液分泌。后者具有稀释和中和胃酸的作用。

3）选择营养丰富、易消化的食物。除患者并发出血或症状较重外，一般无须规定特殊食谱。症状较重的患者可以面食为主，因面食较柔软易消化，且其含碱能有效中和胃酸，不习惯于面食者则以软米饭或米粥替代。由于蛋白质类食物具有中和胃酸作用，可适量摄取脱脂牛奶，宜安排在两餐之间饮用，但牛奶中的钙质吸收反过来刺激胃酸分泌，故不宜多饮。脂肪到达十二指肠时虽能刺激小肠分泌抑蛋白酶，抑制胃酸分泌，但同时又可引起胃排空减慢，胃窦扩张，致胃酸分泌增多，故脂肪摄取应适量。尚应避免食用机械性和化学性刺激强的食物。

（二）病情观察

1）注意观察疼痛的部位、时间、性质与饮食、药物的关系，如上腹部出现难以忍受的剧痛，继而全腹痛，伴恶心、呕吐、面色苍白、血压下降、出冷汗等休克表现，检查腹部发现腹肌紧张，全腹有压痛、反跳痛，肝浊音界缩小或消失，应考虑是否有溃疡病穿孔。并及时通知医生，禁食、迅速备血、输液及做好术前准备，及时插胃管行胃肠减压，抽取胃内容物，以防止腹腔继续污染，争取穿孔后12小时内紧急手术。若疼痛的节律性有改变，服制酸剂治疗无效，同时伴食欲下降，应考虑有癌变的可能，应报告医生，并协助进一步检查，以明确诊断，及早进行治疗。

2）注意观察呕吐的量、性质及气味，如吐出隔日或隔餐食物，量多，伴有酸臭气味，吐后症状缓解，检查上腹部常见到胃蠕动波、振水音，则应考虑有幽门梗阻的可能。轻度患者可给予流质饮食，准确记录液体出入量，定时复查血液电解质。重度患者应禁食，补充液体，注意水、电解质酸碱平衡，若经内科治疗病情未见改善，则可能因溃疡周围结缔组织增生形成瘢痕、痉挛收缩而造成幽门梗阻，应做好术前准备，进行外科手术治疗。

3）溃疡病并发出血可有黑便，应注意观察大便的颜色、量，并注意是否有头晕、恶心、口渴、上腹部不适等呕血先兆症状。发现异常，及时报告医生并协助处理。

4）注意观察药物治疗的效果及不良反应,备好止血药物及有关抢救器械,并熟练掌握药物性能及操作规程与方法。

（三）健康教育

1. 预防疾病

PU 发病与生活方式、生活习惯密切相关。应指导患者及家属做好自我保健,纠正和改变患者不良的嗜好。

1）溃疡病发作与气候变化相关,注意气候变化,及时增减衣被。

2）注意饮食卫生、不挑食、定时定量、饥饱适中、细嚼慢咽。戒烟应循序渐进,防止突然戒烟导致胃酸分泌过多;戒酒,养成良好饮食习惯。

3）避免服用对胃黏膜有损害的药物如阿司匹林、吲哚美辛等,如疾病需要可遵医嘱配合其他辅助药物,或者在饭后服用,减少对胃黏膜的刺激。

4）Hp 感染是引起溃疡病的重要因素,用餐时尽量实行分餐制,避免共用餐具、水杯、牙具等引起传染。

2. 管理疾病

1）告知患者坚持按疗程治疗,不擅自停药。

2）急性期患者饮食可由流质逐渐过渡到少渣饮食。牛奶、豆浆虽能稀释胃酸,但也能刺激胃酸分泌,故不宜过多摄入。溃疡活动期进食 5～6 餐/天,症状好转后改为 3～4 餐/天。稳定期可进食适量蛋白质、脂肪、碳水化合物及丰富的维生素。

3）若疼痛持续加重、规律性消失、出现黑便等应立即到门诊检查,定期随访和复查胃镜。

（刘 媛）

第三节 胃 癌

胃癌是发生于胃部上皮组织的恶性肿瘤,可发生于胃的各个部位(胃窦幽门区最多、胃底贲门区次之、胃体部略少),是人类常见的恶性肿瘤,居全球肿瘤发病率第四位,癌症死亡率第二位。男性胃癌的发病率和死亡率高于女性,男女之比约为 2:1。患者发病年龄以中老年居多,55～70 岁为高发年龄段。本病的年检出率逐年增多。

一、病因与发病机制

胃癌是多因素进行性发展的结果。正常情况下,胃黏膜上皮细胞的增殖和凋亡之间保持动态平衡。这种平衡的维持有赖于癌基因、抑癌基因及一些生长因子的共同调控。当外界环境因素与机体内在因素共同作用影响了上述平衡的维持,便会导致胃癌的发生。

（一）饮食因素

流行病学调查显示,长期食用霉变食品、高盐饮食(咸菜)、烟熏及腌制品可增加胃癌发生的风险。长期食入含硝酸盐较高的食物后,硝酸盐在胃内受细菌硝酸盐还原酶的作用形成亚硝酸盐,再与胺结合形成致癌的亚硝胺。高盐饮食致胃癌危险因素增加的机制尚不明确,可能与高浓度盐造成胃黏膜损伤,使黏膜易感性增加而协同致癌作用有关。

(二)遗传因素

通过流行病学调查,发现 A 型血的人胃癌的发病率较高。胃癌者的亲属中,胃癌的发病率比对照组高 4 倍。美国黑人比白人胃癌的发病率高。因此推测胃癌的发生可能与遗传有关。

(三)免疫因素

近年来发现,免疫功能低下的人胃癌发病率较高。从而表明机体的免疫功能障碍,对癌肿的免疫监督作用降低,是发生癌肿的因素之一。

(四)环境因素

胃癌发病率与环境因素有一定关系。高纬度地区胃癌的发病率较高。生活在泥炭土壤地区的居民,其发病率也较生活在沙土或黏土地的居民高。生活在煤矿或石棉矿区的居民,胃癌发病率显著增高。土壤中锌与铜含量的比例与胃癌的发病率高低也有关。我国北部及东南沿海各省的胃癌发病率也远较南方或西南各省的发病率高。

(五)细菌、真菌因素

N－亚硝基化合物在体内合成可能与细菌和真菌有关。胃癌高发区常有喜食久储霉变食物的习惯。

(六)胃癌与胃其他疾病的关系

胃息肉、胃溃疡都已证实可以癌变。胃酸缺乏和恶性贫血,约 1/3 的胃癌患者无游离酸,推测胃黏膜功能不正常和胃癌发生有一定关系。另外,恶性贫血者的胃癌发病率约高出正常人的 3 倍。此外,巨大增生性胃炎、慢性萎缩性胃炎、肠上皮化生、异型上皮都可转化为胃癌。

(七)胃癌与血吸虫病

血吸虫卵在胃壁内的沉积,其机械性的刺激及异种抗原作用、虫卵毒素物质的破坏作用等均可使胃黏膜产生损伤致成溃疡式慢性增生性炎症,经历长期由量变到质变的过程而转成胃癌。

(八)吸烟与胃癌

日本曾对吸烟与胃癌进行研究,发现吸烟量越大,危险性越大,因此有人提出将戒烟作为胃癌的一项预防措施。

(九)幽门螺杆菌与胃癌

Hp 感染在胃癌发病中的作用日益受到重视。发现 Hp 阳性率与胃癌死亡率呈正相关。早年的 Hp 感染造成胃黏膜浅表炎症,漫长持续的炎症,使 Hp 胃炎转化成胃黏膜萎缩肠上皮化生不典型增生,进而发展成胃癌。

二、病理

(一)胃癌的部位

胃癌可发生在胃的任何部位,好发部位依次为幽门 48.8% ,贲门 20.6% ,体部 14% ,

广泛性 7.8%。

(二)大体分型

胃癌的分型方法较多,按病期分为两期。

1.早期胃癌

早期胃癌又称为黏膜内癌或表浅扩散性癌,指癌浸润局限于黏膜或黏膜下层。通常分为 3 型:①隆起型;②浅表型;③凹陷型。

2.进展期胃癌

进展期胃癌又分为中期和晚期胃癌,指癌肿已侵及肌层及浆膜者,分为 3 型:①肿块型;②溃疡型;③浸润型。

(三)组织学分型

1.腺癌

最多见,由胃腺细胞转化而来,癌细胞呈立方形或柱形,排列成腺管,称管状腺癌,排列成乳头状者,称乳头状腺癌。此型分化较好,预后也较好。

2.黏液癌

本型恶性程度高,预后较差。由黏液细胞转化而来,癌细胞呈圆形,含大量黏液;有时癌细胞含黏液过多,把胞核压扁,挤在一旁,呈印戒状,称印戒细胞癌。

3.低分化癌

此型较少见,分化程度差、发展快、转移早、预后差。癌细胞形状不 ,胞质少,核人而形态多样色深,少有腺管。

4.未分化癌

细胞体积小,呈圆形,胞质少,核深染,细胞呈弥漫分布。

(四)转移途径

1.淋巴转移

淋巴转移是主要转移途径,最常见,且发生较早。最初多局限于邻近癌肿的胃壁旁浅组淋巴结,如胃大小弯、幽门上下、贲门旁等淋巴结。进一步则向深组淋巴结转移,甚至通过胸导管转移至左锁骨上窝淋巴结,并由此进入血液循环。

2.直接蔓延

浸润到胃壁浆膜后的癌组织,可直接与周围组织粘连并转移,如直接转移至肝脏、胰腺、结肠、网膜、腹膜等。脱落的癌细胞可种植于直肠膀胱凹或直肠子宫陷凹。

3.血行转移

晚期胃癌可经门静脉转移至肝脏,并经肝静脉转移至肺、脑、骨骼及其他脏器。

4.腹腔内癌移植

癌细胞脱落入腹腔,可种植于某些器官,常见部位为直肠膀胱陷凹或直肠子宫陷凹,也可在壁腹膜上形成许多种植性结节,并产生大量腹水,多呈血性。

三、临床表现

(一)早期胃癌

约 1/3 患者无任何症状和体征,而有症状者也只是轻度的非特异性消化不良,如上腹部不适、饱胀、隐痛、食欲下降等。此期无特殊体征发现,因此,有上述表现者应及早进行胃镜检查,以免延误诊断时机。

(二)中、晚期胃癌

其主要症状为上腹痛胀、消瘦、食欲减退及黑便等。

1. 上腹部痛

是最常见症状。早期仅感上腹不适或闷胀,心窝部隐痛,常被误认为消化不良、胃炎,经治疗在一定程度上缓解,造成一时延误。有时胃痛较明显,但病程短,全身情况尚好,也易被忽视。溃疡型胃癌早期酷似典型性消化性溃疡节律性痛,到中、晚期节律痛消失。胃癌发生在胃窦部,常导致十二指肠功能障碍,像十二指肠球部溃疡。晚期胃癌疼痛加剧,若持续疼痛向腰部放射,可能癌瘤已向胰腺发展。

2. 食欲减退

食欲减退这常发生在早期,不少患者餐后饱胀而自动限制饮食。胃癌晚期厌肉食及腥味。

3. 恶心、呕吐

恶心、呕吐多发生于胃窦部癌瘤,早期表现恶心等消化不良症状,当癌瘤发展使幽门梗阻时,则出现呕吐,呕吐黏液及宿食,腐臭味,呈咖啡色。癌近于贲门部,早期便出现吞咽时阻塞感,继而发展为吞咽困难,应与食管下段肿瘤鉴别。

4. 呕血、黑粪

部分患者早期发生少量持续隐血。中、晚期胃癌隐血更常见。当癌瘤破溃或侵蚀大血管可引起大量呕血或黑便。

5. 全身症状

大多数胃癌患者体重逐渐下降,晚期消瘦明显。常出现低热、乏力。

体检:早期无阳性发现,晚期往往可触及上腹部肿块,多在上腹偏右近幽门处,大小不一,多呈结节状,质坚硬,有压痛,可移动。胃癌转移至肝时则有肝大,可触到坚硬结节伴黄疸。腹膜转移时可发生腹水,多呈血性,少数可找到癌细胞。淋巴转移可引起左锁骨上淋巴结肿大、质硬,肛门指检在直肠周围可触到结节状壁,提示癌已有远处转移。

四、辅助检查

(一)胃液分析

胃液外观可见混有血液或呈咖啡色样沉渣。胃酸降低或缺乏,乳酸浓度大多增高。

(二)粪便隐血试验

多持续性阳性,经内科治疗很少转阴。

(三)癌胚抗原检测

大量资料表明,癌胚抗原水平升高与胃肠癌发生密切相关。在胃癌施行各种治疗后,疗效好、无复发者血清癌胚抗原值下降,反之则保持较高水平。

(四)X线钡餐检查

X线钡餐检查是诊断胃癌的主要方法之一。但早期胃癌X线征常较难发现,仅表现有局部黏膜僵直,呈毛刷状等非特征改变。对中晚期胃癌 X 线钡餐检查阳性率可达 90%。其主要 X 线征有:胃壁强直、皱襞中断、蠕动消失、充盈缺损、胃腔缩小及不整齐的癌性溃疡性龛影等,浸润性胃癌如累及全胃则呈"革袋状胃"。

(五)胃镜检查

胃镜检查,结合活组织及细胞学检查,是术前确诊胃癌最可靠的方法,正确率在 95% 以上。

1. 胃镜下表现

1)早期胃癌:早期胃癌的发现率以日本为最高,平均在 45%。在我国专科医院和大型综合性医院,早期胃癌的比例 18% ~ 20%。胃镜下早期胃癌分三型。

(1)Ⅰ型(隆起型):癌灶明显隆起,隆起的高度为胃黏膜厚度的 2 倍以上(> 5 mm),呈息肉样外观,表面多不平,或有糜烂出血。

(2)Ⅱ型(平坦型):病变无明显的隆起或溃疡形成。该型又分为 3 个亚型,即Ⅱ$_a$型,病变呈扁平状隆起,高度 < 5 mm,其色泽苍淡或与周围黏膜相似,表面可有出血、糜烂;Ⅱ$_b$型病变无隆起及凹陷,仅呈黏膜变色或粗糙呈细颗粒状;Ⅱ$_c$型病变略凹,呈糜烂外观,可见聚合黏膜皱襞的中断或融合。

(3)Ⅲ型(凹陷型):病变较周围黏膜有明显凹陷,其深度可达黏膜下层,外观可似为良性溃疡,周围常有癌浸润表现。

早期胃癌以凹陷型(Ⅱ$_c$型和Ⅲ型)最常见,约占 2/3。Ⅱ$_b$型诊断最困难,内镜检查发现任何可疑隆起、凹陷、溃疡或粗糙区,均应做活检和细胞学检查,以防漏诊。如两种形态共存于一个癌灶者称为混合型,记录时主要类型在前,用"+"连接,如Ⅰ+Ⅱ$_c$型。

2)中晚期胃癌:多采用鲍曼(Borrmann)分型,即分为四型:Ⅰ型即息肉样癌;Ⅱ型即溃疡型癌;Ⅲ型即溃疡浸润型癌(溃疡周围有肉眼可见的癌浸润);Ⅳ型即浸润型癌(广泛性者即革袋状胃)。中晚期胃癌多具有胃癌典型特征,胃镜诊断不难。如肿块呈结节状,凹凸不平,表面常有糜烂、出血;溃疡污秽,周围有癌浸润表现;胃壁僵硬、充气不能扩张和蠕动消失等。但有的癌性溃疡外观与良性溃疡相似;有的良性溃疡,外观与癌性溃疡类同,须活检鉴别。

2. 胃镜下活检和细胞学检查

由于肉眼判断病变的良恶性并不完全可靠,胃镜直视下活检是诊断胃癌的必要手段。癌灶常由正常上皮覆盖区、癌露出区和中央变性坏死区 3 个区域组成,活检取在癌露出区可保证得到癌组织。取材以不同部位共 4 ~ 6 块为宜,第 1 块取材一定要准,否则可因出血而影响以后的取材。疑为胃癌而活检阴性时应复查。活检后,通过细胞刷刷拭病灶做细胞学检查,与活检相结合,可提高诊断阳性率。

3. 色素内镜检查

色素内镜检查又称染色内镜,系指将某些色素(染料)配制成一定浓度的溶液,通过不同途径,如口服、直视下喷洒或静脉注射后,再进行内镜检查,以充分显示黏膜病变的形态学特征,从而提高对癌灶、癌前病变等的诊断准确率。色素内镜的应用,可明显提高早期胃癌的检出率,并有助于观察其浸润边界。

4.内镜超声(EUS)

具有内镜和超声双重功能,不仅可通过肉眼直接观察黏膜病变,还可探测黏膜下组织,判断胃癌侵犯胃壁的深度,对鉴别早期胃癌和中晚期胃癌的准确性达90%,对决定治疗方案有重要价值。早期胃癌的EUS下主要表现为黏膜及黏膜下层结构紊乱、破坏或增厚等征象。

(六)B超检查

饮水或服中药制剂后B超检查,可观察胃肿块大小及部位,了解腹腔淋巴及脏器有无转移。

(七)CT及磁共振成像(MRI)检查

可在术前估价癌肿浸润胃壁深度和范围,了解腹腔转移情况。

五、诊断

胃癌的诊断主要依据内镜检查加活检以及X线钡餐。早期诊断是根治胃癌的重要条件。有下列现象应及早或定期进行胃镜检查:①40岁以上,近期出现胃部不适,或突然出现呕血或黑便;②慢性萎缩性胃炎伴有胃酸缺乏,有肠化或不典型增生者;③良性溃疡但胃酸缺乏;④胃溃疡经正规治疗2个月无效,X线钡餐提示溃疡增大者,X线发现大于2 cm息肉者,应进一步做胃镜检查;⑤胃切除术后10年以上者。

六、治疗

治疗原则:①手术是目前唯一有可能治愈胃癌的方法,应按照胃癌的严格分期及个体化原则制订治疗方案,争取及早手术治疗。②对中晚期胃癌,因有较高的复发及转移率,必须积极地辅以术前、后的化疗、放疗及免疫治疗等综合治疗以提高疗效。治疗方法应根据胃癌的病期、生物学特性以及患者的全身状况选择。③如病期较晚或主要脏器有严重并发症而不能做根治性切除,也应视具体情况争取做原发灶的姑息性切除,以利进行综合治疗。④对无法切除的晚期胃癌,应积极采用综合治疗,多能取得改善症状、延长生命的效果。

(一)手术治疗

手术治疗包括胃切除和胃周淋巴结的清除。

(二)化学疗法

由于胃癌早诊率低、手术切除率低,确诊时已有10%~20%的患者属于Ⅳ期病变,或仅能做非根治性手术,即使根治术后亦有相当一部分患者出现复发或转移。所以进展期胃癌均应行化疗。单药有效率在20%以上的药物有5-氟尿嘧啶(5-FU)、丝裂霉素(MMC)、阿霉素(ADM)、表阿霉素(E-ADM)、顺铂(DDP)、伊立替康(CPT-11)等。两药或三药联合疗效可达40%。

目前,采取选择性胃周动脉灌注化疗加结扎治疗晚期胃癌已收到一定效果。上海市长宁区中心医院,还用中药喜树碱在术前肌内或静脉给药,总量140~120 mg,50%以上的患者腹部肿块缩小,手术切除率提高。

（三）免疫治疗

胃癌患者往往有免疫功能低下,临床上已使用多种免疫治疗手段来辅助手术、放疗、化疗以及恢复机体的免疫功能而增强效果。免疫治疗分为特异性免疫治疗和非特异性免疫治疗两大类,且以后者使用为多。

1. 特异性免疫治疗

1）特异性主动免疫治疗,即接种疫苗,少用。

2）特异性被动免疫治疗,基本上已被放弃。单克隆抗体尚只用于诊断性实验及少量临床试验。

3）过继性免疫治疗,属生物治疗,如白介素（IL）、干扰素（IFN）、肿瘤坏死因子（TNF）等,此外尚有免疫核糖核酸（iRNA）被认为是很有希望的抗肿瘤免疫治疗剂。

2. 非特异性免疫治疗

主要方法是使用免疫增强剂或免疫调节剂等,目前应用于胃癌的非特异免疫方法的制剂主要有卡介苗（BCG）、卡介苗细胞壁骨骼（BCG - CWS）、云芝多糖（PSK）、溶链菌制剂（OK - 432）、左旋咪唑（LVM）等,尤以后三者使用为多。LVM（左旋咪唑）属免疫调节剂,它能选择性地作用于 T 淋巴细胞,降低 T 淋巴细胞内 cAMP 的水平而改变 cAMP/cGMP。临床应用为每日 150 mg(2.5 mg/kg),分 3 次口服,连服 3 天后停药 1 天,再继续服药 3 天(每两周服药 3 天),给药期限为 1~2 年。本药的突出优点为口服给药,不良反应少。

尽管免疫疗法有不少的进展,但到目前为止,胃癌的免疫治疗仍只能作为辅助治疗方法,它必须与手术、化疗、放疗等疗法相结合。有迹象显示,积极的手术切除,辅以贯穿手术前后的长期免疫与化疗,将是中晚期胃癌综合治疗的最佳组合。

（四）放射治疗

胃癌对放射线一般不敏感,目前尚不宜对胃癌进行单独的放射治疗。

（五）介入治疗

早期胃癌患者如有全身性疾病不宜做手术切除者可采用内镜治疗术,此外,通过内镜应用激光、微波及注射无水乙醇等亦可取得根治效果。进展期胃癌不能进行手术者亦可通过内镜局部注射免疫增强剂（如 OK - 432）及抗癌药物。

（六）综合治疗

上述各种治疗方法综合应用可提高疗效。如化疗辅助手术,包括术中及术后局部动脉内注射、放疗辅助手术(术前、术中放疗)、化疗加放疗等。

对不能手术切除的晚期胃癌,经股动脉插管至肠系膜上动脉和腹腔动脉注入治疗药物可达到缓解症状的目的。

在抗癌治疗中,必须十分注意对患者的支持治疗,如补充营养、纠正贫血、调整酸碱平衡、预防感染、镇痛、止血等。

七、护理措施

（一）一般护理和治疗配合

1）做好心理护理。消除患者顾虑、悲观的消极态度,使患者焦虑、恐惧感减轻,治疗信心增强,积极配合医疗护理计划的实施。

2)饮食要少量多餐,给予高蛋白、高热量、富含维生素的易消化饮食。营养状况较差的患者,应补充血浆或全血,以提高手术耐受力。

（二）手术后护理

1)严密观察生命体征变化,尤其要注意脉搏及血压变化,以预防早期出血,血容量不足可引起脉数及血压下降。

2)全麻清醒后生命体征平稳应采用半卧位,以保持腹肌松弛,减轻疼痛,也利于呼吸、循环及腹腔引流。

3)预防肺部并发症,鼓励深呼吸,协助患者正确排痰,定时翻身拍背和鼓励早期下床活动。

4)保持腹腔引流通畅,腹腔引流管接无菌引流瓶,引流瓶应隔日更换一次,以防逆行感染。引流管不宜过长,妥善固定,注意观察有无扭曲、受压、脱落等现象。观察引流液的颜色、性质及量,并认真记录。一般 24 小时引流液量在 200 mL,为血浆样浅红色渗出液。如手术当日在短时间内有鲜红血样液体流出,量在 300 ~ 500 mL,且脉速、血压下降、面色苍白,应考虑有出血倾向,需及时报告医生。

5)禁食,持续胃肠减压。保持胃管通畅,减少胃内容物对吻合口的刺激,减轻胃内张力,预防吻合口水肿及吻合口瘘。具体操作如下:①每 2 小时用生理盐水冲洗胃管,每次不得超过 20 mL,并抽出相应量的液体。②冲洗时避免压力过大、冲洗液过多,以免引起吻合口出血。③注意胃液颜色、性质、量,详细记录,如有鲜红色血性液体流出,及时报告医生。④胃管要固定好,注意有无脱落或侧孔吸住胃壁,及时纠正以免影响减压效果。嘱患者不要擅自拔除胃管,尤其是睡眠状态下,意识不清楚时。⑤禁食期间注意口腔护理。

6)鼓励患者早期活动,除年老体弱或病情较重者,术后第 1 天可坐起做轻微活动,第 2 天协助患者下床,进行床边活动,第 3 天可在病室内活动。患者活动量应根据个体差异而定,早期活动可增强肠蠕动,预防术后肠粘连,减少并发症。

7)术后并发症的护理。胃癌术后常见的并发症包括术后胃出血、胃吻合口破裂或瘘、术后梗阻、倾倒综合征与低血糖综合征。

(1)术后胃出血:由于术中残余或缝合创面少量渗血,术后 24 小时内可从胃管内流出少量暗红色血液,一般 24 小时内可自行终止。如果从胃肠减压中吸出大量鲜红色血液,甚至呕血或黑便,出现脉快、血压下降等休克症状,应立即给予止血药物、输新鲜血等保守治疗手段,严密监测生命体征,必要时行再次手术。

(2)胃吻合口破裂或瘘:较少见,多发生在术后 5 ~ 7 日。发生较早的吻合口破裂有明显的腹膜炎征象,一旦确诊,应立即手术修补;如发生较晚,多易形成局部脓肿或外瘘,应给予引流、胃肠减压和积极支持疗法;若经久不愈,需行再次手术。

(3)术后梗阻:分为输入段梗阻、吻合口梗阻和输出段梗阻三类。共同症状是大量呕吐。

①输入段梗阻:急性完全性输入段梗阻容易发展至绞窄、肠段坏死和穿孔,病情极为严重。典型症状是:上腹部突发性剧烈疼痛,频繁呕吐,不含胆汁,量也少。上腹偏右有

压痛,甚至扪及包块,血清淀粉酶升高,有时出现黄疸,可有休克症状,应紧急手术治疗。慢性不完全性输入段梗阻,表现为食后 15～30 分钟,上腹突感胀痛或绞窄,继恶心后,大量喷射状呕吐胆汁,而不含食物,呕吐后症状消失。具备上述典型症状者,亦称"输入段综合征"。不全梗阻者,如在数周或数月内不能缓解,亦需手术治疗。

②吻合口梗阻:分为机械性梗阻和胃排空障碍两种。机械性梗阻表现为食后上腹饱胀,呕吐,呕吐物为食物,不含胆汁,X 线吞钡检查可见钡剂完全停留在胃内,须再次手术解除梗阻。胃吻合口排空障碍多因自主神经功能紊乱而使残胃处于无张力状态。临床较多见,在术后 7 天后,已服流质情况良好的患者,在改进半流食或不消化食物后突然发生呕吐,经禁食后,轻者 3～4 天自愈,严重者呕吐频繁,可持续 20～30 天,处理包括禁食、胃肠减压、输液、输血和应用糖皮质激素治疗,有时可肌内注射新斯的明,每次 0.5～1 mg,每日 1～2 次,有助于胃蠕动恢复。5% 高渗盐水洗胃,有助于吻合口水肿的消退。

③输出段梗阻:表现为上腹饱胀、呕吐食物和胆汁。X 线钡餐检查可确认梗阻部位。如不能自行缓解,应立即手术加以解除。

(4)倾倒综合征与低血糖综合征

①倾倒综合征:表现为进甜流食饮食后 10～20 分钟,出现剑突下不适、心悸、乏力、出汗、头晕、恶心、呕吐甚至虚脱,常伴有肠鸣及腹泻,餐后平卧十几分钟,症状多可缓解。倾倒综合征产生原因一般认为是由于胃大部切除后丧失了幽门括约肌,食物过快地大量排入上段空肠,又未经胃肠液混合稀释而呈高渗性,将大量的细胞外液吸入肠腔,以致循环血容量骤然减低。也和肠腔突然膨胀,释放 5-HT,肠蠕动剧增,刺激腹腔神经丛有关。预防应告诫患者术后早期应少量多餐,避免进甜的过热流食,进餐后平卧 10～20 分钟。多数患者在半年到 1 年能逐渐自愈。

②低血糖综合征:多发生在进食后 2～4 小时,表现为心慌、无力、眩晕、出汗、手颤、嗜睡,也可导致虚脱。原因为食物过快进入空肠,葡萄糖过快地吸收,血糖呈一时性增高,刺激胰腺分泌过多的胰岛素,而发生反应性低血糖所致。出现症状时稍进饮食,尤其是糖类即可缓解。少食多餐可防止其发生。

(三)健康教育

指导患者注意饮食卫生,多食含有维生素 C 的新鲜蔬菜、水果。食物加工要得当,粮食和食物贮存适当,少食腌制品及熏制食物,不食霉变食物。避免刺激性食物,防止暴饮暴食。告知患者及家属与发生胃癌有关的因素。患有与胃癌相关的疾病者(如胃息肉、萎缩性胃炎、胃溃疡等)应积极治疗原发病。嘱患者定期随访进行胃镜及 X 线检查,以及时发现癌变。

胃癌根除术后 5 年生存率取决于胃壁受侵程度、淋巴结受累范围和肿瘤生长方式。早期胃癌预后佳,术后 5 年生存率可达95%。

(林爱军)

第四节 肝硬化

肝硬化是由一种或多种原因长期或反复作用于肝脏引起的慢性、进行性、弥漫性损害,肝细胞广泛变性坏死,残存肝细胞形成再生结节,结缔组织增生及纤维化,导致正常肝脏结构破坏、假小叶形成,在此基础上出现以肝功能损害和门静脉高压为主的临床表现。

一、病因和病理分类

(一)病因

肝硬化由多种病因引起,在我国以病毒性肝炎引起肝硬化为主要原因,国外以乙醇中毒多见。现将各种病因详述如下:

1. 病毒性肝炎

一般经过慢性肝炎逐渐发展而来,称为肝炎后肝硬化,主要见于乙型、丙型或乙型、丁型病毒重叠感染。而甲型、戊型病毒性肝炎不演变为肝硬化。

2. 血吸虫病

反复或长期感染血吸虫病者,由于虫卵沉积在汇管区,虫卵及其毒性产物的刺激引起大量纤维组织增生,导致肝纤维化和门静脉高压症。

3. 乙醇中毒

长期大量酗酒,乙醇、乙醛(酒精中间代谢产物)的毒性作用引起酒精性肝炎,病因不去除则逐渐发展为肝硬化。

4. 胆汁淤积

肝外胆管阻塞或肝内胆汁淤积持续存在时,可使肝细胞发生变性、坏死,可引起原发性或继发性胆汁性肝硬化。

5. 循环障碍

多见慢性心力衰竭、缩窄性心包炎等,可致长期肝细胞淤血缺氧、坏死和纤维组织增生,逐渐发展为心源性淤血性肝硬化。

6. 工业毒物或药物

长期反复接触化学毒物如四氯化碳、磷、砷等,或长期服用甲基多巴、双醋酚汀及四环素等,可引起中毒性肝炎,最终演变为肝硬化。

7. 其他

患慢性肠道炎症可引起吸收不良和营养失调,从而损害肝脏;某些代谢障碍疾病可引起代谢产物沉积在肝脏,也损害肝细胞,久之可发展为肝硬化。

(二)病理分类

目前多采用国际肝脏研究会(IASL)的分类命名标准按病变分为小结节型、大结节型、小结节混合型及不全分隔型四种。

二、临床表现

(一)病史

有病毒性肝炎、血吸虫病、营养失调、长期酗酒病史。

(二)临床表现

1. 代偿期

此期病程呈隐匿性经过,症状多较轻微,常呈现一些非特异性的全身代谢障碍的表现,如乏力、易疲乏、体力减退、消瘦、贫血,易引起鼻出血、齿龈出血等现象;并伴有消化道的非特异性的症状,如食欲下降、恶心、厌油腻、腹胀、上腹部不适或隐痛及腹泻等表现。其中尤以乏力和食欲下降出现较早,且较突出。上述症状的表现可呈间歇性,常可因过劳或伴发病而诱发,经适当休息或治疗后而缓解。

体检时患者营养状况一般,肝脏轻度肿大,表面光滑,质地偏硬,无或仅有轻度压痛,脾脏可呈轻至中度肿大。肝功能检查结果多在正常范围或呈轻度异常。

2. 失代偿期

除上述症状加重外,有肝功能减退和门静脉高压症两大类表现。

1) 肝功能减退:食欲减退、恶心、呕吐、腹胀、便秘、腹泻、消瘦、疲倦、乏力等。肝功能合成障碍可有:①出血(鼻、齿龈、上消化道出血、紫癜),女性月经过多。②下肢水肿或腹水。③嗜睡、兴奋、肝性昏迷。④低血糖等。此外尚有面色黝黑,面、眼周、皮肤皱褶处色素沉着症,蜘蛛痣,肝掌,男性乳房发育,睾丸萎缩,女性月经不调,皮肤、巩膜轻度黄染,贫血等。

2) 门静脉高压症:肝硬化时门静脉和肝静脉小支闭塞、扭曲、改道、肝动静脉之间有短路形成导致门脉血流量增多及门脉压力增高。门静脉高压症时,可表现腹水、脾肿大、胃肠淤血以及侧支循环形成,如腹壁浅静脉曲张、痔静脉曲张、食管下端或胃底静脉曲张(破裂后可引起上消化道出血)。

三、并发症

(一)上消化道出血

上消化道出血为最常见并发症。大部分由于食管胃底静脉曲张破裂所致,少部分可能是并发消化性溃疡及门静脉高压性胃黏膜病变所致。

(二)感染

肝硬化患者因免疫功能减低及门体侧支循环的开放,全身抵抗力低下,胃肠道菌群失调,增加了细菌进入人体内的机会,故常易发生感染而引起支气管炎、肺炎、肺结核、胆管感染、尿路感染、蜂窝织炎、结核性腹膜炎,也可造成原发性腹膜炎及败血症、菌血症等。

(三)肝性脑病(即肝昏迷)

肝性脑病是晚期肝硬化最严重的并发症,也是肝硬化最常见的死亡原因之一。

(四)肝肾综合征

肝硬化大量腹水时,有效循环血量减少,肾血流量及肾小球滤过率下降,肾皮质血流明显减少,肝衰竭时出现的内毒素血症及水、电解质平衡紊乱,进一步加重肾功能衰竭。

(五)原发性肝癌

患者短期腹水增加、肝区疼痛、肝脏进行性肿大,表面有结节、高低不平、质硬,全身发热等。应怀疑并发原发性肝癌,宜进一步检查。

(六)电解质紊乱及酸碱失衡

由于长期利尿,放腹水,钠丢失过多以及抗利尿激素、醛固酮增加,水过多造成稀释性低血钠症;恶心、呕吐、腹泻、利尿等使钾和氯离子的丢失,导致低氯性碱中毒,易诱发肝昏迷。

(七)门静脉血栓形成

约有 10% 的肝硬化患者有此并发症。

四、实验室及其他检查

(一)血常规

在代偿期无异常。脾功能亢进时,白细胞及血小板减少。

(二)尿常规

代偿期无明显改变。肾小管中毒时可出现血尿、蛋白及管型尿等。黄疸患者尿中可出现胆红素、尿胆原增加。

(三)肝功能检查

失代偿期白蛋白与球蛋白的比例值降低或倒置。以丙氨酸氨基转移酶活力升高较显著;肝细胞严重坏死时,则 AST 活力常高于 ALT;单胺氧化酶的活力往往升高。

(四)免疫学检查

血清 IgG、IgA、IgM 均可增高,一般以 IgG 增高最为显著。乙肝表面抗原(HBsAg)可呈阳性。

(五)凝血酶原时间

代偿期正常,失代偿期则呈不同程度延长。

(六)甲胎蛋白

肝硬化时血中甲胎蛋白(AFP)也可增高,在活动性肝硬化时增高尤为显著。

(七)腹水检查

腹水检查呈淡黄色漏出液。

(八)B 超检查

B 超检查显示脾静脉和门静脉增宽,有助于诊断,有腹水时可呈液性暗区。

(九)食管吞钡 X 线检查

食管静脉曲张时,X 线可见虫蚀样或蚯蚓样充盈缺损,纵行黏膜皱襞增宽。胃底静脉曲张时,可见菊花样充盈缺损。

（十）放射性核素检查

放射性核素检查可见肝脏摄取核素减少及分布不规则,脾脏摄取增加。

（十一）内镜检查

内镜检查可直接观察静脉曲张的部位和程度,有助于上消化道出血病因诊断并进行止血治疗。

（十二）肝穿刺活组织检查

肝穿刺活组织检查若见假小叶形成,可确诊为肝硬化。

（十三）腹腔镜检查

腹腔镜检查可直接观察肝脏情况,有助于病因诊断且在腹腔镜直视下取活检做病理检查,诊断准确性高。

五、诊断要点

（一）门静脉高压症状

腹壁静脉怒张,食管、胃底静脉曲张,脾肿大。

（二）肝功能不全表现

1)有食欲缺乏、乏力、腹胀、恶心、出血倾向、腹水或肝性昏迷等症状。

2)有黄疸、蜘蛛痣、肝掌、男性乳房增大、睾丸萎缩等体征。

3)肝功能损害,包括血清胆红素增高,血清白蛋白、胆固醇及胆碱酯酶减少,凝血酶原时间延长等。

4)肝闪烁扫描显示肝萎缩,分布稀疏不匀,右叶为甚,有时左叶增大。

5)CT或MRI显示由于再生结节所致肝表面不整。

（三）病理检查

肝脏显著纤维化,再生结节形成,出现假小叶。

判定:具备第（一）（二）项,兼有第（二）项中之任何3条;或兼有第（三）项均可确诊。

六、治疗

本病无特效治疗方法,在早期主要针对病因或相关因素,并加强一般治疗,使病情缓解,失代偿期主要是综合治疗,防治各种并发症。

（一）一般治疗

代偿期应注意休息,失代偿期应强调卧床休息。饮食宜以高热量、高蛋白质及维生素丰富的食物为主,如有肝性脑病先兆,则应限制蛋白质摄入,重症患者应静脉补充能量和多种维生素,并给予支持治疗。

（二）药物治疗

1.祛除病因

乙醇性肝硬化应严格戒酒。另外要注意避免损肝药物对肝脏的影响。对于病毒性肝炎肝硬化是否需抗病毒治疗,必须考虑患者的病情和药物的效益和（或）风险比,如药物效益比较低,又担心出现不良反应而加重病情,则不进行治疗。目前较有效果的抗病

毒药有 α - 干扰素、核苷类似物拉米夫定及中药氧化苦参碱等。

2. 抗纤维化治疗

肝纤维化是肝硬化发生和发展的必经过程,抗纤维化的治疗有重要意义,并且在临床上有一定效果。

3. 保护肝细胞和促进肝细胞再生的药物

1)水飞蓟宾(益肝灵):有保护肝细胞膜和对抗多种肝脏毒物的作用,2 片/次,3 次/天。

2)谷胱甘肽:为一种在细胞质内合成的三肽,由谷氨酸、胱氨酸和甘氨酸组成,有改善肝功能、恢复肝脏酶的活性、保护肝细胞膜及解毒作用,静脉注射或静脉滴注,剂量 300 ~ 1 200 mg/d,分 1 ~ 2 次,不良反应有药疹、胃痛、恶心、呕吐等。

3)促肝细胞生长素:具有刺激肝细胞 DNA 合成,促进肝细胞再生,保护肝细胞,增强肝巨噬细胞功能,提高清除内源性及外源性内毒素能力,具有逆转重症肝炎的病理过程及抗肝纤维化作用。肝细胞生长素 80 ~ 120 mg 加入 10% 葡萄糖液 250 mL 中静脉滴注,1 次/天,30 天为 1 个疗程,国内报道该药对肝硬化有较好疗效,不仅具有降酶、退黄作用,而且能提高血清白蛋白和消除腹水。

4)肌苷:为一种细胞激活药,在体内可提高 ATP 的水平,并可转变为多种核酸参与能量代谢和蛋白质的合成,100 ~ 200 mg,每日 1 ~ 2 次口服。

4. 维生素类

维生素 B 族有防止脂肪肝和保护肝细胞的作用。常用者有干酵母、复合维生素 B 制剂等。维生素 C 有促进代谢和解毒作用,0.2 mg/次,3 次/天。慢性营养不良者,可适当补充维生素 B_{12} 和叶酸。有凝血障碍者可注射维生素 K,每次 10 mg,1 次/天,可使部分患者的凝血酶原时间恢复正常。

5. 降低门脉压药物

给肝硬化门静脉高压患者口服降低门脉压力药物可降低门静脉压,长期用药可减少食管曲张静脉破裂出血的危险性,因此其在临床有一定意义,如普萘洛尔、硝酸甘油、酚妥拉明等。

(三)腹水的治疗

最根本的措施是改善肝功能,提高血清白蛋白和降低门静脉压力,包括卧床休息、增加营养、加强支持治疗等。治疗腹水方法甚多,均应在此基础上进行。

1. 腹腔穿刺放液

反复放腹水可引起电解质紊乱、蛋白质丢失、继发感染和肝性脑病,放腹水后也可迅速地再生,故一般不主张用放液来治疗腹水。但如大量腹水致影响呼吸功能、腹胀难以忍受,或因腹内高压肾静脉受压迫使利尿剂不能奏效时、并发自发性腹膜炎须行腹腔冲洗时可穿刺放液。每次不宜超过 3 000 mL。

2. 自身腹水直接回输疗法

1)适应证:凡肝硬化伴有顽固性腹水且无腹膜感染者,如腹水伴发脐疝,且疝囊已有炎症或明显变薄,有破溃可能更应早日施行;对伴有少尿、无尿及氮质血症的患者,腹水直接回输是有效的抢救措施。

2）禁忌证:肝性昏迷是腹水回输的绝对禁忌证;有出血倾向者应视为相对禁忌。严重的心肾疾患均不宜进行腹水回输。

3）方法:通过密闭的设备,进行腹水连续直接回输,一次回输腹水在 1 000 mL 以上,亦有学者建议少量多次回输,每次回输量不超过 2 500 mL,间隔 2 ~ 6 天,输入速度因人而异,平均每分钟 40 ~ 60 滴,以每小时不超过 500 mL 为限,回输过程应密切观察腹水回输量及血压、尿量、脉搏、体温,定时给予利尿剂,酌情补钾。为了防止发生发热反应,可酌用苯海拉明及地塞米松,选用抗生素预防感染。

3. 腹水浓缩回输

该法是目前治疗肝硬化顽固性腹水的较好方法。优点是补充血浆白蛋白,维持胶体渗透压,改善肾血流量,纠正电解质紊乱,降低血氨、尿素氮。缺点有发热、肺水肿、溶血、诱发上消化道出血等,并用呋塞米效果较为理想。

4. 腹腔静脉分流术

1）腹腔-颈静脉引流:采用一根装有单向阀门的硅管,一端留置于腹腔,另一端自腹壁皮下朝向头颈,插入颈内静脉,利用呼吸时腹-胸腔压力差,将腹水引向上腔静脉。腹水感染或疑为癌性腹水者,不能采用本法。并发症:有腹水漏、肺水肿、低钾血症、DIC、上腔静脉血栓和感染等。

2）胸导管-颈内静脉吻合术:使肝淋巴液经胸导管顺利流入颈内静脉,肝淋巴液漏入腹腔减少。

（四）并发症的治疗

1. 上消化道大出血

急救措施包括禁食、加强护理、保持安静、补充血容量以及治疗出血性休克等,药物止血常规应用垂体后叶激素以及 H_2 受体阻滞剂西咪替丁等静脉滴注。局部出血有凝血酶口服。近年来应用巴曲酶、奥曲肽静脉滴注均取得了较好的止血效果。通过食管纤维内镜激光束止血、药物喷洒以及将硬化剂直接注入曲张静脉的方法也可试用。经研究发现钙通道阻滞剂有肯定的抗纤维化作用,用粉防己碱等药物通过其抗炎、钙通道阻滞、清除自由基及抑制贮脂细胞增殖与转化而达到抑制纤维沉积作用,从而减少肝硬化的形成,防止上消化道出血的发生。

2. 自发性腹膜炎

自发性腹膜炎是肝硬化的严重并发症。治疗时要加强支持疗法,选择足量抗生素,用药时间常在 2 ~ 4 周,同时可腹腔注射抗生素等。

3. 肝性脑病的治疗

肝硬化患者凡出现性格改变及精神症状时,应及时采取抗昏迷的措施。

4. 功能性肾衰

避免使用损害肾功能药物如庆大霉素、卡那霉素等;严格控制输液量,及时纠正电解质紊乱和酸碱失衡:输注血浆、白蛋白以及腹水回输等提高血容量、改善肾血流,在扩容的基础上应用利尿剂。

（五）肝移植

不同病因的肝硬化终末期均可考虑行肝移植术。

七、护理

（一）一般护理

1）保持病房安静整洁,空气新鲜,随着气候的变化,要及时使用降温和取暖设备,同时还应注意保持室内一定的湿度。

2）大量腹水患者应给予半卧位:使横膈下降,增加肺活量,减轻呼吸困难。待病情稳定后,可适当进行轻微体育活动,如打太极拳等。

3）饮食上根据病情给予低盐或无盐饮食,少量多餐,多吃蔬菜、豆腐、瘦肉、鸡蛋等富于营养的食物:腹水严重尿量特别少时,应限制饮水量,每日饮水量应保持在前一天尿量加 500 mL 左右,可食乌鱼、鲤鱼、鲫鱼、赤小豆汤等健脾利水之物。用利尿剂大量利尿时,可食荔枝、柑橘或橘汁等。

4）保持床铺干燥平整,臀部、阴囊、下肢、足部水肿可用棉垫托起:由于肝硬化患者营养障碍,白细胞减少,机体抵抗力低,因此需加强皮肤及口腔护理,以预防压疮及继发感染。当出现黄疸、皮肤瘙痒时,可用温水擦洗皮肤。

5）加强心理护理:肝硬化是一慢性病,而症状不易改善,预后差,患者及家属易产生悲观情绪,护理人员应理解和同情患者和家属,给予关心,耐心解释,并介绍自我保护方法,通过护理措施以调节患者情绪。积极的情绪可以加强机体的应激能力,提高治疗效果。

（二）病情观察与护理

1. 观察体温、脉搏、呼吸、血压等变化

随时注意呕吐物和粪便的颜色、性质和量,有无出血倾向,如鼻、牙龈、胃肠出血等;如发现患者嗜睡、表情淡漠、烦躁不安、幻觉、谵语、扑翼样震颤等表现,应及时通知医生,应用肾上腺皮质激素治疗时,需观察对缓解临床症状如发热、黄疸、出血倾向、胃肠道症状的效果。长期应用时还应注意患者有无血压升高、钠和水潴留、低血钾等不良反应。

2. 随时备好抢救物品

如双气囊三腔管、止血药、升压药、输血器等,遇有上消化道出血,协助医生进行抢救;腹腔镜直视行肝穿刺活组织检查或腹腔穿刺放液时术前做好物品准备,穿刺过程应严密观察患者脉搏、呼吸、血压的变化;并采取标本及时送检;应用利尿剂如螺内酯、氨苯蝶啶、氢氯噻嗪、呋塞米等;需观察利尿效果和不良反应。如系排钾利尿剂需同时补充钾盐,如氯化钾等。

3. 注意观察腹水情况

按医嘱给予利尿剂,一般采用联合、间歇、交替使用的原则。利尿的效果最好是能使体重缓慢持久地下降,以每周体重下降不超过 2 kg 为宜,因过快或过强的利尿,可使有效血容量和大量电解质丢失而诱发肾功能衰竭、电解质紊乱和肝性脑病,所以在使用利尿剂时要记录尿量,量腹围,测体重,要严密观察水、电解质及酸碱平衡失调。必要时测定

肾功能。若出现肝昏迷前期症状时,应及早停用利尿剂。有消化道出血、呕吐及腹泻等患者,均不宜使用利尿剂,以免加重水、电解质紊乱,诱发肝性脑病及功能性肾衰竭等。

4.抽放腹水时,要注意观察腹水的量、颜色、性质,密切观察放腹水后的病情变化

一次放液量以不超过3 000 mL,同时输注白蛋白40 g/d。以免因腹内压力突然下降,导致内脏血管扩张引起休克。

5.腹水超滤和回输术前护士应协助做有关检测

记录24小时尿量、量腹围、测体重、血压等,术后每天量腹围、测体重、记尿量,宜进低钠、易消化、高热量饮食,卧床休息24小时,以防会阴或阴囊水肿。腹部腹带包扎以升高腹内压,送检原腹水及浓缩腹水,必要时做腹水培养。回输腹水后12小时内严密观察有无并发症产生,如神志的改变、消化道出血、肺水肿、穿刺伤口腹水外漏等。

(三)健康教育

1)肝硬化为慢性发展过程,应帮助患者和家属掌握本病的有关知识和自我护理方法,落实治疗计划到日常生活中。

2)肝硬化患者应保证足够的休息和睡眠。活动量以不觉疲劳与不加重症状为度。

3)患者因黄疸出现皮肤干燥、皮肤瘙痒、水肿,以及长期卧床等因素,易发生皮肤破损和继发感染,应注意皮肤清洁卫生,避免患者搔抓皮肤,以免皮肤破损。

4)肝硬化具有不可逆转性,因此患者症状好转后,仍需要加强营养,减少活动量,预防并发症。

(刘　媛)

第四章　泌尿系统疾病

第一节　泌尿系统生理特点

一、肾脏生理

肾脏的生理功能主要是排泄代谢产物及调节水、电解质和酸碱平衡,维持机体内环境稳定。

(一)肾小球滤过功能

这是代谢产物排泄的主要形式。其中含氮类废物如尿素、肌酐等多由肾小球滤过排出,部分有机酸如马尿酸、苯甲酸、各种胺类及尿酸等也有一部分经肾小球滤过排出。

肾小球滤液经肾小球毛细血管壁滤过产生。毛细血管壁由有孔的内皮细胞,肾小球基底膜(GBM)和上皮细胞构成。上皮细胞通过稀疏的足突附着于 GBM 上。足突间裂隙孔由一层裂隙膜所封闭,它的功能是作为一种可变更的黏附连接。最近研究显示,一些基因的产物是足细胞裂隙膜的主要蛋白质成分。相互交联的这些裂隙膜蛋白构成了肾小球滤过屏障的分子筛,它的缺乏或突变会引起大量尿蛋白。而衬在上皮细胞足突侧的另一些蛋白通过静电排斥使相邻的足突分开,形成裂隙膜,以保持肾小球滤过。GBM 是由肾小球上皮细胞和内皮细胞产生及维持的一层水样胶的基膜物质,它行使包括正常肾小球结构的功能,固定邻近的细胞,并是循环中带负电荷的巨分子滤过的主要功能屏障。由复杂三层(外侧低电子密度层,中央致密层和内侧低电子密度层)格样网状结构构成,包括Ⅳ型胶原、层粘连蛋白、纤连蛋白、巢蛋白,各种硫酸肝素蛋白聚糖包括基底膜蛋白多糖和聚焦蛋白等。Ⅳ型胶原是基底膜的主要成分。层粘连蛋白及巢蛋白主要功能是将细胞黏附于 GBM 上,而阴离子的硫酸肝素蛋白聚糖使 GBM 带负电荷。因此,滤过膜除具有大小选择性,限制大分子通过外,还具有电荷选择性,这在滤过屏障上起重要作用。正常人基膜厚度为 310~373 nm。Ⅳ型胶原异常,包括位于 X 染色体编码 α_5 链基因,α_3 和 α_4 链的异常与遗传性肾炎发病有关。薄基膜肾病(TBMN)已知与Ⅳ型胶原 α_3 或 α_4 基因突变有关,因此认为至少在某些 TBMN 的患者是常染色体隐性遗传性肾炎综合征携带状态。而抗 GBM 病则是一种免疫对抗Ⅳ型胶原 α_3 链非胶原区(NCI 区)的疾病。

肾小球系膜细胞及环绕它的基质构成系膜区,通过内皮与毛细血管腔分开。肾小球系膜细胞除支撑肾小球毛细血管丛外,还有收缩功能,其上有一些血管活性物质受体,因此,可以根据全身情况调节收缩而改变滤过膜的滤过面积。系膜细胞还有吞噬功能,清除肾小球滤过的某些大分子物质。

肾小球滤过率(GFR)主要取决于肾小球内毛细血管和肾小囊中静水压、胶体渗透压以及滤过膜的面积和毛细血管超滤分数(后二者总称为滤过系数)等因素。

肾血流量和 GFR 在系统平均血压 80~180 mmHg 范围内波动时,保持相对恒定,此即肾血流量和肾小球滤过率的自身调节。这种自身调节有着重要的生理意义,一方面它保证了机体在血流动力学变化时肾小球滤过仍能稳定地进行,体内代谢废物得以继续排出,另一方面又保证了体液的平衡(表4-1)。

表4-1　肾小管转运机制

	机制	驱动力	特点
被动	渗透 对流 简单扩散 易化扩散	压力梯度 浓度或电化梯度	转运能力与速率、梯度大小成正比,无饱和性 转运能力与载体的数量和亲和力有关,有饱和性
主动	主动转运 胞饮作用	细胞代谢释放能	转动能力依赖于细胞的代谢能,有饱和性

(二)肾小管的转运功能

1.肾小管的转运方式与机制

肾小管上皮细胞具有转运功能,即将管腔液内的物质摄入细胞而后输送至间液和血液中,此即再吸收作用,如作反向转运就是排泌作用。排泌的物质如来自肾小管上皮细胞的代谢产物,理应称为分泌作用,而来自血浆中的物质,可称为排泄作用,但二者实际上难以区别,故统称为排泌作用。按照转运的机制不同,可分为被动转运和主动转运两大类。

1)被动转运:是按照理化原理如压力、溶质的浓度或电位梯度而进行的顺梯度转运。如水.尿素和大部分氯化物的再吸收都通过这种方式。

(1)渗透作用:渗透作用是再吸收水的主要机制。水总是向着渗透压高的方向转移。在近曲小管,水是靠糖、钠等再吸收后形成的渗透梯度,由管腔渗入细胞内与间液中,在髓袢降支则借髓质高渗区的梯度而被再吸收。近年证明在细胞间区,再吸收的水积聚过多时,静水压上升,如超过管腔压,可通过细胞间的紧密连接而反流入管腔,这也是调节管球平衡的重要机制之一。

(2)对流转运:对流转运是指溶质在水转移时的拖曳下,和水一起作同方向的跨膜移动。

(3)简单扩散:简单扩散是指溶质顺着膜内外的溶质浓度或电位梯度做跨膜移动。移动速率与梯度大小成正比。细胞膜是由两层脂质构成,故扩散速度受下列因素影响。①溶质的分布系数:即亲脂性与亲水性的比值,系数小的物质如葡萄糖、氨基酸、Na^+、K^+等,亲水性强,扩散也较难;②电离度:电离度大,带电荷多(如Mg^{2+}、Ca^{2+}等二价离子),亲水性亦强,通透性也差;③分子的大小及结构:大的不易透过。简单扩散是CO_2等以外的亲水物质的主要转运方式。

(4)易化扩散:易化扩散亦称载体转运。虽也是顺梯度的被动性转运,但与简单扩散有下列不同点:①有特异载体,故对再吸收的物质有强选择性(如近曲小管能再吸收D-葡萄糖而不能再吸收L-葡萄糖)。被转运物质先与膜上载体结合,导致后者构型改变,形成通道,便于亲水物质快速通过,使转运速率大为提高,如对葡萄糖的转运就较简单扩散提高10倍。②饱和性再吸收,即受载体数量和亲和力的限制,不能随着溶质浓度增加而无限度地增加再吸收率,因而有"最大再吸收率"。在膜两侧溶质浓度均增加,两侧载体结合亦接近饱和时,虽停止转运,但两侧的交换扩散仍可存在。③载体是特异运载蛋白,故常受遗传因子影响或某些激素的反馈调节。目前,不仅已从近曲小管提纯某些载运蛋白,而且证明为葡萄糖、氨基酸、尿酸、碳酸氢盐、钙、磷等溶质的重要转运方式,而且载体可能是与 Na^+ 耦联而共同转运,因此也称此为钠的共同转运途径。由于共同与钠转运,前述溶质相互间可有竞争转运现象,并受管腔液中钠浓度影响。体外实验证明,提高钠浓度,可引起超射现象,如葡萄糖与钠共同转运,即细胞内葡萄糖浓度可以稍高出管腔中浓度,这可能是有其重要意义。

2)主动转运

(1)胞饮作用:是蛋白质与多肽的再吸收方式。这些物质被近曲小管上皮细胞直接吞饮后,为溶酶体中酶所水解,或被刷状缘中肽酶分解成氨基酸后再被吸收。

(2)主动转运:即以细胞代谢能力为驱动力,使溶质做抗梯度的跨膜转动。如通过 Na^+-K^+ 泵 ATP 酶及 Na^+-Ca^{2+} 泵,将细胞内钠泵出到间液中去,将 K^+ 和 Ca^{2+} 交换射入细胞内;远曲小管的氢泵将细胞内的 H^+ 排入到管腔液中,袢升支的氯泵能主动再吸收氯等。目前,对这些转动泵的研究虽待深入,但以肾小管确已提纯 Na^+-K^+ 泵 ATP 酶。它是由两种不同蛋白的亚基构成,大的 α 亚基贯穿细胞膜,内侧端有水解 ATP 酶的位点,外侧有能与毒毛花苷结合的位点。小的 β 亚基为唾酸糖蛋白,能与糖类相连。肾脏中 Na^+-K^+-ATP 酶的基本功能单位是 $\alpha_2\beta_2$ 型。其作用机制,推测其具有两种构型:亲钠构型的去磷酸 ATP 酶 E_1 和亲钾构型的 ATP 酶 E_2。E_1 构型的酶通过其内侧位点与 Na^+ 进行特异性结合形成 Na^+-E_1,后者在钾作用下发生磷酸化反应,并在 Mg^{2+} 协同下使 E_1 发生构型改变而 E_1,即成为 Na^+-E_2-P 复合物,并使面向内侧的结合点转至膜外侧,由于亲钠性改变为亲钾性,于是钠被释下,而摄取钾。E_2 的磷酸根很易脱落而换变为 E_1 结合点又转向膜内侧而释下钾,于是又可再次和钠结合,如此反复进行而不断转运。在适宜条件下转运速率可达 10 000 次/分。分布于袢升支最多,活性也最强,其次在近曲小管,数量及活性均呈递降性,到降支几不存在。在远曲管及集合管也有少数存在。此酶主要在细胞的基底侧膜上,有人认为,远曲小管的管膜膜上也可能存在。故此酶对肾小管转运有重要作用。凡影响其活性时,也将损害肾小管的转运功能。

最后应当指出,被动转运虽不直接依赖于细胞的代谢能,而依靠各种理化梯度,但维持梯度及有赖于细胞的代谢能,故也称此为继发性主动转运。而将直接依赖于细胞能的转运称为原发性主动转运。

2. 肾小管再吸收动力学

肾小管对某些溶质如葡萄糖、氨基酸、碳酸氢盐等的再吸收过程,具有共同的动力学特征。应用滴定曲线技术,即通过静脉滴入某种溶质来提高它在血中浓度的过程中(外源性负荷下),可观察到这种溶质在血中的浓度和肾小管对它的再吸收量有一定关系。血中浓度越高,滤液中量就越多,肾小管的再吸收亦越多,但肾小管的回收功能有一定限度,这个限度是肾小管的最大回收率。当滤液中量超过了肾小管再吸收,尿中就出现这种溶质。

在临床上,常见到某些物质在内源性负荷下,其在血中浓度远未足以使滤过液中量达到肾小管再吸收水平时,就已在尿中出现,亦即肾小管的实际再吸收曲线偏离了理论实验曲线,它以扇面代替了理论曲线上的棱角分明的夹角。这个扇面的起点就是这种溶质在尿中开始出现时的血中浓度,或更正确地讲是滤液的负荷量。这也就是人们所说的这种物质的肾排出阈。至于这个扇面产生的机制,尚未完全阐明,通常用再吸收的动力学说和(或)肾单位的不均一性来解释。

前面提到的滴定曲线(即溶质的再吸收/负荷关系)是与管腔中溶质浓度变化有关。提高浓度就增加再吸收量。而提高浓度则有两个途径:①提高滤过溶质浓度,使整个肾小管中溶液浓度都得以提高。②提高滤过速度(GFR),流速快则管腔中溶质浓度下降慢。总之,在肾小球滤过量与肾小管的再吸收量之间存在着相对平衡关系,这个管球平衡就是依赖于管腔中溶质浓度来调节,这种由溶质浓度来调节的负荷依赖性再吸收量(T)和最大回收量(Tm)都符合经典的酶促反应的动力学公式,并可用它来推算和解释许多临床现象。

前述滴定曲线是反映总肾的再吸收过程,它是所有肾单位再吸收量的平均量。就每个肾单位而言,它的再吸收量可大于平均量,也有低于平均量,故溶质滤过量虽未达到最大回收量水平,但已超过某些肾单位载体的转运能力,因此,可出现在尿中。如果由于某种先天原因,使每个肾单位载体转运能力降低,或由于载体数量减少,那就会出现两种变异型曲线。

(三)肾脏与各种溶质排泄

1.肾脏对营养物质的再吸收

1)对葡萄糖的再吸收:葡萄糖在近曲小管再吸收的机制尚不明了。通常认为是一种需钠的耗能主动转运过程,能量消耗主要用于钠泵。具体过程:①近曲小管上皮细胞的刷状缘有偶联载体,能与滤液中的葡萄糖与Na^+结合而转运入细胞内,其速率受膜两侧糖与钠的浓度差的调节;②进入细胞内的葡萄糖积累达一定浓度后,就直接扩散或与载体结合易化扩散,通过基膜而进入血浆,这样就使葡萄糖的再吸收能够持续不断地进行下去。

当肾小球滤过率增加,或血浆葡萄糖或Na^+浓度增高,均可使滤液中糖和Na^+量增多,故可促进糖的再吸收。而D-半乳糖、根皮苷也能与载体结合洋地黄、2,4二硝基苯酚可干扰钠泵转运,故均可影响糖的再吸收。此外,一些激素也有影响,如生长激素可能有促进作用,而大剂量的胰岛素则有抑制作用。

2)对氨基酸的再吸收:肾小管对氨基酸的再吸收机制尚未明了,可能与葡萄糖相似,是靠肾小管上皮细胞刷状缘的载体来主动转运,也是一个需钠耗能的过程。肾小管对氨基酸的转运系统比较复杂,大致可分为两类:①一组氨基酸转运系统,即由同一载体可以转运一组氨基酸。目前,已知有五组;这类载体特异性较差但结合力较强。存在于肾小管的刷状缘,与肠上皮细胞的相应氨基酸载体转运受同一遗传因素控制。因此,当发生先天或遗传缺陷时,就引起一组氨基酸尿及肠道相应氨基酸的吸收不良现象。各种氨基酸尿的程度则依其与载体结合能力的大小而不同。②个别氨基酸转运系统,特异性较强,一般仅转运1种或2种氨基酸。目前已知这两类转运系统在30种以上。在肾小管上皮的基底侧细胞膜上,目前也发现存在某些氨基酸的转运载体,它们与管腔膜上的载体受不同遗传因子控制。从基底侧摄取氨基酸,可能是与近曲小管上皮细胞的营养功能有关。

2. 肾脏对电解质的排泄过程和处理

1)肾脏排钾的过程与调节:人体每天从食物中摄入和体内细胞裂解释放的 K^+ 大约有 100 mmol 需经肾排出,以保持总体钾量和血钾浓度相对恒定,在钾负荷时排钾量还要多,在缺钾时可减少至 5 mmol/d,所以肾调节排钾能力是很大的,血浆钾浓度为 4 mmol/L,其中 20% 与血浆蛋白结合,所以是不能滤过的。每日经肾小球滤过的量为 550 mmol 左右。近髓皮质肾单位滤过率较高,所以经此滤出的钾量也较多,滤过钾 50% ~ 70% 在近端小管的曲部及直部被再吸收,主要是通过被动扩散或同钠共同转运。

2)排钙的过程与调节:我国一般人每天从消化道吸收钙 300 ~ 400 mg,24 小时尿钙排量为 200 mg,超过此值为高尿钙。尿钙排量是肾小球滤过钙量和肾小管再吸收钙量之差值。正常成人血钙浓度是 2.2 ~ 2.7 mmol/L,其中 47% 为离子钙,40% 为蛋白结合钙,其余是复合钙同枸橼酸等结合。离子钙与复合钙都是可滤过钙,其占总钙的 60%。肾小球滤出钙量是 GFR 和血中可滤过钙(不是总钙)浓度的乘积,24 小时滤出总量为 9 ~ 12 g,但从尿中排出仅 0.5% ~ 2%,绝大多数都被肾小管再吸收。在近曲小管再吸收约 60%,是钠依赖性,与钠再吸收量相平行。在髓袢升支粗段钙被再吸收约 20%,也是通过被动扩散,并在髓质也形成一个钙的高浓度梯度。在远曲小管及集合管各又再吸收 10%,这是由 $Ca^{2+} - Mg^{2+} - ATP$ 酶主动转运,虽有转运极限,却是肾脏调节尿钙排量的主要部位(有人认为,近曲小管也有此泵,但数量和活性均较低)。

钙转运异常主要是高尿钙和较少见的低尿钙。高尿钙的原因虽然很多,基本为两大类:①吸收型(肠、骨、甲状旁腺功能亢进)高尿钙;②肾性高尿钙:较少见,且多继发或伴发于其他肾脏病。低钙尿也较少见,且本身缺乏临床意义,而可能反映存在某些病理情况,如肾小球滤过功能障碍、高血磷、低血钙(常由于钙摄入不足或吸收不良,缺乏维生素D,多次妊娠、碱中毒及长期服用噻嗪类利尿剂)。

3)肾脏排磷的过程与调节:肾脏是磷的主要排出途径。血浆中无机磷主要以 HPO_4^{2-} 形式存在,80% ~ 90% 为可滤出磷。每天 600 ~ 900 mg 经肾小球滤出,其中的 80% ~ 90% 被肾小管再吸收,禁食后可达 100%。故饮食中磷入量与在肠道吸收量,以及肾小球滤过率、酸碱平衡、血钙浓度、维生素D、甲状旁腺激素、生长激素、肾上腺皮质激素、甲状腺素、降钙素等都对磷的排出量有影响。

肾小管对磷转运的细胞机制尚未完全阐明,一般认为,在近曲小管管腔缘,磷与葡萄糖、氨基酸相似,都有与钠偶联的载体,通过易化扩散由管腔进入细胞内。在基底侧是通过简单扩散进入间质液,是需钠泵不断泵出细胞内钠来维持连续转运。所以是一种继发性的主动转运过程。

肾小管磷转运异常可引起两大类疾病:①磷利尿症伴或不伴骨病,这些骨病曾通称为肾小管性佝偻病。②假性甲状旁腺功能低下。

4)肾脏排镁过程与调节:人体含镁约 100 mmol,分布于骨骼及软组织各约 50%。镁主要在细胞内,血浆镁仅 $0.8 \sim 1.2$ mmol/L,其中 20% 与蛋白结合,80% 为可滤过镁(其中离子镁 55% ~65%,复合镁 20% ~25%)。肾对细胞外液镁浓度的调控有重要作用。限制铁的摄入或铁缺乏时,肾镁清除率可降到 0,而在镁负荷后就迅速排除。正常人每天从肾小球滤过铁 175 ~900 mmol,从尿中排出的仅占 3% ~5%,故绝大部分滤过镁为肾小管再吸收。其再吸收过程与钠、钙等有些不同,在近曲小管约 20% 滤过镁通过被动扩散进入细胞内,故镁滤过分数为钠的一半,管腔液浓度可较滤液钠增加 1.5 倍。

3. 肾脏对氮质代谢废物与有机酸的排泄

1)尿素:尿素是蛋白质终末产物,分子量 60。血浆中平均浓度 $6.5(3.2 \sim 7.0)$ mmol/L 或 $27(18 \sim 36)$ mg/d。临床上常以其氮含量(BUN)来表示,正常值 2.9 ~7.5 mmol/L,24 小时尿中排量为 200 ~600 mmol。饮食中蛋白摄入量可以影响这些数字。尿素可以自由通过肾小球滤出,在肾小管依赖浓度梯度转运。

2)肌酐:肌酐是肌酸的代谢终末产物,血中含量为 44 ~106 pmol/L,24 小时尿中排量为 5.3 ~18 mmol,由于每人肌肉容量及肌酐转换率比较恒定,故血肌酐值常被临床应用为肾功能的指标。但在大量摄入肉食、肌病、妊娠子宫、老年人或运动员可影响其准确性。

3)尿酸:尿酸是核蛋白嘌呤基的代谢产物。20% 为外源食物摄入,80% 体内细胞代谢分解。血中含量为 238 ~345 μmol/L,24 小时尿中排量为 3.5 ~4.2 mmol。经肾小球滤出的尿酸为 8.5 mmol,故排出量仅占 10%。近年研究滤过的尿酸的 98% ~100% 在近端肾小管 S_1 段通过有机阴离子共同转运途径被再吸收,而后有 50% 从 S_2 段泌入管腔,自远端小管又重吸收 40% ~46%,余下的从尿排出。

4)其他:各种有机阴离子也都是小分子物质,但由于都带强的负电荷或与蛋白结合,所以不能从肾小球滤过,而由近端小管摄取降解后排入管腔,加强尿液碱化有利于这些物质排出,如巴比妥酸中毒时常输入碳酸氢钠促进排泄,此外,西咪替丁、TMP 及肌酐是通过阳离子共同转运途径排出。

(四)肾脏与酸碱平衡

人体每天不断地进行着物质的新陈代谢而产生一些酸碱代谢产物,这些产物包括:①碳酸:它是糖、蛋白和脂肪氧化分解的最终产物 CO_2 与水作用后而生成。②有机酸:尿酸是嘌呤分解代谢的终末产物,数量不多,酸性也弱。枸橼酸含量也很少,正常情况下意义不大。③无机酸:磷脂、磷蛋白在代谢过程中可水解生成磷酸、含硫的氨基酸,氧化后产生硫酸,这些酸不能变成气体由肺呼出所以是非挥发酸,是必须由肾排出的固定酸,体内每日由此产生的 H^+ 为 40 ~80 mmol。碱性物质主要来自食物,特别是蔬菜与水果中含有较多弱有机酸盐如枸橼酸盐等,在体内被完全氧化后就留下了 Na^+、K^+ 离子进入体液,使体液 $NaHCO_3$ 增多,碱性增加。

每天在体内虽不断产生内源性酸性负荷和摄入的外源性酸碱物质,但体液 pH 值仍能保持在稳定的很窄范围内,保证细胞与器官的正常生理活动,说明体内有一个精密完整的调节酸碱平衡的结构,使机体处于"酸碱负荷→酸碱失衡→体液缓冲系统代偿,肺肾调节而恢复正常"这样一个动态的酸碱平衡过程。

1. 体液的缓冲系统

缓冲系统是指一种弱酸与它的盐所构成的混合液。它具有缓冲酸碱的能力。在血液中的缓冲系统有 $NaHCO_3$、H_2CO_3、Na_2HPO_4/NaH_2PO_4、血浆蛋白、氧化血浆蛋白等，主要缓冲固定酸。在细胞内液中有 $KHCO_3/H_2CO_3$、K_2HPO_4/KH_2PO_4、血红蛋白、氧合血红蛋白等，后两者在红细胞内，主要缓冲挥发酸。在血浆与细胞外液中以 $NaHCO_3/H_2CO_3$ 缓冲系统为最重要。

2. 肺的调节作用

肺的调节作用主要是通过化学因素、动脉血或脑脊液中的氧、CO_2 及 H^+ 浓度变化刺激化学感受器来调节呼吸通气量，来保持体液 pH 值相对稳定。外周化学感受器包括颈动脉体、主动脉体。在 PO_2 降低或 PCO_2 或 H^+ 升高时可反射引起呼吸加深加快，而加强 CO_2 的排出，降低血 HCO_3^- 水平。这三种刺激（因素）往往有协同加强作用。至于传感机制尚未清楚，目前，有酸刺激学说（确定通过 H^+）和代谢学说，即认为 ATP 水平下降，减慢了化学感受器的冲动释放。

3. 肾脏的调节作用

肾脏的调节作用主要有两方面：①泌氢以再吸收滤过的 HCO_3^-；防止了丢碱。②泌 H^+ 制铵以排出代谢产生的固定酸，再生补足被其消耗了的 HCO_3^-。此外，排出摄入或内生的过多的碱。

1）泌 H^+ 与对"滤过" HCO_3^- 的再吸收：每日由肾小球滤过的 HCO_3^- 4 000～4 500 mmol，但从尿排出的极少，说明滤过的 HCO_3^- 几乎都被肾小管再吸收，其中85%～90%在近端肾小管，10%～15%在远端肾小管与集合管。

2）泌 H^+ 制氨：排出固定酸（可滴定酸、酸性铵盐），再生成 HCO_3^-，恢复血中碱储。正常人每日摄入或代谢产生固定酸 40～80 mmol，主要是磷蛋白和磷脂硫蛋白的代谢产物磷酸和硫酸。所以肾脏（主要是远端肾单位）必须每天排出同等量的 H^+ 来保证机体的酸碱平衡。代谢产生这些强酸经血中碳酸氢盐缓冲中和后，生成 CO_2（由肺呼出）和中性盐（Na_2HPO_4、Na_2SO_4）由肾小球滤出，减少了血中的碱储。中性盐在管腔中 Na^+-H^+ 交换后，Na^+ 与细胞内生成的 HCO_3^- 一起再吸收入血，补偿被消耗的碱储。远端肾单位的泌 H^+ 部位主要在皮质及髓质集合管。与近端小管不同，其泌 H^+ 机制主要是通过 H^+ 泵的主动分泌，是逆梯度的。在皮质集合管存在着醛固酮调节下的 Na^+-K^+ 交换和钠的再吸收，可有助于该部位 H^+ 泵的分布率。泌入管腔后的 H^+ 使管腔液的 pH 值下降，当 pH 值降至 4.5 后泌 H^+ 作用停止。因此，需要管腔内的两种主要缓冲系统（Na_2HPO_4/NaH_2PO_4、NH_3/NH_4^+）提供 H^+ 受体来维持泌 H^+ 作用的持续进行。

（五）肾脏对细胞外液容量与渗透浓度的调节

体液占体重的60%，分为细胞内液与细胞外液两部分，分别占体重的40%与20%。细胞外液又分为组织间液（包括淋巴液）与血液（由血浆与血细胞组成）。血液占体重6%，其组成除蛋白质外其他组分与间质液相似，所含电解质都以钠为主要阳离子，HCO_3^- 和 Cl^- 为主要阴离子，这与细胞内液有很大不同，后者则分别以 K^+ 和 HPO_4^- 为主。为了保证细胞的正常生理活动,体液的容量、分布、组成以及酸碱度、渗透浓度等理化特性都要保持相对恒定。这是在神经体液的调节下,由多个系统器官的协同作用而取得,但是肾脏的调节作用无疑具有最重要的地位,起着终末调节的关键作用。

1. 肾脏对钠的排泄与细胞外液容量的调节

1)体钠总量是细胞外液容量的决定因素:由于细胞膜上 $Na^+ - K^+ - ATP$ 泵的主动转运作用,使 Na^+ 成为细胞外液中主要阳离子,外液中 Na^+ 为 145 mmol/L,而内液中仅 10 mmo/L。所以 Na^+ 及其伴随的阴离子 Cl^- 与 HCO_3^- 占外液中总溶质的 90% 以上,是决定细胞外液容量的主要因素。

总之,细胞外液容量的恒定有赖于 Na^+ 的平衡,即取决于 Na^+ 的摄入量,肾外失 Na^+ 量(从汗、粪便丢失量少)和肾的排钠量之间协调。肾脏既能排出无钠的尿,也能迅速排泄大量过多的钠,所以在钠平衡与细胞外液容量平衡调节过程中,调节尿钠的排出量就成为中心环节。

2)钠在肾小管再吸收的过程与机制:每天从肾小球滤过钠约 2 000 mmol,从尿中排出仅 0.5% ~ 1%,故 99% 被肾小管重吸收。其中,在近曲小管为 65% ~ 70%,远曲小管为10%,集合管为 1%,其余在髓袢。各段再吸收的细胞机制不尽相同。①近曲小管为主动等渗再吸收,主要在初段(S_1),管腔中 Na^+ 顺电化梯度被动扩散入细胞内,随即被管侧膜及基底侧膜的钠泵主动泵入细胞间隙及管周组织中,使管腔 - 细胞内维持一定电化梯度,以不断使管腔中 Na^+ 进入细胞内,而后至细胞间隙中,使局部形成高渗区。于是水通过上皮细胞间隙的顶端连接或上皮细胞而渗入间隙,使该区静水压上升,上升的静水压与管周毛细血管中胶体压使水流入毛细血管中去。如间隙静水压过高则也可能使水反流入管腔(常发生在近曲小管后段 $S_2 \sim S_3$)。所以净 Na^+ 再吸收量是主动再吸收量减去反漏量。钠从管腔膜进入细胞内常与糖、氨基酸、HCO_3^-、有机酸与硫酸、磷酸等以共同载体进入细胞内,而从细胞内至细胞间隙则以 $Na^+ - K^+$ 交换或经 $Na^+ - Cl^-$ 共同转运。这两种转运所需钠泵也不相同,前者需 K^+ 存在,被多巴因抑制,对低温不敏感而后者低温时活性下降,被尿酸抑制。②在远曲小管管腔中 Na^+ 浓度较低,但管周组织液 Na^+ 浓度则高,管腔中为负电位,所以 Na^+ 也是逆电化梯度的主动再吸收过程。它往往伴随负离子重吸收。在皮质集合管是醛固酮调节下进行 $Na^+ - H^+$ 交换与 $Na^+ - K^+$ 交换。③在髓袢降支是不通透 Na^+ 的,而在升支主要通过 Cl^- 泵主动再吸收 Cl^- 后,Na^+ 顺电位而被再吸收。

3)肾与细胞外液容量的调节:正常人细胞液容量相对恒定,容量如再增减或摄钠量改变时,肾脏通过适应性来调节钠的排出量,恢复容量恒定与钠平衡,这种调节是反射性的,就是通过细胞外液容量变化的刺激,通过中枢系统及体液因素对肾功能的影响,改变钠的排量来维持细胞外液容量的恒定。

(1)GFR 与钠滤过负荷:过去认为,GFR 是决定尿钠排量的主要因素,称为第一因子,但由于存在远曲小管 - 小球反馈调节和球管平衡等肾内自家调节,CFR 一般变化不大,故现在认为它对尿钠排量影响较小,但钠滤过负荷影响尿钠排量仍不容忽视,因为钠滤过负荷受血钠浓度影响。当然血 Na^+ 浓度本身也可直接影响醛固酮的分泌而起作用。

（2）醛固酮:醛固酮是肾上腺皮质球状带分泌的一种激素,曾被称为第二因子。它促进皮质集合管对钠的主动重吸收和 K^+ 的排出,伴随着 Cl^- 和 H_2O 的重吸收而增加细胞外液。醛固酮作用的细胞机制是它进入上皮细胞后与胞质受体结合成复合体,而后通过核膜与核中受体结合成为激素核受体复合物使 mRNA 合成,而使醛固酮诱导蛋白合成增加。此诱导蛋白具有促进钠泵转运,促进生物氧化,提供 ATP,增加管腔膜对 Na^+ 的通透性,以及维持髓质血流与高渗。此外,醛固酮也有减少从汗液、唾液、胃液排 K^+ 的作用。还可增强血管对儿茶酚胺的敏感性,即抑制了儿茶酚胺 - O 位甲基转移酶的作用,使儿茶酚胺降解缓慢所致。

（3）"利钠第三因子":影响肾脏排钠的因素,主要有:①某些体液因子,从扩容动物尿中可提取某些利尿物质如内源性类洋地黄物质,具有抑制钠泵而利尿及升压作用,可能来自颅内。心钠素(心房肽)是一组利尿多肽物质,扩容促其释放具有强大的利尿、利钠和扩血管降压作用;其机制可能是通过抗利尿激素和醛固酮。②肾小管周围的物理因素与肾内血流动力学的改变。近曲小管腔内与管周围的静水压与胶体渗透压随着管液再吸收过程,诸力的平衡受到影响可改变尿钠的排量。血容量的变化也可引起肾内血流动力学的改变而影响尿钠排量。如血容量可使短祥的皮质肾单位血流量增加而不利于钠的再吸收,它使髓质直血管的血流增多,冲刷了髓质高渗梯度,也不利钠再吸收。

肾的神经因素直接或间接(通过肾素)影响肾小管对钠的再吸收。

2. 肾脏对水的排泄与细胞外液渗透浓度的调节

1）溶液的渗透压:溶液的渗透压是指半透膜两侧存在不同浓度的溶质时,高浓度一侧的溶质对水的一种"吸引力"。实际上它不但反映膜两侧存在着静水压差,更重要的是反映水的跨膜移动的数量和方向(移向高浓度侧),以及在渗透平衡后溶液中的溶质分布(渗透浓度)。决定溶液渗透压的不是溶质的重量,而是其颗粒(分子或离子)数目。含有相同数量颗粒的溶液,其渗透浓度相等。

2）体液的渗透浓度:正常值为 280 mmol/L 可通过仪器直接测定。

细胞内外液所含成分及其数量虽不相同,但因水可自由通过细胞膜,而使它们的渗透浓度保持一致,所以细胞外液渗透浓度正常也常反映细胞内液容量与渗透浓度是正常的。

血浆总渗透压由两部分组成:主要是晶体渗透压(电解质产生)为 278.5 mmol/L;由蛋白质产生的称为胶体渗透压仅 1.5 mmol/L,数值虽小,但因蛋白质不能通过血管壁而成为维持血容量的主要保证。

3）水代谢:水是人体最主要的组分,占体液的 90% 以上。由饮水、食物含水(350 mL)、代谢氧化产水(300 mL)而获得。经尿液、皮肤、呼吸及粪便而排出。正常时水的出入量应保持平衡。人体每天至少排尿 350 mL 来排出体内代谢废物,不显性失水 650~850 mL(经皮肤蒸发与呼出水汽)以散发体内余热,维持正常体温。所以每人每天最低水需要量约 700 mL。由于每人的生活饮食习惯、职业、劳动及工作环境不同,每日饮水量变化很大。平均水入量在 3 000 mL,出入量应维持平衡。水的平衡与体液渗透压的调节有着密切的联系。体液渗透压主要是钠与水的比例所决定,主要是通过水的排泄来保持渗透压的恒定。

4）水平衡与体液渗透浓度的调节

（1）激素调节：抗利尿激素是由下丘脑视上核（主要）和室旁核神经元所分泌。它在细胞体内合成经下丘脑垂体来输送到神经垂体后而释放入血。其主要作用在远曲小管与集合管，它与上皮细胞的管周膜受体结合，激活膜内 AC，使细胞膜中 cAMP 增加，后者激活管腔膜蛋白激酶使膜蛋白磷酸化，改变了膜的结构增加了膜对水的通透性。它还能增加内髓部集合管对尿素的通透性，减少肾髓质的血流量，从而形成和维持髓质高渗梯度的存在。它还作用于肾小球系膜细胞而影响 GFR。

（2）渴觉中枢调节：位于下视丘正中核。在缺水引起血浆高渗压或血容量减少时可刺激渴觉而饮水。此外血管紧张素Ⅱ、缺钾、高钙也可引起渴觉。

（3）肾的调节：主要通过浓缩稀释功能，在体液高渗时排出高渗尿以保留水，体液低渗时排出低渗尿，以清除多余的水，从而保证体液渗透浓度的恒定和水平衡。

5）利尿机制：利尿指每分钟尿量大于 2 mL。其机制有：水利尿指自由水排出增多（很少或不伴溶质排出），见于饮水过多和垂体性尿崩症。溶质性利尿由于溶质和水都相应排出增加，见于糖尿病和应用渗透性利尿剂。在慢性肾功能衰竭患者因血中尿素浓度增高也有轻度渗透性利尿作用。非渗透性利尿药也会干扰离子再吸收而继发水的再吸收障碍。由于利尿剂作用部位不同利尿效应也不一样，如碳酸酐酶抑制剂干扰近曲小管 $Na^+ - H^+$ 交换而减少了 Na^+ 与 H^+ 在近曲小管的重吸收（2% ~ 5%），故利尿作用不强，而袢利尿剂作用在升支粗段能影响髓质高渗的形成，利尿、利钠作用明显，可排出滤过 Na^+ 的 20% ~ 30%。噻嗪类利尿剂作用在升支稀释段影响 Na^+ 的再吸收，而有较强的利尿作用，但对稀释性低血钠症患者要慎用。醛固酮拮抗剂是作用在皮质集合管通过醛固酮而促进 $Na^+ - K^+$ 交换而利尿，但因此段小管中 Na^+ 量不多，因此，利尿作用也较弱。

（六）肾脏内分泌功能

肾脏也是重要的内分泌器官，可分泌血管活性激素和非血管活性激素。前者主要为肾素 - 血管紧张素Ⅱ、PG 和激肽系统，它们作用于肾脏本身，调节肾脏血流动力学和水盐代谢。非血管活性激素有维生素 D_3 羟化酶和促红细胞生成素等，这些激素主要作用于全身和调节新陈代谢。在肾小球入球、出球小动脉与致密斑间三角区为肾小球旁器，其中球旁细胞在肾动脉压力下降时分泌肾素。致密斑感受远曲小管内容量和钠浓度变化，调节球旁细胞分泌肾素。晚近证实肾小球旁器内的球外系膜细胞内有肌纤维，其收缩可调节肾小球滤过面积。肾素使血管紧张素原转变成血管紧张素Ⅰ，继而在肺、肾转换酶作用下生成血管紧张素Ⅱ，并可进一步转换为血管紧张素Ⅲ。血管紧张素Ⅱ有收缩血管作用，血管紧张素Ⅱ和Ⅲ又可刺激醛固酮，减少水钠排出，使血压上升。

血管紧张素Ⅰ对肾的作用主要有：①促使肾内血管收缩，使肾血流量减少，肾小球滤过率降低；②收缩肾小球入球及出球小动脉，对出球小动脉的收缩作用大于入球小动脉，因此，滤过分数增加；③肾血流量重新分布，使皮质部血流量减少，髓质部血流量增加，从而造成近髓部肾单位对 NaCl 重吸收增加；④刺激肾小管 $Na^+ - H^+$ 交换，使 Na^+ 和 HCO_3^- 重吸收增加；⑤刺激肾间质 NH_4^+ 下的生成和分泌。

PG 族由花生四烯酸氧化而来，肾皮质和髓质均能产生，主要有 PGE_1、PGE_2、PGA_2、

PGI_2、$PGF_{2\alpha}$。和血栓素 $A_2(T_xA_2)$等。PG 族对肾脏功能的影响主要为:①影响血管平滑肌和系膜细胞功能,由系膜细胞合成的 PGE_2、PGI_2 可以对抗血管紧张素 Ⅰ、去甲肾上腺素和血管升压素所致的系膜细胞收缩作用;②影响水钠代谢,如 PGE_2 对集合管上皮细胞作用,抑制 Na^+ 重吸收使排钠增加。PGE_2 还能抑制抗利尿激素作用。

肾乳头部是血管舒缓素－激肽系统的主要作用部位,其结果为扩张血管以及促使水、钠排泄。

红细胞生成素由肾脏产生,它可以促使骨髓红细胞集落形成单位分化成熟为红细胞。红细胞生成素还有促进细胞和体液免疫作用。

肾间质产生的 1α 羟化酶,使 25－羟维生素 D_3 转化为有活性的 1,25－二羟维生素 D_3。维生素 D 主要对矿盐代谢起调节作用。可以促进钙重吸收维持骨骼发育和矿化。

促进破骨细胞活性使骨质吸收。甲状旁腺与维生素 D 共同作用以维持钙代谢平衡,甲状旁腺素可以刺激羟化酶活力,而活性维生素 D 又可抑制甲状旁腺素的合成。

二、肾盂输尿管生理

(一)电生理学

所有兴奋性组织的电生理活动都有赖于细胞膜内外的不同离子分布以及细胞膜对这些离子相对的通透性,输尿管平滑肌的电活动具有相似特点。

1. 静息电位

当输尿管平滑肌处于非兴奋静息状态时,细胞膜内外的电位差称为静息膜电位(RMP)。RMP 主要取决于细胞膜内外钾离子的浓度差和细胞膜对钾离子的通透性。在静息状态下,细胞内钾离子浓度较细胞外为高,同时细胞膜对钾离子具有优先的选择通透性。由于带有正电荷的钾离子不断从浓度较高的细胞内侧流向浓度较低的细胞外侧,所以造成细胞内外电势产生差距,构成膜内低电位。此电位反过来可以阻止钾离子继续向细胞外流动,最终达到平衡状态,膜内外电位差趋于稳定。此时,细胞膜处于极化状态,即指膜的两侧分布着极性不同的电荷,细胞膜内侧的电位较外侧为负。

2. 动作电位

当受到外源性电机械化学刺激或相邻肌细胞动作电位传导时,静息态输尿管平滑肌细胞的 RMP 便不再保持恒定,此时,细胞便表现为去极化,即细胞膜内电位负值减少。如果有足够大的细胞膜面积发生足够快的去极化,并达到一定临界值,便会产生动作电位。如果刺激足够强,使得跨膜电位达到阈值,便会诱发动作电位。动作电位通过复杂的机制向周围静息态的细胞传递,并最终引起平滑肌收缩、输尿管蠕动。

当输尿管平滑肌细胞兴奋时,细胞膜对钾离子的通透性降低,而对钙离子的通透性升高,带有正电荷的钙离子内流使膜内电位负值减小,甚至暂时建立起一种相反的极化状态,即内正外负,这种现象称为超射。此外,钠的内流对动作电位的上升支也起到一定作用。

动作电位上升达到峰值后经历一个相对稳定的平台期,此后开始复极过程。在平台期,钙离子持续内流,同时也有钠离子通过电压依赖性的钠通道流入细胞内,上升期及平台期不断流入细胞内的钙离子逐渐激活钙离子依赖的钾离子通道,产生钾离子的外流,最终导致平台期及复极现象,致跨膜电位恢复原有水平,一次动作电位即完成。

3. 起搏电位和起搏活动

如果一个细胞可以自动地产生电兴奋活动则成为起搏细胞,起搏细胞与非起搏细胞的区别在于其跨膜电位并不保持恒定,而是始终处于一种自发的、规律的除极复极过程,一旦除极达到一定临界值(阈值),便诱发一次动作电位。研究表明,在人的肾盂肾盏交接部位存在起搏细胞,而不同起搏细胞的起搏频率不同。另外,除了位于集尿系统近端的主要起搏细胞外,在输尿管的不同部位还存在着潜在的起搏细胞。正常情况下,潜在的起搏细胞的电活动受到主要起搏位点的抑制,但如果在阻断这种抑制的情况下(如在输尿管肾盂连接部横断后),它们便会成为起搏点。

4. 电活动的传导

兴奋性细胞类似一根电缆,其纬向阻抗远小于经向阻抗,因此,导致电流沿细胞纵轴传导,并最终传至下一个兴奋性细胞。输尿管是一个功能性集合体,试验证实刺激输尿管可以导致由刺激点向远侧的收缩运动。正常情况下,电活动起源于集尿系统近侧,收缩活动沿输尿管向远侧传导,其传导速度受刺激频率、温度以及输尿管内压力影响。

(二)平滑肌生物力学

平滑肌收缩活动有赖于收缩蛋白,即肌动蛋白和肌球蛋白周围钙离子的浓度,浓度升高产生收缩,浓度降低,导致松弛。

1. 收缩蛋白

在松弛的骨骼肌细胞内,非活性的肌钙蛋白结合于原肌凝蛋白上,后者阻止肌动蛋白与肌球蛋白相结合。当钙离子浓度增高时,钙离子与肌钙蛋白结合,使其激活并变构,原肌凝蛋白易位,肌动蛋白与肌球蛋白相结合,产生收缩。

而对于平滑肌的收缩活动,目前,广泛认可的理论是肌球蛋白磷酸化途径:当细胞处于兴奋状态时,细胞内钙离子浓度短暂地升高到原来的 10~100 倍,在此浓度下,钙离子即与钙调蛋白结合,并随之激活钙调蛋白依赖性肌球蛋白轻链激酶(可能通过 cAMP 蛋白激酶途径),此酶使肌球蛋白轻链发生磷酸化。磷酸化后,肌动蛋白便可激活肌球蛋白的镁 - ATP 酶,使得 ATP 供能,细胞发生收缩。当钙离子浓度下降时,轻链激酶失活,肌球蛋白轻链脱磷酸,无法继续利用 ATP 供能,细胞便恢复松弛状态。

2. 兴奋收缩耦联

输尿管的机械活动由相关的电活动引发,而钙离子在这两者之间起到桥梁作用。导致细胞收缩的钙离子主要来自两个途径,其一是细胞外钙离子通过 L 型钙离子通道内流,其二是由细胞内钙池(内质网等)释放。

3. 第二信使

激素、神经递质等配体是组织生理活动的第一信使,其功能发挥需要第二信使来介导,它们与细胞膜上特异的受体结合成复合物后,使相关的酶活性发生变化,从而导致第二信使(cAMP、cGMP、Ca^{2+}、IP3、DAG 等)含量的变化,最终通过一定途径(通常是蛋白的磷酸化)发挥功能作用。

在多种平滑肌细胞中,激活 β 受体能够以 cAMP 为第二信使传递信号,导致平滑肌松弛。尿液中可以检测到 AC 和磷酸二酯酶的活性,具有松弛输尿管作用的异丙肾上腺素及茶碱可以提高输尿管平滑肌细胞内的 cAMP 水平,它们的作用机制分别是活化 AC 促进 cAMP 合成以及抑制磷酸二酯酶,减少 cAMP 的降解。cGMP 也可起到类似的第二信使作用。近年来研究表明,平滑肌松弛因子一氧化氮(NO)即可通过激活鸟苷酸环化酶的途径,使 cGMP 浓度升高,最终导致平滑肌松弛。此外,部分 $α_1$ 肾上腺素能及胆碱能受体,以及许多激素神经递质还可以通过 IP3、甘油二酯作为第二信使,对输尿管平滑肌的收缩及控制起到调节作用。

4.机械特点

肌肉的机械特征通常用力－长度关系和力－速度关系来描述,鉴于输尿管的特殊结构,在描述其机械特征时还引入第三个关系,即力－长度－直径关系。

力－长度关系表示肌肉在等长条件下受刺激产生的收缩力与肌肉的静息长度之间的关系。在一定范围内,随着输尿管被拉长(静息长度增加),其产生的收缩力逐渐增高,直至最大值,此后,如果继续增加输尿管的静息长度,收缩力反而下降。由于输尿管是中空的弹性器官,所以具有滞后效应:对某个特定的长度,输尿管回缩时的静息张力小于伸长时的静息张力,而伸长时的收缩力大于回缩时的收缩力,即力与长度的改变方向有关。输尿管还具有紧张松弛效应:在一定长度范围内,当输尿管被牵拉静息张力升高后,如果保持在一个恒定的长度,静息张力会逐渐降低,这可能是输尿管对牵拉的一种机械代偿反应。

力－速度关系表示肌肉收缩负荷与长度缩短速度的关系。两者呈双曲函数关系,或呈反比例关系,随负荷的增加,肌肉收缩速度逐渐下降。零负荷(其实是一种无法达到的理想状态)时的速度,称为最大收缩速度即等张收缩,而当负荷最大时肌肉产生的收缩是等长收缩或等容收缩。

由于输尿管的平滑肌呈纵向环周状或螺旋状排列,因此其长度的变化必然影响其直径,这便引出力－长度－直径关系。当输尿管内压力升高时,其局部形状发生改变,导致输尿管发生蠕动等反应。在体外情况下,腔内压力导致输尿管变形的作用较体内明显,而在体内情况下,如预先使用 $α_1$ 受体阻滞剂利血平则能减少这种差别,这说明肾上腺素能神经系统对输尿管具有调控作用。

(三)神经生物学

输尿管的平滑肌没有神经肌肉接头,而是通过附近神经束释放的神经递质刺激产生兴奋并在肌细胞之间相互传递的神经调控对输尿管的蠕动并非必需,但事实证明,自主神经系统对输尿管的蠕动及尿液的传输均具有调节作用。

1.副交感神经系统

输尿管上有乙酰胆碱受体及胆碱酯酶(AChE)阳性神经纤维,离体的输尿管可在电刺激下释放乙酰胆碱,且此种释放过程可以被河豚毒素所阻断,这些事实均提示,但并不能完全证实副交感神经可能对输尿管功能具有调节功能。乙酰胆碱在于突触小囊内,依赖钙离子的内流,小囊与突触前膜相融合,乙酰胆碱释放入突触间隙,最终为 AChE 降解。

胆碱类递质的毒蕈碱样作用可以被阿托品所拮抗,而烟碱样作用可以被非去极化性神经节阻滞剂所阻滞。

胆碱能激动剂如乙酰胆碱,乙酰甲胆碱、氨甲酰胆碱、乌拉胆碱均具有兴奋输尿管的功能,如增加收缩的频率和收缩的力度,乙酰胆碱还能延长鼠和猪输尿管动作电位的时程。胆碱能制剂可以直接作用于毒蕈碱样受体对输尿管产生兴奋作用,也可以通过间接导致儿茶酚胺释放的途径达到兴奋作用,应用酚妥拉明可以抵消乌拉胆碱对输尿管的兴奋作用。烟碱类制剂如尼古丁、四甲铵等首先刺激烟碱样受体,随后使其敏感性下降,从而对烟碱类制剂或内源性乙酰胆碱不再产生反应,即传导阻滞。胆碱酯酶抑制剂抑制乙酰胆碱降解,使其在突触间隙积聚,最终也使受体敏感性下降,产生抑制作用。阿托品是乙酰胆碱毒蕈碱样作用的竞争性拮抗剂,其抑制作用随短暂的受体激活效应后出现。多数研究证实,阿托品对输尿管的活动并没有直接影响,即使其对输尿管的蠕动具有微弱的抑制效应,也是暂时和轻微的,因此在输尿管绞痛时无须常规运用。

2. 交感神经系统

输尿管上有兴奋性的 α 受体和抑制性的 β 受体:去甲肾上腺素(主要兴奋 α 受体,同时也可兴奋 β 受体)可以增加电刺激引起的输尿管收缩强度,使用 α 受体阻滞剂酚妥拉明后,由于其 β 受体的兴奋作用,输尿管收缩减弱。

去甲肾上腺素是交感神经的递质,由神经元细胞以酪氨酸为前体合成。去甲肾上腺素由神经末梢释放后,部分与靶器官受体结合,产生特定的生物效应;而绝大部分被神经元再摄取,从而调节生物反应的强度。去甲肾上腺素、新福林等 α 受体激动剂可以刺激输尿管活动,而异丙肾上腺素、间羟异丙肾上腺素等 β 受体激动剂可以抑制输尿管活动,α 或 β 受体阻滞剂可以阻滞或者减弱相应受体激动剂的作用。可卡因等对输尿管的兴奋作用源于其对神经末梢去甲肾上腺素再摄取的抑制。

3. 肽类物质

感觉神经末梢释放的肽类物质也参与输尿管运动的调控。速激肽和 CGRP 分别具有兴奋和抑制作用,前者的兴奋作用主要位于输尿管部位,而后者的抑制作用主要位于肾盂。输尿管内含有辣椒辣素敏感的感觉神经,并可检测到 P 物质神经肽 A、神经肽 K 等。低浓度的辣椒辣素能抑制输尿管的运动,高浓度能兴奋输尿管运动,其机制可能分别为促进速激肽和 CGRP 的释放。

(四)流体力学

1. 肾盂输尿管连接部的生理

正常情况下,肾盂、肾盏的收缩频率较输尿管上端高,肾盂输尿管连接部(UPJ)存在一个相对阻滞区。随着尿液产生,肾盂内的压力逐渐升高,最终尿液以尿团的形式被挤入输尿管,平时一贯关闭的 UPJ 具有单向活瓣作用,防止尿液由输尿管向肾盂反流。UPJ 梗阻可能因局部的狭窄或活瓣样改变导致,也可由蠕动传导的异常而引起,后者属于功能性梗阻,此时,虽然 UPJ 能为较粗的输尿管导管通过,但尿液却不能顺利地由肾盂运送到输尿管。很多研究证实,功能性梗阻的 UPJ 部位往往存在肌组织结构不良、细胞间连接异常等不同程度的组织学改变,因此可以认为,细胞间冲动的传导受损是 UPJ 梗阻的重要因素。此外,局部的粘连束带和横跨的血管还会增加 UPJ 的梗阻程度。

2.尿团的推进

肾盂尿液逐渐增加并通过 UPJ 进入输尿管,输尿管近端的起搏细胞发出冲动导致输尿管由近向远产生蠕动。正常情况下,处于收缩状态的输尿管管壁是闭合的,其前方(远端)的尿液被以尿团的方式向远侧推进。输尿管以尿团形式传送尿液的能力较其单位时间内最大尿液传送能力,这是由于在一定情况下,输尿管蠕动时管壁并不闭合,因此,尿液便可以以液柱的形式向膀胱运输。单位时间内进入输尿管的尿液太多或由输尿管运送至膀胱的尿液太少,都会造成尿液的淤积和输尿管的扩张,就相同的梗阻程度而言,尿液产生的速度快更容易导致尿液淤积。另外,根据流体力学的原理,输尿管的直径增加会导致其内部的压力减低,从而影响尿液的传送。

当尿液产生的速度增加时,输尿管首先通过提高蠕动的频率来提高尿液传送率,当频率增加到极限值后,便只能通过增大尿团体积来达到此目的,有时几个尿团融合成为一个尿柱,甚至有时输尿管扩张后仅作为一根中空的管道来传送尿液。

膀胱内的压力对尿液的传送也有影响。正常情况下,储尿期内膀胱内部的压力处于低水平并基本保持恒定,输尿管收缩产生的压力足以克服此压力将尿液注入膀胱。当出现低顺应性膀胱或膀胱纤维化等情况后,膀胱内容量轻微地增加便导致其内压力的大幅度提高,这对输尿管内尿液运送造成重大负担,并可引起输尿管扩张。

3.输尿管膀胱连接部的生理

正常情况下,输尿管膀胱连接部(UVJ)是一个闭合的单向活瓣,防止尿液从膀胱反流入输尿管。当蠕动波抵达此位置时,由于输尿管的收缩使尿团内的压力大于膀胱内压,尿液便喷入膀胱,输尿管的一次蠕动也就此而止。当 UPJ 梗阻、尿液产生速度过快或膀胱内压很高时,尿液在 UVJ 的传送受到影响,尿团不能自如地经过 UVJ,或者由于尿团内的压力超过其后方输尿管收缩的压力,部分尿液向上反流。

重力对尿液在 UVJ 的传输起到一定辅助作用,特别是对输尿管增粗的人,直立位有利于输尿管内的尿液排空。从临床角度而言,长期卧床对尿潴留或输尿管扩张的患者无益处。

(王 宾)

第二节 慢性肾小球肾炎

慢性肾小球肾炎,简称慢性肾炎,是一组病情迁延、病变进展缓慢,最终将发展成为慢性肾衰竭的原发性肾小球疾病。临床上以水肿、高血压、蛋白尿、血尿及肾功能损害为基本表现。由于病理类型及病变所处的阶段不同,使疾病表现呈多样化。病情时轻、时重,个体间差异较大。以青、中年男性患病居多。

一、病因和发病机制

仅少数患者是由急性肾炎发展而来,绝大多数患者起病即属慢性肾炎,与急性肾炎无关。

本病的病理类型不同,病因及发病机制也不尽相同。一般认为本病的起始因素为免疫介导性炎症,但随疾病的进展,也有非免疫、非炎症性因素的参与,如肾小球内的高压、高灌注、高滤过等,可促进肾小球的硬化。另外,疾病过程中出现的高脂血症、蛋白尿等也会加重肾脏的损伤。

二、临床表现

慢性肾炎可发生于任何年龄,以青、中年为主,男性居多。少数是由急性肾炎发展所致(直接迁延或临床痊愈若干年后再发)。

慢性肾炎可发生于任何年龄,但以青、中年为主,男性多见。多数起病缓慢、隐匿。临床表现呈多样性,蛋白尿、血尿、高血压、水肿为其基本临床表现,可有不同程度肾功能减退,病情时轻时重、迁延,渐进性发展为慢性肾衰竭。

(一)早期症状

疲倦无力、体重减轻、腰部疼痛、食欲下降,水肿可有可无,一般不严重。

(二)蛋白尿

蛋白尿是慢性肾炎必有的表现,患者排尿时泡沫明显增多,并且不易消失,尿蛋白越多,泡沫也越多。

(三)血尿

多为镜下血尿,也有肉眼血尿。

(四)高血压

可正常、轻度增高甚至持续中等以上程度升高。患者可有眼底出血、渗血甚至视盘水肿,患者主诉眼前有黑点及闪光、视物模糊及短暂失明。

(五)其他

患者可有贫血、电解质紊乱,当出现感染、劳累等应激状况时呈急性发作,类似急性肾炎的表现。

三、实验室及其他检查

(一)尿常规

尿蛋白±~+++,呈选择性或非选择性蛋白尿。镜下血尿较为常见,可见颗粒管型和透明管型,晚期可有蜡样管型。一般尿蛋白多少对判断预后并无重要意义,尿中红细胞增多反映疾病处于活动期。

(二)肾功能检查

主要表现为肾小球滤过功能下降,内生肌酐清除率降低。疾病早期并不明显,但在后期内生肌酐清除率可降至正常的50%以下,血肌酐和尿素氮升高。肾小管功能也受到损害,出现夜尿增多,酚红排泄率下降,尿比重降低。晚期还可出现电解质紊乱和代谢性酸中毒。

(三)血常规

肾功能受损后出现贫血,呈正常细胞正色素性贫血。

(四)X 线及超声检查

X 线及超声检查可见双肾影对称性缩小。

(五)肾活体组织检查

可确定病理类型,对选择治疗方案、判断病情和预后有重要价值。

四、治疗

慢性肾炎的治疗应以防止或延缓肾功能进行性恶化、改善或缓解临床症状及防治严重并发症为主要目的,而不以消除尿蛋白及尿红细胞为目标。治疗要点:

(一)一般治疗

凡有水肿、高血压、肾功能减退或血尿、蛋白尿明显者应卧床休息;注意个人卫生,避免受寒和感冒,积极防治呼吸道和尿路感染,避免使用肾毒性药物;肾功能减退者,给予低蛋白(每日 0.5~0.8 g/kg)及优质蛋白饮食;水肿、高血压明显者应低盐饮食,每日食盐摄入量 1~3 g。

(二)对症治疗

1. 利尿

可选用氢氯噻嗪、呋塞米、氨苯蝶啶、螺内酯等。提高血浆胶体渗透压也可出现显著的利尿效果,常用的有血浆(无钠血浆)、血浆白蛋白、血浆代用品等静脉滴注。合并心脏病者慎用,因血容量激增易引起左心衰竭。

2. 降压

高血压的主要原因是钠、水潴留,大部分患者经休息、限盐和利尿剂的应用均可得到控制。如效果不满意可加用降压药,如钙离子阻滞剂硝苯地平 5~15 mg,口服,每日 3 次,或肼曲嗪、甲基多巴等扩张小动脉的药物。对较顽固的高血压还可加用抑制肾素血管紧张素系统活性的药物,如卡托普利(巯甲丙脯酸)12.5~50 mg,口服,每 8 小时 1 次,或盐酸普萘洛尔(心得安)10~30 mg,口服,每日 3 次。对慢性肾炎高血压患者,降压不宜过快、过低,以免影响肾血流量。一般降至收缩压 150 mnHg,舒张压 100 mmHg 即可。

(三)激素和免疫抑制剂应用

目前国内外对是否应用激素和免疫抑制剂治疗慢性肾衰竭意见不一致,应用它并不能改变慢性肾衰竭的病变自然发展规律和过程,常因其不良反应使患者死亡率增高。国外研究认为激素只可能改善临床表现,不能改变病理形态学的过程。国内认为可缓解临床症状,控制疾病发展,是否能应用,根据患者临床表现并结合病理类型制订相应方案。

1. 糖皮质激素

泼尼松每日 1 mg/kg(或 2 mg/kg,隔日用),服用 2~3 个月,如有效,可逐渐减量,以后以小剂量(每日 10 mg)维持半年至一年。若疗效不佳或停药后蛋白尿增多,可加用或改用免疫抑制剂或其他药物,但激素不可骤然停药,而应逐渐减量撤药,以免出现急性肾上腺皮质功能不全。

2. 免疫抑制剂

环磷酰胺每日 100~200 mg,口服或静脉注射,疗程总量为 6~8 g;硫唑嘌呤每日

150 mg。要注意骨髓抑制、出血性膀胱炎等不良反应，伴肾衰竭者不宜采用免疫抑制剂或激素治疗。

（四）抗凝

慢性肾炎的尿蛋白较多或顽固性水肿、低蛋白血症明显并经肾上腺皮质激素治疗无效的患者，临床医生常对抗凝抗栓治疗寄予希望，如患者有高凝状态表现，可选用肝素每日 50 ~ 100 mg 加入 5% 葡萄糖 250 mL 中静脉滴注，4 周为 1 个疗程。或尿激酶每日 2 万 ~ 4 万 U 加入 5% 葡萄糖液 250 mL 中静脉滴注，4 周为 1 个疗程。一般认为尿激酶疗效优于肝素。抗凝、抗栓治疗易带来出血等反应，治疗中需做凝血酶原时间监测，女患者月经期停止用药。双嘧达莫能抑制血小板聚集，减少血栓形成机会，并有扩血管作用。75 ~ 100 mg，每日 3 次，可长期服用。

（五）其他药物治疗

1. 维拉帕米

维拉帕米 40 mg，每日 3 次，口服。出现满意疗效后再用 1 ~ 2 周，然后减量维持 3 ~ 4 周。对慢性肾炎顽固性蛋白尿者有较好疗效。

2. 己酮可可碱

己酮可可碱开始 2 周，每日 800 mg（600 mg 口服，200 mg 静脉滴注），3 ~ 4 周剂量减至 900 mg，以后每日口服 300 mg，维持 1 ~ 2 年。文献报道可使原发性慢性肾炎患者肾功能改善。

3. 雷公藤

雷公藤治疗慢性肾炎有较好疗效，可与小剂量泼尼松合用或单独服用。如雷公藤多甙片 10 ~ 20 mg，每日 3 次，或雷公藤饮片 15 g 煎服，每日 2 次，疗程 6 个月。有感染者可使用青霉素、氨苄西林等抗生素，避免使用磺胺类药物。慢性肾炎是一持续进行性发展的肾脏疾病，最终发展至终末期肾衰竭——尿毒症。其发展的速度主要取决于肾脏病理类型、延缓肾功能进展的措施以及防止各种危险因素。

五、护理

（一）一般护理

1）慢性肾炎患者肾功能减退时应予以优质低蛋白饮食，0.6 ~ 0.8 g/（kg·d），其中 50% 以上为优质蛋白。低蛋白饮食时，应适当增加碳水化合物的摄入，以满足机体生理代谢所需要的热量，避免因热量供给不足加重负氮平衡。控制磷的摄入。同时注意补充多种维生素及锌元素，因锌有刺激食欲的作用。

2）静脉补充营养素，遵医嘱静脉补充必需氨基酸。

3）恢复期适当休息，急性发作期或高血压、水肿严重时，应绝对卧床休息。

4）以 1:5 000 氯己定漱口，保持口腔清洁，防止细菌繁殖。

5）因高血压致头痛时，头部可放冰袋，如视物模糊，应在生活上加强护理。

6）保持皮肤清洁，严防因尿素氮刺激而抓破皮肤，发生感染及压疮。

7）准确记录出入量，尿少、尿闭时及时通知医生处理。

8）每日定时测血压 2 次并记录，防止高血压脑病的发生，注意患者安全。

9）每周测体重 2 次并记录。

10）做好精神护理，让患者对疾病有所认识，鼓励患者树立与疾病长期做斗争及战胜疾病的信心。

11）认真观察病情变化，注意有无尿毒症早期征象，如头痛、嗜睡、食欲下降、恶心、呕吐、尿少和出血倾向等；定时测量血压，血压过高者注意有无高血压脑病征象。如发现异常及时通知医生。此外，应密切观察药物治疗的疗效及药物不良反应。如应用激素易引起继发感染；环磷酰胺等易出现胃肠道毒性反应。

12）注意观察药物疗效及药物不良反应按医嘱定时留尿送检。如并发高血压脑病、心力衰竭、肾衰竭，应协助医生抢救。

（二）健康教育

1）如无明显水肿或高血压可坚持上班，但不能从事重体力劳动，避免劳累。

2）进行提高呼吸道抵抗力的锻炼。因为呼吸道感染（特别是反复感染）常会加重病情。

3）禁忌吸烟、饮酒。不宜盲目服用"偏方秘方"。

4）一般认为持续肾功能减退或明显高血压者、新月体性肾炎、局灶/节段性肾小球硬化预后较差，局灶/节段性肾小球肾炎、系膜增生性肾炎预后相对较好。

（王　宾）

第三节　肾病综合征

肾病综合征是以大量蛋白尿（＞3.5 g/d）、低蛋白血症（血浆白蛋白＜30 g/L）、水肿、高脂血症为基本特征的临床综合征。

一、病因和发病机制

肾病综合征可分为原发性肾病综合征和继发性肾病综合征两类。

（一）原发性肾病综合征

为多种病理类型的原发性肾小球肾炎：①微小病变肾病；②系膜增生性肾小球肾炎；③局灶性节段性肾小球硬化；④膜性肾病；⑤系膜毛细血管性肾炎。

（二）继发性肾病综合征

①链球菌感染后肾小球肾炎、乙型肝炎病毒性相关肾炎、疟疾；②有机金、有机或无机汞、青霉胺、海洛因、丙磺舒、非甾体抗炎药；③花粉、抗毒血清或疫苗过敏、蜜蜂刺伤、蛇咬伤；④霍奇金病、非霍奇金淋巴瘤、白血病，肺、结肠、乳腺、肾、甲状腺等肿瘤、多发性骨髓瘤；⑤系统性红斑狼疮、过敏性紫癜、淀粉样变等；⑥糖尿病、先天性肾病综合征、妊娠高血压综合征、肾移植慢性排斥等。

肾病综合征的发生机制如下：

1. 大量蛋白尿

肾小球滤过膜通透性增大为其主要原因。由于免疫或其他因素损伤,滤过膜滤孔增大导致其分子屏障破坏;同时基底膜上带负电的基团消失而又失去电荷屏障,使大量血浆蛋白,尤其是白蛋白通过滤过膜进入肾小囊,超过肾小管的重吸收能力而出现蛋白尿。

2. 低白蛋白血症

主要原因是尿中丢失大量白蛋白。此外,还可能和患者蛋白质分解代谢增加及胃肠吸收功能差有关。

3. 水肿

低白蛋白血症,血浆胶体渗透压降低,使组织液回流减少为肾病性水肿的基本原因。另外,有效循环血容量减少,继发醛固酮增加,引起水、钠潴留及抗利尿激素的分泌使尿量减少等,亦可加重水肿。

4. 高脂血症

包括高胆固醇和高甘油三酯血症、血清低密度与极低密度脂蛋白浓度升高。其发生和肝脏合成脂蛋白增加及脂蛋白分解减少有关。

二、临床表现

常于感染(如咽炎、扁桃体炎等)后或受凉、劳累后起病,起病过程可急可缓。

(一)水肿

明显凹陷性水肿,初见眼睑,继而遍及全身,膝关节、胸腹腔均可积液。但也有不少患者在病程的某一阶段可无水肿,甚至少数患者在全部病程中从未出现过水肿。

(二)全身症状

头晕、面色苍白、乏力、食欲下降,指(趾)甲可见横形白色条纹,可有下肢沉重、麻木及腹泻,易并发细菌感染,出现相应症状与体征。

(三)尿异常

大量蛋白尿是诊断肾病综合征的最主要条件。24 小时尿蛋白常 $\geqslant 3.5$ g,重者可为 $20 \sim 30$ g,使尿液胶黏,尿液上面出现大量泡沫。

(四)高血压

一般认为高血压并非肾病综合征的重要临床表现,但有水、钠潴留,血容量过高时,血压升高多难避免,肾病Ⅰ型多非持续性,而肾病Ⅱ型多伴高血压且多为持续性。

(五)高脂血症

大部分患者血中总胆固醇、磷脂及甘油三酯升高,尤以甘油三酯升高为明显,血浆可呈乳白色。部分患者出现高胆固醇血症,胆固醇在 7.74 mmol/L 以上。高脂血症可使发生动脉硬化的危险性增大,甚至出现血栓形成或发生梗死。高脂血症的严重程度与患者的年龄、营养状态、肥胖程度、有无吸烟史和糖尿病等因素有关。

(六)并发症

1. 感染

感染是主要并发症。常发生呼吸道、泌尿道、皮肤感染,腹膜炎等。病原体可为细菌

（包括结核分枝杆菌）、病毒及真菌。感染可影响肾病综合征疗效或导致肾病综合征复发，严重感染可威胁生命。引起感染的因素很多，如低蛋白血症使抗体形成减少，使用大量激素等。

2.血栓及栓塞

多数肾病综合征患者血液呈高凝状态，常可自发形成血栓，多见肾静脉、下肢静脉，其他静脉及动脉较少见。肾静脉血栓形成可使肾病综合征加重。

3.动脉粥样硬化

常见冠心病，与长期高脂血症有关，常见心绞痛、心肌梗死。

4.肾功能不全

肾病综合征并发的肾功能不全有两种类型：①少尿型急性肾衰；②慢性肾衰竭。这些是肾病综合征导致肾损伤的最终后果。

三、实验室及其他检查

（一）尿液检查

尿蛋白定性一般为 +++ ~ ++++，尿中可有红细胞、管型等。24 小时尿蛋白定量超过 3.5 g。

（二）血液检查

血浆白蛋白低于 30 g/L，血中胆固醇、甘油三酯、低及极低密度脂蛋白增高。血免疫球蛋白（IgG）可降低。

（三）肾功能检查

肾衰竭时血尿素氮、血肌酐升高。

（四）肾活组织病理检查

可明确肾小球的病变类型，对指导治疗及明确预后具有重要意义。

（五）肾 B 超检查

双肾正常或缩小。

四、治疗

肾病综合征的治疗目的是消除水肿，使尿蛋白减少乃至消失，保护肾功能和防止复发。治疗要点：

（一）一般治疗

水肿明显者应卧床休息，饮食以高蛋白和低盐为主，肾功能正常时蛋白质每日摄入量以 1.2 ~ 1.5 kg 体重为宜，盐的摄入量应小于 3 g。避免感染和劳累。

（二）利尿消肿

宜在提高血浆胶体渗透压的基础上应用利尿剂，以获得良好疗效。

1.提高血浆胶体渗透压

定期静脉输注血浆或白蛋白；给予低分子右旋糖酐或羟乙基淀粉（706 代血浆）500 mL，静脉滴注，每日 1 次。

2. 利尿剂的应用

氢氯噻嗪 25～50 mg,每日 2～3 次口服;呋塞米 20～40 mg,每日 2～3 次,口服或静脉注射。

上述药物与螺内酯(安体舒通)合用,可提高利尿效果,并防止低血钾。

(三)糖皮质激素和免疫抑制剂的应用

1. 激素疗法

糖皮质激素为治疗本病的主要药物。以泼尼松最常用。一般治疗方案为:初始量 40～60 mg/d,晨顿服,用 8～12 周,大部分患者尿蛋白明显减少或转阴,以后每 2～3 周减原用量的 10%,至每日剂量 20 mg 左右,维持 10 周左右再减量。维持剂量 5～10 mg/d。全部疗程 1～1.5 年。

2. 免疫抑制剂

免疫抑制剂适于对激素依赖或激素治疗无效者。常用药物为环磷酰胺(最常用),取 200 mg 加入生理盐水注射液 20 mL 内,隔日静脉注射,或 100 mg/d,分 1～2 次口服,积累量达 6～8 g 后停药。

3. 其他免疫抑制剂

其他免疫抑制剂如盐酸氮芥、苯丁酸氮芥、硫唑嘌呤等。

(四)雷公藤

雷公藤与糖皮质激素和免疫抑制剂合用可加强降尿蛋白的效果。常用雷公藤总苷 20 mg,每日 3 次,口服;或雷公藤根,每日 15 mg,水煎服。

(五)防治感染

水肿期有感染者,应酌情选用青霉素等抗生素治疗。缓解期应尽力除去慢性感染病灶,经常感染者可肌内注射苄星青霉素 120 万 U,每 2～4 周 1 次。

(六)降压

有高血压者给予相应的降压药物治疗。

(七)抗凝血药及抗血小板聚集药的应用

肾病综合征患者由于凝血因子改变处于血液高凝状态,尤其当血浆清蛋白低于 20 g/L 时,即有静脉血栓形成可能。目前临床常用的抗凝药物如下。

1. 肝素

肝素主要通过激活抗凝血酶 I 活性。常用剂量每日 50～75 mg,静脉滴注。

2. 尿激酶

尿激酶直接激活纤溶酶原,导致纤溶。常用剂量每日 2 万～8 万 U,使用时从小剂量开始,并可与肝素同时静脉滴注。

3. 华法林

华法林抑制肝细胞内维生素 K 依赖因子 Ⅱ、Ⅶ、Ⅸ、Ⅹ 的合成,常用剂量每日 2.5 mg,口服,监测凝血酶原时间。

4. 双嘧达莫

双嘧达莫为血小板拮抗剂,常用剂量为每日 100～200 mg。

五、护理

(一)一般护理

1)全身水肿明显,出现呼吸困难者应绝对卧床休息,给予半卧位,症状缓解可逐渐增加活动量。加强心理护理,消除不良情绪的影响。

2)宜给予高热量、低脂肪、富含维生素的饮食,多食新鲜蔬菜和水果,适量补充蛋白质。

3)注意口腔清洁,保持皮肤清洁、干燥,避免破溃,并保持会阴部清洁,避免感染。

4)密切观察体温、脉搏、血压、呼吸变化,注意观察水肿的部位、程度、皮肤状态以及水肿的伴随症状,如患者出现头痛、倦怠、神志恍惚、恶心、呕吐、食欲下降、尿量减少等尿毒症早期表现,应及时通知医生并做好对症护理。

5)使用大剂量利尿剂时应注意观察有无口干、恶心、腹胀、直立性眩晕、精神不振、心悸等,并应监测电解质情况,防止低钾、低钠症出现。

6)注意心肾功能不全症状的发生,如心悸、呼吸困难、尿量减少、尿素氮增高等。

7)准确记录每日液体出入量。

8)应用大剂量激素冲击治疗时,对患者施行保护性隔离,防止发生各种感染。

9)静脉应用细胞毒性药物时,注意防止药液外渗,并注意观察药物不良反应。

10)应用皮质激素类药物治疗期间加强指导。应向患者介绍药物的作用、不良反应及注意事项,注意观察患者尿量、血压及血钾变化。准确记录出入液量,定期测量体重,按医嘱留取尿标本送检。

11)患者常有骨质疏松,应注意安全,防止病理性骨折,出现手足搐搦者及时补充钙剂。

(二)健康教育

1)原发性肾病综合征特别是Ⅰ型大部分预后良好,病情可反复,诱因可能为感染、劳累、停药或撤药造成;患者定期门诊复查尿常规与肾功能,在医生指导下减药或停药;有呼吸道感染者应积极治疗,防止病情复发或加重。

2)患者及家属应向医护人员了解激素及其他免疫抑制剂的主要作用及毒性作用和不良反应,以便积极密切合作,完成治疗计划。Ⅱ型原发性肾病综合征患者治疗主要目的是保护肾功能,维持病情稳定。

(王　宾)

第五章　血液系统疾病

第一节　血液系统生理特点

血液及造血系统疾病统称为血液病，系指原发或主要累及血液和造血器官的疾病。血液病有较多种类，包括红细胞疾病、白细胞疾病和出血性疾病。其共同特点多表现为骨髓、脾、淋巴结等器官的病理损害，外周血细胞和血浆成分的病理性改变，免疫功能障碍以及出凝血机制功能紊乱。

一、血液系统的结构与功能

(一)造血器官和组织构成及其主要生理功能

造血器官和组织包括骨髓、脾、淋巴结以及分散在全身各处的淋巴组织和单核吞噬细胞系统。在胚胎早期，肝脾为主要造血器官，胚胎后期及出生后，骨髓成为人体最主要的造血器官。正常情况下，7岁以前全身骨髓均为红骨髓，全部参与造血。随着年龄的增加，长骨中的红骨髓逐渐被脂肪替代，到20岁左右，红骨髓仅限于扁骨、长骨骨骺端。肝脾造血功能在出生后基本停止，但在应激情况下，肝脾能够重新恢复造血功能，称为髓外造血。

(二)造血干细胞的发育成熟过程

各类血细胞均起源于造血干细胞，造血过程就是各类造血细胞发育成熟的过程。一般把造血过程分为造血干细胞(HSC)、定向祖细胞和前体细胞三个阶段。第一个阶段的造血干细胞既能通过自我复制保持数量的稳定，又能分化形成各系定向祖细胞，因此，被称为多能或全能干细胞。第二个阶段是定向祖细胞阶段，处于这个阶段的造血细胞，进一步分化的方向受到限定，区分为红系祖细胞、粒祖细胞、巨核系祖细胞和TB淋巴系祖细胞。第三个阶段是形态可辨认的前体细胞阶段，此时，造血细胞已经发育成为形态上可以辨认的各系幼稚细胞，进一步发育成熟为具有特殊细胞功能的各类终末血细胞然后释放进入血液循环。造血细胞在经历上述发育成熟过程中，细胞自我复制的能力逐渐降低，而分化、增殖的能力逐渐增强，细胞数量逐步增多。因造血干细胞主要存在于骨髓，临床上可抽取正常人的骨髓给造血或免疫功能低下的患者进行骨髓造血干细胞移植(骨髓移植)，可在受者身上重建造血和免疫功能。

(三)血细胞分类及生理功能

血细胞占血液容积的45%。血细胞生理功能与其形态、生理特征等有关(表5-1)。

表5-1　血细胞分类及生理功能

血细胞分类	形态	生理特征	生理功能	正常值
红细胞	无核、呈双凹圆碟形	可塑变形性、悬浮稳定性、渗透脆性等	运输氧和二氧化碳；酸碱缓冲作用和免疫功能	男性为$(4.0 \sim 5.5) \times 10^{12}/L$ 女性为$(3.5 \sim 5.0) \times 10^{12}/L$

续表

血细胞分类	形态	生理特征	生理功能	正常值
白细胞	无色、有核	变形、游走、趋化、吞噬	中性粒细胞:吞噬细菌和异物;嗜酸性粒细胞:抗过敏、抗寄生虫;嗜碱性粒细胞:释放组胺及肝素;单核吞噬细胞:更强的吞噬功能;淋巴细胞:参与机体的免疫应答反应	$(4.0 \sim 10.0) \times 10^9/L$
血小板	无核、双面微凸的圆盘状	黏附、释放、聚焦收缩与吸附	止血和凝血	$(100 \sim 300) \times 10^9/L$

二、血液及造血系统疾病分类

(一)红细胞疾病

如各类贫血、溶血和红细胞增多症等。

(二)粒细胞疾病

如粒细胞缺乏症、中性粒细胞分叶功能不全、惰性白细胞综合征及类白血病反应等。

(三)单核细胞和巨噬细胞疾病

如炎症性组织细胞增多症、恶性组织细胞病等。

(四)淋巴细胞和浆细胞疾病

如各类淋巴瘤、急慢性淋巴细胞白血病、多发性骨髓瘤等。

(五)造血干细胞疾病

如再生障碍性贫血、阵发性睡眠性血红蛋白尿、骨髓增生异常综合征、骨髓增生性疾病以及急性非淋巴细胞白血病等。

(六)脾功能亢进

由多种疾病引起。

(七)出血性及血栓性疾病

如血管性紫癜、血小板减少性紫癜、凝血障碍性疾病、DIC 以及血栓性疾病等。

(刘 平)

第二节 粒细胞缺乏症

循环血液中的白细胞包括中性粒细胞、单核细胞、嗜碱性粒细胞、嗜酸性粒细胞和淋巴细胞,它们在白细胞中占有不同的比例,有着各自独特的功能。正常白细胞总数为 $(4.0 \sim 10.0) \times 10^9/L$。当白细胞计数 $< 4.0 \times 10^9/L$ 时称为白细胞减少。因为中性粒细

胞在白细胞中占绝大部分(0.5～0.7),所以白细胞减少在大多数情况下是因为中性粒细胞减少所致。当中性粒细胞绝对计数 $<2.0\times10^9/L$ 时称为轻型粒细胞减少, $<0.5\times10^9/L$ 时称为粒细胞缺乏症(简称粒缺),为重症粒细胞减少症,极易发生严重的难以控制的感染。

一、病因和发病机制

粒细胞减少和缺乏的病因和发病机制大致相同,有以下几种可能。

(一)生成减少

粒细胞在骨髓中生成,原粒、早幼粒及中幼粒都具有分裂、增生的能力。各种微生物、放射性物质、化学毒物(如苯、二硝基甲苯等)、抗癌药、氯霉素、磺胺类药、氨基比林、抗甲状腺药物等均能影响粒细胞代谢,使去氧核糖核酸合成受阻,粒细胞生成减少。当恶性肿瘤细胞浸润骨髓,粒细胞亦因生成障碍而减少。

(二)破坏增加

在正常情况下,部分粒细胞贮存在骨髓中,成为储备池。当血液或组织中粒细胞破坏超过了自骨髓内的释放数,骨髓虽呈代偿性增生活跃,但贮存池细胞呈明显耗竭状态。粒细胞破坏过多的原因多由于自身免疫性疾病,血清中的白细胞抗体或白细胞凝集素,使粒细胞寿命缩短。此外,亦见于急性感染、败血症和慢性炎症、脾功能亢进等。

(三)分布异常

正常情况下,约有55%的粒细胞在血液循环中运行,构成循环池。由于外周循环池中的粒细胞大量转移到外周边缘池,聚集于血管壁上,而循环池的粒细胞则相对减少,但骨髓增生正常,白细胞寿命亦无变化,故称为假性粒细胞减少或转移性粒细胞减少。见于疟疾、异体蛋白反应、内毒素血症等。

(四)混合因素

某些疾病造血组织受损与外周血的粒细胞破坏过多可同时存在。可见于恶性组织细胞病、白血病及败血症等。

(五)其他

①慢性特发性中性粒细胞减少症,病因未详。②家族性慢性白细胞减少症,是一种较良性的白细胞减少,与遗传有关。③周期性粒细胞减少症,可能因骨髓干细胞的周期性生长抑制,生成障碍,骨髓中的嗜中性粒细胞贮备缺乏,甚至缺失。发病周期一般为3周左右(15～45天)。

二、临床表现

粒细胞缺乏症大多由药物或化学毒物通过免疫反应引起,应注意详细询问病史。

起病多急骤,可突然畏寒、高热、周身不适。2天后临床上缓解,仅有极度疲乏感,易被忽视。6天后粒细胞已极度低下,出现严重感染,再度骤然发热。咽部疼痛、红肿、溃疡和坏死,颌下及颈部淋巴结肿大,可出现急性咽峡炎。此外,口腔、鼻腔、食管、肠道、肛门、阴道等处黏膜可出现坏死性溃疡。严重的肺部感染、败血症、脓毒血症等往往导致患者死亡。

三、实验室及其他检查

(一)血常规

红细胞及血小板计数正常。

白细胞总数低于 2.0×10^9/L,粒细胞绝对计数常在 $(0.5 \sim 1.0) \times 10^9$/L,可低于 0.2×10^9/L,甚至更少。胞质中可见中毒颗粒,细胞质细胞核内可出现空泡。

(二)骨髓细胞学检查

粒细胞缺乏症可出现粒系受抑制现象,粒系幼稚细胞减少或成熟障碍。红细胞及巨核细胞系常无改变。

(三)氢化可的松试验

用以测定骨髓粒细胞储备能力。试验前连做 2~3 次白细胞计数及分类,取平均值,然后,静脉滴注氢化可的松 100 mg,注射后 1 小时、3 小时、5 小时各做白细胞计数及分类 1 次,3 小时后白细胞开始上升,5 小时达高峰,正常人上升 2 倍。

(四)肾上腺素试验

皮下注射肾上腺素试验 0.2 mg 后 20 分钟测白细胞数,如升高 2.0×10^9/L 或较原水平高 1 倍以上,提示血管壁上有粒细胞过多聚集在边缘池。如无脾大,则可考虑为假性粒细胞减少症。

(五)白细胞凝集素

在个别免疫性粒细胞减少患者血清中可出现白细胞凝集素,有辅助诊断意义。

四、诊断和鉴别诊断

粒细胞缺乏症常有肯定病因,起病多急骤,结合临床表现、血常规和骨髓细胞学检查改变,一般不难确诊。有时须与白细胞不增多性白血病、急性再生障碍性贫血鉴别,此两种疾病常伴有贫血及血小板减少,骨髓检查可以明确诊断。

五、治疗

(一)去除病因

停止任何可能引起粒细胞缺乏的药物,也不应使用可能会导致骨髓功能低下的药物,如氯霉素、苯巴比妥等。

(二)预防感染

患者入院后应置于无菌层流病室内,如条件不允许,至少置于经严格消毒措施的单人病室内,医务人员接触患者必须戴口罩、洗手,以减少交叉感染。患者饮食应注意,生冷菜肴须煮熟,注意口腔卫生,餐后及入睡前应漱口,如 0.02% 氯己啶及制霉菌素溶液(10 mL 含 100 万 U)漱口,还可口服新霉素或复方新诺明、喹诺酮类制剂如氟哌酸、环丙氟哌酸进行肠道消毒。

(三)积极控制感染

发生感染者应尽早使用抗菌药物,并仔细寻找病因。进行胸部 X 线检查,反复做血、尿、大便等细菌培养及药敏试验。若致病菌尚不明确亦应以足量广谱抗生素做经验治疗,待病原体及药敏明确后再调整抗生素。对一般感染常用氨基糖苷类(如庆大霉素、阿米卡星等)加 β-内酰胺类药物(如氧哌嗪青霉素等)。如上述药物无效,应改用第三代头孢菌素或抗真菌药物。

(四)支持疗法

补充足够热量,饮食高压灭菌,补充氨基酸和维生素 B 族和维生素 C。

(五)促白细胞生长药物

近年来,由于基因工程技术发展,粒单细胞集落刺激因子(GM-CSF)已经作为一种药物在临床应用,疗效确切,其商品名称为"生白能"。能快速促进骨髓粒细胞生长与恢复,降低死亡率。用量每日 3~6 μg/kg,皮下注射或静脉滴注,连用 5~7 天。

(六)输入血液或白细胞悬液

少量输血不能显著提高白细胞,但对严重感染或衰竭的患者可提高机体抵抗能力。输注白细胞悬液,短期内能有效地提高白细胞数量,每日应输入 2×10^{10} 个白细胞,连续 3~4 天,效果较好。

(七)肾上腺皮质激素

严重患者可在有效抗生素治疗的基础上,给予肾上腺皮质激素,剂量宜大,疗程宜短。常用泼尼松(60~80 mg/d,口服),氢化可的松(200~300 mg/d,静脉滴注),可用地塞米松(20~30 mg/d,静脉滴注)。

(八)雄激素

当无脾功能亢进,无其他代谢病或无肿瘤时均可采用。常用羟甲雄酮每日 1~2 mg/kg,分次口服,或配合小剂量泼尼松每日 10~20 mg,常需用药长达 3 个月才见效。

(九)脾切除

对脾功能亢进所致者或某些免疫性疾病引起者有效。

六、护理

(一)一般护理

1)严重者应卧床休息,加强生活护理,避免外伤。病室应定期消毒,采取严密隔离措施,有条件者最好住在层流无菌室。医护人员接触患者应穿隔离衣,戴口罩、帽子。

2)加强营养,以高热量、高维生素和易消化的食物为宜。口腔有溃疡者,给予软食或流质,食物不宜过热或过咸。

3)加强皮肤、黏膜、口腔护理。如保持床铺清洁整齐,勤换内衣,防止压疮;有口腔溃疡者可用 1% 甲紫利福平口腔溃疡膜涂抹;大便后用 1:5 000 的高锰酸钾溶液坐浴,防止肛周感染等。

4)做好患者思想工作,说明大部分患者在一段时间内均可恢复,以得到患者的配合。

5)粒细胞缺乏时,常有高热、头痛、全身乏力等感染征象,应注意观察患者咽峡部、齿龈、鼻腔、阴道、肛门等处黏膜有无坏死性溃疡;颈部或颌下有无淋巴结肿大;并注意体温及血常规变化。患者体温若超过 39.5℃,应给予物理降温,头部置冰袋及温水擦浴。咽痛、扁桃体发炎时,可用 3% 过氧化氢溶液漱口,含服溶菌酶含片,每次 8 万 U,每日 4 ~ 6 次;或六神丸 10 粒,每日 3 ~ 4 次含化。

(二)健康指导

1)做好预防宣传工作,告诉患者对易引起白细胞减少的药物应尽量少用或不用。应及时检查血常规,以便及早发现,及早治疗。对放射线工作者或接触放射性物质者,应劝告其定期检查。

2)指导患者注意保暖和个人卫生,避免外伤,防止交叉感染。

3)鼓励患者坚持治疗,定期门诊复查,以便了解病情变化。

(刘　平)

第三节　再生障碍性贫血

再生障碍性贫血(简称再障),是由多种病因引起,以造血干细胞数量减少和质的缺陷为主所致的造血障碍,导致红骨髓总容量减少,代以脂肪髓,骨髓中无恶性细胞浸润,无广泛网硬蛋白纤维增生,临床上以全血细胞减少为主要表现的一组综合征。

一、病因和发病机制

可分为原发性和继发性两大类:

(一)原发性(或特发性)

原因不明,占再障的半数以上,其中有的是先天性的(如 Fanconi 贫血),但多数无明显病因可查到。

(二)继发性

是由于物理、化学、生物等因素所引起,或继发于其他疾病。

1. 物理因素

各种电离辐射,如 X 线、放射性核素等。放射线可直接损伤干细胞及损害骨髓微循环,影响干细胞的增殖和分化。

2. 化学因素

化学物质及药物中有一类,只要剂量较大,就会引起再障,如苯、三硝基甲苯、无机砷,各种化疗药物,如氮芥类、蒽环类(如柔红霉素、阿霉素等)及抗代谢药(如阿糖胞苷、6 - 巯基嘌呤、氨甲蝶呤等);另一类在治疗剂量下,对有些人可引起再障,较常见的有氯霉素、磺胺类药砷剂、消炎痛、保泰松、苯妥英钠、硫氧嘧啶、他巴唑、氯丙嗪、利眠宁、金盐。有机磷农药、染发剂等在少数情况下,也可成为再障的原因。苯和氯霉素是引起再障最常见的两种化学物质及药物。据国内有的报告氯霉素引起的再障,可占再障病因中的 20% ~ 80%。

3. 感染因素

严重的细菌感染,如粟粒性结核、肺炎、伤寒、白喉等,因细菌毒素抑制骨髓造血;病毒感染,其中以肝炎(主要为病毒性肝炎)后再障最为严重,可能为肝炎病毒直接抑制骨髓、损伤干细胞或通过自身免疫产生干细胞自身抗体等所致;严重的寄生虫病,如黑热病、晚期血吸虫病等。

4.生物因素

肝炎病毒及其他性质尚不清楚的病毒。

5.其他疾病

如阵发性睡眠性血红蛋白尿后期。

本病的病理机制尚不确切,一般认为与骨髓干细胞受损、骨髓微环境缺陷及自身免疫机制有关。在有害的化学物理、生物等因素的影响下,骨髓造血干细胞受到损伤,自身复制率低下。干细胞的减少,最终引起全血细胞减少。骨髓微环境(包括微循环和基质)是骨髓造血功能的基础(土壤),在微环境遭受破坏后,即影响到干细胞的生长发育,以致造血功能低下。同时,在自身抗干细胞抗体和淋巴细胞的细胞毒的作用下,可引起干细胞的免疫损伤,而致造血功能低下。

主要是造血组织减少,红骨髓总量显著减少,有一些患者的红骨髓中散在一些造血灶,造血灶中有不同比例的造血细胞成分,并可见较多的淋巴细胞及浆细胞,其增生程度可接近或超过正常。

从骨髓损害发展的快慢及范围的大小不同,再障可分为急性型和慢性型。急性型骨髓损害发展迅速而广泛,全身骨髓多被波及。慢性型患者进展缓慢,先累及髂骨而后波及脊椎及胸骨。除骨髓损伤外淋巴组织、肾上腺、睾丸也有萎缩。

二、临床表现

(一)病史

询问患者就诊的原因及主要症状,活动后有无心悸、气短,有无头晕、咳嗽咽痛胸痛尿频、尿急、尿痛、肛周疼痛,以及头痛、视物模糊、呕血、便血、阴道出血等,是以贫血症状为主,还是以出血、感染症状为主;患者起病的缓急、主要症状的持续时间;患病后是否经过治疗及所用药物,若应用丙酸睾酮,需了解使用时间及疗效,用药后有无不良反应等。患者在居住区和工作环境是否接触有害物质,如苯类、放射线等;起病前数周至数月是否服用过易致再障的药物,如氯霉素、磺胺、吲哚美辛、阿司匹林等,是否患过病毒性感染,如呼吸道感染、各型肝炎等。对育龄期妇女,尚需注意询问妊娠、生育情况,再障可发生于妊娠时,分娩后贫血减轻或缓解。

(二)症状和体征

主要表现为进行性贫血、出血、反复感染,肝脾、淋巴结多无肿大。起病急发展快,早期主要表现为:①出血:常见口腔血疱、鼻腔黏膜及全身皮肤广泛出血,内脏出血多见,如消化道出血、血尿等。多数病例有眼底出血,约有半数患者发生颅内出血,多为死亡重要原因之一。②感染:常见咽部黏膜、皮肤及肺部发生感染,严重者可并发败血症,表现为高热中毒症状。多见病原菌有大肠杆菌、铜绿假单胞杆菌(绿脓杆菌)、金黄色葡萄球菌及真菌,感染多不易控制。贫血在早期较轻,但进展快。

三、实验室及其他检查

(一)血液检查

全血细胞减少。贫血多属正常细胞、正常色素型;白细胞减少以粒细胞和单核细胞为主;血小板减少,其中小型者约占 50%,且有形态异常;慢性再障网织红细胞绝对值显著减少,但全血细胞减少情况较急性再障为轻。

(二)骨髓检查

急性再障骨髓象多部位增生低下,粒细胞、幼红细胞及巨核细胞三系列均明显减少,淋巴细胞相对增多,骨髓小粒非造血细胞增多。慢性再障骨髓至少一个部位增生不良,骨髓小粒脂肪细胞增加。若要明确诊断需多次、多部位穿刺,有条件时应做骨髓活检。

(三)骨髓活检

造血组织减少,脂肪组织增加,其比值常在 2:3 以下。巨核细胞减少,非造血细胞增加,间质水肿及出血。

四、治疗

(一)再障的治疗原则

寻找并尽可能去除有关致病因素;急性再障应尽早进行骨髓移植或抗淋巴细胞球蛋白(ALG)等免疫抑制剂治疗;慢性再障则以雄激素为主,辅以中药治疗、支持治疗,包括防治感染和出血及输血等。

(二)治疗要点

1. 病因治疗

如消除有毒的重金属,停用致病或抑制造血的药物等。

2. 一般治疗

卧床休息,增加营养。保持口腔、皮肤的清洁。饮食上给予易消化、高蛋白、高维生素、低脂肪饮食。

3. 对症治疗

当血红蛋白低于 60 g/L 时输血。而有明显的症状,患者代偿能力较差时,可考虑输血。输血量及间隔时间视病情而定。多次输血可导致输血反应及体内含铁血黄素沉着,故应严格掌握输血适应证。止血:可用一般止血剂,如安络血、止血敏等。出血严重可输新鲜血或浓缩的血小板悬液。鼻衄较重者,需给予局部处理。月经过多可注射丙酸睾酮,每日 25～50 mg,或给予避孕药物口服。抗感染:有感染时给予相应足量的抗生素积极控制,但不宜以抗生素作为预防药。

4. 雄激素

大剂量雄激素可以刺激骨髓造血,对慢性再障疗效较好,其发生疗效时间往往在服药 2 个月后,故对重型再障无效。目前,常用的睾酮衍生物司坦唑醇(康力龙)口服,每次 2 mg,每天 3 次。

5. 免疫抑制剂

ALG 或抗胸腺细胞球蛋白(ATC)是目前治疗重型再障的主要药物。ALG 每次 4～

20 mg/kg,每日 1 次或隔日 1 次,14 日为 1 个疗程。也可与其他免疫抑制剂(环孢素)同时用。除环孢素以外,临床上还常用大剂量甲泼尼龙、大剂量静脉丙种球蛋白治疗重型再障。应根据患者不同情况分别采用或联合应用。环孢素亦可用于慢性再障。

6. 造血细胞因子

主要用于重型再障,可在用免疫抑制剂的同时或在其以后使用,有促进血常规恢复的作用,是必不可少的治疗措施。包括粒系集落刺激因子(G-CSF)、粒-单系集落刺激因子(GM-CSF)及红细胞生成素(EPO)等。G-CSF,开始每日 2~5 μg/kg,以 5% 葡萄糖液稀释后皮下注射或静脉滴注,根据中性粒细胞升高的情况增减剂量或停止用药;GM-CSF,开始每日 3 μg/kg,皮下注射,一般 2~4 日白细胞开始升高,以后调节剂量,使白细胞升高至希望水平;EPO 开始剂量为 50~150 U/kg,静脉注射或皮下注射,每周 3 次,视红血胞比容或血红蛋白水平调整剂量或调节维持剂量。

7. 骨髓移植

主要用于重型再障。最好在患者未被输血、没有发生感染前早期应用。患者年龄不应超过 40 岁,有合适的供髓者。

五、护理

(一)一般护理

1)合理安排休息与活动。重症患者应卧床休息,一般患者应适当休息,避免劳累,减低氧耗。病情稳定后,与患者及家属共同制订日常活动计划,并指导患者活动,保证安全。

2)给予高热量、高蛋白、丰富维生素、易消化的软饭或半流质饮食,以补充能量消耗,大出血的患者应暂禁食。

3)加强心理护理。除表现出对患者倍加关心与同情外,要多与患者接触,加强沟通,了解其思想顾虑;告知通过积极治疗,能控制病情,缓解症状;介绍如何减少出血及感染的措施,防止病情恶化;鼓励患者正确面对疾病,消除不良情绪;争取家属的关心,使患者获得心理支持,积极配合治疗和护理。

4)对有出血倾向的患者,应指导其保持皮肤及口腔清洁,避免皮肤黏膜损伤,如禁止挖鼻、剔牙、刷牙时不要用力等。

5)保持病室清洁定期消毒,外周血中性粒细胞 $<0.5 \times 10^9$/L 时应进行保护性隔离,预防交叉感染;进行各项护理操作时要严格遵守无菌原则;观察体温变化,及时发现继发感染,并积极配合医生进行抗感染治疗。

(二)病情观察与护理

1)急性型再障患者症状重、预后差,应特别注意有无感染和出血倾向,尤其是消化道和颅内出血。注意观察患者的口腔黏膜、牙龈、鼻黏膜及皮肤等处有无出血情况。女性患者应详细询问月经量有否增多。如发生消化道或颅内出血,应立即通知医生,并做好各种抢救准备。

2)注意观察药物的不良反应,长期用雄激素可出现痤疮、水肿、体重增加、毛发增多,应向患者解释,消除顾虑。

(三)健康指导

1)保持良好的生活、卫生、饮食习惯和精神上的乐观。劳逸结合,适当营养,增强身体素质。

2)严格掌握用药适应证,防止滥用对造血系统有损害的药物。

3)防止受凉感冒,传染病流行季节勿到公共场所,以免感染。

(林爱军)

第四节　免疫性血小板减少症

免疫性血小板减少症(LATP),曾称为特发性血小板减少性紫癜(ITP),是临床上常见的一种血小板减少性疾病。主要由于自身抗体与血小板结合,引起血小板生存期缩短。LATP 的人群发病率 5~10/10 万,女性与男性比例为(2~3):1。临床上分为急性型和慢性型。慢性型多见于成人。

一、病因和发病机制

急性型在发病前常有病毒感染史,血清中抗病毒抗体滴定度较高。本病常在感染恢复期出现,提示感染为非直接因素,可能是感染后的自身免疫反应所致。

慢性型发病前常无感染病史。将慢性型患者的血清输给正常人,可很快出现血小板减少,甚至出现紫癜。反之,输给患者正常人的血小板也迅速遭到破坏。故认为有抗血小板自身或同族抗体存在。目前认为其发病机制如下:

1.免疫因素

通过实验证实,有60%~85%的患者血清中查出抗血小板抗体。它可破坏血小板,缩短血小板寿命,使血小板的转换率较正常人加速4~9倍。骨髓活检时发现巨核细胞数量增多,是由于血小板寿命缩短及转换率加速的结果。

2.脾脏因素

患者脾脏内的 B 淋巴细胞受到抗原的刺激后,即可产生大量抗血小板抗体。其浓度要比血浆内高 10~20 倍。同时,脾脏又是破坏血小板的主要场所。因此,脾脏在本病的发病机制占有重要地位。

3.血管因素

本病患者的出血程度与血小板数量减少程度不成比例。已经证明,毛细血管脆性增高与本病的发生有关。可见本病的发生是因为抗原抗体反应引起了血小板破坏增加、数量减少、功能改变以及该抗体对毛细血管的损害,从而导致出血、出血时间延长、毛细血管脆性增高。

二、临床表现

了解患者在起病前 1~2 周有无呼吸道感染特别是病毒感染史;有无使用对血小板数量和功能有影响的药物,如阿司匹林、双嘧达莫、吲哚美辛、保泰松等;既往健康状况、出血性疾病家族史及患者的年龄和性别等。

起病前 1~3 周有病毒感染史,如上呼吸道感染。起病急骤,可有畏寒、发热、皮肤黏膜出血广泛而严重,黏膜出血多见于鼻、牙龈、口腔,其次为消化道、泌尿道。颅内出血少见,但后果严重,是致死的主要原因。多数患者经治疗,在 2 周至 2 个月逐渐缓解或痊愈。

体征:皮肤有大量瘀点、瘀斑,分布不均,先发生在四肢,尤以下肢为多,如有颅内出血还可出现瘫痪。

三、实验室检查

(一)血常规

发作期血小板数减少,急性型常低于 $20 \times 10^9/L$,慢性型常为$(30~80) \times 10^9/L$。涂片中可见到巨大血小板及畸形血小板碎片。白细胞计数正常,有时嗜酸性粒细胞和淋巴细胞增多;血红蛋白一般正常,但反复或严重出血的患者可呈正细胞或小细胞低色素性贫血,贫血程度与失血程度成正比。

(二)出、凝血时间

出血时间延长,凝血时间正常,血块退缩不良,凝血因子消耗不良。

(三)毛细血管脆性试验

毛细血管脆性试验常呈阳性。

(四)骨髓细胞学检查

巨核细胞成熟障碍,血小板生成减少是骨髓象改变的主要特征。急性型巨核细胞常增多,多为幼稚型,胞质少,颗粒也少,无血小板生成。慢性型巨核细胞增多或正常,多为颗粒型,血小板生成减少。

(五)血小板抗体的测定

血小板抗体的测定血小板表面相关免疫球蛋白增高,随着病情好转,此值逐渐下降,故可作为疗效观察和判断预后的指标。

(六)其他检查

放射性核素 ^{51}Cr 标记方法测定,示血小板寿命缩短,出血时间延长;部分患者补体 C3 增高和抗人球蛋白试验阳性。

四、治疗

治疗原则为制止出血,减少血小板破坏及提高血小板数量。

(一)药物治疗

1. 糖皮质激素

糖皮质激素一般情况下为首选治疗,近期有效率为 80%。作用机制:减少血小板相关免疫球蛋白生成及减轻抗原抗体反应;抑制单核吞噬细胞系统对血小板的破坏;改善毛细血管通透性;刺激骨髓造血及血小板向外周血的释放。剂量与用法:常用泼尼松30~60 mg/d,分次或顿服,病情严重者用等效量地塞米松或甲泼尼龙静脉滴注,好转后改口服。待血小板升至正常或接近正常后,逐步减量(每周减5 mg),最后以5~10 mg/d维持治疗,持续3~6个月。

2. 免疫抑制剂

免疫抑制剂不宜作为首选。适用于肾上腺皮质激素和脾切除治疗无效或手术后复发的患者。可用长春新碱2 mg静脉注射,每周1次,第3周后减半剂量或延长间歇期;环磷酰胺50 mg口服或静脉注射,每日2~3次;硫唑嘌呤50 mg口服,每日1~2次。免疫抑制剂的疗程一般为4~6周,也可适当延长至数月,使用中注意观察免疫抑制剂的不良反应。

3. 丙种球蛋白

丙种球蛋白可抑制血小板抗体生成,并使血小板被吞噬率降低,一般剂量为0.4 g/kg,连用5天为1个疗程。平均每4周重复一次。一般只做急救用。

4. 血浆交换法

血浆交换法适用于暴发性免疫性血小板减少性紫癜或血小板危象者。血浆交换量和次数依病情而定。一般不少于3 L,分次进行,每次小于30 mL/kg。

5. 成分输血

成分输血适用于急性重型或有颅内出血倾向者。用法:浓缩血小板悬液1~2 U,静脉滴注。不宜反复多次使用,因可诱发产生更多的血小板抗体。

6. 环孢素A

本药是一种强力免疫抑制剂,剂量每日4~12 mg/kg,1~4周出现疗效,但很快复发,复发者重复治疗可再次缓解。此药对肝、肾毒性大。

(二)脾切除

脾切除可能有较好的疗效,但不应作为首选疗法。脾切除的适应证为:

1)糖皮质激素治疗6个月以上未见效。

2)需要较大剂量激素(如泼尼松20 mg以上)才能维持者。

3)对糖皮质激素有禁忌者。

4)放射性核素标记血小板输入体内后,脾区放射指数较高,或脾与肝的比值增高。

5)拟进行其他手术,但有导致出血危险者。

脾切除前的准备工作包括输新鲜血液以纠正贫血,增加激素剂量泼尼松每日80~100 mg,应用3~4天酌情减量。脾切除后12小时血小板明显升高,1~2周达高峰。维持正常2个月以上视为有效,6个月以上定为治愈。危重患者可输注血小板悬液,给予大剂量丙种球蛋白和进行血浆置换。除少数急性型患者可发生颅内出血而预后不良外,大多数病例为自限性,预后良好,80%以上的慢性患者可反复发作。

五、护理

(一)一般护理

1)急性型发作严重者,应卧床休息,避免剧烈活动,要特别注意保护头部,以防引起颅内出血。注意保暖。

2)给予易消化、少渣、高热量、高蛋白、高维生素的半流质食物,多吃带衣花生、红枣、桂圆肉、茄子及绿叶蔬菜等食物。不宜食用油腻煎炸食品。有消化道出血时,应根据情况予以禁食,或进流食或冷流食,禁酒,用激素治疗时予以低盐饮食。

3)保持病室内空气新鲜,定时通风及空气消毒,严格执行探视陪护制度,防止交叉感染。

4)要加强皮肤及口腔护理,出血期间禁用牙刷刷牙,以免齿龈出血。可用棉球轻擦代替刷牙,平时勤漱口。皮肤瘙痒者嘱患者勿用手指搔抓,患者内衣应保持柔软清洁,避免皮肤损伤。对有出血倾向的患者应尽量避免肌内注射。凡注射或穿刺后,皆应局部按压片刻,观察无出血,方可离去。静脉注射及抽血时注意止血带绑扎不宜过紧,时间不宜过长。

5)加强心理护理,帮助患者解除思想顾虑,使患者保持平静,避免情绪过度紧张而激发或加重出血,必要时给予镇静剂。

(二)病情观察与护理

1)注意观察患者有无剧烈头痛、恶心、呕吐、视物模糊、烦躁或神志不清等颅内高压症状,发现异常,应及时通知医生,并做好颅内出血的抢救准备。

2)注意观察有无腹痛、恶心、呕吐物呈咖啡色或有柏油样大便,有无面色苍白、血压下降、烦躁不安、脉搏细弱等消化道出血性休克征象,一经发现,应密切观察出血情况,每15~30分钟记录血压、脉搏、呼吸一次。有休克症状时,应积极配合医生按休克护理。

3)女患者在妊娠期易引起流产、早产和胎盘早期剥离,护士应密切注意患者阴道出血情况,必要时请妇科医生协助处理。如在经期病情加重,可在经前做好预防性治疗。

4)鼻出血严重时,先用肾上腺素或麻黄碱棉球压迫止血,如无效,再用凡士林纱布条或吸收性明胶海绵填塞。

5)准备好各种急救药品,输血时应密切观察输血反应。长期应用肾上腺皮质激素治疗时给予低盐、低钠饮食。每日测血压1次。每周测体重1次,并详细记录。注意观察药物不良反应。需做脾切除者,应与外科联系,并做好转科准备。

(三)健康指导

1)加强心理指导,给患者讲述本病的有关知识,使患者能正确认识疾病,避免情绪紧张及波动,保持乐观态度,积极配合治疗。

2)加强休息和营养的指导,慢性病患者适当活动。血小板在 50×10^9/L 以下时,不要做较强体力活动,可适当散步。

3)告知患者应坚持服药。

4)出院时应嘱患者在日常生活中尽量避免外伤,但在情况稳定时可以参加一些无创伤性活动,以增强体质,提高对疾病的抵抗能力。避免服用抑制血小板功能或引起血小板减少的药物,如阿司匹林、双嘧达莫、吲哚美辛、保泰松等,以防旧病复发。

(林爱军)

第五节 弥散性血管内凝血

弥散性血管内凝血(DIC)是由多种致病因素导致机体微细血管内广泛血栓形成,继而出现凝血因子及血小板大量消耗和继发性纤维蛋白溶解亢进(简称纤溶亢进)为特征的一种全身性血栓－出血综合征。

一、病因和发病机制

血管内血栓形成的主要病理过程是血管内凝血过程的启动和血小板激活。引起血管内凝血过程启动和血小板激活的原因是多样的,归纳起来是血管内皮损伤和组织损伤。而引起血管内皮损伤和组织损伤的相关疾病主要见于:

(一)感染性疾病

1. 细菌感染

革兰阴性细菌感染,如脑膜炎奈瑟菌引起的暴发型流行性脑脊髓膜炎(简称流脑)、胆管感染、伤寒、暴发性菌痢、败血症等;革兰阳性细菌感染,如溶血性链球菌、金黄色葡萄球菌及肺炎链球菌引起的败血症。

2. 螺旋体病

如钩端螺旋体感染。

3. 立克次体感染

如斑疹伤寒、恙虫病。

4. 病毒感染

如流行性出血热、重症肝炎、乙型脑炎、天花、麻疹、传染性单核细胞增多症、巨细胞病毒感染等。

5. 真菌感染

如霉菌性败血症。

6. 原虫感染

如脑型恶性疟疾、黑热病等。

7. 诱发因素

①病原体、毒素或免疫复合物损伤血管内皮,使其下的胶原暴露。②致病性微生物直接激活因子Ⅻ,启动内源性凝血途径。③组织损伤,继而激活外源性凝血途径。④微循环障碍导致组织缺氧、酸中毒损伤内皮细胞。⑤继发性红细胞、血小板损伤激活内源性凝血途径。⑥严重肝细胞损伤致使对活化的凝血因子清除能力减弱;抗凝血酶－Ⅰ及

纤溶酶原合成减少。⑦单核吞噬细胞系统功能受抑制。

（二）组织损伤

1. 外科疾病

如广泛性手术、血管外科手术、大面积烧伤、挤压综合征、毒蛇咬伤、急性出血性胰腺炎等。

2. 产科疾病

如羊水栓塞、胎盘早期剥离、子痫、先兆子痫、刮宫、死胎残留、感染性流产较为常见。

3. 恶性肿瘤

如胰、胃、前列腺及支气管癌黏液腺癌，尤其是肿瘤晚期广泛转移的患者。

4. 白血病

各型白血病，其中以急性早幼粒细胞白血病(尤其是经化疗后)最多见。

（三）肝病

如暴发性肝炎、亚急性肝坏死和肝硬化等严重肝病的全身性出血常和 DIC 有关。

（四）其他

如严重的输血、输液反应、肺源性心脏病、急性坏死性肠炎、某些结缔组织病、药物过敏及中暑等都可能诱发 DIC。

二、临床表现

DIC 的临床表现可因原发病、DIC 类型及分期不同而有较大差异。最常见的表现有出血倾向、休克微血管栓塞及微血管病性溶血等。

（一）出血

出血发生率为84%~95%，以多发性皮肤大片瘀斑，注射、手术、创伤部位渗血不止为临床特征。常见的发生部位是皮肤黏膜，表现为出血点、瘀斑，纤溶亢进时皮肤可见大片瘀斑。穿刺部位和手术创口渗血往往是临床医生想到 DIC 的首发表现。深组织出血包括：呕血、便血、咯血、血尿、阴道出血和颅内出血，以颅内出血最为严重，常在短时间内危及生命。

（二）微循环障碍

微循环障碍发生率为30%~80%，特征是不能用原发病解释的微循环障碍和顽固性休克。由于广泛性微血栓形成使回心血量减少，致使低血压或休克出现，加上被激活的徐缓素及纤维蛋白(原)降解产物(FDP)的扩血管作用，可使毛细血管通透性增加，血容量进一步减少，休克可因此而加重。在临床上表现为一过性或持续性血压下降，早期即出现肾、肺、大脑等器官功能不全，出现肢体湿冷、少尿、呼吸困难、发绀及神志改变等。

（三）栓塞症状

栓塞症状为 DIC 导致受累器官或组织坏死，器官功能衰竭引起相应器官的有关症状。内脏栓塞最常见于肺、脑、肝、肾和胃肠道等。

（四）溶血

微血管病性溶血可引起红细胞大量破碎，引起黄疸。

三、实验室检查

有下列 3 项以上异常：

1）血小板 $<10\times10^9/L$ 或进行性下降。

2）凝血因子时间正常延长或缩短 3 秒以上，或呈动态性变化。

3）纤维蛋白原定量减少，常低于 2 g/L，但在感染、妊娠、创伤、休克等情况时，因机体处于应激状态，纤维蛋白原仍可维持在较高水平。因此，在 DIC 早期，纤维蛋白原可能并不降低，但动态观察中，纤维蛋白原有持续下降趋势。若含量低于 1.5 g/L，有诊断价值。用凝血酶的方法测定时，因受纤维蛋白降解产物的影响而数值偏低，故常用纤维蛋白原滴定度的半定量方法。

4）鱼精蛋白副凝试验（3P）阳性或 FDP 超过 20 mg/L。

5）血涂片中破碎细胞比例超过 2%。

6）部分疑难患者在条件允许时可行下列检查：抗凝血酶Ⅲ（ATⅢ）含量测定；因子Ⅷ活性测定；血小板 β-血栓球蛋白（β-TC）测定；纤维蛋白原转换率测定。存在易引起 DIC 的基础疾病且有下列两项以上临床表现：多发性出血倾向；不易用原发病解释的微循环衰竭和（或）休克；多发性微血管栓塞的症状、体征，如皮肤、皮下、黏膜栓塞性坏死及早期出现的肺、肾、脑等脏器功能衰竭；抗凝治疗有效，同时实验室检查有 3 项以上异常则可诊断 DIC。

四、治疗

治疗原则包括积极治疗原发病、阻断 DIC 的病理过程（抗凝治疗）、补充缺乏的凝血成分和抑制纤溶活性。

（一）积极治疗原发病

这是治疗成败的关键，它常常可迅速终止或明显减弱血管内凝血的过程，也可使抗凝等其他治疗易于奏效。如有效地控制感染，清除原发性感染灶，及时果断地清除子宫内致病性因素，纠正酸中毒与休克状态。

（二）抗凝疗法

抗凝治疗的目的在于阻断血管内凝血的病理过程，目前仍以肝素为主。主要用于 DIC 高凝期伴明显血栓形成，或病因不能迅速去除时。消耗性低凝期或纤溶亢进期应慎用肝素，经积极治疗原发病和补充凝血成分的治疗，出血仍不能控制，而且 DIC 的病因持续存在，应加用肝素以阻断仍未终止的血管内凝血过程。

肝素应用方法：剂量应因人而异。一般首次用量为 0.5~1 mg/kg，每 4~6 小时给 1 次维持量，维持量一般为 0.25~0.5 mg/kg。具体应根据试管法凝血时间的测定来监护肝素用量，使凝血时间控制在 20~30 分钟，如小于 20 分钟，可酌情加量；大于 30 分钟，应及时减量或停用。同时严密观察临床病情进展和有无出血加重的倾向。急性 DIC 一般需持续治疗 3~5 天，当临床上出血基本停止，休克纠正，急性肾功能衰竭等血栓形成表现得以恢复，即可开始减量，2~3 天完全停用。实验室检查结果也可作为减量和停药的参考。肝素停药时,原则为逐渐减量至停药。下列指标可停药,如出血停止、休克改善、尿量增多、血小板计数回升、凝血因子时间较前缩短 5 秒以上。对肝素应用过量时,可用鱼精蛋白与肝素对抗,可抗 1:1,即鱼精蛋白 1 mg 中和 1 mg 的肝素(1 mg 相当于 125 ~ 130 U)。鱼精蛋白一般用量 25 ~ 50 mg,一次量不超过 50 mg,静脉内缓慢注射 3 ~ 10 分钟。

肝素治疗失败的原因:①使用太晚,微血管内血栓已广泛,形成造成器官与组织不可逆性损害。②如纤维蛋白已经形成,肝素无法阻止其在微血管内沉积。③剂量不够或用药时间太短。④原发病太重,未消除诱因。⑤蛇毒引起的 DIC,用肝素不能抑制蛇毒凝血酶。

其他抗凝治疗:低分子右旋糖酐以扩充微循环,修复损伤的血管内皮细胞。防止血小板黏附和聚集,每日 500 ~ 1 000 mL,分 2 次静脉滴注。若在 500 mL 右旋糖酐内加入 100 ~ 200 mL 双嘧达莫(每日 200 ~ 400 mg),可获得更好的疗效。但应防止低分子右旋糖酐及双嘧达莫所引起的血压下降、出血加重和头痛等不良反应。或双嘧达莫 100 mg,肌内注射,或 200 ~ 400 mg 加入 5% 葡萄糖液 500 mL,静脉滴注。

(三)补充血小板及凝血因子

适应证:①DIC 出血倾向严重或继发性纤溶亢进时。②与肝素治疗同时进行。为提高凝血因子和血小板的水平,可输新鲜血浆或新鲜全血。若纤维蛋白原明显减少,可输纤维蛋白原。每克纤维蛋白原可增加血浆纤维蛋白原 25 mg。血小板降低时,每次输入血小板 8 个单位。凝血因子复合物(PPSS),含因子 II、VII、IX、X,每瓶相当 200 mL 新鲜血的因子量。加入 5% 葡萄糖液 50 mL 静脉滴注。维生素 K_1、维生素 K_3、维生素 K_4 5 ~ 10 mg 口服或肌内注射,2 - 3 次/天。

(四)纤溶抑制药物

一般宜与抗凝剂同时应用,适用于:①DIC 的基础病因及诱发因素已去除或控制。②有明显纤溶亢进的临床及实验室证据。③DIC 晚期,继发性纤溶亢进已成为迟发性出血的主要原因。6 - 氨基己酸:首剂 4 ~ 6 g 加入生理盐水或 5% 葡萄糖液 100 mL 中,15 ~ 30 分钟内滴入。因其排泄迅速,需用维持量 1 g/h。对羧基苄胺(止血芳酸):200 ~ 500 mg/次,1 ~ 2 次/日,静脉注射。抑肽酶:具有抗纤溶和抗 X a 作用,适用于 DIC 中、晚期,8 万 ~ 10 万 U/d,3 ~ 4 次,静脉滴注。

五、护理

(一)一般护理

安静卧床,保持心情平静,对于神志清醒者尤为重要。向患者解释积极配合治疗,病情会逐渐好转,避免其情绪紧张。做好家属工作,给予理解和配合。保持呼吸道通畅,持续吸氧,以改善组织缺氧状况及避免脑出血发生。

(二)病情观察与护理

1)严密观察病情变化,及时识别 DIC 的早期征象,注意有无寒战、面色苍白、四肢厥冷、指(趾)发绀、皮肤有无花斑、脉细弱、血压降低、尿少等情况。注意有无嗜睡、烦躁、意识障碍、昏迷及肢体瘫痪等神经系统表现。发现异常,及时报告医生并协助处理。

2)护士应备齐抢救设备及药品,积极配合医生及时治疗原发病及抗休克治疗,并协助医生及时测定凝血时间,以助诊断。DIC 晚期可有广泛性出血,常见有皮肤黏膜或内脏出血、鼻出血、齿龈出血、血尿、脑出血等,应配合医生抢救。如鼻出血时可用 0.1% 肾上腺素棉球或碘仿纱条填塞鼻腔。齿龈出血时先用生理盐水含漱,再用消毒纱布压迫牙龈。穿刺或注射部位易出血不止,操作后用消毒棉球或棉球按压局部 3 分钟以上,至出血停止为止。如有呕血、黑便等消化道出血时,可按病情需要食流质饮食并按消化道出血常规护理。剧烈头痛、视物模糊疑为脑出血时,应将头部抬高或冷敷。疑有颅内压增高时,按医嘱及时给降颅压药物。护士要熟悉肝素、链激酶等药物的药理、用法及不良反应,发现异常,速告医生并协助处理。

(三)健康指导

易诱发 DIC 的基础疾病存在,如感染性疾病、病理性产科、肺癌患者要及时积极治疗。

急性型 DIC 预后较差,死亡原因多与原发病较重、诱因不能及时去除、诊断不及时及治疗不当有关。

(林爱军)

第六节 白血病

白血病是一种病因未明的造血系统恶性疾病,特征为骨髓及其他造血组织中白血病细胞异常增生,浸润各种组织,产生不同的症状,外周血液白细胞发生质和量的改变。

白血病为我国十大恶性肿瘤之一,占恶性肿瘤死亡率的第 6 位(男性)或第 8 位(女性),是 35 岁以下发病率、死亡率最高的恶性肿瘤。

在白血病类型方面,我国急性白血病多于慢性白血病(约 7:1);急性白血病中急性粒细胞白血病(急粒)多于急性淋巴细胞白血病(急淋);慢性白血病中,我国慢性粒细胞白血病(慢粒)多于慢性淋巴细胞白血病(慢淋)。欧美国家与此相反,慢淋多于慢粒。

白血病可发生于任何年龄,急淋多见于儿童,慢淋多见于老年人,急性非淋巴细胞白血病(急非淋)及慢粒多见于 30 岁以上。性别分布男性多于女性。

一、分类

关于白血病的分类,一般采用以下方法:

(一)白血病基本分型

1)按细胞分化程度分:急性、慢性。

2)按细胞系统分:淋巴细胞型、非淋巴细胞型粒细胞型、单核细胞型、红白血病。

(二)白血病亚型

急非淋共分 7 型:

M_1 原粒细胞白血病未分化型。

M_2 原粒细胞白血病部分分化型。

M_3 颗粒增多的早幼粒细胞白血病。

M_4 粒－单核细胞白血病。

M_5 单核细胞白血病。

M_6 红白血病。

M_7 巨核细胞白血病。

急淋共分3型。L_1、L_2、L_3 型。

(三)按周围血常规中白细胞总数和幼稚细胞的多少分

①白细胞增多性;②白细胞不增多性。

(四)特殊类型白血病

浆细胞白血病、多毛细胞性白血病,嗜酸性粒细胞白血病、嗜碱性粒细胞白血病、组织细胞性白血病、急性白血病未能分型等。

二、病因

白血病的病因是复杂的,尚不完全清楚。

(一)病毒

已经证明 C 型 RNA 肿瘤是某些动物患白血病的病因。从动物白血病细胞分离出 C 型 RNA 病毒接种于多种动物包括人以外的灵长类动物,常能发生白血病。人类白血病病因的研究,到目前为止已肯定证明人类 T 淋巴细胞病毒－Ⅰ型(HTLV－Ⅰ)及淋巴瘤,并从恶性 T 细胞中已分离出病毒,就是一种 C 型逆转录 RNA 病毒,待正常脐血淋巴细胞与受感染细胞中提出 HTLV－Ⅰ混合培养后,淋巴细胞发育成具有 T 细胞白血病(ATL)细胞特有形态,而且 ATL 患者血清均可检出 HILV－Ⅰ抗体,说明 HTLV－Ⅰ是 ATL 的病因。此外,疱疹病毒、艾滋病(HIV)病毒与淋巴系统恶性肿瘤的关系也已被认识,病毒感染机体后,病毒即整合并潜伏在宿主细胞内,一旦在某些因素作用下可被激活表达诱发白血病。

(二)电离辐射

包括 X 射线、γ 射线等可致白血病已被肯定。研究表明大剂量或大面积照射均可使骨髓抑制和机体免疫力下降、DNA 突变、断裂重组,从而引起白血病。常见急淋、急粒或慢粒白血病。

(三)化学因素

多种化学物质或药物可诱发白血病,苯及其衍生物已被认为可致白血病。如氯霉素、保泰松、烷化剂及细胞毒性药物均有可能致白血病。

(四)遗传因素

遗传因素与白血病发病有关。一个家族中偶有多个白血病患者发生。有染色体异常的一些遗传性疾病,如先天愚型、先天性再生障碍性贫血等较易发生白血病。

白血病发病机制非常复杂,可能是人体在理化因素作用下,先引起单个细胞突变,而后因机体遗传易感性和机体免疫功能低下;病毒感染、染色体畸变等激活癌基因,并使部分抑癌基因失活及凋亡抑制基因过度表达,使突变细胞凋亡受阻,反而得以繁殖,最终导致白血病。

白血病的发病比较复杂,很可能是多种致病因素的作用引起基因突变,致使白血病细胞株形成,通过不断增生最终发病。免疫功能缺陷与白血病的发生有一定关系。

急性白血病

急性白血病是造血干细胞的克隆性恶性疾病,骨髓中异常的原始细胞(即白血病细胞)丧失分化、成熟的能力并异常增殖,浸润各种组织、器官,正常造血受抑制。临床表现有贫血、出血、肝脾及淋巴结肿大和继发感染等。

一、临床表现

(一)病史

询问患者是否在职业及居住环境中有长期接触放射物质或化学毒物病史,如苯类、氯乙烯等;近来是否用过一些细胞毒性药物,如烷化剂、氯霉素、保泰松等;家族中是否有类似疾病者。对再入院者,应了解患者以前的化疗方案及第几次化疗,患者是否已达完全缓解等。

(二)症状和体征

起病急缓不一。急者可以是突然高热,类似"感冒",也可以是严重的出血倾向。缓慢者常为脸色苍白、皮肤紫癜,月经过多或拔牙后出血难止而就医才发现。主要表现如下:

1.一般症状

急骤高热、全身酸痛、进行性贫血及出血倾向。老年人起病较缓,常以乏力、食欲缺乏、劳累后气急等为主。患者(尤其儿童)可以高热、出血、贫血、乏力为首见症状。急淋患者可以淋巴结肿大或关节疼痛方式起病。总之,由于白血病细胞在全身各处有不同程度的浸润,加上出血、感染等因素的影响,所以其起病方式或首见症状不尽相同。

2.发热和感染

发热为最常见症状之一。体温若在38.5℃以上,一般认为是由感染引起。感染是急性白血病常见的死亡原因之一。主要与中性粒细胞减少和功能缺陷、免疫功能降低、皮肤黏膜屏障破坏及医院内感染等因素有关。以咽峡炎、口腔炎最多见,其次为肺部感染、肛周炎及肛周脓肿等,也可出现胃肠道以及尿路感染,甚至病毒性感染。

3.出血

1/3以上患者起病时伴有出血倾向。主要与血小板减少、血管壁损伤、凝血障碍和抗凝物质增多有关。以皮肤瘀点、瘀斑和齿龈渗血最常见,其次为鼻出血和月经过多。可因视网膜出血而失明,颅内出血、蛛网膜下隙出血时可致突然死亡。

4. 贫血

约 2/3 患者在确诊白血病时已有中度贫血。主要原因为红细胞系生成减少、无效性红细胞生成、溶血、抗代谢化疗药及慢性失血等引起。

5. 浸润

全身各组织器官均可被浸润受累。

1) 淋巴结肿大:多数急淋及约半数急单、急粒可有淋巴结肿大,多为轻度,局限于颈部腋下、颌下或腹股沟等处。在小儿纵隔淋巴结肿大较多见。质地较软或中等硬度,互不融合,无触痛。

2) 肝脾肿大:在病情进展的患者,肝、脾肿大往往并不显著。急粒和急单的肝、脾肿大,肝虽受白血病细胞的浸润,但一般临床上并无肝功能损害。脾也可迅速肿大,以致发生脾梗死或破裂。肝、脾肿大随病情恶化而迅速发展,故常用以预测病情的演变。

3) 神经系统病变:中枢神经系统和脑膜白血病可发生在白血病的任何阶段,临床表现可类似脑膜炎、脑瘤、脑积水等。近年来,由于化疗的进展,白血病缓解率提高。但化疗药物不易透过血-脑屏障,以致白血病细胞有隐藏和增生之处,所以中枢神经和脑膜白血病,被认为是导致白血病复发的重要因素。

4) 皮肤和黏膜病变:特异性皮肤损害在急单常见,表现为弥漫性斑疹、丘疹、结节或肿块,严重的可发生剥脱性皮炎、脓疱性皮炎等。非特异性皮肤表现有瘀点、瘀斑、荨麻疹等。特异性或非特异性黏膜损害,常可在鼻、口腔、上呼吸道发现。口腔溃疡、齿龈肿胀、牙齿脱落,在急单最常见。

5) 骨、关节浸润:常见于急淋,以儿童多见。易累及长骨部分,可引起疼痛、骨质疏松,甚至发生病理性骨折。关节受累可有关节疼痛,但关节红肿少见。

6) 循环系统:偶见心脏扩大、衰竭和传导阻滞,浸润于心房,可出现房性心动过速,或有心包炎等。

7) 呼吸系统:表现为支气管浸润、肺部浸润、粟粒样肺部病变及胸腔积液等,常有咳嗽、咯血、胸痛、呼吸困难等。

8) 消化系统:部分患者可有食欲缺乏、腹胀、腹泻、恶心、呕吐等。可有呕血或便血,亦有诱发阑尾炎者。浸润到肠淋巴组织时,可出现类似伤寒或痢疾的症状。

9) 泌尿系统:可表现为肾炎的症状,如水肿、蛋白尿及管型尿。少数患者可有氮质血症。由于化疗致大量细胞破坏,引起尿酸代谢亢进至高尿酸血症,pH 值 < 5.5,容易在远端肾小管、集合管、肾实质结晶沉淀,可形成结石或尿酸性肾病,偶可引起急性肾功能衰竭。急性白血病还常并发泌尿系统的感染,据统计发生肾盂肾炎及膀胱炎者约占 25%。

10) 生殖系统:生殖系统浸润时可表现为阴道出血和月经周期紊乱。男性患者可因白血病细胞浸润而致睾丸肿大,性功能减退。

二、实验室检查

(一)血常规

血常规进行性贫血和血小板减少常见。白细胞计数高低不一,可增高、正常或降低,但以增高者多见。成熟的中性粒细胞减少,而出现有相当数量的原始和幼稚单核细胞。

(二)骨髓细胞学检查

骨髓细胞学检查是确诊白血病的依据。有核细胞增生,原始细胞可为30%～100%,成熟细胞极少见,正常造血细胞减少。原始、幼稚白血病细胞恶性变明显,胞质有空泡,出现 Auer 小体。

(三)细胞化学染色

细胞化学染色用以鉴别各不同类型的急性白血病。

(四)其他

因血小板减少,患者可有出血时间延长,血块退缩不良,毛细血管脆性增加,出、凝血时间延长。淋巴结穿刺液涂片可找到白血病细胞。半数者有一种或多种染色体组型异常。血清尿酸浓度及其在尿中排出量增高。可行单克隆抗体检查等。

三、治疗

近些年,急性白血病治疗已有显著进展。化学治疗使成人急非淋和急淋完全缓解率分别为60%～85%和72%～77%;5年无病生存率分别为30%～40%和50%。

(一)支持治疗

1. 心理平衡

处于不同病程中的患者有不同的心理反应。未确诊患者主要表现为由怀疑而引起的焦虑;确诊后则更多地表现为由于死亡的威胁和生活方式暂时性改变而引起的抑郁、失眠、胃纳减退;随着治疗的进行,患者感觉好转,这些恐惧感逐渐消失,患者感到希望增加,此时可较坦然地正视自己的疾病;但病情反复又可将患者重新置于焦虑绝望的心境中;心理处于严重失衡状态。首先,应教育和帮助患者和家庭其他成员正确对待疾病;其次是劝告、鼓励患者表达他们的感情,帮助他们澄清某些感觉;最后还要注意创造良好的环境,解决患者的一些特殊问题。

2. 休息

病情轻或缓解期患者可适当休息。病情较重,有严重贫血、感染或明显出血倾向时患者应住院绝对卧床休息。

3. 营养素的供给

营养素的供给以高热量、高蛋白、高维生素、易消化为原则,以补充摄食不足及恶性肿瘤给机体带来的高消耗,提高患者对化疗的耐受性,减少并发症。

4. 防治感染

严重感染是急性白血病主要死亡原因,尤其化疗后患者常处于粒细胞缺乏期,防治感染甚为重要。患者应安置在无菌病房,加强基础护理,注意口咽、鼻腔、皮肤及肛门周围的清洁卫生,医护人员要加强无菌观念。如果患者感染或发热已经存在,应仔细检查,进行胸部X线摄片及咽拭子、血、尿、粪便培养及药物敏感试验。在致病菌尚未明确之前,应给予抗生素治疗,待接到阳性培养报告后,再调整治疗方案。因白血病继发感染以革兰阴性杆菌居多,故多选用氨基糖苷类(如庆大霉素、妥布霉素、阿米卡星等)。如疗效不理想,应尽快改用第三代头孢菌素,如头孢他啶、头孢哌酮等。必要时给予抗真菌药物。

5.控制出血

如果因血小板过低而引起出血,输注浓集的血小板悬液是最有效的止血措施。如果出血系 DIC 所引起。则须给予适当的抗凝治疗。

6.纠正贫血

严重贫血可输注浓集红细胞,如同时有血小板减少可输新鲜全血。

7.尿酸性肾病的防治

由于白血病细胞大量破坏,化疗时尤甚,血清和尿酸浓度增高,可发生尿酸性结石,如阻塞肾小管,可发生尿酸性肾病,临床有少尿、无尿和急性肾衰竭。应鼓励患者多饮水,化疗期间可同时给予别嘌醇 100 mg,每日 3 次,以抑制尿酸合成。如果已发生少尿或无尿,应按急性肾衰竭处理。

(二)化学治疗

急性白血病的化疗可分诱导缓解和缓解后治疗两个阶段。诱导缓解的目的是迅速消灭尽量多的白血病细胞,使骨髓造血功能恢复正常,达到完全缓解的标准。所谓完全缓解即白血病的症状、体征完全消失,血常规和骨髓细胞学检查基本恢复正常(骨髓中原始细胞少于 5%)。急性白血病未治疗时,体内白血病细胞数为 10^{10} 以上;经治疗而达到完全缓解时,体内仍有相当多的白血病细胞,估计为 10^{10} 以下。因此,完全缓解后仍需继续巩固和强化治疗,以便进一步消灭残存的白血病细胞,防止复发,延长缓解和生存时间,争取治愈。白血病复发大多数在骨髓,但也可在髓外,如中枢神经系统、睾丸等,故髓外白血病的防治也很重要。目前,急性白血病多采用联合化疗。

(三)免疫治疗

目的是调动宿主对白血病的特异性和非特异性的防御能力,消灭白血病缓解期体内残存的白血病细胞。一般于诱导化疗取得完全缓解后应用,也可在诱导缓解化疗的间歇期试用。

1.卡介苗

卡介苗每次 0.3 mL,每周 1~2 次,皮内注射。

2.转移因子

转移因子每次 2 mL,每周 2~3 次,皮内注射。

3.左旋咪唑

左旋咪唑每次 50 mg,每日 3 次口服,连服 3 天之后改为每周用 1 次。

(四)中枢神经系统白血病和睾丸白血病的防治

中枢神经系统白血病大多在急性白血病缓解后发生,因而一般主张在缓解后早期开始预防性治疗。

1.预防

通常在缓解后开始鞘内注射氨甲蝶呤 10 mg 加地塞米松 5 mg,每周 2 次共 3 周。

2. 治疗

确诊为中枢神经系统白血病时,立即鞘内注射氨甲蝶吟加地塞米松,每周 2 ~ 3 次,直至脑脊液常规检查连续 3 次正常,然后转为常规治疗,每 6 ~ 8 周 1 次鞘内注射,随全身化疗结束而停用。必要时加用头颅及脊髓分段照射,总剂量 12 ~ 24 Gy。

(五)骨髓移植

骨髓移植是治疗白血病的一种新方法,有希望使患者获得完全治愈。先用全身照射和强烈化疗杀灭患者体内白血病细胞,然后进行骨髓移植。植入的造血干细胞生长发育后,骨髓正常造血功能重建,可望完全治愈。移植方法有:

1. 同基因骨髓移植

骨髓采自同卵双生的孪生兄弟姐妹,这种机会极少。

2. 异基因骨髓移植

骨髓采用人类白细胞抗原(HLA)相合的亲兄弟姐妹,于第一次治疗完全缓解时进行。

3. 自体骨髓移植

在患者化疗取得完全缓解持续半年左右时,采集自己的骨髓保存然后再输回自己体内,无须供髓者,简便易行。

此外,有着广阔前途的非血缘关系骨髓移植,国内也在积极进行登记工作。

(六)放射治疗

目前,对本病采取大剂量照射,每周 12 Gy 或每周 17.5 Gy,然后做骨髓移植或自体骨髓回输,效果比较肯定。

慢性粒细胞白血病

慢性白血病的各种类型中,国内多见为慢性粒细胞白血病(CML,慢粒,又称慢性髓细胞性白血病),发病率仅次于急粒和急淋,居于第三位。临床以脾大、白细胞异常增多和出现 ph 染色体为特征。

一、临床表现

(一)病史

询问患者的健康史,职业和居住环境,有无有害物质接触史等;了解患者对疾病的认知和态度,有无消极心理;家庭成员对疾病的认识和态度及经济状况等。

(二)症状和体征

自然病程可分为慢性期、加速期及急变期。

1. 慢性期

起病缓,早期常无自觉症状。一旦出现症状常是乏力、消瘦、低热、多汗或盗汗等代谢率增高的表现。脾大常为突出体征,可引起左上腹不适,随病情进展脾脏逐渐增大,可达脐水平甚至可伸入盆腔。若发生脾梗死或脾周围炎时,可引起局部疼痛。多数患者可有胸骨中下段压痛。慢性期可持续 1～4 年。

2. 加速期及急变期

加速期主要表现为原因不明的发热,骨及关节痛、贫血、出血加重、脾脏迅速肿大。加速期从几个月至数年。急变期表现与急性白血病相似,常有严重贫血、出血、感染发热等症状。急变期多数为急粒变,少数为急淋变,偶有单核细胞、巨核细胞及红细胞的急性变。此期是慢粒的终末期,预后极差。

二、实验室及其他检查

1. 血常规

确诊时白细胞大多在 $100 \times 10^9/L$ 以上,多数在$(200～400) \times 10^9/L$,最高可达 $1\,000 \times 10^9/L$ 以上,血中见到各发育阶段的粒细胞,以嗜中性中晚幼粒细胞、杆状核、分叶核为主,原粒细胞一般为 0.01～0.03,原粒细胞加早幼粒细胞不超过 0.1,嗜酸及嗜碱性粒细胞比值和绝对值均增高,并与预后有关。淋巴细胞和单核细胞比值明显下降,细胞化学染色,中性粒细胞 ALP 活性显著降低或完全阴性,但治疗好转后上升至正常,复发时又下降。早期红细胞、血红蛋白可有轻度减少,以后逐渐加重,可出现有核红细胞。血小板计数早期大多正常,约 1/3 病例增高,晚期减少。

2. 骨髓象

骨髓中有核细胞量显著增多,以晚幼、中幼粒细胞为主,其次是早幼粒细胞。

3. 染色体

90% 以上患者的粒细胞中有特异性 ph 染色体。

4. 血液生化

血清维生素 B 浓度及其结合力均显著升高。血清尿酸浓度常增高。

三、临床分期

慢粒的临床进程大致可分为慢性期、中间期和急变期 3 期。

1. 慢性期

慢性期亦称稳定期,一般病程 3～4 年,亦有长达 15 年者。约 20% 慢性期患者无明显症状。症状明显者,在慢性期经治疗可取得较长时间的缓解。

2. 中间期

亦称加速期,约 2/3 慢粒患者在诊断成立后 2.5～3 年,即可自相对稳定的慢性期转至中间期,此期持续 3～6 月,少数可超过 1 年。还有 1/3 的患者病情可突然恶化,短时期内发展为急变期,常可在数周内死亡。

3. 急变期

急变期为慢粒之终末期,此期进展甚快,疗效较差,预后不佳,缓解率仅 10%,从急变到死亡一般不超过 3 个月。

四、治疗

化疗可以迅速改善症状,使病情稳定,对患者存活期无明显改善。骨髓移植是治愈慢粒最有希望的疗法。

(一)化疗

1. 白消安

白消安又称马利兰,开始剂量为每日 4~8 mg,分 2~3 次口服。用药 2~3 周,白细胞下降,脾缩小,可适当减量。待白细胞稳定在 $10×10^9$/L 左右再以小剂量维持,一般每 1~3 天服 2 mg。长期用药可引起骨髓抑制、皮肤色素沉着、肺间质纤维化、睾丸萎缩和停经等,甚至有提前发生急变的可能,所以使用过程中应严密观察。

2. 羟基脲

羟基脲是当前慢粒慢性期的首选药物。其作用较迅速,但持续时间短,用药后 2~3 日白细胞数即下降,但停药后很快回升。常用剂量开始为 3 g/d,分 2 次口服,以后根据白细胞下降程度逐渐减量,降至正常时须小剂量维持治疗。

3. 靛玉红

靛玉红为中药青黛提取物,治疗慢粒有效率为 87.3%。用量 150~300 mg/d,分 3 次口服。不良反应有腹痛、腹泻等。

4. 阿糖胞苷

阿糖胞苷(Ara-C)小剂量 15~30 mg/(m^2·d),静脉滴注,不仅可控制病情发展,且可使 ph 染色体阳性细胞减少甚或转阴。

5. 干扰素 α

干扰素 α(IFN-α)剂量为 300 万~900 万 U/d,皮下或肌内注射,每周 3~7 次,持续用数月至 2 年不等。药物起效慢。对白细胞过多者,宜在第 1~2 周并用羟基脲或白消安。约 1/3 患者 ph 染色体阳性细胞减少。该药与小剂量阿糖胞苷联合应用,可提高疗效。

6. 其他药物

6-巯基嘌呤(6-MP)、苯丁酸氮芥(瘤可宁)、环磷酰胺及其他联合化疗亦有效,但只有在上述药物无效时才考虑。

化疗时宜加用别嘌醇(100 mg,每 6 小时 1 次)。并保持每日尿量在 1 500 mL 以上和尿碱化,防止高尿酸血症、肾病,待白细胞下降后停药。

(二)放疗

近年来由于化疗应用较普遍,放疗已少应用,在脾肿大明显或化疗效果不佳者仍可采用。

(三)脾切除

脾区剧痛,化疗无效或脾功能亢进伴血小板减少者可考虑切脾,但不能防止发生急变和延长生存期。

(四)白细胞分离

化疗前如果白细胞数在 $50 \times 10^9/L$ 以上,可先用血细胞分离机做白细胞去除术以迅速降低白细胞数,避免白细胞过多可能阻塞微血管而引起脑血管意外的危险。

(五)骨髓移植

异体骨髓移植可根据慢粒尽可能在发生急变前做,急变后异体骨髓移植复发率高。

(六)慢粒急变后的治疗

急变后的治疗与急性白血病同,同种异体骨髓移植,或将慢性期的骨髓体外低温保存,急变时移植,可能是延长患者存活期的较为有效的治疗方法。

慢性淋巴细胞白血病

慢性淋巴细胞白血病(CLL,慢淋)为淋巴细胞的恶性增殖性疾病。欧美较常见,发病率约 $3/10^5$,亚洲少见,我国发病率约 $0.05/10^3$,2/3 患者在 60 岁以上。男性多于女性,多为 B 淋巴细胞病变。

一、临床表现

起病隐匿,常在体检或因其他疾病检查血常规时才被发现。最早出现的症状常常是乏力、疲倦、浅表淋巴结肿大。晚期逐渐出现食欲减退、消瘦、微热、盗汗、贫血,10% 或以上患者可发生自体免疫溶血性贫血,并出现黄疸、皮肤紫癜和皮肤瘙痒等。由于丙种球蛋白减少及成熟中性粒细胞缺乏,易发生感染,尤以肺炎多见。

淋巴结、肝脾肿大为主要体征,淋巴结肿大可为全身性,常见于颈部、腋下及腹股沟等处淋巴结肿大。表面光滑,中等硬度,无压痛。如纵隔淋巴结肿大,可致刺激性干咳、上腔静脉综合征。腹膜后淋巴结肿大,可致下肢水肿及泌尿系感染。脾大比肝大明显,但不如慢性粒细胞白血病肝脾肿大明显。

二、实验室及其他检查

(一)血常规

白细胞增多,常为 $(30 \sim 100) \times 10^9/L$,早期小淋巴细胞占 65% ～ 75%,后期可为 90% ～98%。可见少量幼稚细胞。并发自身免疫性溶血性贫血时,红细胞及血红蛋白减少,抗人球蛋白(Coombs)试验阳性,网织红细胞增高,出现有核红细胞。晚期红细胞、血红蛋白、血小板均减少。

(二)骨髓象

淋巴细胞明显增生,为小淋巴细胞,可见少量幼稚淋巴细胞、幼稚红细胞,粒系及巨核细胞减少。

(三)免疫学异常

约半数患者血清丙种球蛋白减少,随着疾病的进展而加重。对疫苗刺激的抗体产生减少,但细胞免疫反应一般不减弱。

(四)组织化学

淋巴细胞糖原颗粒(PAS 反应)显著增高,中性磷酸酶(AP)染色积分并不增高,有些早期可降低。

(五)骨髓活检

淋巴细胞局灶性或弥漫性浸润。

(六)淋巴结活检

早期示淋巴细胞浸润,后期淋巴结结构破坏,和分化好的淋巴细胞淋巴瘤不能区分。

三、临床分期

临床分期的目的是指导治疗和估计预后,目前通行的国际临床分期如下:

A 期:血液中淋巴细胞$\geq 15 \times 10^9$/L,骨髓中淋巴细胞≥ 0.40,无贫血或血小板减少,淋巴结肿大小于 3 个区域(颈、腋下、腹股沟淋巴结不论一侧或两侧,肝脾各为一个区域)。

B 期:血液和骨髓同 A,淋巴结肿大累及 3 个或更多区域。

C 期:血液和骨髓中淋巴细胞同上,但有贫血(血红蛋白,男性< 110 g/L,女性< 100 g/L)或血小板减少($< 100 \times 10^9$/L),淋巴结累及范围不计。

四、治疗

早期症状不明显者不必治疗。白细胞明显增高,伴贫血、血小板减少,自身免疫性溶血性贫血,淋巴结肿大引起压迫症状者应予治疗。

(一)化疗

1. 苯丁酸氮芥(瘤可宁)

苯丁酸氮芥为首选药物,常用量为 $6 \sim 12$ mg/d,分 3 次口服,用药 $4 \sim 6$ 周,待白细胞降至正常后,改用维持量,每日或隔日 2 mg,不良反应轻,可有白细胞、血小板减少,皮疹,恶心等。

2. 环磷酰胺

环磷酰胺(CTX)对重症慢淋疗效优于瘤可宁,$2 \sim 3$ mg/(kg·d)口服,14 天为 1 个疗程。

3. 糖皮质激素

糖皮质激素对伴有自身免疫性溶血性贫血及免疫介导的血小板减少的慢淋,可与瘤可宁或环磷 CTX 并用,泼尼松 $30 \sim 60$ mg/m^2。

4. 联合化疗

联合化疗常选用 COP(C - 环磷酰胺,O - 长春新碱,P - 泼尼松)及 CHOP(C - 环磷酰胺,H - 阿霉素,O - 长春新碱,P - 泼尼松)方案。前者多用于 A 及 B 期患者。初治病例有效率 40% ~80% ,其中 CR 率 10% ~20% 。C 期多采用 CHOP 方案。

5. 新的药物

已被广泛地用于临床治疗淋巴增殖性疾病。

1) 去氧助间型霉素(dCF):对腺苷脱氨酶(ADA)有强大的抑制作用。ADA 为嘌呤代谢中的一种主要酶,以淋巴组织中含量最丰富。dCF 在体内代谢成 ATP 脱氧腺苷,抑制 DNA 合成。主要用于复发或耐药的 CLL 的治疗。

2) 2 - 氯脱氧腺苷(CdA):在体内经脱氧胞嘧啶激酶合成,而形成脱氧三磷酸腺苷,可抑制核苷酸还原酶,DNA 聚合酶等,使 DNA 链断裂。Saven 报道了 CdA 治疗 90 例 CLL 的疗效,82 例为 C 期患者,CR4%,PR40%,中位数缓解时间 4 个月。每日剂量每日 0.1 mg/kg,静脉给药,连续使用 7 天。或者每日 0.14 ~ 0.28 mg/kg,连续 5 天治疗。

3) 氟阿腺苷磷酸(FAMP)为一种新型的腺嘌呤核苷类药物。结构与 dCF 及 CdA 相似。通过抑制腺苷脱氨酶而发挥作用。

这一类新药的主要危险是骨髓受抑。同时应用泼尼松,更使感染的危险增加。有学者报道 FAMP 治疗相关的死亡率 3% ~ 13%,在分期较晚的复治 CLL 组,死亡率更高。

(二)放疗

主要适用于淋巴结肿大或脾大而化疗效果不显著。可用局部放疗。

(三)并发症治疗

如并发自体免疫溶血性贫血或血小板减少者,可用糖皮质激素治疗;若脾大显著伴贫血、出血者,可考虑脾切除手术;如有反复感染或严重感染,除用抗生素治疗外,亦可给予 γ 球蛋白注射剂。

近年来国外对慢性淋巴细胞白血病倾向于较积极地治疗,以取得较完全的缓解并延长生存期。在化疗方式上采用联合化疗,以苯丁酸氮芥与泼尼松联合,环磷酰胺与阿糖胞苷联合等。放疗上有应用全身放疗(间歇性),甚至胸腺照射,并取得较好的预后。

(四)支持治疗

可定期给予丙种球蛋白,及应用蛋白同化激素丙酸睾酮每次 25 mg,每周 1 ~ 2 次肌内注射。

白血病的护理

一、一般护理

1) 病室清洁,阳光充足,空气新鲜。每日用 0.1% 有效氯洗消液擦拭门窗、桌椅、床、床头柜一次,地面以消毒液拖擦。每周用消毒液擦墙壁一次,每月彻底打扫病室卫生一次。每日定时开窗通风,每周用紫外线消毒空气一次,使室内空气中细菌总数不超过 500 个/m^3。病床间隔距离符合要求,严防交叉感染。

2) 轻度贫血患者可以下床活动,重度贫血患者应绝对卧床休息,并给予一级护理。

3) 给予高热量、高蛋白、易消化食物,以补充患者的营养和水分。化疗期间给予清淡可口的食物。

4）凡高热患儿使用降温药后,协助其多饮水,出汗多时用干毛巾擦干全身,及时更衣,勿用温水擦浴,以免受凉引起感冒。

5）做好口腔护理。化疗期间嘱患儿勤饮水以减少口腔内细菌积存和感染的机会。用0.1%新霉素或0.1%红霉素溶液漱口,每日3次,有霉菌感染时,用4%碳酸氢钠溶液漱口,1%甲紫或制霉菌素甘油涂溃疡面。

6）注意皮肤清洁、干燥,避免皮肤擦伤,以防感染,内衣经常更换,出汗多的患者每日应用温水擦澡一次。女患者注意外阴清洁,以防泌尿道感染。

7）各种操作应轻柔,严格无菌,以防外源性感染与出血。

8）做好精神护理。白血病患者多有恐惧和焦虑情绪,必须体贴关心患者,给予鼓励和安慰,使患者树立与疾病作斗争的信心和决心,并安心养病。

二、病情观察与护理

1）急性白血病应严密观察患者的生命体征,对发热患者应观察热型及伴随的症状和体征,注意有无恶心、呕吐、毒血症症状。仔细检查患者口腔、鼻腔、咽喉、肛门、皮肤等部位有无局部感染灶。高热时,可给予物理降温。将冰袋置于头、颈、腋窝、腹股沟等处,不要用乙醇擦浴,以免引起皮下广泛出血。此外,应经常检查患者皮下、齿龈、口腔黏膜等部位有无出血,关心患者大便和尿的情况。女患者经期要注意月经量。如患者出现头痛、烦躁、呕吐、视物模糊等症状,应考虑颅内出血可能,应及时报告医生,以便及早处理。

对于皮肤黏膜出血时,嘱患者身体勿受挤压或碰撞,以防加重皮下出血或发生血肿。少量鼻衄时,可用1%麻黄碱或0.1%肾上腺素棉球填塞鼻腔,局部给予冷敷;出血严重时可用凡士林纱布条填塞或单囊双腔管压迫止血。

2）在给患者抽血检查时,要注意患者凝血情况,如发现迅速凝血,或全身皮肤黏膜尤其是注射部位出血、渗血,提示可能并发DIC,应及时报告医生并协助处理。

3）应注意观察患者瞳孔及意识改变,如出现脑神经麻痹、截瘫或颈项强直,应考虑白血病细胞浸润至脑膜或中枢神经系统,应及时通知医生,并使患者安静卧床,密切监护。

4）患者常有不同程度的贫血,并随病情进展而加重。须密切注意观察,如有严重贫血,可给予新鲜血液或输注红细胞悬液。输血时应控制输血的量及速度,防止发生输血反应。

5）按医嘱准确及时给予化疗药物,如患者骨髓抑制及消化道反应重时,应及时通知医生处理。联合应用广谱抗生素时,注意有否二重感染,若发现口腔出现鹅口疮样变,立即通知主管医生。按医嘱备血、输血,协助医生行骨髓穿刺及椎管内用药等治疗。由于化疗而致的粒细胞缺乏患者,应加强隔离措施,以预防感染。长期应用马利兰或靛玉红等药物治疗时,应观察其疗效,如缩脾速度及血常规改变。观察药物的不良反应。急性变患者的观察同急性白血病。

三、健康指导

1）针对处于疾病不同时期的患者,直接或间接使患者对诊断、治疗计划和预后有所了解,教育患者正确对待疾病,接受各项治疗与护理。

2）解释可能发生的并发症,使患者充分了解积极配合预防及治疗。

3）介绍治疗白血病的信息和治疗后长期缓解的患者,以建立治疗信心。

4）宣教良好生活、卫生及饮食习惯,指导预防感染、出血的方法,做好自我保护。

5）教育患者及家属必须按照治疗计划坚持治疗,定期随访。

（林爱军）

第七节　淋巴瘤

淋巴瘤是原发于淋巴结或淋巴组织的恶性肿瘤,有淋巴细胞和(或)组织细胞的大量增生,恶性程度不一。临床上以无痛性、进行性淋巴结肿大最为典型,发热、脾肿大也常见,晚期有恶病质、贫血等表现。淋巴瘤分为霍奇金病(HD)及非霍奇金淋巴瘤(NHL)两大类。

一、病因和发病机制

病因和发病机制还不完全明确,一般认为是多种因素相互作用的结果。

(一)病毒

是引起淋巴瘤的重要原因。近年来对 Burkitt 淋巴瘤(好发于非洲儿童)的研究,比较肯定其发生与 EB 病毒有关。但迄今只能证明某些动物的淋巴瘤是由病毒引起,对人类还缺乏足够的佐证。

(二)理化因素

这是淋巴瘤的诱发因素,如放射线,据统计,广岛原子弹受害幸存者中,淋巴瘤的发病率较高。另外,某些化学药物如免疫抑制剂,抗癫痫药、肾上腺皮质激素等的长期应用,均可导致淋巴网状组织的增生,最终出现淋巴瘤。

(三)免疫缺陷

免疫因素在淋巴瘤的发生和发展中占有重要地位。实验证明,淋巴瘤患者,尤其是霍奇金病患者都有严重的免疫缺陷。自身免疫性疾病例如干燥综合征以及免疫缺陷性疾病,如无丙种球蛋白血症、低丙种球蛋白血症、紫斑湿疹综合征(Wiskott－Aldrich)均较易并发淋巴瘤,但免疫缺陷究竟是淋巴瘤的病因,还是疾病过程中的后果,存在不同看法,有待进一步研究。

(四)遗传因素

本病常伴有染色体异常但缺乏特异性,与淋巴瘤间的因果关系尚不清楚。

二、临床分期

目前国内外采用的临床分期均系 Ann Arbor 分期法。

Ⅰ期:病变仅限于一个淋巴结区(Ⅰ)或单一淋巴外器官或部位(IE)。

Ⅱ期:病变累及横膈同一侧两个或更多淋巴结区(Ⅱ);或局限性累及一个淋巴外器官或部位并同时伴有一或更多淋巴结区病变(ⅡE),但都在横膈同一侧。

Ⅲ期:横膈上下都已有淋巴结病变(Ⅲ);可同时伴有脾累及(ⅢS),或同时伴有淋巴外器官或部位累及(ⅢE),或两者均存在(ⅢES)。

Ⅳ期:弥漫性累及一个或更多淋巴器官或组织(骨髓、肝、骨骼、肺、胸膜、胃肠道、皮肤、肾脏等)。淋巴结可有或可无累及(Ⅳ)。

所有各期又可按有无全身症状(主要指发热、盗汗以及 6 个月内体重减轻 10% 或更多)分成 A 或 B、A 表示无全身症状。

美国国立癌症研究所对中度和高度恶性淋巴瘤的分期作了修订,此可作为制定治疗方案时的参考。

Ⅰ期:局限性淋巴结或结外病变(Ann Arbor 分期Ⅰ或ⅠE)。

Ⅱ期:两个以上淋巴结区受侵或局限性结外病变加一个引流区淋巴结受侵。

Ⅲ期:Ⅱ期加如下任何一项预后不良因素:

1)一般状况计分≤70 分。

2)有 B 症状。

3)任何肿块直径 >10 cm(特别是消化道)。

4)LDH >500 U。

5)3 个以上淋巴结区受侵。

三、临床表现

(一)病史

询问病史及家族史,了解患者及家属对疾病的认知态度及经济状况。

(二)症状和体征

临床表现很不一致,原发部位可在淋巴结,也可在结外的淋巴组织。结外淋巴组织原发病变多见于 NHL。疾病播散方式有从原发部位向邻近淋巴结依次转移,如 HD,也有越过邻近而向远处淋巴结转移者,常见于 NHL。

1. 霍奇金病

多见于青年,儿童少见。淋巴结肿大为本病特征。浅表淋巴结的无痛性、进行性肿大常是首发症状,尤以颈部最多见,其次为腋下和腹股沟。淋巴结肿大常不对称,质坚而有弹性,呈橡皮样硬,早期可活动,不粘连,晚期则融合成块。深部淋巴结肿大可引起邻近器官的压迫症状,如纵隔淋巴结肿大可致呼吸系统及上腔静脉压迫症;腹膜后淋巴结肿大可致腹痛、腹块及泌尿系统压迫症。以原因不明的持续或周期性发热而起病者占30% ~50%,男性较多,年龄稍大,常有腹膜后淋巴结受累。发热可呈回归热型或不规则热型,伴有盗汗、疲乏和消瘦。部分患者可有皮肤瘙痒。由于细胞免疫功能低下,晚期容易并发感染,尤其是疱疹病毒或真菌感染者比 NHL 患者为多。肝脾可有肿大,但脾大较为多见。严重感染和肿瘤广泛扩散是造成患者死亡的重要原因。

2. 非霍奇金淋巴瘤

临床表现与霍奇金病相似,难以区分,但有以下不同:①可发生于任何年龄,随着年龄的增长而发病逐渐增多。②颈和锁骨上淋巴结肿大作为起病方式较 HD 少，约占 50% 的患者。③病变发生在扁桃体、软腭、鼻腔、淋巴结外淋巴组织或其他组织（胃肠道、胸腔、骨骼、中枢神经系统、皮肤、肾）者较多见，引起呼吸困难、腹痛、腹部包块、幽门梗阻、肠梗阻、胸腔积液、骨痛、病理性骨折、截瘫、皮下结节、血尿等症状和体征。有时成为起病的主要临床表现，而浅表淋巴结不肿大。④血源播散较早，晚期 20% 的淋巴细胞型淋巴瘤可并发淋巴肉瘤细胞白血病，5% 的组织细胞型淋巴瘤可并发组织细胞白血病，而 HD 血源播散者少。⑤发展较 HD 迅速，易向远处播散。

四、实验室及其他检查

（一）血液和骨髓检查

NHL 常有轻或中度贫血，少数白细胞轻度或明显增加，伴中性粒细胞增多。约 1/5 的患者嗜酸性粒细胞升高。骨髓被广泛浸润或发生脾功能亢进时，可有全血细胞减少。骨髓涂片找到里-斯氏细胞（R-S 细胞）是 NHL 骨髓浸润的依据。骨髓浸润大多由血源播散而来，骨髓穿刺涂片阳性率仅 3%，但活检法可提高为 9%~22%。

NHL 白细胞数多正常，伴有淋巴细胞绝对和相对增多。晚期并发急淋时，可呈现白血病样血常规和骨髓象。

（二）化验检查

疾病活动期有血沉增速，血清 LDH 活性增高，LDH 升高提示预后不良。如血清 ALP 活力或血钙增加，提示骨骼累及。B 细胞 NHL 可并发抗人球蛋白试验阳性或阴性的溶血性贫血，少数可出现单克隆 IgG 或 IgM。必要时进行脑脊液检查。

（三）病理检查

淋巴结活检病理切片查找 R-S 细胞，但应注意传染性单核细胞增多症、EB 病毒感染及服苯妥英钠时也可出现。

（四）放射学、放射性核素检查

当疑有纵隔肺门淋巴结及肺部受侵时，可做胸后前位及侧位 X 线摄片。对可疑部位则做断层摄片以进一步证实。疑有腹膜后淋巴结肿大时，可做淋巴造影。放射性核素肝、脾、骨骼扫描或闪烁造影可发现相应的病变。

（五）超声检查

腹部肿块，可用超声波探查其范围、性质及与周围脏器的关系。

（六）下肢淋巴造影

主要了解盆腔及主动脉旁淋巴结是否被侵犯，以进行正常的临床分期，判断放疗或化疗的疗效和发现疾病复发。

（七）CT 检查

对于肋膈角、纵隔病变，气管旁、肺门、主动脉旁、肠系膜、胰腺周围、肝门、腹腔动脉旁等淋巴结以及脏器病变具有诊断意义。

（八）剖腹探查

必要时可进行剖腹探查和脾切除手术。

五、治疗

由于放疗和联合化疗的合理应用,淋巴瘤的疗效提高较快。HD 中 60% ~80% 可长期无病存活。NHL 的疗效虽较 HD 为差,但半数患者可以长期缓解。

(一)霍奇金病

1. 手术治疗

由于放疗及化疗的进展,目前霍奇金病外科手术仅限于活检及剖腹探查和脾切除或解除肿瘤压迫重要的或威胁生命的器官如脊髓等。

2. 化疗

常用药物有烷化剂(氮芥、苯丁酸氮芥、环磷酰胺、卡氮芥、氯乙环己亚硝脲)、长春新碱、长春花碱、糖皮质激素及甲基苄肼为霍奇金病第一线药物。其余为第二线药物。阿霉素与博来霉素对成人霍奇金淋巴瘤的有效率分别为 80% 和 50%。由于单药对霍奇金病治疗完全缓解率较低,且不易获得长期持续缓解,故目前多数采用联合化疗。

3. 放疗

^{60}Co 治疗机或直线加速器均有效。照射方法有局部、不全及全身淋巴结照射 3 种。不全淋巴结照射除照射受累淋巴结及肿瘤组织外,尚需包括附近可能侵及的淋巴结区。剂量为 35~40 Gy,3~4 周照射完毕为 1 个疗程。霍奇金病 I_A、I_B、II_A、II_B 和 III_A 等首先使用放射治疗为宜。I_A、I_B、II_A、II_B 和 III_A 期患者均需用全身淋巴结区照射。

4. 免疫治疗

有人用干扰素、卡介苗等免疫治疗,并且取得了可喜成果。

5. 自体骨髓移植

自体骨髓移植方法是先将患者骨髓抽出保存,然后再给予大剂量化疗或放疗,间隔一段时间后,将原保存的骨髓回输到患者体内。此术可起到保护骨髓的作用。

6. 复发期治疗

1)如多个淋巴结区或原放疗部位复发,血常规结果能耐受时,用氮芥、长春新碱、甲基苄肼、泼尼松联合化疗(MOPP)或其他剧烈化疗。

2)如多个淋巴结区复发,或放疗部位复发,血常规耐受情况差时,用单一化疗。

3)如非照射部位淋巴结复发或淋巴结外复发,但血常规结果差时,可用局部放疗。

(二)非霍奇金淋巴瘤

1. 化疗

联合化疗对中度恶性及高度恶性非霍奇金淋巴瘤的疗效很好。

2. 生物治疗

1)干扰素(IF):IF 有 α、β、γ 三种,而 α、βIF 有 2α,2β 型。有效率为 10% ~52%。

2)单克隆抗体:NHL 大部分 B 细胞性,后者 90% 表达 CD20。NHL 的淋巴细胞为主型也高密度表达 CD20,凡 CD20 阳性的 B 细胞淋巴瘤均可用 CD20 单抗(美罗华,每次 375 mg/m^2)治疗。已有临床报告 CD20 单抗与 CHOP 等联合化疗方案合用治疗惰性或侵袭性淋巴瘤,可明显提高肿瘤完全缓解的比率和延长无病生存时间。B 细胞淋巴瘤在造血干细胞移植前用 CD20 单抗做体内净化,可以提高移植治疗的疗效。

3.放疗

放疗原则基本上与霍奇金病相同。

六、护理

(一)一般护理

Ⅰ期和Ⅱ期患者如无明显的全身症状,在非化疗期间可以进行一些轻微的体育活动,在化疗期间应卧床休息。Ⅲ期和Ⅳ期的患者,因病变范围较广泛,病情相对较重,化疗期间应严格卧床休息,进容易消化的食物;每天测量体重,遵医嘱定期测白蛋白、血红蛋白、肌酐等,以了解患者的营养状况;鼓励患者进食高蛋白、高热量、高维生素饮食。指导家属为患者准备可口的食物,必要时请营养师共同制订饮食计划;遵医嘱静脉补充营养物质;为患者创造良好的进食环境,保证室内空气新鲜,减少环境中的不良刺激,包括视觉、听觉、嗅觉;患者如果出现口腔炎或口腔疼痛时,应指导患者勿食过热、过硬的食物,避免刺激性强的调味品或饮料。

(二)放疗护理

放疗期间应注意以下护理措施:

1)放疗前告诉患者放疗期间出现的不良反应,如胃肠道反应、骨髓抑制、皮肤反应等是暂时的,消除患者对放疗的恐惧心理。

2)切勿擦掉患者皮肤上的照射标记,避免影响患者治疗的准确性,嘱患者避免皮肤的摩擦,保持皮肤清洁干燥。避免使用皮肤刺激性物品,禁止冷、热敷,防止在烈日下暴晒,避免用手抓挠,可用温水擦洗,内衣应穿全棉、柔软的,不可过紧。

3)嘱患者多漱口,保持口腔清洁,用软毛牙刷,必要时做口腔护理。

4)观察有无胃肠道反应、放射性肺炎等症状,及时报告医生并及时对症处理。

5)注意水化、碱化患者的尿液,合理地安排输注顺序,嘱患者多饮水,以防止高尿酸血症,积极配合支持治疗。

6)密切观察患者血常规,预防感染和出血,当白细胞低于 $2.0 \times 10^9/L$,血小板低于 $50 \times 10^9/L$ 时应暂停照射。

(三)化疗护理

1.霍奇金病

常用的化疗方案有 ABVD(A-阿霉素,B-博来霉素,V-长春新碱,D-氮烯咪胺)。

1)阿霉素:①对心脏有毒性作用,护理上应注意输注的速度,密切观察心功能的检查结果及配合医生使用心肌营养药治疗;②谨防外渗,若有外渗可予碳酸氢钠、二甲亚砜湿敷或局部封闭。

2)博来霉素:①有肺毒性作用,应注意观察患者的肺功能检查结果;②用药时患者常有寒战、发热等症状,因此,用药前应遵医嘱给予百服宁口服或地塞米松肌内注射预防。

3)长春新碱:①有神经毒性作用,应用该药后患者可出现便秘、手指发麻等症状,可遵医嘱给予缓泻剂,并嘱患者多食水果和蔬菜,保持大便通畅;必要时遵医嘱应用神经营养剂;②输注时严防外渗,一旦外渗即予透明质酸酶湿敷或局部封闭。

4)氮烯咪胺:①有消化道的反应,用药后 2~8 小时症状会减轻或消退,不用紧张,若反应明显可遵医嘱应用止吐剂;②用药后注意观察血常规,一般用药后 2~3 周血常规开始下降,4~6 周恢复正常;③有少数患者用药期间有流感样症状,一般发生在给药 7 天左右,持续 1~3 周,护理时注意密切观察;④输注时谨防药物外渗;⑤氮烯咪胺必须在 2~8℃下避光保存,其溶液极不稳定,遇光和热易变红色,因此要求现配现用,输注时滴速不宜太快。

2.非霍奇金淋巴瘤

常用的化疗方案为 CHOP。

1)环磷酰胺有出血性膀胱炎的不良反应,应用时应注意充足的水化、碱化尿液,注意观察患者尿的性质、量的变化,定时测定尿 pH 值。

2)阿霉素和长春新碱的有关护理详见霍奇金病的化疗护理部分。

3)泼尼松有向心性肥胖、胃黏膜损伤、骨质疏松等不良反应,护理见特发性血小板减少症用药护理相关内容。

(四)健康指导

1.注意休息

1)Ⅰ、Ⅱ期患者如无明显全身症状和淋巴结肿大压迫症状,在非治疗期间可适当进行活动,在放、化疗期间应注意卧床休息。

2)Ⅲ、Ⅳ期患者病变范围广泛及有全身症状、淋巴结肿大压迫症状应严格卧床休息,并协助生活护理,应予半卧位及氧气吸入。

2.说明解释

1)向患者说明巩固治疗的必要性。

2)介绍成功的经验,增强患者自信心。

3)嘱患者严格遵医嘱服药,严格执行治疗计划,定期门诊随访。

3.其他

1)指导患者养成良好的生活、饮食、卫生习惯,注意加强营养。有吞咽困难者,应予半流或流质饮食。

2)嘱患者尽可能少去或不去人多的地方,避免和减少感染,防止受凉,预防感冒,积极预防感染、出血,做好自身保护,避免接触放射线和其他有害物质,尤其是对免疫功能有抑制作用的药物。

(林爱军)

第六章　内分泌系统疾病

第一节　内分泌系统生理特点

内分泌系统是由内分泌腺和分散存在于某些组织器官中的内分泌细胞组成的一个体内信息传递系统,主要功能是在神经支配和物质代谢反馈调节基础上释放激素,从而具有调节体内代谢过程、各脏器功能、生长发育生殖与衰老等许多作用。

一、内分泌系统的结构与功能

(一)内分泌腺

1. 下丘脑

①合成、释放促激素和抑制激素,这些激素主要对腺垂体起调节作用。②下丘脑分泌的促激素指生长激素释放激素、促甲状腺激素释放激素、促肾上腺皮质激素释放激素、促性腺激素释放激素、催乳素释放因子、促黑(素细胞)激素释放因子等,能够对腺垂体相应激素的释放进行调节;下丘脑释放的抑制激素包括催乳素释放抑制因子、生长激素释放抑制激素或称生长抑素、促黑(素细胞)激素释放抑制因子能够抑制垂体对相应激素的分泌。

2. 垂体

①分为腺垂体和神经垂体两部分,在下丘脑神经激素及其相应靶腺激素等调节支配下发挥作用。②腺垂体分泌生长激素、促甲状腺激素、促肾上腺皮质激素、黄体生成素、卵泡刺激素(促卵泡素)、催乳素、促黑(素细胞)激素,生长激素促进物质代谢与生长发育,黄体生成素及卵泡刺激素又称促性腺激素,对周围相应靶腺合成及释放激素起调节作用。神经垂体贮藏抗利尿激素和宫缩素。抗利尿激素的作用是促进肾远曲小管及集合管对水分的重吸收。

3. 甲状腺

①合成与分泌甲状腺素,主要包括四碘甲状腺原氨酸、三碘甲状腺原氨酸,具有促进物质代谢、生长发育作用。②甲状腺滤泡旁细胞分泌降钙素,抑制骨钙的再吸收,从而降低血钙水平。

4. 甲状旁腺

分泌甲状旁腺激素。它能促进破骨细胞活动,增加肾小管对钙的再吸收,减少尿钙排出;与降钙素及 1,25 - 二羟维生素 D_3 共同调节体内钙磷代谢。

5. 胰岛

①分泌胰岛素和胰高血糖素。②胰岛素促进机体利用葡萄糖,合成肝糖原,抑制糖异生;促进脂肪、蛋白质等的合成,抑制糖原、脂肪及蛋白质分解,从而调节血糖以维持其稳定。胰高血糖素促进肝糖原分解和糖异生,促进脂肪、蛋白质分解,从而升高血糖,对胰岛素起拮抗作用。

6.肾上腺

①包括肾上腺皮质、髓质;②肾上腺皮质分泌糖皮质激素(主要为皮质醇)、盐皮质激素(主要为醛固酮)和性激素(小量雄激素及微量雌激素)。皮质醇参与物质代谢,促进蛋白质分解,抑制其合成,使脂肪重新分布,抑制免疫功能,具有抗感染、抗病毒、抗过敏和抗休克作用。醛固酮促进肾远曲小管和集合管对钠、水重吸收和排出钾。性激素促进蛋白质合成及骨骺愈合。肾上腺髓质分泌肾上腺素和去甲肾上腺素。肾上腺素作用于 α 和 β 受体,提高心肌兴奋性,改善心肌供血,扩张支气管平滑肌,并参与物质代谢。去甲肾上腺素主要作用于 α 受体,强烈收缩血管,升高血压。

7.性腺

男性性腺为睾丸,主要分泌雄激素;女性性腺为卵巢,主要分泌雌激素和黄体酮。这些激素主要促进人体生长发育并维持其成熟状态。

(二)弥散性神经-内分泌细胞系统

包括除神经组织以外各组织的神经内分泌细胞。这些细胞主要分布于脑、胃、肠、胰和肾上腺髓质,主要合成和分泌肽类与胺类激素。

(三)组织的激素分泌细胞

绝大多数组织均含有合成和分泌激素的细胞。

二、激素分泌与疾病关系

内分泌疾病大多为自身免疫性疾病,按病因可分为原发性和继发性,按病理生理分类,可表现为功能亢进、功能减退或功能正常。

(一)功能亢进的原因

①激素分泌过多,如甲状腺功能亢进、异位内分泌综合征等;②激素代谢异常(含医源性)如严重肝病患者,雄烯二酮在周围组织转变为雌二醇增多,血中雌激素水平增加,长期应用糖皮质激素引起库欣综合征。

(二)功能降低的原因

①内分泌腺激素合成缺陷,如生长激素、生长激素释放激素基因缺失或突变等;②内分泌腺的破坏,可因肿瘤、自身免疫疾病(如桥本甲状腺炎、1 型糖尿病)、坏死、放射损伤、手术切除等引起;③内分泌腺以外的疾病,如某些疾病导致肾实质破坏,不能将 25-羟维生素 D,转变为具有活性的 1,25-羟维生素 D_3,导致促红细胞生成素合成减少。

(刘　平)

第二节　糖尿病

糖尿病是由多种病因引起以慢性高血糖为特征的代谢综合征。由于胰岛素分泌和(或)作用的缺陷,导致糖、蛋白质、水、电解质等代谢异常,可并发眼、肾、神经和心血管等多脏器的慢性损害。病情严重或应激时可发生急性代谢紊乱,例如酮症酸中毒、高渗性昏迷等。临床常见的表现为"三多一少"即多饮、多食、多尿和体重减轻。

一、病因和发病机制

(一)遗传因素

据调查发生 1 型糖尿病的单卵双胎患病一致率可达 50%,而父母到子女的垂直传递率却很低,仅为 2%~5%。遗传在 1 型糖尿病的发病中有一定的作用。

遗传因素在 2 型糖尿病的病因中较 1 型糖尿病更为重要。单卵双胎患病一致率可达 90%,父母到子女的垂直传递率为 5%~10%。2 型糖尿病的基本特征——胰岛素抵抗和胰岛 B 细胞功能缺陷均与遗传因素有密切关系。

(二)环境因素

1. 病毒感染

在某些病毒感染流行后 1 型糖尿病发病率增高,且糖尿病患者群血清某一病毒抗体阳性率亦高于非糖尿病患者群;若干病毒如柯萨奇 B 病毒、流行性腮腺炎病毒,脑炎、心肌炎病毒可使实验动物胰岛感染,B 细胞严重破坏发生糖尿病等,提示病毒感染可能是导致 1 型糖尿病发病的主要环境因素之一。

2. 自身免疫

胰岛素依赖性患者的发病有不少与自身免疫有关,患者抗胰岛细胞抗体显著阳性,且可伴有其他脏器的特异体抗体如抗甲状腺抗体、抗肾上腺抗体等,胰腺病理检查有自体免疫性胰岛炎的组织学改变,白细胞移动抑制试验阳性等,均说明 1 型糖尿病可能与自体免疫有关。

3. 肥胖

2 型糖尿病多发生于 40 岁以上,体型肥胖者,其脂肪组织细胞膜胰岛素受体数量不足且常伴有受体有缺陷,对胰岛素敏感低下,即使血浆胰岛素水平不低,也易发生餐后高血糖而罹患本病,提示肥胖可能是诱发 2 型糖尿病的重要因素之一。

此外,感染、创伤等应激,多次妊娠与分娩,缺乏体力活动等均可能是诱发 2 型糖尿病的因素。

二、临床表现

(一)主要临床症状

糖尿病最常见的症状为"三多一少",不同类型的糖尿病出现这四种主要表现的时间及顺序可能不同,但这些临床表现在各种类型糖尿病的自然病程中均可能出现。

(二)其他临床症状

随着糖尿病的进一步发展,由于慢性并发症的出现可以表现为各种不同的临床症状。如疲乏无力、性欲减退、月经失调、麻木、腰腿疼痛(针刺样、烧灼样或闪电样疼痛)、皮肤蚁行感、皮肤干燥、瘙痒、阳痿、便秘、顽固性腹泻、心悸、直立性低血压、出汗、视物模糊、多发及难治性水肿、足部破溃等。

（三）体征

糖尿病的早期,绝大多数患者无明显体征,明显多尿且饮水不足情况下,患者可能出现脱水征。久病患者可能因为营养障碍,继发性感染,心血管、肾脏、眼部、神经、皮肤、关节肌肉等并发症而出现各种相应的体征。少数患者可出现皮肤黄色瘤、皮肤胡萝卜素沉着症。

（四）常见并发症

1. 常见的急性并发症

糖尿病酮症酸中毒、糖尿病非酮症高渗综合征、糖尿病性乳酸酸中毒、低血糖症等。

2. 常见的慢性并发症

糖尿病性心脏病、糖尿病性高血压、糖尿病性脑血管病变、糖尿病性下肢动脉硬化闭塞症、糖尿病性神经病变、糖尿病视网膜病变、糖尿病肾病、糖尿病足等。

三、实验室及其他检查

（一）尿糖测定

尿糖阳性是诊断糖尿病的重要依据,24 小时尿糖总量通常与代谢紊乱程度相一致,因而也是判断治疗效果的一个指标,但肾糖阈升高时,血糖虽已轻度或中度升高,尿糖仍可阳性。

（二）血糖测定

空腹及饭后血糖升高是诊断糖尿病的主要依据。空腹静脉血糖的正常值为 3.9 ~ 6.1 mmol/L 全血,或 3.9 ~ 6.9 mmol/L 血浆。

（三）口服葡萄糖耐量试验

为确诊或排除糖尿病而空腹或饭后血糖未达到糖尿病诊断标准者,须进行口服葡萄糖耐量试验。

（四）胰岛素释放试验

反映胰岛 B 细胞贮备功能,用于诊断糖尿病前期、亚临床期,并对糖尿病分型,有意义。

（五）糖化血红蛋白测定

反复测定用于判断对糖尿病的控制程度。此法正常值为 4% ~6%。

（六）其他

C 肽释放试验、血脂、尿比重、尿蛋白、尿酮体、血酮体、血液流变学、肾功能测定、pH 值、血渗透压,心电图、眼底、肌电图等。

四、治疗

（一）治疗原则

①必须个体化,具体情况,具体处理;②每例都必须控制饮食,大部分患者除心、肺、肾功能不全者外,均应做适当体力活动;③指导患者及其家属学会观察病情,适当用药。糖尿病现代综合治疗的措施包括糖尿病的教育、合理饮食、适当运动、使用必要的降糖药

物和病情监测 5 个方面。

（二）治疗方法

1.糖尿病的教育

尽量为每个患者制订一份教育计划,患者应知道糖尿病的性质、症状,并发症及其危害性,基本治疗措施的有机结合,治疗目标,了解抗糖尿病药物的作用,血糖和尿糖自我监测的意义和技巧,如何应对低血糖反应,危重情况的警告信号,树立正确的抗病态度和信心等。

2.糖尿病监测

监测项目包括空腹血糖、餐后 2 小时血糖,必要时监测全天多次血糖(三餐前、三餐后 2 小时,睡前及夜间)或 24 小时动态血糖,糖化血红蛋白、血脂、血尿酸、肾功能、尿糖、尿酮、尿蛋白、眼底、心电图、肌电图及血压、体重等。

3.饮食治疗

饮食治疗是所有糖尿病治疗的基础,是糖尿病自然病程中任何阶段预防和控制糖尿病必不可少的措施。饮食治疗的目的是通过平衡膳食,配合运动和药物治疗,将血糖控制并保持在理想范围。

4.运动疗法

适当的运动有利于减轻体重,提高胰岛素敏感性,改善血糖和脂代谢紊乱,还可减轻患者的压力和紧张情绪,使人心情舒畅。运动治疗的原则是适量、经常性和个体化。

5.药物治疗

药物治疗是糖尿病治疗的最关键手段,应根据患者情况选择。使用时应从小剂量起始,根据血糖逐渐加量,要观察各种药物的作用和副作用。

6.对症治疗

积极控制血压、血脂等,并针对并发症治疗。

五、护理

（一）一般护理

1)注意休息,生活规律,睡眠充足,进行适当的运动。

2)饮食护理,按医嘱进行所规定的治疗膳食,需要观察 12~48 小时,以便及时处理。

3)在糖尿病的治疗过程中注射胰岛素或口服降糖药过多时,要注意低血糖的发生。除要严格掌握剂量外,还要密切观察,熟悉低血糖的诊断,临床症状,不同患者存在个体敏感性的差异。

4)遵医嘱及时采血,留尿,送检尿糖、尿酮、血糖、血酮、电解质及血气等。出现糖尿病酮症酸中毒时,应保持呼吸道通畅。

（二）病情观察及护理

1)应密切观察和详细记录患者意识状态,瞳孔、血压、脉搏、呼吸等变化,还应注意呼吸道、口腔、泌尿道、皮肤、眼睛、肢体等的护理,防止并发症的发生。

2)当患者出现高渗性非酮症糖尿病昏迷时,在病情观察方面尚需注意以下情况,如输液不当时,可发生肺水肿等并发症。补充大量低渗溶液,有发生溶血、脑水肿及低血容量休克的危险,故应随时观察呼吸、脉搏,如发现呼吸困难、咳嗽,咳粉红色泡沫样痰、烦躁不安、脉搏加快,特别是在昏迷好转过程中出现上述表现,应及时处理,并调整输液速度或停止输液。为防止输液过量,应及时测定 CVP。此外,应注意患者血压、脉搏、尿液情况及意识状态。在治疗过程中,如意识逐渐恢复而再次出现意识不清,应立即停用低渗溶液;如发现尿色变为粉红,即应及时报告医生。

3)口服降糖药的护理遵医嘱按时、按剂量服药,不可随意增减,定时、定量进餐,让患者认识药物不良反应,并能及时发现向医护人员报告,同时监测用药后血糖,尿糖及糖化血红蛋白的变化。

(三)胰岛素治疗的护理

1)使用胰岛素注射的专用注射器并准确抽吸,当需混合使用长、短效胰岛素时,应先抽短效,再抽长效,然后轻轻摇匀,不可反向操作,以免长效胰岛素混入短效胰岛素中,影响短效胰岛素的疗效。

2)胰岛素不可冰冻保存,应避免温度过高或过低(不宜低于 2℃或高于 30℃)及剧烈晃动,避免日光照射,若短效制剂出现不澄清或中、长效制剂呈块状,则不能使用。

3)指导患者及家属注射胰岛素,应将每一注射部位分为若干注射点,每点相隔至少 2 cm,两周内不得在同一注射点注射两次;严格实施胰岛素药瓶的消毒及注射部位皮肤的消毒,按皮下注射的要求教会患者及家属。

4)说明胰岛素的常见不良反应,预防低血糖的发生,应注意注射剂量准确,运动量合理,注意胰岛素注射时间和进食时间的配合,当出现低血糖反应时,及时监测血糖,根据情况给患者进食含糖食物如糖果、甜点、含糖饮料或静脉注射 50% 葡萄糖液 40～100 mL,一般 10 分钟左右好转。对于过敏反应,一旦出现,应立即更换胰岛素制剂种类,遵医嘱应用抗过敏药物。在注射过程中采用多部位皮下轮流注射的方法以防止脂肪萎缩发生。

5)定期监测血糖、糖化血红蛋白的变化,以及时调整胰岛素剂量。

(四)健康宣教

1)让患者认识到糖尿病是一种终身性疾病,目前尚不能根治,必须终身治疗。

2)指导患者了解饮食治疗在控制病情、防治并发症中的重要作用,掌握饮食治疗的具体要求和措施,长期坚持。

3)使患者了解体育锻炼在治疗中的意义,掌握体育锻炼的具体方法、副作用及注意事项,特别是运动时鞋袜要合适,以防足损伤;外出时随身携带甜食和病情卡片以应急需;运动中如感到头晕、无力、出汗,应立即停止运动。

4)指导患者了解情绪、精神压力对疾病的影响,指导患者正确处理疾病所致生活压力。

5)教会患者学会正确注射胰岛素,知道药物的作用、副作用及使用注意事项。

6)教会患者进行自我监测的方法、血糖仪的使用方法,同时患者应了解尿糖和血糖测定的结果意义及其评价。

7)向患者讲解生活规律,戒烟酒,注意个人卫生,每日做好足部护理,预防各种感染的重要性。

8）嘱患者出院后定期复诊，复查糖化血红蛋白、尿蛋白、血脂、血压、眼底等，以了解病情控制情况，及时调整用药剂量。每年定期全身检查，以尽早防治慢性并发症。妊娠期糖尿病患者在妊娠结束后6周需重新行葡萄糖耐量试验，根据血糖再诊断。

（刘　平）

第七章　神经系统疾病

第一节　神经系统生理特点

神经系统包括中枢神经系统和周围神经系统,前者主管分析由体内外环境传来的信息,后者主管传递神经冲动。神经系统还具有调节其他系统和器官的作用,其他系统和器官的病变亦可累及神经系统。在疾病诊治过程中应有整体观念,要注意全身情况。

一、神经系统解剖及生理功能

(一)中枢神经系统

中枢神经系统由脑和脊髓组成。脑又分为大脑、小脑、间脑、脑干。

1. 大脑

大脑分为左右两个大脑半球,大脑的表面为大脑皮质所覆盖,在脑表面形成脑回和脑沟,内部为白质、基底核和侧脑室。

1)大脑半球各叶:由外侧裂、中央沟、顶枕裂将大脑半球分为额叶、顶叶、颞叶、枕叶和岛叶。大脑两半球的功能既对称又不完全对称。如言语中枢多在左半球,部分左利手者则位于右侧。习惯上称左侧为优势大脑半球。近代神经生理学家认为左侧大脑半球在言语、逻辑思维、分析能力及计算等方面起决定作用;右侧大脑半球有高级的认识中枢,主要在音乐。美术、综合能力。空间和形状的识别、短暂的视觉记忆和认识不同人的面容方面起决定作用。

(1)额叶:位于中央沟前方、外侧裂之上。

①运动中枢:中央前回皮质为运动中枢,刺激性病灶产生对侧面部、上肢、下肢的抽搐(Leckson癫痫);破坏性病灶多引起对侧单瘫,中央前回上部受损产生下肢瘫痪,下部受损产生面、舌、上肢瘫痪。旁中央小叶损害,影响双下肢运动区,产生痉挛性截瘫、尿潴留、感觉障碍。额中回后部为侧视中枢(眼球同向侧视运动),破坏性病灶(如脑卒中)引起双眼向病灶侧凝视,刺激性病灶引起双眼向病灶对侧凝视。

②言语:左侧(优势侧)额下回后部为言语运动中枢,受损产生运动性失语(Broca失语)。额中回后部为书写性运动中枢,损伤时引起书写不能(失写)。

③精神活动:额叶前部受损以精神障碍为主,表现为记忆力和注意力减退,表情淡漠,反应迟钝,缺乏始动性和内省力,思维和综合能力下降,故反映为痴呆和人格改变,可有欣快或易激怒。

(2)顶叶:位于中央沟之后,顶枕线(顶枕裂与枕前切迹连线)之前和外侧裂延长线之上方。

①感觉中枢:中央后回为皮质感觉中枢。刺激性病灶产生对侧身体局限的感觉性癫痫发作,常为针刺、电击感,偶为疼痛的感觉异常发作,从一处向邻近部位扩散,或扩展至中央前回,引起局部抽搐发作。破坏性病变引起精细感觉障碍。如实体觉,两点辨别觉和皮肤定位觉的丧失,一般感觉(触、痛、温度觉)不受影响。

②阅读中枢:优势侧角回皮质损害引起失读:也可引起格斯特曼(Gerstmann)综合征,表现为计算不能、不能识别手指。左右侧认识不能及书写不能,有时伴失读。右侧顶叶邻近角回损害可引起患者不认识对侧身体的存在,认为左侧上下肢不是自己的,称自体认识不能;右侧顶叶邻近缘上回损害有时可见患者否认左侧偏瘫的存在,称病觉缺失。两者均属体象障碍。

(3)颞叶:位于大脑外侧裂下方,顶枕线前方。

①嗅觉和味觉中枢:位于颞叶前部内侧面的内回,受累时有幻嗅或幻味,做舔舌、咀嚼动作,称钩回发作。当癫痫放电向后扩散时,也可出现错觉、幻觉、自动症、似曾相识感,似不相识感、情感异常、内脏症状或抽搐等。

②听觉语言中枢:左侧颞叶受损产生感觉性失语(Wernicke 失语)颞上回后部和命名性失语(颞中回后部)。

双侧颞叶损害引起严重记忆缺损,见于脑炎后遗症、脑变性病。

(4)枕叶:位于顶枕沟与枕前切迹连线的后方。枕叶的功能主要与视觉有关。围绕距状裂的皮质为视觉中枢。此区刺激性病变可出现闪光、暗影、色彩等幻视现象,破坏性病变可出现视野缺损。

(5)岛叶:又称脑岛,呈三角形岛状,位于外侧裂深面,被额、顶、颞叶覆盖。岛叶的功能主要与内脏感觉和运动有关。

(6)边缘叶:由半球内侧面位于胼胝体周围和侧脑室下角底壁的一圆弧形结构构成,包括隔区、扣带回、海马回、海马旁回和钩回。边缘叶与杏仁核、丘脑前核、下丘脑、中脑被盖、岛叶前部、额叶眶面等结构共同组成边缘系统。其生理功能与高级神经、精神(情绪和记忆等)及内脏活动有关。

2)大脑半球深部结构

(1)内囊:内囊是豆状核内侧的白质纤维,其后内侧为丘脑,前内侧为尾状核。内囊前肢为额桥束,膝部为皮质延髓束,后肢为皮质脊髓束、丘脑辐射、视辐射等。

(2)基底核:基底核为锥体外系统的主要中继核。受损后主要表现为肌张力改变(增高或降低)和异常运动(动作增多或减少)。苍白球(旧纹状体)黑质病变引起肌张力增高、动作减少及静止性震颤;新纹状体(壳核、尾状核)病变引起肌张力减退、动作过多(如舞蹈样运动、手足徐动症)。

2.间脑

间脑位于两侧大脑半球之间,是脑干与大脑半球连接的中继站。间脑包括丘脑、上丘脑、下丘脑和底丘脑四部分。丘脑是各种感觉(嗅觉除外)传导的皮质下中枢和中继站,对运动系统、感觉系统、边缘系统、上行网状系统和大脑皮质的活动发生着重要的影响。丘脑外侧群尤其是腹后外侧核和腹后内侧核受损产生对侧偏身感觉障碍。

3.小脑

位于颅后窝,小脑幕下方,脑桥及延髓的背侧。由中央的小脑蚓部和两侧的大脑半球组成。小脑的主要生理功能是维持躯体平衡,控制姿势和步态,调节肌张力和协调随意运动的准确性。小脑病变最主要的症状为共济失调。

4. 脑干

由中脑、脑桥和延髓三部分组成,上通过中脑与间脑相接,下通过延髓下端与脊髓相连。

1)脑干的内部结构包括灰质核团、白质和网状结构。

2)脑干的功能

(1)生命中枢:脑干网状结构中有许多调节中枢;延髓内侧有呼吸中枢,外侧有血管运动中枢,背外侧有呕吐中枢,脑桥有呃逆中枢。因此,当脑干严重受损,特别是延髓损害时可导致呼吸、心搏骤停。

(2)传导功能:上行传导束将脊髓及周围的感觉传导至中枢,下行传导束将大脑皮质的兴奋经脑干传导至脊髓及神经支配的效应器。脑干病变可出现交叉性瘫痪,表现为病变侧脑神经的周围性麻痹、对侧肢体中枢性麻痹和偏身感觉障碍。③睡眠与觉醒的维持:脑干网状结构的激活与抑制的交替,控制着睡眠与觉醒。

5. 脊髓

脊髓是中枢神经系统的重要组成部分,是脑干向下的延伸部分,上端于枕骨大孔水平与延髓相接,下段以终丝终止于第一尾椎的骨膜。成人脊髓全长 40~45 cm,相当于椎管长度的 2/3。

脊髓的主要功能

1)传导功能:由脊髓上传到大脑皮质的感觉传导路径分为浅感觉传导路径和深感觉传导路径。浅感觉包括痛觉、温度觉和轻触觉;深感觉包括深部压觉、肌肉感觉和辨别觉。由大脑皮质下行的传导束有皮质脊髓侧束和皮质脊髓前束,支配躯干和肢体的运动。

2)内脏活动反射:脊髓可以完成一些基本内脏反射,如竖毛反射、牵张反射、屈曲反射、排尿反射、排便反射等。

(二)周围神经系统

1. 脑神经

脑神经共有 12 对,主要功能如下:

1)嗅神经(Ⅰ):主要功能是传导嗅觉。嗅中枢病变不引起嗅觉丧失,因左右两侧有较多的联络纤维;嗅中枢的刺激性病变可引起幻嗅发作。

2)视神经(Ⅱ):主要功能是传导视觉冲动。视神经病变可导致视力障碍、视野缺损及视神经盘异常。

3)动眼神经(Ⅲ):主要功能是上提眼睑,使眼球向上、下、内运动,收缩瞳孔括约肌。动眼神经受损可出现眼向外斜视、上睑下垂,瞳孔对光反射消失及瞳孔扩大等。

4)滑车神经(Ⅳ):分布于上斜肌,主要功能是调节眼球运动。滑车神经受损引起眼不能向外下斜视。

5)三叉神经(Ⅴ):主要功能是支配颜面部感觉和咀嚼运动。三叉神经受损可出现头面部皮肤、口(鼻)腔黏膜、牙及牙龈等部位感觉障碍,角膜反射消失,咀嚼肌瘫痪、萎缩,张口时下颌偏向患侧。

6)展神经(Ⅵ):支配外直肌,主要功能是主管眼球运动。展神经受损可致外直肌瘫痪,产生眼内斜视。

7)面神经(Ⅶ):主要功能是主管味觉和颜面表情。面神经受损可导致面肌瘫痪,表现为病侧额纹消失、不能闭眼、鼻唇沟变浅、口角偏向健侧;泪腺、下颌下腺、舌下腺等腺体分泌障碍及舌前味觉障碍。

8)听神经(Ⅷ):由前庭神经和蜗神经组成,前者传导平衡觉,后者传导听觉。听神经受损表现为伤侧听力障碍和前庭平衡功能障碍,可出现眩晕和眼球震颤。

9)舌咽神经(Ⅸ):由躯体运动纤维、内脏运动纤维、内脏感觉纤维和躯体感觉纤维四种纤维组成。舌咽神经受损时,可出现患侧舌后 1/3 味觉丧失,舌根与舌咽区痛觉障碍,患侧咽肌肌力减弱。

10)迷走神经(Ⅹ):是脑神经中行程最长、分布最广的神经,由躯体运动纤维、内脏运动纤维、内脏感觉纤维和躯体感觉纤维四种纤维组成。主要功能是主管咽部的感觉和运动,调节内脏活动,与呕吐反射有关。迷走神经受损可出现呛咳、吞咽障碍、声音嘶哑、发音困难、心动过速及内脏活动障碍等。

11)副神经(Ⅺ):支配咽喉肌、胸锁乳突肌和斜方肌,主要功能是主管头部转动和举肩运动。副神经受损可出现头无力转向对侧,肩下垂和抬肩无力。

12)舌下神经(Ⅻ):支配舌肌,主要功能是主管舌肌运动。舌下神经受损可出现舌肌瘫痪、萎缩,伸舌时舌尖偏向患侧。

2. 脊神经

共 31 对,其中颈段 8 对,胸段 12 对,腰段 5 对,低段 5 对,尾神经 1 对。

由前根(运动)和后根(感觉)构成。每个脊髓后根(脊髓节段)支配一定的皮肤区域(称皮节),与神经根节段数相同,故其感觉障碍呈节段性分布。如乳头平面为胸4,脐为胸10,腹股沟为胸12和腰1。神经根的纤维形成神经丛时经过重新组合分配进入不同的周围神经,周围神经在体表的分布与脊髓的节段性感觉分布不同。

(三)脑的血管

1. 脑的动脉系统

脑的新陈代谢旺盛,脑组织较身体其他器官的需氧量多,约占全身耗氧量的20%,故血液供给丰富,血管很多。两侧颈内动脉和椎动脉供应脑的血液。脑的前 3/5 部血液由颈内动脉供应,脑的后 2/5 部(包括颞叶一部分、枕叶、小脑和脑干)的血液由椎动脉系统供给。

脑的动脉分属两个动脉系统:即颈内动脉系统和椎基底动脉系统。概言之,以枕顶裂为界,大脑半球前 2/3 和部分脑由颈内动脉系供应;大脑半球后 1/3 以及部分间脑、脑干和小脑由椎基底动脉系供应。颈内动脉与基底动脉的分支在脑底形成吻合,称大脑动脉环。大脑动脉环的存在,对脑血液供应的调节与代偿起重要的作用。无论颈内动脉或椎基底动脉都位于脑的腹侧面,因此,脑的动脉分支都是由腹侧面发出,然后绕到脑的背侧面,沿途发出分支供应脑的各个结构。

供应大脑半球的动脉可分皮质支与中央支。皮质支进入软脑膜后先吻合成网,然后从吻合网上发出细小分支,以垂直方向进入皮质,在脑实质内的行程长短不一,短支分布皮质,长支可经皮质一直延伸到皮质下髓质。中央支起自动脉主干的近侧端,它们几乎垂直穿入脑实质供应脑内灰质核团如基底核、丘脑等,也分布至胸的白质如内囊、外囊等。过去一般认为皮质支与中央支穿入脑实质后是不吻合的终动脉。而现在许多实验证明,中枢神经系统中存在毛细血管前的吻合,否认终动脉的说法。当一个主要血管阻塞,这种吻合不能维持足够量的血液循环,将会产生该动脉分布区的一个软化灶。

1)颈内动脉系统:颈内动脉起自颈总动脉,上行至颅底。穿过颞骨岩部的颈动脉管入颅,依次发出如下分支:①眼动脉,供应眼部;②后交通动脉,连接颈内动脉与椎基底动脉;③脉络膜前动脉,终止于侧脑室的脉络丛供应外侧膝状体、内囊后肢的后下部、大脑脚底的中1/3及苍白球等结构,动脉细长,易发生血栓;④大脑前动脉,供应顶枕沟以前的半球内侧面额顶叶外侧面的上部及部分额叶底面的区域,其深穿支供应尾状核及豆状核的前部和内囊前肢;⑤大脑中动脉,供应半球外侧面的大部和部分岛叶。其近端发出一些中央支,垂直向上穿入脑实质,供应尾状核、豆状核、内囊及后肢的前上部。其中以豆纹动脉较粗大且垂直,易破裂出血。大脑中动脉分布区内包括躯体运动、躯体感觉、语言中枢及投射纤维等许多重要结构,故受损后产生严重的脑功能障碍。综上所述,颈内动脉主要供应眼部和半球前3/5,包括额叶、颞叶、顶叶及基底节等。

2)椎基底动脉系统:供应大脑半球后2/5(枕叶及颞叶内侧)、丘脑、内囊后肢后1/3、全部脑干和小脑的血液。两侧椎动脉由锁骨下动脉根部发出,经第6颈椎横突孔入颅,在脑桥下缘合成基底动脉。椎动脉分支包括脊髓后动脉脊髓前动脉、延髓动脉、小脑后下动脉,基底动脉分支包括小脑前下动脉、脑桥支、内听动脉、小脑上动脉和大脑后动脉。大脑后动脉是基底动脉终支,分支包括皮质支(颞下、距状和顶枕动脉)、深穿支(丘脑穿通动脉、丘脑膝状体动脉和中脑支)和后脉络膜动脉等。

脑动脉壁中膜、外膜均较相同管径的颅外动脉壁薄。颈内动脉和椎基底动脉通过几组吻合支形成丰富的侧支循环,其中最重要的是脑底动脉(Willis)环。

3)Willis环:Willis环是调节双侧大脑半球颈内动脉系和椎基底动脉系血液平衡、调节脑供血的重要结构。其构成由双侧大脑前动脉的近侧端前交通动脉、双侧颈内动脉.后交通动脉和大脑后动脉的近侧端组成。位于脑底面蝶鞍上方的鞍上池中,又称之为基底动脉环、大脑环和环状动脉。

(1)Willis环的分型:各家意见不一,根据其发育情况,有人简单地将其分成正常和异常两型,还有人将其分为原始型、近代型、过渡型、混合型和发育不全型。国内学者将其分成4型,比较适用于临床,介绍如下。

①典型型:此环各组成动脉俱全,无形态变异或发育不良。一侧颈内动脉(无论是颅外段还是颅内段)闭塞后,对侧血液能很快流入阻塞侧半球,故一般不引起严重的脑缺血。

②变异型:组成动脉中有一处或一处以上的变异,各动脉(包括变异的动脉)均发育良好。在发生变异的动脉中,以前交通动脉最为常见,变异形式多样,有的为分叉形、有的为平行双干形,有的呈小窗形或丛网状形。变异的动脉中有一支发育良好,能起到侧支循环作用。此外,大脑前动脉近侧段也可发生各种变异。

③发育不良型:构成动脉环的动脉有一处或多处发育不良(直径小于1 mm),前交通

动脉极少发生,其他动脉如颈内动脉、大脑前动脉、后交通动脉和大脑后动脉均可发生。在这种情况下,如对应的动脉发生闭塞,由于侧支代偿能力发生障碍,能引起相应的动脉供应区缺血。

④混合型:Willis 环既有变异又有发育不良。

(2)Willis 环前部的穿支:床突上段颈内动脉穿过海绵窦顶的硬脑膜后,在前床突内侧和视神经下方进入颅腔,行向后上方,并略向外侧,于视交叉之外和前穿质之下分为大脑前动脉和大脑中动脉。沿途除发出眼动脉、后交通动脉和脉络膜前动脉外,还发出许多小穿支。

①围眼动脉段:自眼动脉起点至后交通动脉起点的颈内动脉,一般发出 1～7 支(平均 3.6 支)穿支,多起自颈内动脉后面或后内侧面,主要分布于垂体柄("垂体上动脉")和视交叉,还有视神经、乳头体前的三脑室底和视束。垂体上动脉与源自后交通动脉的漏斗动脉在视交叉腹侧内行到灰结节,在垂体周围吻合成丛,分布到垂体柄和垂体前叶,并发出上行支和下行支。

②后交通动脉:自后交通动脉起点到脉络膜前动脉起点,40% 的个体发出 1～2 支,终止于视束、乳头体前的第三脑室底视交叉、漏斗和前后穿支。

③脉络膜前动脉段:自脉络膜前动脉起点至颈内动脉分叉,发出 1～9 支(平均 4 支)穿支,76% 起自颈内动脉后面,21% 起自后内侧面或后外侧面,止于前穿支、视束和钩回。经颞入路或经视神经－颈内动脉间隙处理鞍区肿瘤或动脉瘤时,需注意勿损伤上述穿支,以免引起视力障碍和间脑损害。

此外,大脑前动脉自颈内动脉发出后,行向中线,在视交叉(70%)或视神经(30%)上方与前交通动脉相接。大脑前动脉最大的穿支是 Heubner 回返动脉,其直径为 0.2～2.9 mm(平均 1 mm),一般由大脑前动脉水平段 A1 或 A2 近端发出,还可起自前交通动脉颈内动脉分叉部,甚至大脑中动脉,术中需要辨认。多数(约 60%)回返动脉走行于 A1 之前,故抬起额叶后,首先显露的往往是该动脉。当 A1 发育不良,回返动脉管径接近 A1 时,更易混淆。其供血区域包括壳核前部、尾状核苍白球外侧部尖端、内囊前支嗅束及嗅区部。

(3)Willis 环后部的穿支:后交通动脉一般有 4～12 支(平均 7 支)穿动脉,向内上,供血于下丘脑后部、丘脑前部和底部及内囊后肢。其中最大的一支是乳头体前动脉(又称丘脑前穿动脉或丘脑灰结节动脉),多起自后交通动脉中段,直径 0.3～1 mm,在乳头体前或侧方进入第三脑室底,供血于丘脑和下丘脑的前部及外侧部。

大脑后动脉近段(P1)的上、后面一般可见 1～13 支(平均 4 支)穿动脉,后行中又分成多个分支,止于中脑后部、脚间窝、大脑脚、后穿支和乳头体。其中几条较为固定的分支是:①丘脑穿动脉,是 P1 最大亦是最接近基底动脉分叉的穿支,由 1 支或数支组成,经后穿支入脑,分布于后穿支脚间窝和乳头体后区、下丘脑后部及中脑上部的内侧。丘脑穿动脉一旦闭塞,可引起对侧肢体的舞蹈徐动症,但无明显感觉障碍,有别于丘脑膝状体动脉(起自大脑后动脉远段)闭塞所致的典型丘脑综合征。②脉络膜后内动脉,在大脑后动脉近段发出后,围绕中脑到达四叠体池,在松果体侧方折向前,走行于第三脑室顶的两层脉络组织间。③四叠体动脉。④分布至大脑脚和中脑被盖的分支。

2. 脑的静脉系统

脑静脉的特点是把血液注入静脉窦,再流入颈静脉。脑静脉都无静脉瓣防止血液逆流。

脑静脉分浅、深两种系统。浅静脉收集皮质及皮质下髓质的血液,然后注入邻近的静脉窦。深静脉收集大脑深部髓质、基底神经节及间脑后部的静脉血液,然后形成大脑大静脉注入直窦。

1)大脑浅静脉系统:大脑浅静脉系统包括大脑上、中、下三组静脉和基底静脉。大脑浅静脉起自皮质和皮质下髓质,首先相互吻合形成软脑膜静脉丛,再合成细小的静脉和几条较粗的静脉,最后注入硬脑膜静脉窦。

(1)大脑上静脉:收集大脑半球背外侧面和内侧面上缘的静脉血流,最后注入矢状窦或其外侧陷窝。

(2)大脑中浅静脉:引流大脑外侧沟附近的静脉血,在大脑半球底面,注入海绵窦、蝶顶窦和岩上窦。

(3)大脑下静脉:引流大脑半球底面和背外侧面下缘的静脉血。大部分向后注入基底静脉,一部分向前注入上矢状窦;收集颞叶和枕叶外侧面和下面的静脉1~7支,收集颞叶的静脉注入岩上窦、横窦或基底静脉,收集枕叶的静脉注入横窦。

(4)基底静脉:由大脑前静脉、大脑中浅静脉、侧脑室下静脉汇合而成,向前注入基底丛,或经大脑外侧静脉注入岩上窦,或向后注入横窦。

大脑浅静脉在硬脑膜下腔的一段静脉称桥静脉,长短不一。脑外伤时,常使桥静脉断裂出血,发生硬膜下血肿。

大脑浅静脉之间有吻合,在大脑上静脉各支之间,大脑上静脉与大脑中浅静脉之间,大脑上、下静脉之间,均有吻合,而且形成两支明显而重要的吻合静脉。

2)大脑深静脉系统:大脑深静脉系统主要有大脑内静脉、大脑大静脉。

(1)大脑内静脉:自室间孔起始,向后越过丘脑的背内侧面,到距松果体尖约1 mm处,两侧大脑内静脉汇合而成大脑大静脉。大脑内静脉起始处呈一锐角弯曲,称静脉角,在脑血管造影时可显示,此角形状的改变可用以诊断脑深部的占位性病变。此静脉沿途接收来自大脑深部间脑、脉络丛、基底节等处来的血液。

(2)大脑大静脉:只有10 mm长,外径粗约35 mm,由左右两侧大脑内静脉汇合而成,沿途接收来自大脑底部(通过基底静脉)和枕叶等处的血液,注入直窦。

3. 脑血管的特点

1)脑动脉行程弯曲,缺乏搏动,因此不易推动和排出随血液运行的栓子,易发生脑栓塞。

2)脑动脉壁薄,内膜层厚,有较发达的弹力膜,中层和外层壁较薄,没有弹力膜,因此,脑动脉几乎没有搏动,这样可避免因血管搏动影响脑功能。但易导致胆固醇、甘油三酯等沉积,使血管壁硬化,管腔狭窄,脑血栓形成。此外,由于脑动脉壁薄,当血压突然升高时,容易导致脑出血。

3)脑动脉和脑静脉不伴行,脑静脉与颈静脉之间有静脉窦形成,造成脑血管病症状的复杂多样。

二、神经系统疾病常见症状及治疗

神经系统疾病的临床表现和病变部位的相应功能紧密相关,同一症状可以在不同的神经系统疾病中表现出来。因此,认识神经系统疾病的常见症状,仔细观察病情的变化,加强对常见症状的治疗与护理,对患者早日康复尤为重要。神经系统疾病常见的症状有:意识障碍、言语障碍、谵妄、抽搐、头痛等。

(一)意识障碍

意识障碍是指人体对外界环境刺激缺乏反应的一种精神状态。大脑皮质、皮质下结构、脑干网状上行激活系统等部位损害或功能抑制即可导致意识障碍。其可表现为觉醒下降和意识内容改变,临床上常通过患者的言语反应、对针刺的痛觉反应、瞳孔对光反应、吞咽反射、角膜反射等来判断意识障碍的程度。

以觉醒度改变为主的意识障碍包括:①嗜睡:患者表现为睡眠时间过度延长,但能唤醒,醒后可勉强配合检查及回答问题,停止刺激后继续入睡。②昏睡:患者处于沉睡状态,正常外界刺激不能唤醒,需大声呼唤或较强烈的刺激才能觉醒,醒后可做含糊、简单而不完全的答话,停止刺激后很快入睡。③浅昏迷:意识大部分丧失,无自主运动,对声、光刺激无反应,对疼痛刺激尚可出现痛苦表情或肢体退缩等防御反应,角膜反射、瞳孔对光反射、眼球运动和吞咽反射可存在。④中度昏迷:对周围事物及各种刺激均无反应,对剧烈刺激可有防御反应,角膜反射减弱、瞳孔对光反射迟钝、无眼球运动。⑤重度昏迷:意识完全丧失,对各种刺激全无反应,深、浅反射均消失。

以意识内容改变为主的意识障碍包括①意识模糊:患者表现为情感反应淡漠,定向力障碍,活动减少,语言缺乏连贯性,对外界刺激可有反应,但低于正常水平。②谵妄:是种急性脑高级功能障碍,患者对周围环境的认识及反应能力均有下降,表现为认知、注意力、定向与记忆功能受损,思维推理迟钝,语言功能障碍,错觉、幻觉,睡眠觉醒周期紊乱等,可表现为紧张、恐惧和兴奋不安,甚至冲动和攻击行为。

1.病因和发病机制

意识障碍的病因比较复杂,常见于下列疾病。

1)颅内病变:颅内病变常见为出血、梗死、炎症、外伤与肿瘤等。

(1)脑出血性疾病:脑出血性疾病常见于脑出血与蛛网膜下隙出血。但自CT应用以来发现少量的脑出血包括基底核区出血、脑桥出血很少引起昏迷。

(2)脑梗死:如脑栓塞、脑血栓形成等也可引起昏迷。

(3)炎症:如各种脑炎、脑脓肿、脑膜炎等。

(4)外伤:如脑震荡、脑挫裂伤、外伤性颅内血肿等。

(5)肿瘤:如脑肿瘤等。

(6)其他:如癫痫、中毒性脑病等。

2)全身性疾病

(1)急性感染性疾病:急性感染性疾病见于全身重度感染,包括各种细菌、病毒、螺旋体、寄生虫感染等。常见于败血症、肺炎、猩红热、白喉、百日咳、伤寒及泌尿道感染。

(2)心血感染管疾病:心血管疾病如心律失常、心肌梗死、肺性脑病和高血压性脑病等。

（3）水、电解质失衡：如慢性心力衰竭、慢性肾上腺皮质功能减退症等引起的稀释性低钠血症等。

（4）内分泌及代谢障碍性疾病：如尿毒症、肝病、甲状腺危象、高渗性糖尿病、低血糖及慢性肾上腺功能减退症等所引起的昏迷。

（5）外源性中毒：外源性中毒包括工业毒物中毒、农药类中毒、药物类中毒、植物类中毒、动物类中毒等。

2. 诊断

1）病史：要注意详细询问发病过程、起病缓急、昏迷时间及伴随症状，如突然发病者见于急性脑血管病、颅脑外伤、急性药物中毒、CO 中毒等。缓慢起病者见于尿毒症、肝昏迷、肺性脑病、颅内占位性病变、颅内感染及硬膜下血肿等。昏迷伴有脑膜刺激征见于脑膜炎、蛛网膜下隙出血；昏迷伴有偏瘫以急性脑血管病多见；昏迷伴有颅内压增高者见于脑出血及颅内占位性病变；昏迷、抽搐常见于高血压脑病、子痫、脑出血、脑肿瘤、脑水肿等。此外，要注意有无外伤或其他意外事故，如服用毒物、接触剧毒化学药物和煤气中毒等；以往有无癫痫发作、高血压、糖尿病及严重的心、肝、肾和肺部疾病等。

2）症状和体征：昏迷是高度的意识障碍，意识完全丧失，体格检查时不能合作。在程度上有深浅之分。

（1）浅昏迷：患者意识模糊，对呼吸有反应，答话简短而迟缓，对强烈的疼痛刺激有反应，瞳孔对光反射存在，吞咽、咳嗽、打喷嚏等反射均存在，脉搏呼吸、血压多无变化。

（2）中昏迷：各种外界刺激多无反应，或反应极为迟钝，答话含糊不清或答非所问，强烈的疼痛刺激可出现简单的防御反射，瞳孔对光反射存在但较迟钝，大小便失禁或潴留，呼吸速率或节律可有变化。

（3）深昏迷：对各种刺激均失去反应，瞳孔散大或缩小，角膜反射、吞咽反射、咳嗽反射消失，肌肉松弛，腱反射消失，大小便失禁或潴留，脉搏、呼吸、血压多有异常改变。

（4）伴随状态

①伴发热：发热见于感染性疾病，冬季见于流脑、肺炎；夏秋季见于乙型脑炎、中毒性细菌性疾病、脑型疟疾或中暑等；无发热而皮肤湿冷者见于有机磷中毒、巴比妥类中毒、休克、低血糖昏迷等。

②伴呼吸减慢：呼吸减慢可见于有机磷、巴比妥类、阿片中毒；深大呼吸者见于尿毒症或糖尿病酮症酸中毒。

③伴瞳孔扩大：瞳孔扩大见于癫痫、颠茄类中毒、低血糖昏迷；瞳孔缩小者见于有机磷、巴比妥类、毒蕈中毒及尿毒症或脑干出血；双侧瞳孔大小不等或忽大忽小，提示脑疝形成早期。

④伴脑膜刺激征：多为中枢神经系统感染，见于各种脑炎、脑膜炎、蛛网膜下隙出血等。

⑤伴局灶性神经体征或偏瘫：该症状见于脑血管意外或颅内占位性病变。

⑥伴抽搐：抽搐多见于脑血管意外、癫痫、药物中毒（如异烟肼中毒）。

⑦伴深度黄疸：深度黄疸可能系急性或亚急性肝坏死，若有慢性肝病史、腹水者则为

肝硬化所致肝性脑病。

⑧伴皮肤黏膜瘀点、瘀斑:该症状常提示为败血症,特别是金黄色葡萄球菌感染,在冬季应警惕流行性脑脊髓膜炎。

⑨伴视乳头水肿:视乳头水肿是颅内高压的重要客观指征;有视网膜渗出、出血、动脉的改变者,要考虑尿毒症、恶性高血压和糖尿病的存在。

⑩呼吸气体亦有助于诊断:如伴有大蒜气味、分泌物增多者,系有机磷中毒;肝臭者为肝性脑病;尿臭味为尿毒症;烂水果味系糖尿病酮症酸中毒;酒味为乙醇中毒。

3)体格检查:要仔细观察体温、脉搏、呼吸、血压、皮肤等。如严重感染性疾病体温可升高,影响下丘脑体温调节中枢引起中枢性高热,体温多在40℃以上;体温下降多见于周围循环衰竭或下丘脑功能紊乱;高颈髓病变如急性感染性多发性神经根神经炎及重症肌无力危象可表现呼吸困难;高血压见于急性脑血管病、子痫、高血压性脑病;低血压见于心肌梗死、脑心综合征、安眠药物中毒及重度感染等引起的昏迷;皮肤呈樱桃红色见于CO中毒;慢性肾上腺皮质功能减退可有皮肤色素沉着;败血症可出现瘀点与低血糖;休克时皮肤湿润多汗;糖尿病昏迷、尿毒症与抗胆碱能药物中毒则皮肤干燥、无汗。此外,瞳孔大小与光反射的变化常提示患者的病情变化。单侧瞳孔散大除外药物作用应视为视神经或动眼神经损害,见于脑外伤、脑出血及颅内占位性病变引起的颞叶沟回疝,预后不良。眼底如发现视乳头水肿,提示颅内压增高。脑膜刺激征阳性,见于脑膜炎、蛛网膜下隙出血或脑疝。昏迷患者如无肢体运动反应、肌张力低下、腱反射消失,或出现异常的伸张反射或屈曲反射常提示预后不良。

3.实验室及其他检查

1)一般常规检查:包括血、尿、大便常规,血生化,电解质及血气分析等。

2)脑脊液检查:为重要辅助诊断方法之一,脑脊液的压力测定可判断颅内压是否增高,但应慎重穿刺,以免脑疝形成。

3)其他检查:脑电图、CT检查、脑血管造影等检查可出现异常。

4.鉴别诊断

应注意和晕厥、癔症性昏睡相鉴别。

5.治疗

意识障碍的治疗需要一个护理团队良好的协调配合。初诊时,在迅速判断意识水平和瞳孔情况后,应尽可能地维持正常的呼吸和循环功能;有脑疝征象者应立即处理颅内高压情况,然后,通过详细的病史、周密的体格检查及辅助检查寻找昏迷的病因;在抢救过程中严密监测生命体征,并进行频繁地评估。

1)病因治疗:对颅内出血或肿瘤,要立即考虑手术清除的可能;脑膜炎要针对不同性质给予足量的抗生素;低血糖昏迷立即静脉注射50%葡萄糖60~100 mL;糖尿病昏迷应立即请内科协助抢救;中毒则可给予相应的解毒剂等,不一一举例。

2)对症处理:为了维持昏迷患者有效的呼吸循环,及时补充水及电解质,促使患者神志恢复,减少及预防并发症,特别对病因不明患者或在病因治疗的同时,进行积极的对症治疗更显得重要。

(1)保持呼吸道通畅:注意吸痰,对病情严重者,应行气管切开术。自主呼吸停止者需给予人工辅助呼吸。

（2）纠正休克:注意心脏功能。

（3）降颅内压:对颅内压增高、脑疝者,应立即采用措施降低颅内压。

（4）止血、清创:开放性伤口应及时止血、清创缝合,注意有无内脏出血。

（5）疑有糖尿病、尿毒症、低血糖、电解质及酸碱失衡者,应抽血检查。

（6）对服毒、中毒可疑者洗胃,并保留洗液送检。

（7）有高热或低温者,则对症处理。

（8）有尿潴留者进行导尿等处理。

（9）维持水、电解质及酸碱平衡。

（10）防止感染:尤应注意预防肺、尿道、皮肤感染。

（11）抗癫痫药物治疗:一旦有癫痫发作,用苯巴比妥钠 0.1~0.2 g,肌内注射;若呈现癫痫持续状态,可用地西泮 10 mg,缓慢静脉注射。

以上处理应分清轻重缓急,妥善安排,以免坐失转危为安的时机,各项具体措施可参考有关章节。

3）脑复苏:直接病因已经去除的昏迷患者,可行脑复苏治疗,以促进神经功能的恢复。可给予脱水剂以减轻脑水肿,给予促进细胞代谢的药物,如谷氨酸盐或钾盐、ATP、肌苷、各种维生素、乙酰谷酰胺、醒脑静、胞二磷胆碱等。

（二）谵妄

谵妄是以意识内容改变为主的意识障碍,同时还有意识清晰度水平的降低,其病理基础为整个大脑皮质功能的障碍。由于患者常伴有明显精神活动不正常,因此常被送至精神科急诊,或者常请精神科医生前去会诊。

谵妄状态具有以下特征:①意识水平明显降低,有定向障碍。患者意识水平在一天之内可有波动,往往在夜间加重,甚至可能只有夜间出现意识障碍。②常伴有精神运动性兴奋。患者表现兴奋不安,行为冲动,杂乱无章,不停地扭动身体,或循衣摸床。对提问多不回答,或回答不切题。不断地喃喃自语,思维方面则有言语不连贯。③产生大量的错觉和幻觉,以幻视多见,言语性幻听少见。错觉和幻觉内容多为生动而逼真的、形象的人物和场面,如见到昆虫、猛兽、神鬼、战争场面等,多为恐怖性或迫害性。患者可因攻击或逃避检查的敌人而产生行为冲动,损物、伤人或自伤,甚至可能造成意外事故。

1. 病因

1）感染性疾病

（1）细菌感染:流行性脑膜炎、结核性脑膜炎、中毒性菌痢、中毒性肺炎、败血症、脑脓肿、硬膜下积脓、伤寒等。

（2）病毒感染:乙型脑炎、单纯疱疹脑炎、肠道病毒脑膜脑炎、流行性出血热、散发性脑炎等。

（3）立克次氏体感染:流行性斑疹伤寒、地方性斑疹伤寒、恙虫病等。

（4）螺旋体感染:钩端螺旋体病等。

（5）寄生虫感染:脑型血吸虫病、脑型疟疾等。

2）颅脑疾病

（1）脑血液循环障碍：脑缺血、脑出血、蛛网膜下隙出血、脑栓塞、脑血栓形成、高血压脑病等。

（2）颅内肿瘤。

（3）颅脑损伤：脑震荡、脑挫裂伤、脑内血肿、硬膜外血肿、硬膜下血肿等。

（4）癫痫。

3）代谢障碍和内分泌疾病：尿毒症、肝性脑病、肺性脑病、糖尿病酮症酸中毒、糖尿病高渗性昏迷、低血压、代谢性或呼吸性酸中毒或碱中毒、血钠或血钙过高或过低、甲状腺功能减退、甲状腺危象、垂体功能减退、肾上腺皮质功能减退等。

4）心血管疾病：阵发性室性心动过速、高度房室传导阻滞、病态窦房结综合征、阿斯综合征、重度休克等。

5）中毒

（1）药物：镇静催眠药、抗精神病药、抗抑郁药抗躁狂药、抗胆碱能药等中毒。

（2）化学物质：铝、砷、氯化物、有机磷农药、一氧化碳、乙醇等中毒。

6）物理性：中暑、触电、淹溺、冷冻、高山病等。

7）精神疾病：精神分裂症，如由感染或躯体疾病所诱发的可出现；少数急性躁狂患者，若发展到极严重的阶段，也能出现意识障碍即所谓的谵妄性躁狂；部分癔症患者亦可出现意识障碍。

2. 诊断

1）感染性疾病所致的谵妄：一般有发热，而且发病较急，血液培养有可能找到病原体，血清学检查则有可能发现特异性抗体或抗原。颅内感染多伴有脑膜刺激征、脑脊液检查有很大帮助。

2）颅内疾病所致的谵妄：一般发病很急，且症状严重。脑出血可很快进入昏迷，且可有明显的肢体瘫痪。蛛网膜下隙出血有剧烈头痛，脑脊液为血性。脑栓塞和脑血栓形成可出现明显局灶性症状，如偏瘫或单瘫。颅内肿瘤则为进行性发展，多伴有头痛、呕吐和视乳头水肿。颅脑损伤的诊断则依据肯定的头部外伤史。脑 CT 和 MRI 检查对上述疾病有肯定的诊断价值。癫痫患者出现谵妄多为癫痫持续状态时，既往有癫痫病史，且往往出现于突然停药之后。

3）代谢障碍或内分泌疾病引起的谵妄：患者先有某一脏器或内分泌系统疾病，发病缓慢，病程较长。详细的体格检查可发现相应的体征。注意呼出的气体有提示意义，如肝臭见于肝昏迷；尿臭见于尿毒症，酮味为酮症酸中毒。

4）心源性昏迷：患者有心脏病史；血压和脉搏多有异常；心电图检查对诊断很有帮助。

5）中毒或其他意外事故引起的昏迷：多发生在特殊环境或条件之下，且发病多急骤。发病过程对诊断有相当大的参考价值。认真观察患者的体征，如瞳孔的大小（颠茄类、可待因、氰化物中毒时瞳孔扩大；吗啡类药物、氯丙嗪、水合氯醛、毒蕈和有机磷中毒时瞳孔缩小），呼出的气味（酒味提示乙醇中毒、大蒜味提示有机磷中毒、苦杏仁味提示氰化物、木薯、苦杏仁中毒）等，都具有诊断意义。

6)非中毒剂量精神药物所致的谵妄:精神药物过量或中毒可引起明显的意识障碍。但临床中偶遇患者服精神药物剂量并不大,却出现较深的意识障碍。一般多见于抗胆碱能作用较强的药物,如氯氮平等。它们与中枢性抗胆碱能药如东莨菪碱合用引起的意识障碍更为常见,且用药之后很快出现深度意识障碍,对刺激无反应,肌张力降低,甚至出现双侧病理反射和二便失禁。

7)癔症性谵妄:患者在受精神因素刺激之后,出现较深的意识障碍,表现为卧床不起呼之不醒、推之不动,偶可见翻身动作。患者双目紧闭,若翻开其眼睑,可见眼球转动或躲避,但瞳孔不正常,对光反射存在。患者对痛觉刺激反应常减弱,但肌张力常增高,活动其肢体可多有抵抗,腱反射正常或亢进,无病理反应。

3.治疗

1)病因治疗:若病因明确者,针对病因治疗。

2)支持和对症治疗:对未找到病因的谵妄患者应尽快开始治疗,不能等待病因明确后再治疗。首先维持生命体征的稳定,纠正水电解质和酸碱平衡紊乱,给予足量的维生素等,以改善患者的营养状况等。

3)控制兴奋躁动:选择精神药物的原则是安全、有效、作用迅速。巴比妥类可加重意识障碍,应禁用。苯二氮䓬类安全有效,可以首选,如地西泮 10 mg 静脉缓慢注射,高效苯二氮杂䓬类如佳乐安定 0.8~1.6 mg,劳拉西泮 1~3 mg 或氯硝西泮 2~4 mg,效果更好。尤其是氯硝西泮和劳拉西泮可肌内注射,效果更好。明显影响血压的抗精神病药如氯丙嗪等,使用时应谨慎,因有躯体疾病者对这类药很敏感,容易引起血压下降。氟哌啶醇无影响血压作用,可选用 3~5 mg,肌内注射。但它易致锥体外系反应,也应小心,若出现可加用东莨菪碱 0.3 mg 肌内注射。为控制兴奋躁动,苯二氮䓬类药同抗精神病药合用,可减少抗精神病药用量。

4.注意安全、防止意外事故发生

因患者有意识障碍,不能正确判断周围环境,且受幻觉或错觉的影响,有可能发生伤人损物、自伤或其他意外,因此,须特别防范,最好派专人护理。

(三)言语障碍

言语是人类大脑所特有的功能和交流思想的工具。言语障碍可分为失语障碍和构音障碍。两者对定位诊断有重要意义。

1.失语

失语症是脑损害导致的语言交流能力障碍,包括各种语言符号(口语、文字、手语等)表达或理解能力受损或丧失。患者意识清晰,精神正常,无视觉及听觉缺损和口、咽喉、舌等发音器官肌肉瘫痪及共济失调,却听不懂别人及自己讲的话,也不能表达,不理解或写不出病前会读、会写的字句等。

临床分类:目前国内常用的汉语失语症分类法是:

1)外侧裂周围失语综合征:病灶都在外侧裂周围区,共同特点是均有复述障碍。包括:①Broca 失语;②Wernicke 失语;③传导性失语。

2)经皮质性失语:病灶位于分水岭区,又称分水岭区失语综合征,共同特点是复述相对保留。包括:①经皮质运动性失语;②经皮质感觉性失语;③经皮质混合性失语。

3)完全性失语。

4)命名性失语。

5)皮质下失语综合征:①丘脑性失语;②基底节性失语。

2. 构音障碍

构音障碍系指发音含糊不清而用词正确,是由于发音器官的肌肉瘫痪、共济失调、肌张力障碍所致。严重时完全不能说话。根据病变部位不同可将构音障碍分为以下几类:

1)松弛性构音障碍:松弛性构音障碍又称周围性构音障碍。为发音的肌肉、呼吸肌和支配这些肌肉的下运动神经元受累导致肌张力过低、肌力减退所致的不能正常说话。见于重症肌无力、进行性延髓麻痹、急性感染性多发性神经根炎、脑干肿瘤、延髓空洞症等。

2)痉挛性构音障碍:痉挛性构音障碍又称上运动神经元性构音障碍。由于发音的肌肉痉挛、无力而影响正常说话。表现为言语缓慢、费力、声低。常伴有吞咽困难、强哭强笑及肢体运动障碍。见于双侧半球多发性脑梗死、多发性硬化、假性延髓麻痹等。

3)运动过少构音障碍:因发音的肌肉肌张力增高,运动减少使说话声低、节律慢、音调单一。见于帕金森综合征和进行性核上性麻痹等。

4)运动过多构音障碍:说话音韵紊乱,首节急促不清,常有中断。见于伴有不自主运动的锥体外系疾病,如舞蹈症。

5)运动失调性构音障碍:发音肌肉共济失调所致。发音和停顿明显延长,如吟诗状言语、音韵不均、语音强度时高时低或急速发出一串音节或词句而呈暴发性言语。常伴有肢体共济失调,眼球震颤。见于小脑病变、多发性硬化、遗传性共济失调等。

6)混合性构音障碍:由于影响说话的多系统损害,表现为一种复杂的构音障碍。如肌萎缩性侧索硬化为混合的痉挛性和松弛性构音障碍,肝－豆状核变性为运动失调－运动减少－痉挛性构音障碍。

(四)抽搐

抽搐是指全身或局部成群骨骼肌不自主的阵发性强烈收缩,常引起关节的运动或强直。伴有意识丧失的抽搐称为惊厥。异常的肌肉收缩可起自肌肉、周围神经或中枢神经系统任何水平的障碍,单纯来自肌肉的异常收缩,一般只发生于局部肌束的颤动而无关节的运动,如肌束颤动、肌肉颤动。

1. 病因

1)颅内疾病

(1)颅内感染,包括各种病毒、细菌和其他微生物引起的脑炎、脑膜炎脑脓肿。

(2)颅内肿瘤。

(3)颅脑外伤。

(4)脑寄生虫病,如脑血吸虫病、脑囊虫病、脑肺吸虫病、脑型疟疾等。

(5)脑血管病,如脑血管畸形、脑动脉瘤、脑蛛网膜下隙出血、脑出血、脑血栓形成、脑栓塞、钩端螺旋体脑动脉炎等。

（6）癫痫。

（7）其他疾病。

2）全身性疾病

（1）感染，如中毒性菌痢、中毒性肺炎、败血症等引起的急性中毒性脑病。

（2）缺氧，如窒息、一氧化碳中毒。

（3）代谢疾病，如低血糖、低血钙、低血钠、低血镁、高血钠、维生素 B_6 缺乏症、维生素 B_6 依赖症、急性维生素 B_1 缺乏性脑病、苯丙酮酸尿症、糖尿病昏迷、尿毒症、肝昏迷、碱中毒等。

（4）心血管疾病，如高血压脑病、急性心源性脑缺血综合征。

（5）中毒，如食物中毒、药物中毒、农药中毒、金属汞中毒。

（6）其他疾病，如结缔组织病、过敏性疾病、高热、中暑。

3）癔症性抽搐。

2. 病史及临床表现

1）病史：全面详细收集病史，对一个抽搐患者，要首先区分抽搐是大脑功能或非大脑功能障碍所致；若确定是前者，则要进一步分清是原发于颅内的疾病还是继发于颅外的全身性疾病。

2）临床表现

（1）伴意识障碍的抽搐：①大脑器质性损害。是抽搐最常见的类型。其特点是抽搐表现为阵挛性或强直性，意识障碍较重，持续时间长，且多伴瞳孔散大、大小便失禁等表现。多数有颅内高压表现。②大脑非器质性损害。其特点表现为意识障碍可轻可重，多数为短暂性昏厥，数秒至数十秒自行恢复；全身性疾病的表现往往比神经系统症状更明显，无明确的神经系统定位体征。

（2）不伴意识障碍的抽搐：此类抽搐的特征是呈疼痛性、紧张性肌收缩，常伴有感觉异常。根据病史及临床特点常可确定这类抽搐的病因。如诊断有困难时，可测定血钙和血镁。

（3）引起抽搐疾病的特点及伴随症状：①癫痫大发作。有反复发作史，除癫痫持续状态外，发作间意识清晰，抽搐时有典型的强直期、阵挛期顺序，常伴有舌尖咬伤和尿失禁。抽搐后可有一段时期的昏睡，然后清醒。②各种脑炎、脑膜炎。出现抽搐多为强直性的或阵挛性的，同时伴有高热、昏迷、脑膜刺激征阳性，以及呕吐、头痛、视乳头水肿、瞳孔改变等颅内高压症。③妊高征。有妊娠史，常先有前驱症状如高血压或发热，有尿液和眼底变化。④破伤风。有外伤史，发作时牙关紧闭，角弓反张，呈苦笑面容，但神志清楚，受到轻刺激即发生短促的全身性抽搐。⑤尿毒症。前驱症状有嗜睡、头痛、厌食、情绪不稳和精神错乱，继而出现短暂肌肉阵挛和震颤，然后发生全身抽搐。事后往往陷入长期昏迷或昏睡状态。肾病病史和血、尿化验可资诊断。⑥食物中毒。如毒蕈中毒和发芽马铃薯中毒皆先有胃肠道症状，如恶心、呕吐、腹痛、腹泻等。⑦癔症性抽搐。多在精神刺激下发作，全身肌肉僵直或手足乱动，常伴哭笑叫骂而无意识丧失。受暗示或刺激可中断其发作。⑧手足搐搦症。多见于儿童和青少年，伴有低血钙或碱中毒；偶见于癔症的过度换气之后。发作时有双侧强直性疼挛，以肢端最为显著，形成"助产士手"和足趾及踝部的跖屈。检查血液和做 Chvostek 征、Trousseau 征等试验可以诊断。

3. 实验室及其他检查

实验室及其他检查如血常规、尿常规、血液生化(电解质、尿素氮等)、血气分析,肝、肾功能,心电图,脑电图,脑血流图,头颅 X 线,CT 等现代检查手段。对引起抽搐的病因诊断有帮助。

4. 鉴别诊断

鉴别诊断主要是病因之间的鉴别。

5. 治疗

1)一般处理:将外裹纱布的压舌板置于患者上下白齿之间,防止舌尖咬伤;对伴意识障碍的患者要加强护理,病床两侧加防护栏防止坠床;头部应转向一侧,使口涎自行流出;下颌托起,防止舌根后坠引起窒息;及时给氧、吸痰,维持呼吸道通畅。

2)控制抽搐发作:对伴发昏迷的抽搐处理参阅癫痫;对发热惊厥须给擦浴降温;如果抽搐时间超半小时,可给予苯巴比妥钠肌内注射;癔症性抽搐可用针刺疗法,取穴人中、内关、合谷、涌泉,同时给予苯巴比妥钠或氯丙嗪。抽搐发作时不要强行制止肌肉抽动,以防骨折。

3)病因治疗:应针对原发疾病治疗,如急性感染性疾病,应根据不同病原选用有效的抗生素,积极控制感染;心源性抽搐应尽快建立有效循环,提高心排血量及治疗原发病;中毒性抽搐应采取催吐、洗胃、导泻、利尿、解毒等方法去除体内毒物。

(五)头痛

头痛系指眉以上及枕外粗隆以上部位的疼痛,为各科患者最常见的主诉之一,Ogden 调查表明健康人发生率为64.8%,其中18%因头痛就诊。头痛有时是严重器质性疾患的早期症状,但大部分为非器质性的。

1. 病因

1)颅内病变

(1)感染性疾病:各种脑炎、脑膜炎、脑脓肿、脑寄生虫等。

(2)血管性疾病:如脑出血、脑血栓形成、脑栓塞、蛛网膜下隙出血、高血压脑病、颅内动脉瘤、动静脉畸形、静脉或静脉窦血栓形成、垂体卒中等。

(3)占位性病变:如原发性脑肿瘤、颅内转移瘤等。

(4)颅脑外伤:脑震荡、脑挫裂伤、慢性硬膜下血肿、硬膜外血肿、脑外伤后遗症等。

(5)偏头痛。

(6)头痛性癫痫。

(7)腰椎穿刺后头痛。

2)颅外病变

(1)紧张性头痛。

(2)颅骨病变、颅骨炎症等。

(3)神经痛、三叉神经痛、枕神经痛、耳神经痛、舌咽神经痛等。

(4)颞动脉炎。

（5）邻近器官病变：眼源性、耳源性、鼻窦性、齿源性、下颌关节病变等。

（6）颈部病变，颈椎病等。

3）全身性疾病：如感染、心血管病、中毒、中暑等。

4）功能性疾病：神经症等。

2. 发病机制

脑本身不包含痛的感觉神经末梢。当头部的疼痛敏感结构（如颅外的皮肤、肌肉、韧带、帽状腱膜、骨膜、动脉，颅内硬脑膜、颅内血管和脑神经根等）受病理性刺激（如脑膜刺激、血管扩张、牵引伸展、肿瘤压迫、变态反应、代谢及内分泌功能异常，以及头颈部肌肉收缩、邻近器官病变的牵涉、炎症、自主神经功能失调及精神因素等）同时导致神经－血管及生化的一系列改变（如脑内啡肽含量下降、前列腺素增多、血流量减少及乳酸、K^+、去甲肾上腺素、5－HT 等多种因素变化）而引起头痛。一般幕上病变时头痛多在额、颞，顶区，由三叉神经传导；幕下病变时头痛在头顶后部、枕部及耳咽部，由舌咽神经、迷走神经及颈 1~3 脊神经传导。颅前窝和颅中窝损伤产生前额疼痛，而颅后窝损伤则出现头、颈后部疼痛。

3. 临床表现

1）症状

（1）头痛部位：一侧头痛多为偏头痛及丛集性头痛；一侧头痛，有深在性，见于颅内占位性病变，但疼痛侧不一定就是肿瘤所在的一侧；颞、顶、颈部的头痛，可能为幕上肿瘤。额部和整个头痛可能为高血压引起的头痛；全头部痛多为颅内或全身感染疾病；浅表性、局限性头痛见于眼、鼻或牙源性疾患。

（2）头痛的性质：搏动性、跳动样头痛见于偏头痛、高血压或发热疾病；呈电击样痛或刺痛多为神经痛；重压感、紧箍感或钳夹样感为紧张性头痛。

（3）头痛的程度：头痛的程度与其病情的严重性不一致。剧烈的头痛常提示三叉神经痛、偏头痛或脑膜刺激的疼痛。轻或中度头痛可能为脑肿瘤。

（4）头痛的时间：一天之内头痛发作的时间往往与头痛的病因有关。头痛于清晨醒来时发作，常见于高血压、颅内占位性病变、额窦炎；头痛多在夜间发作，可使患者睡眠中痛醒，见于丛集性头痛；头痛在下午加重见于上颌窦炎。

（5）伴随症状：头痛伴剧烈呕吐提示颅内压增高，头痛于呕吐后缓解见于偏头痛。头痛伴眩晕见于椎基底动脉供血不足或小脑肿瘤。头痛伴发热常见于颅内或全身性感染。头痛伴视力障碍见于青光眼或脑肿瘤。头痛伴神经功能紊乱症状，见于紧张性头痛。

2）体格检查：检查时应注意血压、体温、头面部及心、肺、腹部检查及颈部淋巴结等检查。神经系统应做全面检查，包括姿势、步态、精神和意识状态、脑神经检查、运动系统检查、反射。必要时进行自主神经及感觉检查。

4. 实验室及其他检查

应根据头痛的具体情况及客观条件，选择必要的辅助检查。

1）三大常规：①血常规。感染性疾病常见白细胞总数及中性粒细胞增多，嗜酸粒细胞增多见于寄生虫及变态反应性疾病。②尿常规。有助于糖尿病、肾病的诊断。③粪常规。可发现寄生虫卵或节片。

2)血液生化及血清学检查:该类检查可查获肾功能、肝功能、血糖、血脂、免疫球蛋白、补体及有关抗原、抗体的检测,为病原学及某些特异性疾病提供有益的诊断线索。

3)脑脊液检查:脑脊液检查可发现有无颅内压增高、有无炎性改变及其性质,常行常规、生化及特异性免疫学、病原学检查。

4)脑电图、脑地形图:脑电图、脑地形图可提供脑部疾患的异常变化。

5)诱发电位:依病情可选择视、听、感觉、运动及事件相关等诱发电位检查,可发现相应神经功能传导障碍的分布情况。

6)经颅多普勒超声检查(TCD)及CT血管造影术(CVA)有助于颈内、外血管病变的发现及其血流动力学的改变情况。

7)影像学检查

(1)颅骨平片:可发现先天性异常、颅内压增高、垂体肿瘤、病理性钙化及局部骨质破坏与增生;鼻颏及鼻额位片可发现各鼻窦的炎症和肿瘤;颅底平片可发现骨折、肿瘤。

(2)颈椎四位片:正、侧及左、右斜位有助于骨折、肿瘤、退行病变及关节紊乱症的诊断。

(3)CT及MRI:对脑及颈段脊髓的炎症、肿瘤、血肿、囊肿及血管出血、梗死、寄生虫病变有重要诊断意义。

(4)脑血管造影或脑血管成像(MRA、CTA):对血管病变、畸形、炎症、血管瘤可提供定位、定性诊断,对占位病变亦可发现间接征象。

(5)单光子发射计算机断层扫描及正电子发射计算机断层扫描(SPECT及PET)对脑血流、脑代谢提供有价值的参考指标。

5.鉴别诊断

1)起病形式:急性起病或原有头痛形式改变者,多见于蛛网膜下隙出血、急性脑血管病、高血压脑病、细菌性脑膜炎等。亚急性头痛见于脑肿瘤、结核性或真菌性脑膜炎等。慢性或反复发作的头痛,见于偏头痛、丛集性头痛等。

2)头痛的部位:一般颅外病变的头痛多与病情一致或位于病灶附近,如青光眼的头痛常在眼的周围或额部;颅内小脑幕上病变,疼痛多在病灶同侧,以额部为多,并向颞区扩散;小脑幕以下的病变,疼痛多位于枕部;全头痛多见于急性脑出血、全身感染性疾病等;偏侧头痛见于偏头痛、颞动脉炎等;前头部痛见于丛集性头痛、鼻咽癌等;眶区痛见于青光眼、颅内压增高等;枕部痛见于颈椎病、脑膜炎、腰椎穿刺后头痛等。

3)头痛的性质:炸样裂痛多见于蛛网膜下隙出血;阵发性电击样痛见于神经痛;搏动性钝痛见于偏头痛、发热及高血压等;束带样痛见于紧张性头痛;深部钝痛见于脑肿瘤、脑脓肿及脑寄生虫病等;局部胀痛、钝痛见于邻近器官病变;隐痛见于神经症。

4)头痛的程度:剧烈的头痛常见于神经痛、偏头痛、脑膜炎等;中等度头痛主要见于颅内占位性病变、慢性炎症等;轻度头痛可见于神经症和邻近器官病变。

5)头痛的时间:突然发生、持续时间极短,多为功能性疾病;神经痛可短至数秒或数十秒频繁发作;偏头痛发作常为数小时或1~2日;慢性持续性头痛以器官性病变多见,如邻近器官疾病引起的头痛可持续多日;而持续进行性头痛,则见于颅内高压、颅内占位性病变;神经症的头痛可成年累月不断,波动性大;早晨头痛加剧者,主要是颅内压增高所致;丛集性头痛多在每日睡眠中发生。

6)伴随症状:头痛时常伴恶心、呕吐、面色苍白、出汗、心悸等自主神经症状,主要见于偏头痛;头痛严重并进行性加剧的恶心、呕吐,常为颅内高压的征兆;体位变化时出现头痛加剧或意识障碍,见于脑室内肿瘤颅后窝或高颈段病变;伴有视力障碍及其他眼部征象,呈短暂性发作者,多为偏头痛、椎基底动脉供血不足;伴明显眩晕,多见于颅后窝病变;在病程早期出现精神症状,可能为额叶病变;伴有流泪、流涕和球结膜充血,见于丛集性头痛;伴有颈项强直,见于脑膜炎、蛛网膜下隙出血等;伴发热见于中枢神经系统感染性疾病;伴意识障碍,见于蛛网膜下隙出血、细菌性脑膜炎等。

7)影响头痛的因素:颅内压增高性头痛在低头、咳嗽、喷嚏时加重;腰椎穿刺后头痛在直位或坐位时加重,平卧后缓解;按压颞动脉或颈内动脉可使偏头痛减轻;紧张性头痛局部压迫可使头痛加重。

8)体征:眼底视乳头水肿或出血,常为颅内压增高或高血压性脑病;眼压升高、瞳孔散大、视力减退、角膜水肿等,常为青光眼急性发作;颞动脉明显扩张隆起、压痛,见于颞动脉炎。

6. 治疗

1)病因治疗:针对病因进行治疗,如颅内感染应用抗生素;颅内占位性病变可行手术治疗;高血压、五官疾病、精神因素等所致者,均应进行相应的处理。

2)一般治疗:无论何种原因引起的头痛,患者均应避免过度疲劳和精神紧张,须静卧、保持安静、避光。

3)对症治疗

(1)镇痛剂:镇痛剂于严重头痛时,多为临时或短期用,可用于各型头痛。可选用乙酰水杨酸 0.2 ~ 0.5 g,或复方阿司匹林(APC)0.5 ~ 1.0 g,吲哚美辛 25 mg,均每日 3 次,口服。若痛剧未止,或伴烦躁者,选用延胡索乙素 100 ~ 200 mg,每日 3 次,口服;或 60 ~ 100 mg 皮下或肌内注射。或颅通定 30 ~ 60 mg,每日 3 次,口服;或 60 mg 皮下或肌内注射。或可待因 15 ~ 30 mg 或哌替啶 50 mg,皮下或肌内注射。

(2)镇静、抗癫痫药:该药物通过镇静而减轻疼痛。可用地西泮 2.5 ~ 5 mg,口服;或 5 ~ 10 mg,肌内注射。利眠宁 5 ~ 10 mg,每日 3 次,口服。抗癫痫药多用于控制头痛发作。可选用苯妥英钠 50 ~ 100 mg,每日 3 次,口服。

(3)控制或减轻血管扩张的药物:该药物主要用于血管性头痛。①麦角胺:麦咖片 1 ~ 2 片口服,0.5 小时后无效可加用 1 片。严重头痛者用酒石酸麦角胺 0.25 ~ 0.5 mg 皮下注射,孕妇、心血管、肝肾疾病患者等忌用。②5 - HT 拮抗剂:麦角新碱每日 2 ~ 6 mg;苯噻啶 0.5 ~ 1 mg,每日 3 次;赛庚啶 2 ~ 4 mg,每日 3 次。③单胺氧化酶:苯乙肼 15 ~ 25 mg 或阿米替林 10 ~ 35 mg,每日 3 次。④β受体阻滞剂:普萘洛尔 10 ~ 30 mg,每日 3 次;吲哚洛尔每日 2.5 mg。哮喘、心力衰竭、房室传导阻滞者禁用。⑤可乐定 0.035 ~ 0.075 mg,每日 3 次。

(4)脱水剂:颅内高压(脑水肿)时,用 20% 甘露醇或 25% 山梨醇 250 mL 快速静脉滴注,4~6小时重复1次,间隙期静脉注射50%葡萄糖液60 mL。必要时加地塞米松10~20 mg,于10%葡萄糖液500 mL中静脉滴注,每日1次。

4)手术治疗:对脑血管性疾病、脑肿瘤、鼻咽部肿瘤等引起的头痛可考虑行手术治疗。

5)其他治疗:对不能手术的脑肿瘤可采取化疗和放疗。

6)中药治疗:酌情选用正天丸、清眩丸、牛黄上清丸等。

7.预防

避免过度疲劳和精神紧张,保持安静休息。运动使血液中氧消耗增加,促进循环并使血管扩张,可引起和加重血管性头痛。长时间的读书、裁缝、编织、书写等工作,使头颈部和肩胛部的肌肉负担增加,可引起或加重紧张性头痛,故休息对于缓解头痛大有益处。剧烈头痛者可卧床休息;轻度头痛者则只要适当休息;脑血管病、颅内疾病患者应绝对卧床休息;青光眼、屈光不正等患者应注意眼的休息。

（常　青）

第二节　三叉神经痛

三叉神经痛是指三叉神经分布范围内反复发作短暂性剧烈疼痛,分为原发性及继发性两种。前者病因未明,可能是某些致病因素使三叉神经脱髓鞘而产生异位冲动或伪突触传递,近年来多数认为主要原因是邻近血管压迫三叉神经根所致。继发性三叉神经痛常见原因有鼻咽癌颅底转移、颅中窝脑膜瘤、听神经瘤、半月节肿瘤、动脉瘤压迫、颅底骨折、脑膜炎、颅底蛛网膜炎、三叉神经节带状疱疹、病毒感染等。

一、病因和发病机制

近年来由于显微血管减压术的开展,认为三叉神经痛的病因是邻近血管压迫了三叉神经根所致。绝大部分为小脑上动脉从三叉神经根的上方或内上方压迫了神经根,少数为小脑前下动脉从三叉神经根的下方压迫了神经根。血管对神经根的压迫,使神经纤维挤压在一起,逐渐使其发生脱髓鞘改变,从而引起相邻纤维之间的短路现象,轻微的刺激即可形成一系列的冲动通过短路传入中枢,引起一阵阵剧烈的疼痛。

二、临床表现

1)多发生于中老年人,40岁以上起病者占70%~80%,女多于男,(2~3):1。

2)疼痛限于三叉神经分布区的一支或两支,以第二、三支最多见。大多为单侧,通常无预兆,开始和停止都很突然,间歇期可完全正常。发作表现为电击样、针刺样、刀割样或撕裂样的剧烈疼痛,为时短暂,每次数秒至2分钟,疼痛以面颊、上下颌及舌部最为明显;口角、鼻翼、颊部和舌部为敏感区,轻触即可诱发,称为"扳机点";诱发第二支疼痛发作多因碰及触发点如洗脸、刷牙等,诱发第三支发作多因咀嚼、呵欠和讲话等。

3）病程可呈周期性,每次发作期可为数日、数周或数月不等;神经系统检查一般无阳性体征。

三、实验室及其他检查

特发性三叉神经痛辅助检查无阳性发现,继发性三叉神经痛需行有关辅助检查确诊原发病。X线检查可发现鼻窦、牙周等局部病变,头颅CT检查可发现血管病或颅内肿瘤,面部皮肤带状疱疹对三叉神经半月节病变有诊断意义。

四、治疗

(一)非手术治疗

三叉神经痛无论是原发性或继发性,在未明确病因或难以查出病因的情况下均可用药物治疗或封闭治疗,以缓解症状,一旦确诊病因,应针对病因治疗,除非因高龄,身患严重疾患等因素难以接受者或病因去除治疗后疼痛仍发作,可继续采用药物治疗或封闭疗法。若服药不良反应大者也可先选择封闭疗法。

1. 药物治疗

三叉神经痛的药物治疗,主要用于患者发病初期或症状较轻者。经过一段时间的药物治疗,部分患者可达到完全治愈或症状得到缓解,表现为发作程度减轻、发作次数减少。

目前应用最广泛的、最有效的药物是抗癫痫药。在用药方面应根据患者的具体情况进行具体分析,各药可单独使用,亦可互相联合应用。在采用药物治疗过程中,应特别注意各种药物不良反应,进行必要的检测,以免发生不良反应。

2. 神经封闭法

主要包括三叉神经半月节及其周围支乙醇封闭术和半月节射频热凝法,其原理是通过乙醇的化学作用或热凝的物理作用于三叉神经纤维,使其发生坏死,从而阻断神经传导达到止痛目的。

1）三叉神经乙醇封闭法:封闭用乙醇浓度一般在80%左右(因封闭前注入局麻药,故常用98%浓度)。

2）三叉神经半月节射频热凝法:该法首先由Sweat提出,它通过穿刺半月节插入电极后用电刺激确定电极位置,从而有选择地用射频温控定量灶性破坏法,达到止痛目的。

3. 针灸治疗

常用穴位:第1支(眼支)取太阳、攒竹、阳白、至阳。第2支(上颌支)取四白、迎香、听会、内庭。第3支(下颌支)取合谷、下关、颊车。

也可用针刺和穴位注射治疗,可取得较好疗效。主穴:第1支取阳白透鱼腰;第2支取四白;第3支取下关、夹承浆。配穴:第1支配太阳、风池;第2支配颧髎、人中;第3支配颊车、合谷。用28号3~7 cm毫针,进针得气后快速提插刺激1分钟,然后留针30分钟,每隔10分钟运针1次,每日1次,10次为1个疗程,疗程间休息1周。

4. 穴位注射

取穴同上,取5 mL注射器,用牙科5号长针头,维生素B_1注射液100 mg,维生素B_{12}

注射液 100 μg 混合备用。每次取 2 ~ 4 穴,每穴 0.8 ~ 1.0 mL,得气后抽无回血再注射药液,隔日 1 次,10 次为 1 个疗程,疗程间休息 1 周。

5. 推拿

患者仰卧,医者先用拇指点按双侧合谷、手三里、完骨、颊车、太阳、足三里穴各 1 ~ 2 分钟;紧接着用拇指揉按心俞、肝俞、风池穴各 1 ~ 2 分钟;然后用拇指推法在痛侧推 3 ~ 5 分钟;最后在下关、颊车穴以指颤法结束。

(二)手术治疗

疼痛难以忍受而年轻体健者,可采用周围支和三叉神经感觉根切断术及微血管减压术。

五、预防

患者要保持心情乐观,避免情绪激动。饮食要清淡,忌辛辣,要戒除烟酒。生活要有规律,不要过分劳累和思虑,保证足够的睡眠时间,在本病发作时间,洗脸、刷牙、进食都应小心,避免刺激敏感点,防止疼痛的发作。缓解期可坚持用冷水擦面,以增强面部抗风寒的能力。

六、护理

(一)一般护理

1)患者生活均能自理,可自由卧位,但剧烈疼痛时,患者常自行采取半卧位或坐位。

2)疼痛不发作时,可给普通饭,若发作频繁者,应给半流质及流质。因患者怕进食刺激引起疼痛,日久即造成营养不良。体质较弱者,应给高热量、高蛋白饮食,如牛奶、鸡汤等,并要少食多餐。

3)疼痛难忍的患者,常表现为烦躁、淡漠、抑郁等,应主动关心安慰患者,注意减少刺激因素,如避免强烈的光线照射及震动面部,进食不要过急、食物不要过冷或过热、餐具不要触碰"扳机点"等。患者由于疼痛不敢刷牙,应注意口腔清洁,可用多贝氏液漱口,或用温盐水棉球轻轻擦拭口腔。

(二)病情观察与护理

老年患者大多数伴有高血压及动脉硬化,入院后应即测体温、脉搏、呼吸 1 次,以后每 4 小时测体温、脉搏、呼吸 1 次,24 小时后无异常,每日测 1 次。若血压高者,应每日测量 1 次,并记录在体温单上。

(三)健康指导

护士应帮助患者及家属掌握本病有关治疗和训练方法。洗脸、刷牙动作轻柔,吃软食,忌吃较硬的食物,以免诱发。遵医嘱合理用药,学会识别药物不良反应。不要随意更换药物或停药。若有眩晕、步态不稳、皮疹等及时就诊。

(常　青)

第三节　特发性面神经麻痹

特发性面神经麻痹又称面神经炎,或 Bell 麻痹,是因茎乳孔内面神经非特异性炎症所致的周围性面瘫。

一、病因和发病机制

面神经炎的病因未完全阐明。诱发因素可能为风寒,病毒感染(如带状疱疹)和自主神经功能不稳等引起局部的神经营养血管痉挛,导致神经的缺血水肿。面神经炎的早期病理改变为神经的水肿和脱髓鞘,严重者可有轴突变性。

二、临床表现

任何年龄均可发病,男性略多。急性发病,多于数小时或 1~3 天达高峰。病初可有病侧耳或下颌角后疼痛。表现为一侧面部表情肌瘫痪,额纹消失、眼裂变大或闭合无力,闭眼时,眼球向上外方转动,露出白色巩膜,称贝耳现象。患者鼻唇沟变浅、口角下垂,笑时露齿、口角歪向健侧,鼓腮或吹口哨时漏气。进食时食物滞留于病侧齿颊之间,且同时伴流泪及流涎。病变在鼓索参与面神经以上时,可有同侧舌前 2/3 味觉丧失,如在发出其镫骨肌分支以上处受损,可出现同侧舌前 2/3 味觉丧失与听觉过敏。病变累及膝状神经节时,除有上述表现外,尚有瘫痪侧乳突部疼痛,耳廓与外耳道感觉减退。外耳道或鼓膜出现疱疹,称为亨特(Hunt)综合征,为面神经炎的特殊类型。

面瘫不完全者,起病 1~2 周开始恢复,1~2 个月明显好转而后痊愈。年轻者的预后较好。大约 3/4 的病例可完全恢复。如 6 个月以上未见恢复,则完全恢复的希望不大。面神经传导检查对早期(起病后 5~7 天)完全面瘫者的预后判断是一项有用的方法。如受累侧诱发的肌电动作电位 M 波波幅为正常(对侧)的 30% 或以上者,则在 2 个月内可望完全恢复;如为 10%~30% 者则需 2~8 个月恢复,且可有一定程度的并发症。如仅为 10% 或以下者,则需 6 个月至 1 年才能恢复,且常伴有并发症(面肌痉挛及连带运动);如病后 10 天中出现失神经电位,恢复时间则延长(平均需 3 个月)。

三、实验室及其他检查

(一)血液检查
血白细胞计数及分类多为正常。

(二)腰椎穿刺
脑压正常,可与脑桥小脑角处占位性病变鉴别。脑脊液化验正常,可与脑神经型格林－巴利综合征(蛋白、细胞分离)鉴别。

(三)颌下腺流量试验
患者口含柠檬酸,并用塑料管插入两口底颌下腺导管内,记录每分钟导管流出涎液的滴数。患侧如减少 25% 时即为异常,表明鼓索神经支以上病变。

(四)味觉试验

用电味计测定舌前 2/3 味觉,正常味阈值 50 ~ 100 μA,如患侧比健侧增大 50% 以上者即示异常,也提示鼓索以上病变。

(五)面神经体感诱发电位和运动诱发电位

面神经含有源于面肌的本体感觉、纤维成分,通过脉冲电刺激周围神经,并在中枢记录叠加的诱发电位活动,能客观地定量分析面神经传导功能,特别是从茎乳至脑干段的神经。运动诱发电位是从茎乳至脑干段的神经。运动诱发电位是以磁刺激器在头颅顶部刺激,测定面神经运动纤维的振幅等,以早期判定面神经近端至远端的运动纤维传导功能。

四、治疗

治疗原则是改善局部血液循环,消除水肿、炎症,促进神经功能的恢复。

(一)内科治疗

1. 药物治疗

包括激素、促代谢药、扩血管及拟胆碱能神经药。地塞米松 0.75 ~ 1.5 mg/d,分 3 次口服,或泼尼松 30 ~ 60 mg/d,1 次顿服,连用 7 ~ 10 天渐减量。维生素 B_1 100 mg/d,维生素 B_{12} 0.1 mg/d,肌内注射每日 1 次。地巴唑 5 ~ 10 mg/d,每日 1 次。加兰他敏 2.5 ~ 5 mg/d,肌内注射每日 1 次。

2. 理疗

早期理疗极为重要,可应用红外线,短波等温热疗法。恢复期可用电兴奋刺激,针灸宜在病后 1 周进行。

3. 其他

应注意保护暴露角膜,可用眼罩及药膏。自行局部按摩和被动活动亦有疗效,综合治疗不能恢复功能者可行面神经与副神经吻合术。

4. 针灸治疗

闭眼不全、额纹消失时,针阳白穴透上眼睑。口角偏斜时针颧髎、地仓透颊车、翳风、牵正,强刺激后留针 10 分钟。也可用电针强提拉法治疗,收效良好。

(二)手术治疗

手术治疗指征:①确定面神经已断者;②手术时虽保留面神经,但术后出现周围性面瘫者,并经内科治疗及随访 6 个月以上仍无恢复迹象,测定面神经传导速度及面肌肌电图检查均无反应及电位活动者,确定面瘫不再可能自行恢复者;③面神经炎后面瘫,经 4 ~ 6 个月随访无功能恢复,面神经传导速度及肌电图检查无活动者。

五、护理

1. 眼部护理

急性期少户外活动,保持眼部清洁;可用眼罩盖住患眼或涂抹眼药膏,预防结膜及角膜感染;尽量减少用眼。

2.饮食护理

有味觉障碍的患者应注意食物的冷热度,避免坚硬的食物;尽量将食物放在健侧舌后方,细嚼慢咽;注意饭后及时漱口,保持口腔清洁。

3.康复护理

可对患侧进行热敷,促进局部血液循环。面肌开始恢复时,需做面肌的肌力训练,以训练表情肌为主,做睁眼、皱额、吸吮、翘嘴唇、开口笑、提嘴角、吹口哨、撅嘴唇、拉下颌等动作,每次约20分钟,每日1次,直至康复。

（常　青）

第四节　梅尼埃病

梅尼埃病为内耳膜迷路积水,表现为发作性眩晕、波动性听力减退及耳鸣。

一、病因

确切的病因尚不清楚。有循环障碍、水钠代谢障碍、变态反应、病毒感染、自主神经功能紊乱等学说。目前普遍接受的可能病因是血管运动神经功能失调。由于自主神经功能失调引起迷路小动脉痉挛,局部缺氧,毛细血管壁通透性增加,导致内淋巴产生过多或由于内淋巴囊吸收障碍,引起膜迷路积水。上述小动脉壁痉挛可由精神紧张、过度疲劳和变态反应等因素产生。

二、病理

蜗管、球囊积水膨大,椭圆囊及半规管的积水较轻。蜗管膨大致使前庭膜和前庭阶膨出,严重者可将前庭阶堵塞。前庭,基底膜、球囊壁破坏。病程较长者可有内耳感受器和基底膜的退化变性。

三、临床表现

多数于中年发病,男性略多。典型的三联症状为发作性眩晕、感音性听力减退及耳鸣。

（一）眩晕

常无先兆,呈突然发作的旋转性眩晕,感周围物体或自身在旋转,或为摇晃浮沉感。严重时伴有恶心、呕吐、出汗、面色苍白、心率减慢等自主神经刺激症状,发作高潮时常伴有水平性或水平兼旋转性眼震,自发性眼震的快相向患侧、向病侧看时眼震更为明显。眩晕发作过后眼震随即消失。以上症状常因体位改变、头部活动而加重。亦有发作1周数次及数年1次者,发作间歇期症状可完全消失。多次发作后,间歇期常缩短。眩晕发作往往随听力障碍的进展而逐渐减少,至完全耳聋时,迷路的功能消失,发作亦终止。也有听力障碍不甚严重而发作性眩晕经几年自行停止者。

（二）耳鸣

初为持续性低音调吹风声或流水声，久之转为高音调的蝉鸣声或汽笛声。多在眩晕发作前加剧，间歇期虽有减轻，但不能完全消失，故患者十分烦躁不安。

（三）耳聋

耳聋为神经性，一般为单侧性，偶呈双侧性，在眩晕发作期加重，间歇期好转。

（四）头脑胀满感

眩晕发作期间患者多有患侧头部或耳内胀满感，沉重、压迫感，有时感觉耳周围灼热或钝痛。

四、实验室及其他检查

（一）耳镜检查

鼓膜正常，声阻抗测试鼓室压图正常，咽鼓管功能良好。

（二）前庭功能检查

眩晕发作时可见眼震及平衡障碍。多次发作后，前庭功能一般减退。

（三）听力检查

一侧感音性聋。气骨导对比试验虽为阳性，但骨导对比试验则骨导较正常人为短。骨导偏向试验偏向健耳。纯音听力曲线在早期低频区下降常较高频区为著，呈感音性聋，响度平衡试验常属阳性。

（四）平衡试验

闭目直立试验多倒向患侧。闭目行走试验多向患侧倾斜。动静平衡功能多有紊乱。

（五）甘油试验

1.2～1.5 g/kg 的甘油加等量生理盐水空腹饮下，纯音听阈可改善。

五、治疗

（一）急性发作期

急性发作期应卧床休息，饮食以半流质为宜。伴有明显恶心、呕吐者，应维持营养和水、电解质平衡。对于发作时间较长、症状较重的患者，给予适当的药物。

1.镇静药（前庭抑制药）

常用药有安定药及巴比妥类。地西泮 2.5～5 mg，每日 3 次；奋乃静 1 mg，每日 3 次；利眠宁 10 mg，每日 3 次；异丙嗪 25 mg，每日 3 次；乘晕宁 50 mg，每日 3 次；吐来抗每日 10～30 mg，与镇静剂合用，可缓解发作期的恶心，呕吐。地西泮 10 mg 加入 10% 葡萄糖液 500 mL 中静脉滴注，对抑制前庭功能、控制急性眩晕有良好效果。2% 利多卡因，体重 1 mg/kg，1 次静脉缓慢注射（每分钟 6 mg），对缓解急性眩晕有显著作用。

2.血管扩张药

血管扩张药多用于眩晕发作的急性期和缓解期。主要是扩张微循环，改善耳供血不足，有利于膜迷路积水的吸收。①盐酸罂粟碱：30～90 mg，肌内注射，每日 1 次；或加于

5% 葡萄糖液 500 mL 中,静脉滴注;或 30 ~ 60 mg,每日 3 次,口服。②苄丙酚胺:6 mg,每日 3 次口服。③5% ~ 7% 碳酸氢钠:30 ~ 50 mL,静脉缓慢滴注。④山莨菪碱:10 mg,每日 2 次,肌内注射,可解除小动脉痉挛。⑤低分子右旋糖酐:500 mL,静脉滴注,能降低血液黏稠度,解除红细胞血管内聚集,降低外周循环的阻力。⑥血管舒缓素:10 U,每日 3 次,口服,或每日 2 次肌内注射。⑦妥拉苏林:25 ~ 50 mg,每日 3 次,口服。⑧地巴唑:30 mg,每日 3 次,口服。⑨脑益嗪:25 mg,每日 3 次,口服。

3. 利尿脱水药

环戊甲噻嗪 0.25 mg,每日 3 次,口服。乙酰唑胺,先控制水和盐的摄入 3 天,第 4 天用乙酰唑胺 250 mg,每日 4 次(首量 500 mg),第 5 ~ 15 天 250 mg,每日 3 次,口服。可连续 2 ~ 3 个疗程,疗程间停药 3 ~ 5 天。用药期间可适当补充钾盐。氯噻酮,50 ~ 100 mg,每日 1 次,口服(必要时在短期内每日 150 ~ 200 mg)。通常需服药 1 个月,如有低钾现象亦应补钾。20% 甘露醇 250 mL 快速静脉滴注,每日 2 次,或根据病情应用。

4. 其他

10% CO_2,加 90% O_2,混合后吸入,每次 10 ~ 15 分钟,有助于改善内耳的供氧。

(二)发作间歇期

无症状者不用治疗,对于发作较频繁的患者,可继续应用药物治疗,以减少或减轻发作,如倍他司汀、谷维素、烟酸等。有人认为低盐饮食可以预防发作。

(三)手术治疗

对药物治疗无效、眩晕发作严重而频繁的患者可采用手术疗法。手术方法有保全听力和破坏听力两类。保全听力的手术有前庭神经切断术及内淋巴分流手术;后者包括球囊切开术、球囊嵌钉术、内淋巴囊引流术、经耳蜗球囊切开术等。颈交感神经节切除术有良好效果。迷路破坏的手术只用于患侧听觉丧失而眩晕继续发作者。

(四)其他

文献报道对重度梅尼埃病,利用链霉素对前庭神经的毒性作用来消除前庭功能而阻止内耳眩晕病的经常性发作。剂量:每日 2 ~ 3 g 肌内注射,由于用量大,治疗期间应住院严密观察链霉素的毒性反应。

六、护理

发作时要静卧,戒急躁,进清淡低盐饮食,限制入水量,忌用烟、酒、茶。在间歇期要鼓励患者锻炼身体,增强体质,注意劳逸适当。

护理者要照顾好患者在发病时的任何起床活动,诸如大小便、漱口等;特别要防止倾跌受伤。

患者尽量不做转体活动,以免诱发眩晕。

如眩晕症状持久不退、头痛加剧,应去医院治疗。

(常 青)

第五节 急性炎症性脱髓鞘性多发性神经病

急性炎症性脱髓鞘性多发性神经病(AIDP)又称为吉兰-巴雷综合征(GBS),是可能与感染有关和免疫机制参与的急性(或亚急性)特发性多发性神经病。

一、病因和发病机制

病因未明。一般认为与病毒感染或自身免疫异常有关。多数患者病前有感染,如上呼吸道感染、胃肠道感染、带状疱疹、水痘,巨细胞病毒、腺病毒、Echo病毒等感染,但至今未找到病毒感染的直接证据。认为本病是免疫反应性疾病的论据有很多,例如某些患者在疫苗接种后起病,血清中发现有循环免疫复合物及抗周围神经髓鞘抗体(GM)等。近年来,研究已发现空肠弯曲菌的脂多糖与人类神经节苷脂(如GM)的糖分子结构相似,通过"分子模拟"可诱发易感个体抗神经节苷脂抗体的产生。因此,"分子模拟"可能是GBS发病机制中的一个重要因素。

二、病理

本病共同病理改变为炎性脱髓鞘性神经炎,无原发的炎性反应病灶,神经组织表现为变性,髓鞘有不同程度的解体,伴有散在的局灶性轴突碎裂和非特异性的炎性变化,神经束内及神经束间有淋巴细胞、浆细胞浸润,病变神经的髓鞘能再生,在同一条神经纤维内可同时见髓鞘脱失及再生髓鞘。病情较长者脑白质血管周围有炎细胞浸润,肝、肾、肺也有细胞浸润,肌肉呈去神经性萎缩。

三、临床表现

1)多发生在青少年,男性多于女性,全年均可发病。劳累、雨淋常为诱因。

2)多急性起病,亦可慢性发病,反复发作。

3)运动障碍:首发症状常为四肢远端瘫痪,迅速向近端发展,造成四肢软瘫,肌张力低,腱反射减弱或消失,可累及肋间肌、膈肌,引起呼吸肌麻痹,或侵及延髓引起呼吸困难而危及生命,亦可使脑神经受累。晚期可出现肌萎缩。

4)感觉障碍:较运动障碍轻,多为主观感觉障碍如肢体远端麻木,烧灼感、神经根性痛、感觉过敏,而客观检查感觉障碍常不明显。部分病例出现手、袜套型感觉障碍。肌肉压痛多见。

5)自主神经障碍、口腔分泌物增多、血压升高、多汗、流涎、心动过速或过缓、心律不齐及皮肤营养障碍。少数患者出现括约肌障碍。

6)有心肌炎、心力衰竭、肺部感染、肺不张等并发症。

四、实验室及其他检查

（一）脑脊液检查

白细胞常少于 $10 \times 10^9/L$，$1 \sim 2$ 周蛋白升高呈蛋白细胞分离，3 周达高峰，如细胞超过 $10 \times 10^9/L$，以多核为主，则需排除其他疾病。细胞学分类以淋巴、单核细胞为主，并可出现大量吞噬细胞。

（二）电生理检查

病后可出现神经传导速度明显减慢，F 波反映近端神经干传导速度减慢。

五、治疗

（一）药物治疗

对病情加重者，尤其有呼吸肌和脑神经麻痹者，可静脉注射大剂量免疫球蛋白 $400 \ mg/(kg \cdot d)$，连用 5 天。激素治疗对 GBS 也有一定疗效，如静脉滴注甲泼尼龙 500 mg 或地塞米松 $5 \sim 10 \ mg/d$，连续 7 天为 1 个疗程。另外，转移因子等免疫调节剂和辅酶 A、ATP 等神经营养药物对治疗 GBS 有一定效果。

（二）血浆交换治疗

通过血细胞分离器将患者的血浆分离，再输入健康的血浆，以除去患者血中的抗髓鞘抗体和免疫复合物，是目前治疗 GBS 的一种有效方法。血浆交换量约 50 mL/kg，隔日 1 次，共用 5 次，早期治疗效果显著。

（三）康复治疗

理疗、按摩、针灸和康复训练等措施有利于改善患肢的肌力，预防肌肉萎缩和关节畸形，促进肢体的功能恢复。

六、护理

（一）一般护理

1）给予舒适的卧位，保证充足休息。病室环境安静。

2）急性期如有吞咽困难及呛咳的患者，给予插胃管，以高蛋白、高维生素、高热量且易消化的鼻饲流质。恢复期先给予糊状饮食并耐心细致地喂食。根据患者体质及消化道功能情况给予充足的热量、蛋白质及水分，以保证其营养。

3）保持大、小便通畅，定时为患者处理大、小便。尿潴留者先在腹部加压或以清水冲洗会阴部以诱导其排尿，无效时则采用间歇导尿，便秘者可用软化剂、缓泻剂或灌肠。

4）备好气管插管、气管切开用物、呼吸机、氧气及抢救药品等。

5）加强口腔护理，每日 $3 \sim 4$ 次。

6）做好皮肤护理，预防呼吸道感染，每 2 小时协助患者翻身拍背。

（二）病情观察与护理

1）本病常因侵犯呼吸肌及膈肌而使患者出现呼吸肌无力，为急危重症，因此应严密观察病情。注意患者呼吸动态、节律及频率异常情况，有无缺氧、发绀表现，如患者出现烦躁不安、面部冷汗、心率加快、血压不稳,应立即报告医生,给予氧气吸入并辅助人工呼吸。

2)根据病情定时观察血压、脉搏、心率、患者吞咽功能及声音嘶哑程度,有无进食呛咳情况,并观察患者四肢瘫痪及感觉障碍程度。

3)对使用呼吸机的患者应密切观察呼吸机运行情况,及时排除故障,保证有效通气。

4)护士应熟悉患者所用的药物,对药物的使用时间、方法及不良反应应向患者解释清楚。密切观察药物不良反应,使用激素时,应注意消化道出血,防止应激性溃疡;不要轻易使用安眠、镇静药。

(三)并发症护理

本病主要并发症为肺炎、肺不张。除应用抗生素抗感染治疗,保持呼吸道通畅至关重要。除有效吸痰,还可进行体位引流排痰,患者取侧卧头低足高位(抬高床尾 10 cm)。吸痰与排痰前肺部听诊,根据肺不张的部位进行叩背,然后吸痰或进行药物超声雾化吸入。心脏并发症常见的有中毒性心肌炎,表现心悸、脉速及心律不齐等,需细心观察。治疗护理尽量集中,保证患者充分休息,以减轻心脏负担。静脉输液成人 40～50 滴/分钟,儿童不超过 30 滴/分钟,以防发生心力衰竭和肺水肿,也可按医嘱应用西地兰能量合剂等。

(四)心理护理

本病起病急、进展快,患者常因呼吸费力而紧张、恐惧,害怕呼吸停止、害怕气管切开及恐惧死亡,给患者带来沉重的精神负担,表现为躁动不安及依赖心理。护士应及时了解患者的心理状况,多陪伴患者,多关心患者,随时关注其心理状态并给予安慰和疏导;讲解病程经过,并告知本病经过积极治疗和康复锻炼大多预后良好,以减轻患者的心理负担,增强患者的自信心,使其更好地配合治疗。

(五)用药护理

1.糖皮质激素

使用糖皮质激素治疗时可能出现应激性溃疡所致消化道出血,应观察有无胃部疼痛不适和柏油样大便等,留置鼻胃管的患者应定时回抽胃液,注意胃液的颜色、性质。

2.免疫球蛋白

使用免疫球蛋白治疗时常引起发热、面红,减慢输液速度可减轻症状。

3.镇静安眠药物

某些镇静安眠药物可产生呼吸抑制,不要轻易使用,以免掩盖或加重病情。

(六)健康指导

1.疾病知识指导

向患者及家属介绍本病的病因、进展、治疗、常见并发症和预后的相关知识。教会其GBS的基本护理方法,安静的环境、规律的生活、合理的饮食、充足的睡眠,远离不良刺激等均有利于患者的康复;告知患者及家属定期复查,病情变化立即就诊。

2.康复护理

加强肢体功能锻炼和日常活动训练,减少并发症,促进康复。给予肢体被动运动或在诱导下主动运动,保持关节的最大活动度。指导家属要有耐心,应理解和关心患者,督促患者坚持康复锻炼。

3.病情监测指导

告知患者及家属消化道出血、营养失调、压疮、下肢静脉血栓形成的表现及预防窒息的方法。

(常　青)

第六节　急性脊髓炎

急性脊髓炎即非特异性的脊髓炎。系一组病因不明的急性脊髓横贯性损害的炎症性疾病,亦称横贯性脊髓炎。是神经系统较常见的疾病之一,一年四季各地均有发病。

一、病因和发病机制

本病确切的病因未明,多数为病毒感染或接种疫苗后引起的机体自身免疫反应。脊髓血管缺血和病毒感染后,抗病毒抗体所形成的免疫复合物在脊髓血管内沉积也可能是本病的发病原因。脊髓全长均可累及,但以胸3～5节段最多见,因为此段脊髓供血较差而易发生此病。其次为颈段和腰段,骶段少见。肉眼观察脊髓可见病变部位软膜充血或有炎性渗出物,脊髓肿胀,严重者质地变软。切面可见白质与灰质分界不清,有点状出血。镜检可见软膜和脊髓血管扩张、充血,血管周围出现以淋巴细胞和浆细胞为主的浸润和水肿,灰质内神经细胞肿胀,尼氏小体溶解,甚至细胞溶解消失。白质内髓鞘脱失,轴突变性,大量吞噬细胞和胶质细胞增生。脊髓严重破坏时,可软化形成空腔。

二、临床表现

本病起病急。首发症状为:先感肢体麻木或疼痛,数小时后出现肢体无力或以肢体无力起病,1～2日症状达高峰。少数可呈卒中型发病,即突然无力瘫倒,症状很快达高峰。偶有起病缓慢、1～2周症状达到高峰者。四肢瘫或双下肢瘫(截瘫)、某一平面以下感觉障碍(传导束形感觉障碍)、大小便功能障碍(括约肌功能障碍)是本病的三大主要特点。

(一)运动障碍

主要为上运动神经元性瘫痪,早期呈脊髓休克样表现,如肌张力减低、腱反射消失、病理反射引不出,即呈弛缓性瘫痪样表现,数小时或数日、数周后出现肌张力增高、腱反射亢进、踝阵挛和病理反射,即痉挛性瘫痪(上运动神经元瘫痪)体征。受累脊髓部位各异,其临床表现不同。

1)高位颈髓:上下肢均为上运动神经元性瘫痪,因呼吸肌瘫痪,故可伴有程度不等的呼吸困难,严重者需气管切开辅助呼吸。

2)颈膨大:双上肢为下运动神经元性瘫痪(弛缓性瘫痪),上肢或手部肌肉短期内即有萎缩,系颈膨大部支配上肢的前角细胞受累所致,其上肢功能多难以完全恢复。双下肢为下运动神经元瘫痪。颈 8 胸 1 节段侧角细胞受累时出现 Horner 综合征。

3)胸髓:双上肢正常,双下肢呈上运动神经元性瘫痪。可根据感觉障碍平面及上、中、下腹壁反射消失情况来估计受损节段。

4)腰髓:双下肢呈下运动神经元性瘫痪。

5)圆锥:无运动障碍。肛门周围和会阴部皮肤感觉缺失呈鞍状分布;括约肌功能障碍。

(二)感觉障碍

受损平面以下感觉障碍,以痛觉消失最明显。在感觉消失区的上缘和正常感觉区之间可有 1～2 节段区感觉过敏。轻症患者感觉障碍可不明显。年龄小的患儿因表达能力差,有时难以查出感觉障碍平面,因此查体应仔细。一般感觉恢复早于运动,多数 1～2 周,少数 3～4 周恢复正常。此点与成人感觉恢复较运动恢复慢不同。

(三)括约肌功能障碍

括约肌功能障碍主要为尿潴留。脊髓休克期因膀胱逼尿肌松弛,呈现失张力性神经元膀胱,当其过度充盈超过膀胱括约肌承受压力时,尿液自动流出,称为充盈性尿失禁。随着脊髓功能恢复,开始出现尿意和排尿功能,多于 2～3 周恢复正常。尚可有受累节段以下皮肤干燥、少汗或无汗、指(趾)甲脆弱等自主神经受累症状。

三、实验室及其他检查

(一)外周血和脑脊液检查

除部分患者急性期外周血和脑脊液白细胞轻度增高外均无特殊变化。

(二)电生理检查

运动诱发电位(MEP)异常,脑电图(EMG)呈失神经改变。

(三)影像学检查

脊柱 X 线片正常,脊髓 MRI 可见病变部脊髓变粗。病变节段髓内斑点状或片状长 T1 长 T2 信号,常为多发,或有融合;恢复期可恢复正常。但也有脊髓 MRI 始终未显示异常者。

四、治疗

及时治疗,减轻症状,预防并发症,早期功能训练,促进康复。

1)糖皮质激素:急性期大剂量甲泼尼龙短程冲击疗法,可减轻脊髓水肿,控制病情发展。

2)免疫球蛋白。

3)可选用适当的抗生素预防感染。

4)维生素 B 族,神经营养药如 ATP、细胞色素 C、胞二磷胆碱等有助于神经功能的恢复。

5)血管扩张剂:如烟酸、尼莫地平、丹参。

五、护理

1）急性期卧床休息，有呼吸困难者应抬高床头；避免厚棉被等重物压迫肢体，使膝关节和髋关节处于外展、伸直的姿势；保持室内安静和空气新鲜，减少探视，恢复期适当做床上的主动与被动运动和下床活动。

2）予以高蛋白、高维生素且易消化的食物，多食瘦肉、豆制品、新鲜蔬菜、水果及含纤维素多的食物，多饮水（每日至少3 000 mL）以刺激肠蠕动增加、减轻便秘及肠胀气。

3）密切观察患者呼吸的频率、节律变化，评估患者的运动和感觉障碍的平面，及时发现上行性脊髓炎的征兆，如瘫痪下肢迅速波及上肢或延髓支配肌群，出现吞咽困难构音不清、呼吸困难等应立即通知医生，并做好相应护理。

4）对感觉减退或缺失的患者，禁用热水袋，防止烫伤和冻伤，每日用温水擦洗，以促进血液循环和感觉恢复，给患者做知觉训练，用砂纸、丝绸等判断触觉，可用冷水、温水等刺激温度觉，用大头针刺激痛觉。

5）对排尿功能障碍的患者密切观察患者排尿的方式、次数、频率、时间、尿量与颜色，了解有无尿路刺激征，检查膀胱是否膨隆，区分是尿潴留还是充盈性尿失禁。留置导尿管者，及时更换导尿管和引流袋，定时夹闭导尿管以训练膀胱的舒缩功能，严格无菌操作，以防尿路逆行感染。

6）对有吞咽困难的患者，予以流质，药物需磨碎，必要时予鼻饲。

7）预防并发症的护理

（1）预防尿路感染的护理：留置尿管的患者要严格无菌操作；定期更换尿管和无菌接尿袋；保持外阴部清洁，每天进行尿道口的清洗、消毒；观察尿液的颜色、性质与量，注意有无血尿、脓尿或结晶尿；每3～4小时开放尿管1次，以训练膀胱充盈和收缩功能；鼓励患者多饮水，2 500～3 000 mL/d，以稀释尿液，促进代谢产物的排泄，以达到自动冲洗膀胱的目的。

（2）预防压疮的护理：予加强营养；卧气垫床，指导舒适的床上卧位，保持肢体功能位置；避免臀部直接与橡皮布接触，每2小时翻身1次，避免拖拉、推，避免皮肤的机械刺激和骨突处受压；每天协助温水擦拭1～2次，按摩皮肤，以促进局部血液循环；保持床单位清洁、干燥、无屑；协助做好患者的个人卫生处置，及时清理排泄物，保持皮肤清洁、干燥；密切观察皮肤有无发红、破溃等状况。

8）应注意观察药物的作用及副作用，如糖皮质激素应随病情好转遵医嘱逐渐减量，如发现呕吐、黑便、胃部不适、水钠潴留、高血压或有感染征象等，应通知医生处理，同时应注意补钾、补钙。

9）患者常因卧床、生活不能自理而焦虑，心理负担重，护士应以高度的同情心和责任心加强与患者的沟通，及时了解患者的心理状况，帮助患者及家属了解疾病的相关知识，鼓励患者树立信心，积极配合治疗和护理。

10）健康教育

（1）本病病程恢复时间较长，指导患者及家属掌握疾病康复知识和自我护理方法，帮助分析和去除对疾病治疗和康复不利的因素，鼓励患者持之以恒地做好肢体功能的锻炼,注意劳逸结合,克服急于求成心理。

（2）合理安排饮食,加强营养,多食瘦肉、鱼,多喝水,多食水果、蔬菜等。

（3）适当体育锻炼,增强体质,根据天气变化及时增减衣服,预防受凉、感染等诱因。

（4）按医嘱正确服药,不可随意更改药物剂量与用法。

（5）鼓励患者做力所能及的家务,指导家属患者锻炼时要加以保护,有人陪伴,地面防滑、防湿,穿防滑鞋以防跌伤等意外。

（6）向患者及照顾者讲授留置尿管的相关知识和操作注意事项,避免尿袋接头的反复打开,防止逆行感染。告知膀胱充盈的指征与尿道感染的相关表现。如发现患者尿液引流量明显减少或无尿、下腹部膨隆,小便呈红色或浑浊时应协助其及时就诊。

（常　青）

第七节　高血压脑病

高血压脑病是血压急剧升高情况下发生的一时性脑功能紊乱。由于脑小动脉在持久而严重的痉挛后出现被动性或强制性扩张,脑循环急性障碍,导致脑水肿和颅内压升高,引起一系列临床表现。起病急,血压突然升高,伴剧烈头痛、烦躁不安、脉搏有力、呼吸困难或减慢、视力障碍,也可出现偏瘫、半身感觉障碍、失语,甚至抽搐、昏迷。对降压治疗反应迅速,血压下降后症状可以消失。若不治疗,很快昏迷甚至死亡。

一、病因

有原发或继发（如急性或慢性肾小球肾炎、肾血管性高血压、妊娠高血压综合征、子痫、嗜铬细胞瘤）高血压病史。多发生于急进型或严重的缓进型高血压患者,尤其是有明显脑动脉硬化者。常因过度疲劳、紧张和情绪激动所诱发。

二、临床表现

急性或亚急性起病,病势迅猛,常12~24小时达高峰。有剧烈弥漫性头痛伴视力障碍、意识模糊甚至昏迷、恶心、呕吐、抽搐、一过性偏瘫、失语等表现。也可出现呼吸困难、咳嗽、吐泡沫样痰等急性心力衰竭症状及急性肾功能衰竭的表现。体检可见血压升高,常高达250/150 mmHg,颈项强直、眼球震颤、不固定的局部肢体无力,强直或瘫痪。眼底可见视网膜小动脉痉挛、出血、渗出、视乳头水肿。

三、治疗

（一）迅速降压

迅速有效地降低血压是治疗的关键,争取在30~60分钟降至160/100 mmHg左右,血压过高时可将收缩压下降1/3为度。常用的降压药有:

1.硝苯地平

可以气雾剂喷入患者口咽部,每次 0.5 mg,连喷 6 次;或以 10～20 mg 片剂置于舌下含化,5～10 分钟再可重复一次。

2.二氮嗪

二氮嗪 5 mg/kg 在 10～25 秒钟一次快速静脉注射完毕,可合用呋塞米,有糖尿病者忌用。

3.硝普钠

硝普钠是治疗高血压危象的首选药物,常用 30～100 mg 加入 5% 葡萄糖液 500 mL 中避光静脉滴注,起初以 15～20 滴/分的滴速,以后根据血压调节剂量。

4.阿方那特

阿方那特 250～500 mg 加入 5% 葡萄糖液 250 mL 中静脉滴注,1～4 mg/min,使用过程中需严密观察血压。

(二)降低颅内压,控制脑水肿

1)20% 甘露醇 250 mL 静脉滴注,12～24 小时 1 次。

2)呋塞米 20～40 mg 加入 50% 葡萄糖 20 mL 中,静脉注射。

3)10% 葡萄糖甘油盐水 500 mL 静脉滴注,12～24 小时 1 次。

4)制止抽搐:常用地西泮 10～20 mg 缓慢静脉注射,或鲁米那钠 100 mg,肌内注射。必要时可重复应用,亦可选用水合氯醛。

5)在血压下降、症状缓解后,须持续治疗高血压,对发生在继发性高血压基础上患者,应针对病因处理,以防复发。

四、护理

(一)一般护理

1.休息

患者绝对卧床休息,床头抬高 30°对于精神紧张、烦躁不安者,可服用少量的镇静剂。昏迷者应头偏向一侧。

2.饮食

以低盐、清淡、低胆固醇和低动物脂肪食物为宜;肥胖者需适当控制进食量和总热量,以控制体重;禁止吸烟和饮酒;昏迷者应给予鼻饲饮食。

3.病室

环境整洁、安静,温湿度适宜。

4.观察生命体征

严密观察体温,脉搏、呼吸、血压的变化,并随时记录。使用降压药物后一般使平均动脉压在 150～160 mmHg。降压不宜过快,否则机体一时不能适应,使心、脑、肾供血不足,产生严重的合并症。应每小时测血压一次。

5.预防并发症

1)水电解质平衡失调:详细记录出入量,早期每日输液量 2 000 mL,以 10% 葡萄糖液为主,以防入量过多加重脑水肿。

2)呼吸道感染:昏迷患者失去咳痰能力,频繁呕吐,极易吸入呼吸道,患者由此易并发肺炎。除常规使用抗生素外,及时吸出呼吸道分泌物,保持呼吸道通畅是预防肺炎的重要措施。吸痰时应尽量减少刺激,以免引起患者剧烈咳嗽。分泌物黏稠不易吸出或已有肺部感染时,可给予抗生素溶液超声雾化吸入。

3)压疮:因患者意识不清,极易发生压疮,因此应2小时翻身一次。翻身时动作要轻,避免拖拉。保持床铺平整、干燥、清洁,受压部位加气垫和棉垫,常用温水擦洗并按摩。

(二)症状护理

1. 紧张恐惧

高血压患者多数有焦虑,敌对和抑郁的心理,易激动。而不良的心理情绪给疾病带来不利的影响。如疼痛和愤怒会引起舒张压明显升高,而恐惧惊骇能使血管收缩压升高。心理护理的重点是尽可能让患者以平稳的心理状态,平安度过急性期。改变患者悲观绝望的心理状态,即在信念上由悲观变为乐观,在意志上由懦弱变为坚强,在情绪上由紧张易激惹变为稳定。为此,医护人员在技术操作时必须熟练准确,态度和蔼可亲,语言亲切,动作轻柔。经常了解和尽可能满足患者的正常需要。当患者焦虑不安时,除用镇静剂外,对有一定文化修养的患者,可小音量播放优美愉快的轻音乐,以安定精神,调节情绪。

2. 抽搐

抽搐是高血压脑病的主要症状,患者意识不清,不能自主,需加用床栏,备缠有纱布的压舌板,插入上下臼齿之间,防止舌咬伤。一切治疗操作应集中,避免光及触动诱发抽搐,专人护理,严密观察抽搐的时间和次数,并立即采取有效的措施终止抽搐。

3. 剧烈头痛

当出现剧烈头痛伴恶心、呕吐,常系血压突然升高,应立即让患者卧床休息,积极协助医生,采取降压措施。

4. 呼吸困难、发绀

呼吸困难、发绀系高血压时左心衰竭引起,应给予舒适的半坐位,并给予氧气吸入,湿化瓶应换用75%乙醇为宜;按医嘱应用洋地黄治疗。

(常 青)

第八节 脑出血

脑出血(ICH)是指非外伤性脑实质内出血,发病率为每年(60~80)/10万,在我国占全部脑卒中的20%~30%。虽然脑出血发病率低于脑梗死,但其致死率却高于后者,急性期病死率为30%~40%。

一、病因与发病机制

（一）病因

最常见的病因是高血压合并细小动脉硬化，其他病因包括脑动脉粥样硬化、颅内动脉瘤和动静脉畸形、脑动脉炎、脑淀粉样血管病变、血液病（如白血病、再生障碍性贫血、血小板减少性紫癜、血友病、红细胞增多症等）、抗凝或溶栓治疗等。

（二）发病机制

高血压脑出血的主要发病机制是脑内细小动脉在长期高血压作用下发生慢性病变破裂所致。颅内动脉具有中层肌细胞和外弹力层缺失的特点。长期高血压可使脑细小动脉发生玻璃样变性、纤维素样坏死，甚至形成微动脉瘤或夹层动脉瘤，在此基础上血压骤然升高时易导致血管破裂出血。

二、临床表现

（一）病史

1）了解起病时间、方式、速度及有无正在活动，或者是在生气、大笑等情绪激动，或者是在用力大便等诱因。脑出血患者多在活动和情绪激动时起病。

2）询问患者有无明显的头昏、头痛等前驱症状。大多数脑出血患者病前无预兆，少数患者可有头痛、头晕、肢体麻木、口齿不利等前驱症状。

3）了解有无头痛、恶心、呕吐、打哈欠或烦躁不安等伴随症状，脑出血患者因血液刺激以及血肿压迫脑组织引起脑组织缺血、缺氧，发生脑水肿和颅内压增高，可致剧烈头痛和喷射状呕吐。

（二）症状和体征

高血压脑出血以 50 岁左右高血压患者发病最常见。由于高血压发病有年轻化趋势，因此，在年轻的高血压患者中也可发生脑出血。高血压脑出血发生前常无预感，少数有头昏、头痛、肢体麻木和口齿不清等前驱症状。多在白天情绪激动、过分兴奋、劳累、用力排便或脑力紧张活动时发病。起病突然，往往在数分钟至数小时内病情发展到高峰。急性期常见的主要表现为头痛、呕吐、意识障碍、偏瘫、失语、大小便失禁等。呼吸深沉带有鼾声，重则呈潮式呼吸或不规则呼吸。患者在深昏迷时四肢呈弛缓状态，局灶性神经体征不易确定，此时需与其他原因引起的昏迷相鉴别；若昏迷不深，查体时可能发现轻度脑膜刺激症状以及局灶性神经受损体征。按不同部位的脑出血的临床表现分述如下：

1. 基底核区出血

基底核区出血为高血压脑出血最好发的部位，约占脑出血的60%。而该区又以壳核出血为最多见，系豆纹动脉破裂所致。由于出血经常波及内囊，临床上又称为内囊出血。根据症状，分为轻重两型。

2. 脑叶出血

脑叶出血又称皮质下白质出血，占脑出血的15%，仅次于壳核出血。发病年龄11～80 岁不等。中青年的脑叶出血多由脑血管畸形或脑动脉瘤破裂所致，老年人主要见于高血压脑动脉硬化。临床症状可分为三组:无瘫痪及感觉障碍者约占25%,出现头痛、呕吐、脑膜刺激征和血性脑脊液,仔细检查还可发现与病变部位相应的体征,如偏盲及象限盲,各种类型不全失语和精神症状;有瘫痪和躯体感觉障碍者,约占65%,出血多位于额、顶叶,临床表现虽有偏侧体征,但上、下肢瘫痪程度或运动与感觉障碍程度明显不等;发病即昏迷者,出血量大,约占10%。脑叶出血多数预后良好。

3. 丘脑出血

丘脑出血较少,占5%～10%。主要为丘脑膝状体动脉或丘脑穿通动脉破裂出血,前者出血位于丘脑外侧核,后者位于丘脑内侧核。症状和病情取决于出血量的大小,但该部位出血有其特殊表现:可有丘脑性感觉障碍,出现对侧半身深浅感觉减退、感觉过敏或自发性疼痛。另外,还可出现丘脑性痴呆,如记忆力和计算力下降、情感和人格障碍等。有时出现眼球活动障碍如双眼垂直性活动不能,两眼常向内或内下方凝视。若出血量大时,除了上述症状,还因血肿压迫周围组织,出现类似于壳核出血的临床表现,病情重、预后不佳。丘脑出血量少者,除了感觉障碍外,无其他表现,有的甚至没有任何症状。

4. 脑桥出血

脑桥出血重症常迅速波及双侧,瞳孔呈针尖样,中枢性高热,双侧面瘫和四肢强直性瘫痪。出血破入第四脑室患者呈深昏迷、高热、抽搐、呼吸衰竭而死亡。轻症常累及单侧,表现交叉性瘫痪,即病灶侧面瘫,外展麻痹或面部麻木,对侧上下肢瘫痪,头和双眼偏向健侧,双眼凝视。

5. 中脑出血

中脑出血轻者可表现为一侧或两侧动眼神经不全瘫,或韦伯(Weber)综合征;重者昏迷、四肢软瘫,迅速死亡。

6. 小脑出血

小脑出血约占脑出血10%。并不多见,但60岁以上老年人小脑出血相对多见。小脑出血多见于一侧半球的齿状核部位。轻型发病时多无意识障碍,主诉头晕、头痛、频繁呕吐,无偏瘫。体检时可见眼震、共济失调及肌张力减低。重型发病突然,眩晕明显,频繁呕吐,枕部疼痛,病变侧共济失调,眼球震颤,同侧周围性面瘫,颈项强直,易误诊为蛛网膜下隙出血。病情如继续加重,颅内压增高明显,昏迷加深,极易发生枕骨大孔疝死亡。

7. 脑室出血

脑室出血分原发与继发两种,继发性系指脑实质出血破入脑室者;原发性指由于脉络丛血管破裂引起。本处仅讨论原发性脑室出血。原发性脑室出血占脑出血3%～5%。55%的患者出血量较少,仅部分脑室出血,其临床表现为头痛、呕吐、颈项强直,克氏征阳性,意识清楚或一过性意识障碍,脑脊液血性,酷似蛛网膜下隙出血,预后良好,可完全恢复正常。出血量大、全部脑室均被血液充满者,发病即昏迷、呕吐、瞳孔极度缩小、两眼分离斜视或眼球浮动、四肢弛缓性瘫,可有去大脑强直、呼吸深、鼾声明显、体温明显升高,预后严重,多迅速死亡。

三、实验室及其他检查

(一)脑脊液检查

脑出血常破入脑室系统而呈血性脑脊液,可占全部脑出血患者的 86% ~ 90% ,约有 15% 的患者脑脊液清晰透明,蛋白增高。脑出血影响下丘脑,可有血糖及尿素氮升高。醛固酮分泌过多可致高血钠症,血液中免疫球蛋白增高。一周后脑脊液为橙黄或淡黄色,3 周后脑脊液为清亮。

(二)尿液检查

常可发生轻度糖尿与蛋白尿。有人报道脑出血患者中有 16% 出现暂时性尿糖增加,38% 出现蛋白尿。

(三)颅脑 CT 检查

CT 显示的特征是出血区密度增高,据此可确定脑出血的部位、大小、程度及扩散的方向。急性期可显示脑实质或脑室内血肿,呈高密度块影,血液可扩散至蛛网膜下隙,血肿周围脑水肿呈低密度改变,血肿和脑水肿引起脑瘤效应,以及脑室扩大等脑积水表现。

四、治疗

本病的治疗原则是防止继续出血,保持呼吸道通畅,降低颅内压,注意水和电解质紊乱,防止并发症。

急性期的治疗原则是保持安静,防止继续出血;积极抗脑水肿,减低颅内压;调整血压,改善循环;加强护理,防治并发症。采取积极合理的治疗,以挽救患者生命,减少神经功能缺失程度和降低复发率。

(一)一般处理

发病后就近治疗,卧床休息、保持安静。加强护理,预防并发症。患者昏迷或有意识障碍时,必须采取积极措施,保持呼吸道通畅,应及时吸痰,必要时行气管切开,以防止呼吸道继发感染。适当输液,保证营养,注意电解质与酸碱平衡,预防感染,为防治肺炎及尿路感染,可早期应用抗生素。要定时变换体位,防止压疮。发病后 3 日仍神志不清楚、不能进食者,应鼻饲保证营养。

(二)控制高血压

维持血压在发病前原有水平,降低不可过快、过低。舒张压较低、脉压过大者不宜用降压药。血压过高、波动过大,易致继续出血,但血压过低易致脑灌注不良,加重脑水肿。常用利血平 0.5 mg 肌内注射或 25% 硫酸镁注射液 5 ~ 10 mL 肌内注射。严密观察血压变化。

(三)降低颅内压

减轻脑水肿是脑出血急性期挽救生命的最重要措施。可快速静脉滴注 20% 甘露醇 250 mL(20 ~ 40 分钟滴完),每 6 ~ 8 小时 1 次,也可用 10% 甘油 500 mL 静脉滴注,每日 1 ~ 2 次,也可将地塞米松 5 ~ 10 mg 加入脱水剂内静脉滴注,使用 5 ~ 7 天。能减少脑脊液的生成,降低毛细血管的通透性,抑制垂体后叶抗利尿激素分泌,稳定溶酶体,稳定细胞膜,清除自由基,从而减轻脑水肿。糖尿病、消化道出血者忌用。可合用呋塞米。在脱水治疗过程中,要随时调整水、电解质,避免水、电解质平衡紊乱的不良后果。

(四)止血

多数患者凝血机制无障碍,一般认为止血剂无效。但对脑实质内多发点状出血或渗血,特别是合并消化道出血时,可用西咪替丁 0.4 g 静脉滴注,每日 1~2 次。亦可选用6-氨基己酸、止血敏等。

(五)营养、水和电解质的补充

昏迷时第 1~2 天,禁食,静脉补液,每日补 1 500~2 000 mL,如高热、多汗加量,注意速度要慢,注意补充钾盐。1~2 天,如仍昏迷不能进食,可给予鼻饲低盐流质饮食,注意补充热量、维生素,纠正水、电解质酸碱失衡。

(六)控制感染

对于昏迷时间较长,部分患者并发感染,针对可能查明的致病菌正确地选用抗生素。

(七)防治并发症

定时翻身、叩背、吸痰,加强口腔护理。尿潴留可导尿或留置导尿管,加强呼吸系统、循环系统、消化系统、泌尿系统,压疮等并发症的防治。

(八)手术治疗

在 CT、MRI 引导下做颅内血肿吸除术。此法仅在局部麻醉下施行,手术本身损害少,对各年龄组及有内脏疾病者均可进行。抽出血肿后,用尿激酶或精制蝮蛇抗栓酶反复冲洗,从 CT 结果看,血肿、脑水肿及脑占位效应可在短期消失,效果显著优于保守治疗,是一个有前途的手术方法。对小脑、脑叶、外囊出血应及时争取手术治疗。对脑干的出血禁用。

(九)恢复期治疗

主要是瘫痪肢体的功能恢复锻炼,失活者应积极进行言语训练,应用改善脑循环及代谢的药物,并配合针灸、理疗、按摩、推拿等治疗。

五、护理

(一)一般护理

急性期患者绝对卧床休息 4 周,抬高床头 15°~30°,以促进脑部静脉回流,减轻脑水肿;取侧卧位或平卧头侧位,防止呕吐物反流引起误吸。脑出血急性期患者应尽量就地治疗,避免不必要的搬动,并注意保持病房安静、安全,严格限制探视,避免各种刺激,各项治疗操作应集中进行。翻身时,注意保护头部,动作宜轻柔缓慢,尽量减少头部的摆动幅度,以免加重出血,避免咳嗽和用力排便。神经系统症状稳定 72 小时后,患者即可开始早期康复锻炼,但应注意不可过度用力或憋气。恢复期的康复训练不可急于求成,应循序渐进,持之以恒。

(二)饮食护理

急性期患者给予高蛋白、高维生素、高热量饮食,并限制钠盐摄入(<3 g/d),有意识障碍、消化道出血的患者宜禁食 24~48 小时,然后酌情给予清淡、易消化、无刺激、营养

丰富的鼻饲流质,如牛奶、豆浆、藕粉、蒸蛋或混合匀浆等,注意温度适宜、少食多餐,4~5 次/天,每次约 200 mL。恢复期患者应给予清淡、低盐、低脂,适量蛋白质、高维生素食物,戒烟酒,忌暴饮、暴食。

(三)症状护理

1)对神志不清、躁动或有精神症状的患者,床应加护栏,并适当约束,防止患者自伤或他伤。

2)注意保持呼吸道通畅。防止舌根后坠和窒息,及时清除口鼻分泌物,协助患者轻拍背部,以促进痰痂的脱落排出,但急性期应避免刺激咳嗽,必要时遵医嘱给予负压吸痰及定时雾化吸入。

3)协助患者完成生活护理。按时翻身,保持床单干燥、整洁,保持皮肤清洁卫生,预防压疮的发生,必要时使用气垫床;如有闭眼障碍的患者,应涂四环素眼膏,并用湿纱布盖眼,保护角膜;昏迷和鼻饲患者应做好口腔护理,2 次/天。有大小便失禁的患者,注意及时清理大小便,保持会阴部及肛周皮肤清洁、干燥。

4)有吞咽障碍的患者,喂饭、喂水时宜缓慢,遇呕吐或反呛时应暂停喂食喂水,防止食物呛入气管引起窒息或吸入性肺炎,对昏迷等不能进食的患者可遵医嘱予以鼻饲流质饮食。

5)注意保持瘫痪肢体的功能位,防止足下垂,被动运动关节和按摩患侧肢体,防止手足挛缩、变形及神经麻痹,病情稳定后应尽早开始肢体及语言功能的康复训练,以促进神经功能的早日康复。

6)中枢性高热的患者先行物理降温,如温水擦浴、乙醇浴、冰敷等,效果不佳时可遵医嘱给予退烧药,并注意监测和记录体温的情况。

7)密切观察病情,尤其是生命体征,神志、瞳孔的变化,及早发现脑出血的先兆表现,发现异常,应立即报告医生及时抢救。使用脱水降颅内压药物时注意检测尿量与水、电解质的变化,防止低钾血症和肾功能受损。

(四)预防并发症的护理

1.预防脑疝发生的护理

严密观察患者有无剧烈头痛、喷射性呕吐、躁动不安、血压升高、脉搏减慢、呼吸不规则、一侧瞳孔散大、意识障碍加重等脑疝的先兆表现,一旦出现,应立即报告医生,保持呼吸道通畅,迅速给予吸氧,建立静脉通路,遵医嘱快速给予脱水、降颅内压药物及其他抢救器械、药物。

2.预防上消化道出血的护理

遵医嘱予合理饮食及保护胃黏膜、止血的药物;告知患者及家属上消化道出血的原因,安慰患者,消除其紧张情绪,创造安静舒适的环境,保证患者的休息。注意观察患者有无呃逆、上腹部饱胀不适、胃痛、呕血、黑便、尿量减少等症状和体征;胃管鼻饲的患者,注意回抽胃液,并观察胃液的颜色、有无黑便,如有异常及时报告医生。如果患者出现呕吐或从胃管抽出咖啡色液体,解柏油样大便,同时伴面色苍白、口唇发绀、呼吸急促、皮肤湿冷烦躁不安、血压下降、尿少等,应考虑上消化道出血和出血性休克,要立即报告医生,并配合行止血、抗休克处理。

（五）用药护理

告知药物的作用与用法，注意观察药物的疗效与不良反应，发现异常情况，及时报告医生处理。

1）颅内高压使用20%甘露醇静脉滴注脱水时，要保证绝对快速输入，20%的甘露醇100~250 mL，要在15~30分钟滴完，注意防止药液外漏，并注意尿量与血电解质的变化，防止低血钾和肾功能受损的发生。患者每日补液量可按尿量加500 mL计算，在2 000 mL以内，如有高热、多汗、呕吐或腹泻者，可适当增加入液量。每日补钠50~70 mmol/L，补钾40~50 mmol/L。防止低钠血症，以免加重脑水肿。

2）严格遵医嘱服用降压药，不可骤停和自行更换，亦不宜同时服用多种降压药，避免血压骤降或过低致脑供血不足。应根据患者的年龄、基础血压，病后血压等情况来判定最适血压水平，缓慢降压，不宜使用强降压药。

3）用地塞米松消除脑水肿时，因其易诱发上消化道应激性溃疡，应观察有无呃逆、上腹部饱胀不适、胃痛、呕血、便血等，注意胃内容物或呕吐物的性状，以及有无黑便的发生；鼻饲流质的患者，注意观察胃液的颜色是否为咖啡色或血性，必要时可做隐血试验检查，如发现异常及时通知医生处理。

4）躁动不安的患者可根据病情给予小量镇静止痛药；患者有抽搐发作时，可用地西泮静脉缓慢注射，或苯妥英钠口服，并密切观察用药后的反应。

（六）心理护理

主动关心患者与家属，耐心介绍病情及预后，消除其紧张焦虑、悲观情绪。

（七）健康指导

1）疾病知识和健康指导同脑梗死。

2）给予低盐、低脂、适量蛋白质、富含维生素与纤维素的清淡饮食，多吃蔬菜、水果，少食辛辣刺激性强的食物，戒烟酒。

3）避免诱因指导患者尽量避免使血压骤然升高的各种因素。

（1）避免情绪激动，去除不安、恐惧、愤怒、忧郁等不良心理，保持正常心态。避免惊吓等刺激。

（2）建立健康的生活方式，生活有规律，保证充足睡眠。

（3）养成定时排便的习惯，保持大便通畅，避免大便时用力过度和憋气。

（4）坚持适度锻炼，避免重体力劳动。如坚持做保健体操、慢散步、打太极拳等。避免突然用力过猛。

（5）控制高血压，遵医嘱正确服用降压药，维持血压稳定，减少血压波动对血管的损害。

（6）出院后定期复查血压、血糖、血脂、血常规等项目，积极治疗原发性高血压、糖尿病、心脏病等原发疾病。如出现头痛、呕吐、肢体麻木无力、进食困难、饮水呛咳等症状时需及时就医。

（常 青）

第九节 癫 痫

癫痫是一种慢性脑部疾患,以脑部神经元过度放电所致的突然反复和短暂的中枢神经系统功能失常为特征。临床表现为间歇性的意识丧失和全身抽搐,伴有二便失禁。主要病理放电活动可能仅涉及一个区域的大脑皮质细胞而不扩散,引起临床上局限性发作。痫性活动也时常由皮质通过输出纤维传播到丘脑和中脑网状结构,引起意识丧失,再由弥散性丘脑系统传播至整个大脑皮质,产生继发性全身强直-阵挛发作。

一、病因

(一)原发性癫痫(特发性癫痫)
此类患者脑内并没有发现可以解释症状的病理变化或代谢异常。

(二)继发性癫痫(症状性癫痫)
此类患者有某种疾病为原发病因,癫痫发作只是该病的症状之一。其常见病因有:

1.先天性或遗传性疾病

如脑畸形、先天性脑积水、染色体异常、遗传性代谢障碍。

2.脑部疾患

如脑部外伤、脑瘤、颅内各种感染、寄生虫病、各种脑血管病。

3.全身性疾病

尿毒症、妊娠子痫、肝性脑病、高血压脑病、阿斯综合征、低血糖、低血钙、低血镁、高热惊厥等。

4.各种急、慢性中毒

铅、汞、一氧化碳、乙醇、二氧化硫等工业中毒,药物中毒及有机磷农药中毒等,均能产生痫性发作。

5.其他

产伤、产前病毒感染或分娩时缺氧、窒息等。

二、发病机制

尚未完全阐明,发病机制非常复杂。

(一)痫性活动的发生
神经元放电是神经系统的生理功能,在癫痫病灶中,病态神经元的放电频率大幅度增加,并能导致其周围及远处的许多神经元过度同步放电。其原因有膜电位稳定性破坏,神经组织结构有异常,免疫功能异常等。

(二)痫性活动的传播
病灶细胞群的高频重复放电,使其轴突所直接联系的神经元产生较大的兴奋性突触后电位,从而连续传播。其范围尚取决于其他部位的抑制能力。

(三)痫性活动的终止

主要与各梯层的抑制作用相关,包括癫痫病灶周围抑制性神经细胞的活动,胶质细胞对兴奋性物质的回收以及皮质外抑制机构(尾状核和小脑)的参与。此外,发作时脑部释放的一些物质有抑制癫痫的作用,如内啡肽、腺苷、次黄嘌呤等。

三、临床表现

(一)病史

首先要确定是否为癫痫。要依据详细的病史,如发病年龄、生产发育史、头部外伤史、脑炎、脑膜炎史、家族史。除单纯的部分性发作外,患者本人很难表达,故还需要向目睹者了解整个发作过程,包括当时的环境、发作过程、发作的姿态、面色、声音,有无肢体抽搐和其大致的顺序,有无怪异行为和精神失常等。进行包括神经系统在内的详细体格检查,以及血常规、血钙、血糖、血脂、苯丙酮尿测定和脑电图、大便虫卵、脑脊液等检查。其中脑电图异常对诊断癫痫有价值,但脑电图正常并不能排除诊断。

(二)症状和体征

癫痫的临床表现多样,但都具有短暂性、刻板性、间歇性和反复发作的特征,可分为痫性发作和癫痫症两方面。癫痫患者有多种发作类型,每一例癫痫患者可只有一种发作类型,也可有多种发作类型。如单纯部分性发作可发展为复杂部分性发作或出现全面性强直性发作。因此,痫性发作和癫痫症是两个不同概念,痫性发作为临床表现,有一种或数种发作类型且反复发作者即为癫痫症。

1. 痫性发作

临床上大多数痫性发作者源于大脑皮质的局限部位,所表现的系列症状是由局灶性放电扩散至邻近区域及远隔部位所致。根据国际抗痫联盟分类方案,痫性发作的分类准则为:①痫性发作的异常放电源于一侧脑部还是两侧脑部。②患者意识是否保存。据此分类准则,痫性发作分为两个类型:部分性和全面性。部分性发作起于一侧脑部,也可扩及两侧;全面性发作则同时起于两侧脑部。部分性发作有 3 种类型:部分性发作不伴有意识障碍为单纯部分性发作;若发作向两侧扩散,伴意识障碍则为复杂部分性发作;单纯部分性发作和复杂部分性发作均有广泛性扩散,继发全面性发作。

1)部分性发作:最先的临床和脑电图变化指示开始的神经元群活动限于一侧大脑半球的某个部分,通常有两种情况:

(1)单纯部分性发作:也称局灶性发作。不伴意识障碍,脑电图变化在症状对侧相应的皮质区域。表现为运动、感觉自主神经及精神方面的异常。如肢体或面部抽搐,麻木疼痛,嗅、味、听、视觉异常,出汗口渴,言语记忆障碍及强迫思维等。

(2)复杂部分性发作:有上述的简单部分性发作的症状,同时伴有意识障碍。脑电图有单侧或双侧异常,多在颞部或额颞部。也称精神运动性发作。

(3)部分发作发展成全面性发作:发作中脑电图变化迅速扩散,醒后若能记得住部分性发作时的某个症状,即称先兆。可表现为单纯部分性发作或复杂部分性发作继发全面性发作,也可单纯部分性发作发展成复杂部分性发作,然后继发全面性发作。

2）全面性发作：无论有无抽搐、临床变化指示双侧大脑半球自开始即同时受累，脑电图变化双侧同步，可早期出现意识障碍。

（1）失神发作：以短暂的意识障碍为特征，又称小发作，多见于儿童。有典型失神发作、肌阵挛性失神发作、不典型的失神发作及伴有其他表现的复合型失神发作等多种亚型。以典型失神发作较多见，表现为突然一过性的意识中断，固定在原来的姿势，两眼凝视，呼之不应，持续几秒钟，一般不超过 10 秒钟，发作后不能回忆。此时脑电图为 3 次/秒的棘慢波综合，广泛性两侧同步。常找不到脑部病变，可以与遗传因素有关，预后较好。不典型失神发作时脑电图可有两种形式：10 次/秒的慢棘慢波综合，异常放电为两侧性、不规则、不对称，常为弥漫性脑病变的表现，有智力改变，抗癫痫药效果差。因此，预后不良。

（2）肌阵挛发作：为突然、短暂、快速的肌收缩，可遍及全身，也可限于面部、躯干或肢体。可能单个发生，但常见快速重复。脑电图示棘波、棘慢波或尖慢波。

（3）强直性发作：为全身进入强烈的强直性肌阵挛。肢体伸直，头眼偏向一侧，躯干强直造成角弓反张，常伴有自主神经症状如苍白、潮红、瞳孔散大等。脑电图示低电压快活动，或约 10 Hz，波幅逐渐增高。

（4）强直-阵挛发作（大发作）：以意识丧失和全身抽搐为特征。发作分 3 期。①强直期：所有的骨骼肌呈现持续性收缩。突然意识丧失，跌倒在地，上睑抬起、眼球上窜、喉头痉挛，发出尖叫，口先张后闭。颈及躯干先屈曲而后反张。双上肢屈曲强直，下肢自屈曲变为强烈伸直。持续 10～20 秒钟，进入阵挛期。②阵挛期：全身肌肉节律性抽搐，先快后渐慢，持续 0.5～1 分钟抽搐突然停止。在以上两期中，同时出现心率增快，血压升高，汗、唾液和支气管分泌增多、瞳孔扩大等。呼吸暂停时，皮肤由苍白转为发绀，瞳孔对光反射和浅、深反射消失。③惊厥后期：呼吸首先恢复，心率、血压、瞳孔等渐恢复正常。肌松弛，意识渐苏醒。历时 5～10 分钟。

（5）强直-阵挛发作持续状态：即大发作连续状态。强直-阵挛发作持续 30 分钟以上，或一次大发作后意识尚未恢复，又出现另一次大发作，如此重复发作不停称为癫痫持续状态。

（6）阵挛性发作：为全身重复性阵挛发作，恢复较快。脑电图见快活动、慢波，偶有棘慢波。

（7）无张力发作：部分肌肉或全身肌肉的张力突然降低，造成颈垂、张口、肢体下垂或跌倒。脑电图示棘慢波或低电压、快活动。

2.癫痫症的表现

1）部分性癫痫症

（1）原发性：也称特发性，发病与年龄有关，多为儿童期癫痫。部分性发作和局灶性脑电图异常，无神经系统体征或智能缺陷，常有家族史。癫痫性发作不尽相同，但每个患儿的症状相当固定。良性儿童期癫痫有中央颞部棘波者，发病多在 3～13 岁，男性较多。

表现为口部、咽部和一侧面部的阵挛性抽搐，常伴有舌部僵住感、言语困难、吞咽困难，偶然累及同侧上肢。意识清醒，但发作时有时扩散为癫痫大发作（GTCS）。多在夜间发作,使患儿惊醒。

发作次数较少,数月或数年发作一次。大多数在16岁前痊愈。儿童期癫痫有枕部脑电阵发者,以视觉症状如视物模糊、闪光、幻视等为先兆,继以偏侧阵挛发作或自动症。脑电图在一侧或双侧枕区和后颞区可见棘波或尖波。

(2)症状性:或称继发性,不同的病灶部位可以出现不同类型的发作,病理改变也不一致。如大多数癫痫患者,以起源于海马和(或)杏仁核,表现为复杂部分性发作的颞叶癫痫。病因多为海马回硬化、良性肿瘤、血管畸形等。各种症状性部分性癫痫均可继发为GTCS。

2)全面性癫痫症

(1)原发性:与发病年龄有关,临床症状和脑电图变化自开始即为双侧对称,无神经系统阳性体征。①良性婴儿期肌阵挛癫痫:出生后第一年或第二年出现短促的全身肌阵挛。脑电图可为阵发性棘慢波。青春期可能发生大发作。②儿童期失神癫痫:多见于6~7岁发病,女性较多。每日频繁发作,可达数十次。常有家族史,青春期后可转为GTCS。③青春期失神发作:发病年龄较迟,发作频率较少,常伴有GTCS,脑电图常见4 Hz棘慢波。④青春期肌阵挛癫痫:表现为短促的无规律性肌阵挛,以下肢为主。若累及全身,则导致倾跌,但无意识障碍。可有家族史,也常与GTCS和失神发作并见。

(2)继发性:根据有无特异的病因分为:①无特异病因者,如早期肌阵挛脑病。发病在出生后3个月内,有肌阵挛发作和强直发作,有智能发育障碍,预后不良。②有特异病因者,脑发育畸形,如缺脑回巨脑回综合征可致婴儿痉挛症;先天代谢障碍,如苯丙酮尿症可表现为婴儿痉挛和GTCS。Latona病多发生于6~19岁,产生严重肌阵挛发作和进行性痴呆。

(3)原发性或继发性:包括原发性或继发性病因均可产生的综合征,以及尚未判明病因者。①West综合征:也称婴儿痉挛症,发病都在出生后1年内,以3~7个月婴儿多见。发病以前已出现发育迟缓和神经体征,仅少数患者发病前并无异常。发作表现为颈项强直性痉挛,以屈肌明显,常为突然屈颈、弯腰动作,也可波及四肢。每次痉挛1~15秒钟,连续发作数次至数十次,以睡前和醒后最为密集。一般在2~5岁停止发作,但半数以上转化的GTCS、不典型失神发作或精神运动性发作。②Lennox-Gastaut综合征:发病多在学前期,多伴有智力发育障碍。发作形式多样,如不典型失神发作、强直性发作、肌阵挛发作、GTCS等。脑电图为不规则1~2周/秒棘慢波或尖慢波。

四、实验室及其他检查

(一)脑电图

脑电图80%可见癫痫典型波形,如棘波、尖波、棘慢波或有慢波病灶。

(二)脑血管造影

脑血管造影可排除颅内占位性病变。

(三)腰椎穿刺

原发性癫痫腰椎穿刺可正常。继发性癫痫则脑压及脑脊液细胞和蛋白可增高。脑囊虫补体试验可阳性。

(四)CT 检查

表现为局限性脑萎缩和密度减低者居多,亦有表现为脑瘤、脑梗死、脑血管畸形、脑囊虫、结节性硬化等。CT 对于原发性癫痫的阳性率约 10%,继发性癫痫在 60% 以上,其中局限性癫痫和局限性癫痫发展为大发作的异常率最高,而失神小发作和精神运动性发作的异常率甚低。

五、诊断和鉴别诊断

(一)诊断

详细病史和发作时目击者的描述,临床表现有发作性、短暂性、间歇性等特点,有时有意识障碍;发作时伴有舌咬伤、跌伤、尿失禁等;脑电图检查有异常发现。根据以上资料首先考虑是不是癫痫;是原发性还是继发性癫痫;然后借助于神经系统检查、生化等实验检查、脑血管造影、核素扫描、CT 和 MRI 等检查找出病因。

(二)鉴别诊断

必须与癔症、昏厥、偏头痛等相鉴别。

六、治疗

(一)病因治疗

针对致痫的病因进行治疗,积极治疗原发疾病如脑肿瘤、脑部炎症、脑寄生虫病和全身性疾病等。在治疗这些疾病的同时要考虑继发性癫痫的可能性,如必要可给予药物治疗。

(二)发作时的治疗

1. 一般处理

对于大发作的患者,要避免发作时误伤。让患者侧卧位,解开衣领、腰带,使其呼吸通畅。用毛巾或外裹纱布的压舌板塞入齿间,以防舌被咬伤。抽搐时不得用力按压肢体,以免骨折。抽搐停止后,将头部转向一侧,让分泌物流出,避免窒息。

2. 癫痫持续状态的处理

癫痫持续状态是严重而紧急的情况,必须设法于最短的时间终止发作,并保持 24 ~ 48 小时不再发作。

1)控制发作

(1)地西泮:此药是治疗各型癫痫持续状态的首选药物,其特点是作用快,一般 2 ~ 3 分钟即可生效。常缓慢静脉注射,1 mg/min,一般成人每天 10 ~ 20 mg,5 岁以上儿童 5 ~ 10 mg,5 岁以下最大 5 mg 可控制发作,因本品代谢快,半衰期短,故需给予 10 ~ 20 mg 地西泮溶于 5% 葡萄糖液 500 mL 中于 12 小时内缓慢静脉滴注,或用苯巴比妥 50 ~ 100 mg 肌内注射,6 ~ 8 小时 1 次,以维持疗效。

(2)苯妥英钠:对惊厥的发作极为有效,因其能迅速通过血-脑屏障,故用负荷量能使脑中很快达到有效浓度,无呼吸抑制及减低觉醒水平的不良反应。用量 150 ~ 250 mg

静脉注射,以生理盐水作溶剂,速度 500 mg/min。一日总量不超过 500 mg。约 80% 患者在 20 ~ 30 分钟停止发作。

(3)异戊巴比妥钠:0.3 ~ 0.5 g 溶于注射用水 10 mL 内,以每分钟不超过 0.1 g 的速度静脉注射,可迅速控制癫痫状态。儿童剂量:1 岁为 0.1 g,5 岁为 0.2 g。

(4)副醛:8 ~ 10 mL(儿童 0.3 mL/kg)用植物油稀释做保留灌肠。

(5)10% 水合氯醛:20 ~ 30 mL(儿童 0.5 mL/kg),保留灌肠以控制癫痫状态。

(6)氯硝西泮:各种不同类型的癫痫状态静脉注射氯硝西泮后大多可在几分钟内获得良好的止痛效果,一般首次用量 3 mg,以后每日 5 ~ 10 mg 静脉滴注。

(7)肌肉松弛剂:对抽搐无法控制而已出现明显呼吸抑制的患者,还可以使用肌肉松弛剂。需配合插管行人工呼吸,并停用对呼吸有抑制作用的抗癫痫药。如筒箭毒碱。

(8)其他:采用上述治疗措施 1 小时内癫痫持续状态仍不能控制时,则考虑全身麻醉(如乙醚全麻)或使用利多卡因 50 ~ 100 mg 静脉推注。如有效可再用利多卡因 50 ~ 100 mg 溶于 5% 葡萄糖液 250 mL 中以每分钟 1 ~ 2 mg 速度滴注。

2)并发症的处理

(1)脑水肿:为严重缺氧所引起,脑水肿又易导致癫痫大发作而形成病理性循环,使抗痫药物难以进入脑组织;另一方面脑水肿可造成颅内压增高,循环衰竭或留下永久性脑损害。此时应尽早使用 20% 甘露醇等高渗脱水剂治疗。

(2)呼吸衰竭:严重的癫痫持续状态常使呼吸道分泌物增多,并发呼吸道感染,或由于某些抗痫药物对呼吸的抑制,均可产生呼吸衰竭,另外,呕吐物和呼吸道分泌物亦可引起呼吸道的阻塞和吸入性肺炎产生呼吸衰竭。因此,应保持患者呼吸道通畅。分泌物过多可皮下注射阿托品 0.5 mg,也可适当应用呼吸中枢兴奋剂。

(3)其他:维持正常的心肺功能,把血糖、水及电解质、酸碱度及体温尽可能调节到正常水平,感染用抗生素、肿瘤用化疗或手术等。

(三)癫痫间歇期的治疗

癫痫患者在间歇期应定时服用抗癫痫药物。

1.药物治疗原则

1)根据发作类型用药。部分性发作首选卡马西平;典型失神发作首选乙琥胺,不典型失神发作首选丙戊酸钠。原发性全面性发作首选丙戊酸钠,阵发性 GTCS 首选卡马西平。

2)长期规律用药。

3)尽量单一用药,从小剂量开始,逐渐增量。以既能控制发作,又不产生毒性反应的最小有效剂量为宜,注意个体化差异。

4)联合用药依据:不同作用机制的药物,很少或没有药物相互作用,很少不良反应,较好疗效。

5)换药采取渐加新药和递减旧药的原则。

6)停药应遵循缓慢和逐渐减量的原则,一般应在完全控制发作后 2 ~ 5 年根据患者情况逐渐减量,在半年到一年时间停药。

2.传统抗癫痫药

1)丙戊酸:一般用其钠盐或钾盐。是种广谱抗癫痫药。为治疗典型失神发作、肌阵挛发作及 GTCS 的首选药。成人维持量 600～1 200 mg/d,儿童体重 20 kg 以下可用 40 mg/(kg·d),>20 kg 则不超过 30 mg/(kg·d),一般每日 2 次,副作用有胃肠道反应。嗜睡、脱发、头痛、震颤、皮疹、共济失调、肝损害、血小板减少等。

2)卡马西平:为部分性发作的首选药物,尤其对复杂部分性发作疗效优于其他药物。成人一般 100～200 mg,每天 1～2 次,最高 1 200 mg/d;儿童 10～20 mg/(kg·d),副作用有胃肠道反应、头晕、皮疹、嗜睡、共济失调、剥脱性皮炎,罕见骨髓抑制。

3)其他:如苯巴比妥(鲁米那)、苯妥英、乙琥胺、扑米酮等。

3.新型抗癫痫药

1)拉莫三嗪:对部分性发作有中度作用,对全面性发作更有效。成人 25 mg,每日 1 次,连服 2 周,随后 50 mg,每日 1 次,连服 2 周。此后,每 1～2 周增加剂量,最大为 100 mg/d。达到最佳疗效时维持剂量为 100～200 mg/d。儿童 5～10 mg/(kg·d),与丙戊酸钠合用,1～5 mg/(kg·d),副作用有头晕、嗜睡、恶心、共济失调、皮疹等。

2)托吡酯:对部分性及全面性发作均有效。成人 200～400 mg/d,2～3 次/日;儿童初始剂量 0.5 mg(kg·d),副作用有嗜睡、头晕、感觉异常、认知障碍、胃肠道症状、体重减轻、肾结石。

3)其他:如加巴喷丁、奥卡西平等。

(四)难治性癫痫的治疗

小儿肌阵挛性癫痫和部分婴儿痉挛易发展为难治性癫痫;1 岁内起病者较难治,而 2～3 岁起病者比 11～19 岁起病者预后好;继发于肿瘤及部分外伤、感染、脑血管病或慢性退行性病变的癫痫;有癫痫家族史并伴有精神障碍者,抗癫痫药物血药浓度已达治疗范围而脑电图仍有痫样放电者(卡马西平治疗者例外)可能较难治等。目前,解决"难治"的主要途径是开发新药、扩大手术治疗的机会,以更合理的方式使用现有药。

1.药物治疗

1)γ-氨基丁酸(GABA)转化酶抑制剂:以 γ-乙烯基氨基丁酸(GVG)为代表。此药是 GABA 的 γ-乙烯基衍生物,对中枢神经系统内的 GABA 转化酶有不可逆性抑制。GVG 对难治性癫痫有辅助治疗作用,但不单独使用,当某个首选一线抗癫痫药物无效时,加用 GVG 后有 51%～57% 的患儿惊厥发作可减少 50% 以上。儿童剂量:开始为每日 50 mg/kg,分 2 次口服,可逐渐增量至每日 150 mg/kg,达到疗效后可适当下调剂量而效果仍佳。

2)二氨基氯苯三嗪(LTG):此药作用类似苯妥英。对不典型失神及失张力型发作疗效较好,其次为强直-阵挛发作。

2.外科治疗

近年来,借助于 MRI、单光子断层扫描和 Wada 试验(即异戊巴比妥测定消除痫灶源试验)等现代化检查手段,可有效地显示脑内较小结构的病变,如胶质瘤、脑萎缩区、海马区硬化灶、动静脉畸形等,并可确定手术的部位和范围。手术种类有切除局部皮质癫痫灶(如颞叶部分切除术)或半球皮质切除术,胼胝体切开术(阻断癫痫放电的扩散途径)以及立体定向脑深部结构(如杏仁核、视丘内侧区等)损毁术等。

七、针灸推拿康复治疗

(一)针灸治疗

对癫痫急性发作时可选。

主穴:人中、涌泉。配穴:内关、足三里。治法:先针人中,而后针涌泉。片刻即可苏醒。有恶心、全身无力者,次日可针内关、足三里。

耳针:可取胃、皮质下、神门、枕、心等穴。每次用 3~5 穴,留针 20~30 分钟,或埋针 3~7 天。

埋线:取大椎、腰奇、鸠尾穴,备用翳明、神门穴。每次用 2~3 穴,埋入医用羊肠线,隔 20 天 1 次,常用穴和备用穴轮换使用。

割治:第一次用大椎、癫痫、腰奇穴,第二次用陶道、膈俞(双)、命门;第 3 次用身柱、肝俞(双)、阳关。割长约 0.5 cm 切口,将皮下纤维组织挑净,然后在穴位上拔玻璃火罐,半小时后取下,每周割一次,3 次为 1 个疗程。

挑治:取穴以仁、督二经穴为主,用高压消毒三棱针挑刺,使局部出血 2~3 滴,如绿豆大,起初每周 1 次,随发作间距的延长,可半月或一个月 1 次。

针灸治疗癫痫近年来以针刺方法居多,灸法应用渐少,在选穴上多选督脉、任脉穴位。如针刺任督二脉穴位为主治疗癫痫,主穴:身柱、神道及两穴之间的第 4 椎下,直刺 3~4 cm,每穴灸 3~5 壮;鸠尾穴斜刺 2~4 cm,如发作时针刺人中、太冲、长强穴,隔日 1 次,12 次 1 个疗程,间隔 7 天,一般治疗 1~4 个疗程,收效明显。

对运动性癫痫,也可用长针和头针为主治疗,采用大椎透灵台、至阳透筋缩、臀中透命门、腰奇透长强、神庭透百会、百会透后顶、璇玑透膻中、鸠尾透中脘、内关、丰隆、太冲及双侧顶颞前线,凡任督二脉穴位用 26 号 10~17 cm 毫针强捻转 1 分钟,头部用 28 号 5~8 cm 毫针小幅度快提插手法,而四肢穴位用电针选用断续或疏密波,每次治疗 30~45 分钟,隔日 1 次,10 次为 1 个疗程,疗程间隔 3~5 日。有较好疗效。

对久治无效的癫痫患者,可选用头针胸腔区、运动区、晕听区、制癫区、舞蹈震颤区等,均双侧取穴,隔日 1 次,10 次为 1 个疗程。多能收效。也可选用头针取穴结合电针,对大小发作取运动区,伴有精神症状者取情感区,对侧有头痛、肢体疼痛、麻木等感觉异常的取感觉区,全部使用 ZX-5 型综合治疗机,用 26 毫针刺入后通电,脉冲频率为每分钟 150~200 次,治疗时间 30 分钟,15 天为 1 个疗程,休息 7 天,一般治疗 2~3 个疗程,有较好疗效。

(二)耳针疗法

1)处方:主穴、配穴同时取用,两侧交替。

(1)主穴:取一侧的脑点、皮质下。

(2)配穴:取另一侧的神门、交感、额区、枕区。

2)操作方法:常规消毒后,用 28 号 0.5~1.0 寸毫针斜刺或平刺耳穴。每天针刺 1~

2次,每次留针20分钟,留针期间行针2~3次,用较强的捻转手法,捻转的幅度为3~4圈,捻转的频率为每秒3~5个往复,每次行针5~10秒。

（三）电针耳穴疗法

1）处方:主穴、配穴同时取用,两侧交替。

（1）主穴:取一侧的脑点、皮质下。

（2）配穴:取另一侧的神门、交感、额区、枕区。

在上述耳针疗法处方的基础上,选取单侧的体穴内关、合谷、足三里、三阴交（双侧交替使用）。

2）操作方法:常规消毒后,用28号（0.5~1.0）寸毫针斜刺或平刺耳穴。选用28~30号毫针,直刺三阴交（1.4±0.2）寸,直刺足三里（2.0±0.5）寸,直刺内关（1.2±0.2）寸,直刺合谷（0.8±0.2）寸。然后在耳穴与内关、合谷、足三里、三阴交之间分别连接电针治疗仪的两极导线,采用疏密波,刺激量的大小以出现明显的局部肌肉颤动或患者能够耐受为宜。每次电针6个穴位（交替使用配穴）,每次电针20分钟,每天治疗1~2次。没有接电疗仪的耳穴,按普通耳针疗法进行操作。

（四）耳穴贴压疗法

1）处方:主穴、配穴同时取用,两侧交替。

（1）主穴:取一侧的脑点、皮质下。

（2）配穴:取另一侧的神门、交感、额区、枕区。

2）操作方法:用王不留行籽进行贴压。常规消毒后,用5 mm×5 mm的医用胶布将王不留行籽固定于选用的耳穴,每穴固定1粒。让患者每天自行按压3~5次,每个穴位每次按压2~3分钟,按压的力量以有明显的痛感但又不过分强烈为度。隔2~3天更换1次,双侧耳穴交替使用。

（五）皮内针穴位埋置、耳穴贴压疗法

治疗方法:①皮内针穴位埋置法,第一组取双侧的厥阴俞、膏肓俞、督俞、肝俞穴,第二组取双侧的心俞、膈俞、脾俞及灵台穴。皮内针留置1周,每周1次,两组穴位交替使用。②耳穴贴压,皮内针治疗后发作减少或控制后,在减服抗癫痫药时使用;或病情反复,需加强针效时使用。取神门、肝、肾、皮质下、心穴。每周3次,两耳交替,每日按压耳穴2~3次,每次15~20分钟。治疗过程中,观察癫痫发作次数、发作程度,治疗后发作明显减少或控制,要逐渐减服抗癫痫药,直至完全停服;发作控制者仍需继续治疗,脑电图正常时则进入巩固治疗,一般持续1年;脑电图两次以上正常者,则停止治疗,进入随访。

（六）任脉、督脉穴位埋线穴法

任脉、督脉穴位埋线穴法用于癫痫全面发作型。治疗方法:取穴为鸠尾、大椎、腰奇、取上述穴位中的任一穴,常规消毒,局部麻醉下纵行切开0.3~0.5 cm,分离组织肌膜,以钳按摩1~2分钟,患者有麻胀感时,将3号羊肠线3 cm对折与消毒后的苯妥英钠0.3 g一起同时埋入穴位深部,以敷料固定。每次取穴1个,间隔1个月轮换取穴埋植1次,3次为1个疗程。

(七)灯火灸疗法

治疗方法:用具有灯心草、植物油(香油最好)、火柴、蜡烛、米尺、特种色笔、软棉等。取灯心草3~3.5 cm长,将一端浸入油中约1 cm,用之前取软棉纸吸去灯草外的浮油,然后医者用拇、示指捏住灯心草上1/3处,将其引燃,火要微,不要大。将点着的火朝向所取的穴位点移动,并在穴位旁稍停瞬间,待火焰由小变大时,立即将浸油端垂直接触穴位标志,此时发出清脆的啪啪声,火随之熄灭,最后用软棉纸将穴位的油吸净。取穴位百会、神庭、头维、太阳、耳尖、耳背沟三穴、从风府至长强督脉诸穴、尺泽、委中。每于二十四个节气日上午灸1次,3次为1个疗程。注意事项:一般灸治程序为先上后下,先背后腹,先头身后四肢。点灸处多有一小块灼伤,要注意清洁,防止感染,一般灸后3日之内少沾水为好,约1周可愈合,严重者可外用烫伤膏以促使其愈合。

八、预后

癫痫的预后与许多因素有关,如病因、起病年龄、发作类型、发作频率、EEG表现、治疗时间早晚和对抗癫痫药物治疗反应等。1985年我国22省、市对农村癫痫的流行病学调查发现,癫痫发作自然缓解2年以上者占40.4%,自然缓解5年以上占27.1%。而对癫痫患者经过合理而正规的药物治疗,发作完全控制率为50%~85%。预后受很多因素的影响,其中包括治疗不当。治疗失败的原因:①发作类型判断错误因而用药不当;②发作频率估计错误因而用药剂量不够;③不正规地用药,不能维持稳态有效血药浓度;④癫痫本身为难治性癫痫。目前对难治性癫痫尚无统一的诊断标准,一般认为应用一线抗癫痫药,已达到稳态有效浓度或已达最大耐受量仍不能控制发作,每月发作1次以上,观察6个月至3年,方可确定为难治性癫痫。

九、护理

(一)一般护理

1)出现先兆即刻卧床休息,抽搐发作时取侧卧位,伸颈、下颌向前,抽搐停止后,保证患者安静休息。必要时加床栏,以防坠床。

2)保持呼吸道通畅,发作时迅速解开衣扣,松解裤带,将患者下颌托起,以防下颌脱位,放置牙垫,避免咬伤舌头。有义齿者应取出,严重抽搐时,不可强力阻止患者,以免肌肉扭伤和骨折。

3)如有呼吸困难,给低流量氧气吸入。无自主呼吸者应做人工呼吸,必要时协助医生行气管切开。

4)发作后患者尚有一时意识障碍或出现精神症状,故应做好护理,以防意外发生。

5)饮食以清淡为宜,少进钠盐。发作频繁不能进食者,给予鼻饲流质饮食。

6)加强心理护理,解除患者思想顾虑,正确对待疾病,树立乐观情绪和治疗信心,积极配合治疗。

(二)病情观察与护理

1)注意观察发作的先兆,抽搐发作期间,密切观察意识、瞳孔、面色、呼吸、脉搏、血压变化。观察记录抽搐的部位、顺序、持续及间歇时间,有无小便失禁、呕吐、外伤等。抽搐停止后,注意有无精神错乱、头痛、肌肉抽搐等。出现癫痫持续状态应配合医生给予及时抢救与护理。静脉滴注抗癫痫药物,应随时根据病情调整速度,但需密切注意意识、瞳孔、呼吸、血压的变化。如瞳孔缩小、血压下降、昏迷加深、呼吸变浅,应及时通知医生考虑药物减量。如呼吸严重抑制,则按医嘱予以抢救药物如格贝林等。

2)防止脑水肿导致脑疝,保证脱水剂静脉快速滴注。按医嘱抽血做生化检验。避免碱性药物和液体输入量过多加重脑水肿。

(三)康复

1)积极防治各种已知的致病因素,给予早期治疗,减少脑损伤。避免精神刺激,居室宜清静,保证充足的睡眠。癫痫患者随时可发病,应避免单独过马路、游泳、骑自行车等。

2)用药期间,不能随意停药,更换药物或减少药物剂量。

3)间歇发作者保持日常工作和学习,生活应有规律,忌用烟酒,不要登高、游泳或到炉旁等危险地方。

(康士亮)

第十节　重症肌无力及危象

重症肌无力是神经肌肉接头处传递障碍而引起的慢性疾病。主要临床特点为受累骨骼肌极易疲劳,经休息或抗胆碱酯酶药物治疗后症状部分好转。

一、病因和发病机制

本病是自身免疫性疾病,发病与体液免疫、细胞免疫有关;有的发病与胸腺瘤有关;部分发病与病毒感染、遗传因素有关。其发病机制尚未完全明确。近来研究发现,本病患者于神经肌肉接头处存在乙酰胆碱受体的抗体损害突触后膜,使受体显著减少,导致神经肌肉传导障碍。多数患者常伴有其他免疫性疾病,如甲状腺功能亢进、红斑狼疮、类风湿性关节炎等结缔组织疾病。主要在肌肉和胸腺肌纤维间有界限清楚的"淋巴溢出",可有散在和局限性肌纤维萎缩及变性。部分患者还有局限性或全心肌炎。晚期患者的骨骼肌可发生萎缩。成人重症肌无力局限于眼型者不影响生命。累及延髓呼吸肌者较易扩展成全身型,进展迅速的全身型与暴发型易致危象,预后凶险。

二、临床表现

(一)病史

详细询问病史,本病任何年龄均可发病,女性多于男性,约3:2。总体上本病有两个发病高峰年龄,第一个高峰为20~30岁,以女性为多;第二个高峰为40~50岁,以男性为多,多并发胸腺瘤。

本病的诱因有感染、过度疲劳、精神刺激、月经、妊娠、分娩、药物等,这些因素常使病情加剧或诱发危象。

（二）症状和体征

患者起病隐匿，偶有急性发病者。初期常表现单侧或双侧睑下垂、复视、晨轻晚重、经休息后可暂时恢复。病变累及表情肌时，闭目、露齿均无力。咬肌、咽肌受累时，则咀嚼、吞咽困难，语言不清，声音嘶哑。颈项肌和四肢肌肉受累时，抬头困难、肢体无力。呼吸肌受累时，可出现呼吸困难、咳嗽无力。根据受累部位可将患者分为以下类型：

1）全身型：吞咽困难、抬头困难、四肢无力等，但呼吸障碍较少见。

2）延髓型：吞咽、咀嚼无力，发音不清等。

3）眼肌型：如睑下垂、复视等，多见于儿童。

4）肌萎缩型：病后肌萎缩明显，称为"肌无力性肌病"。

5）先天性肌无力型：少数婴儿出生时即存眼外肌无力，有家族性倾向，胸腺与血清学无异常。

6）新生儿肌无力型：重症肌无力妇女所生的子女中，10%～15%呈肌无力表现，多呈一过性。一般在1～12周可自行缓解，可能由致病因子由母体传递胎儿所致。

重症患者可出现呼吸肌麻痹，以致呼吸肌无力，不能维持换气功能而出现肌无力危象，大多由感染、过度疲劳、妊娠、分娩、创伤或停药后发生。表现为呼吸困难、端坐呼吸、大汗淋漓、有窒息感，静脉注射腾喜龙5～10 mg，20～30分钟症状明显减轻。

肌无力危象可分为3种：

1）肌无力危象：为疾病发展所致。多见于暴发型或晚期全身型。静脉注射腾喜龙5～10 mg，可见暂时好转。

2）反拗性危象：主要见于全身型。在服用抗胆碱酯酶制剂中，由于全身情况改变如上呼吸道感染、手术后、分娩后等药物突然不起疗效反应。腾喜龙试验无改变。

3）胆碱能危象：为使用抗胆碱酯酶药物过量所致。常伴有药物不良反应如瞳孔缩小、出汗、唾液增多等。腾喜龙试验症状加重。

三、实验室及其他检查

（一）肌疲劳试验

反复用力活动受累肌群后，则肌力逐渐减弱。如反复睁闭眼，两上肢平举或握拳。

（二）抗胆碱酯酶药物试验

取新斯的明0.5～1.0 mg，肌内注射半小时后，受累肌群的肌力明显恢复。或腾喜龙10 mg，缓慢静脉注射30秒钟后，可见受累肌群的肌力显著好转。为了防止其不良反应，可同时肌内注射阿托品0.5 mg。

（三）肌电图

肌电图呈肌无力改变，后期波幅与频率衰减。

（四）其他

X线胸片、纵隔气造影等均可检查胸腺有无肿大。也可做T_3、T_4、RT_3、^{131}I、类风湿因子、狼疮细胞等。

四、诊断

根据典型病史,病变侵及骨骼肌及受累肌群的极易疲劳性,病情波动且有"晨轻暮重"的特点,神经系统体检无异常发现,症状经休息或经用抗胆碱酯酶药物后有所好转,诊断当无困难。同时,可进行诊断性试验及相关实验室和其他辅助检查,以进一步确诊。

五、鉴别诊断

应与下列疾病相鉴别:

(一)眼肌营养不良症

起病隐匿,青年男性多见,病情无波动,抗胆碱酯酶药物治疗无效等可与眼肌型肌无力相鉴别。

(二)延髓麻痹

可有舌肌萎缩、肌束颤动、强哭及强笑等情感障碍,抗胆碱酯酶药物治疗无效等与延髓型肌无力相鉴别。

(三)多发性肌炎

有肌肉压痛、病情无明显波动,近端肌无力明显及血清 LDH、CPK 等酶活性增高等予以鉴别。

六、治疗

应注意生活规律,避免过度劳累、紧张和精神刺激,注意气候、节气变化,预防感冒。同时采取必要的心理治疗。

(一)病因治疗

避免过度疲劳、妊娠和分娩,防止各种外伤、感染等诱因。忌用抑制神经肌肉传导功能药物,如奎尼丁类药物,新霉素、卡那霉素等抗生素,以及吗啡、氯丙嗪、苯妥英钠、巴比妥、普萘洛尔、箭毒等。

(二)抗胆碱酯酶药物

对症状严重,伴吞咽困难、呼吸肌麻痹者,应用新斯的明 0.5～1.5 mg 肌内注射。可辅助注射阿托品 0.3～1.0 mg,对无吞咽困难、呼吸肌麻痹、症状轻者可口服溴化新斯的明 60～120 mg,3 次/天,酶抑宁 5～15 mg,3～4 次/天。

(三)免疫抑制药物

1. 肾上腺皮质激素

全身型严重时或已发生过肌无力危象的患者。经抗胆碱酯酶药物治疗无效者,可用大剂量突击小剂量维持,起到抑制免疫及纠正胸腺免疫异常。如泼尼松 40～45 mg,每日1 次,或 80～100 mg 隔日 1 次。常在数周后症状改善,开始减量,维持量平均每日 15 mg。亦可采用每日 5～10 mg 的小剂量长期持续服用,完全缓解需 3～5 个月。

还可用促肾上腺皮质激素每日 50 U,肌内注射或静脉注射,10～20 天为 1 个疗程。

2.其他免疫抑制剂

多用于对糖皮质激素反应不佳或不能耐受者。可用：

1)环磷酰胺:成人采用 1 000 mg 静脉滴注,5~7 天 1 次,10~30 次为 1 个疗程,或 400 mg,每日 1 次,25 次为 1 个疗程。儿童剂量为 15 mg/(kg·d)。成人总量 10 g 以上 90% 有效,30 g 以上 100% 有效。

2)硫唑嘌呤:通过抑制 DNA 及 RNA 合成,主要抑制 T 细胞的功能,对 β 细胞功能也有较弱的抑制作用。成人采用 50~100 mg,每日 2 次口服,或 150~350 mg,每日 1 次,儿童剂量为 1~3 mg/(kg·d),显效慢,用药 4~26 周起效,6~15 个月才出现最显著效果,需长期服药。

3)氨甲蝶呤:采用 20~50 mg 静脉注射,每 4 天 1 次,连用 2~4 周。

(四)血浆置换

血浆置换机制为通过定期用正常人血浆或血浆代用品置换患者血浆,降低血浆乙酰胆碱受体抗体浓度来治疗重症肌无力。特点是起效迅速,但不持久,一般 6~10 天症状复现。仅适用于重症肌无力危象或胸腺切除术前准备。

(五)胸腺放疗或胸腺切除

放疗主要在于杀伤胸腺内淋巴细胞,抑制自身免疫反应。胸腺切除则在于根除产生乙酰胆碱受体抗体的来源,多数病例能得到改善。

(六)危象的抢救治疗

危象一旦发生,应尽快明确性质,首先应了解抗胆碱酯酶药物的应用情况,判断是否过量,近期有无诱发因素存在,是否应用了氨基糖苷类及其他有害于重症肌无力的药物,观察有无毒蕈碱样或烟碱样中毒症状。但有时尽管做了详细了解和观察,仍不能确定性质,此时,应做腾喜龙试验,症状改善者为肌无力危象;加重者为胆碱能危象;无效或部分肌无力改善而另一部分(呼吸肌)加重者为反拗危象。

1.肌无力危象

新斯的明 1 mg,肌内注射,然后每隔半小时肌内注射 0.5 mg,根据用药后的反应,酌情重复使用。好转后给予口服吡啶斯的明或美斯的明。严重病例可用新斯的明 0.05~0.25 mg 加入葡萄糖液 20 mL 中,小心静脉注射。呼吸道分泌物增多时,可同时肌内注射阿托品 0.5~1 mg,以减少分泌。

2.胆碱能性危象

应立即停用抗胆碱酯酶药物,静脉或肌内注射阿托品,每次 0.5~2.0 mg,每 15~30 分钟重复 1 次,直至毒蕈碱样症状消失为止。同时还可给予解磷定。

抗胆碱酯酶药物无效,腾喜龙试验无反应。宜暂时停用有关药物,维持人工呼吸,同时注意稳定血压、水与电解质平衡。2 天后,重新确立抗胆碱酯酶药物的用量。

(七)其他

给予有效足量的抗生素,防止肺部感染,并注意保持心血管功能,保持营养、水及电解质平衡。

(八)针灸治疗

1)取穴为阳白、鱼腰、攒竹、丝竹空、足三里、申脉、脾俞、肾俞、三阴交。穴位常规消毒,取 30 号 1.5～2.0 寸毫针,沿皮向下斜刺入阳白穴,针尖透刺鱼腰 1 寸,捻转得气后留针 10 分钟;然后将针缓慢退至皮下,调整刺入方向,透刺攒竹 1.5 寸,得气后留针 10 分钟;再依上法透刺丝竹空 1.5 寸,行捻转补法 3 分钟,留针 10 分钟。取 30 号 1 寸和 3 寸毫针分别刺入申脉及足三里穴中,申脉穴用平补平泻手法,足三里穴用提插补法,得气后留针 30 分钟。

2)针刺起针后,取俯卧位,背俞穴常规消毒,取艾条做成标准小艾炷,放置于脾俞、肾俞。每穴各灸 3 壮。以上操作均每日 1 次,10 次为 1 个疗程。

(九)隔药饼灸疗法

用隔药饼灸治疗眼肌型重症肌无力方法:将补中益气丸平均分成两半,压成圆饼状,放于百会、膻中、阳白、太阳穴上,在药饼上放置小艾炷点燃,每穴 3～5 壮,以施灸局部皮肤潮红为度,隔日 1 次,1 个月为 1 个疗程。

(十)温针配合梅花针疗法

用温针配合梅花针治疗重症肌无力眼肌型方法:

1)温针取双侧足三里、隐白穴。经严格消毒后采用 1.5 寸毫针先针隐白穴,得气后转针尖向上顺着足太阴脾经循行方向平刺 0.5～1.0 寸,用捻转补法,尽量让针感向上窜行。行针的同时嘱患者反复用力睁眼。然后再用 2.5 寸毫针针刺足三里穴,采用补法,得气后 2 个穴均留针 20～30 分钟,中间行针 3～5 次。留针期间,在上述穴位用艾条温和灸 15～20 分钟,见局部皮肤红晕为度。

2)温针结束后用梅花针叩刺。严格消毒病侧上睑部,用梅花针在局部皮肤反复叩刺,中等刺激,以患者感到局部稍有痛感且能耐受为度,见局部皮肤潮红即可。然后用艾条在叩刺部位灸 10 分钟左右。上述治疗每日 1 次,10 次为 1 个疗程,疗程间休息 5 日,再继续下 1 个疗程。治疗的同时嘱患者每日在上睑部自我按摩 2 次,每次 5 分钟,感觉局部发热为佳。

(十一)针灸、药酒按摩疗法

用针灸治疗全身型重症肌无力方法:

1)针刺取印堂、水沟、内关、曲池、足三里、阳陵泉、三阴交、气海、涌泉、劳宫穴,艾灸取百会、大椎、陶道、八髎、神阙穴。每次选 3～5 穴,粗针弹刺,不留针;针后每穴艾条灸 10～15 分钟,灸至局部皮肤潮红、灼热刺痛时停灸。

2)再取自配"痿痹药酒"按摩患部、背部及四肢 20～30 分钟,使局部皮肤、肌肉、关节乃至全身发热,温暖舒适为宜。每日 1 次,12 次为 1 个疗程,疗程间休息 2 日。

痿痹药酒方:羌活、独活、川乌、草乌、当归、川芎、钩藤、玉桂子、鸡血藤、活血藤各 20 g,北细辛、吴萸子、藏红花各 10 g,再取 75% 乙醇 1 000 mL,浸泡 1 周备用。

(十二)温电针疗法

用温电针治疗重症肌无力治疗方法:主穴取膻中、石门、关元、中脘、阳陵泉、悬钟、足三里、太冲。眼型加太阳、印堂、阳白、攒竹、丝竹空、百会、合谷,全身型加肩髎、曲池、手三里、尺泽、环跳、委中、大椎。延髓型加廉泉、肺俞、三阴交、内关、地仓、颊车。患者安静平卧，常规消毒后，根据病情针刺上述穴位，手法宜轻巧，得气后将 2 ~ 3 cm 长的已燃艾条套在针柄上。同时膻中、石门两穴接通 G6805 - Ⅱ 型电针治疗仪，电极每 1 个疗程交换 1 次，疏密波，以患者有轻微舒适感为度，避免强刺激。另加 TDP 照射关元穴。待艾条燃尽后起针，结束全部治疗。每日 1 次，15 次为 1 个疗程。病情缓解稳定后隔日 1 次，长期维持治疗。

（十三）耳针疗法

1. 单纯眼肌型

1）处方：取脑干、眼区。

2）操作方法：常规消毒后，用 28 号 0.5 ~ 1.0 寸毫针斜刺或平刺耳穴。每天针刺 1 ~ 2 次，每次留针 20 分钟，留针期间行针 2 ~ 3 次，均用较强的捻转手法行针，捻转的幅度为 3 ~ 4 圈，捻转的频率为每秒 3 ~ 5 个往复，每次行针 10 ~ 30 秒钟。

2. 延髓肌型

1）处方：主穴、配穴同时取用，两侧交替。

（1）主穴：取一侧的脑干、舌、咽喉。

（2）配穴：取另一侧的脑点（缘中）、神门。

2）操作方法：常规消毒后，用 28 号 0.5 ~ 1.0 寸毫针斜刺或平刺耳穴。每天针刺 1 ~ 2 次，每次留针 20 分钟，留针期间行针 2 ~ 3 次，均用较强的捻转手法行针，捻转的幅度为 3 ~ 4 圈，捻转的频率为每秒 3 ~ 5 个往复，每次行针 10 ~ 30 秒钟。

3. 脊髓肌型

多与其他疗法配合使用。

1）处方：主穴、配穴同时取用，两侧交替。

（1）主穴：取一侧的脚区、踝区、前臂、手部的对应区。

（2）配穴：取另一侧的腰骶区、臀区、膝区、上臂、肩区、颈区。

2）操作方法：常规消毒后，用 28 号 0.5 ~ 1.0 寸毫针斜刺或平刺耳穴。每天针刺 1 ~ 2 次，每次留针 20 分钟，留针期间行针 2 ~ 3 次，强刺激手法针刺，捻转的幅度为 3 ~ 4 圈，捻转的频率为每秒 3 ~ 5 个往复，每次行针 5 ~ 10 秒钟。待病情明显减轻后，改用中等强度的捻转手法，捻转的幅度为 2 ~ 3 圈，捻转的频率为每秒 2 ~ 4 个往复，每次行针 5 ~ 10 秒钟。

4. 全身肌型

综合运用前三型的治疗方法。

七、护理

（一）一般护理

1）卧床休息，保持床铺清洁、舒适，协助大小便，避免过度疲劳、受凉、感染、创伤、激怒等，按时翻身，预防压疮发生。

2）给予营养丰富易消化的饮食，以增强体质。吞咽困难、咀嚼无力者，给予流质或半流质,必要时给鼻饲,注意严格掌握在注射胆碱酯酶药物后 15 分钟再进食,如注射后进食过早或药效消失后进食,易发生呛咳,造成窒息或吸入性肺炎。

3)患者咀嚼、吞咽困难,伸舌不能,咽反射消失,口腔内常留一些食物残渣,加之口腔分泌物过多,易引起口腔感染,必须保持口腔清洁,口腔护理 2 次/天。

4)因患者长期卧床,易形成压疮。故应做好皮肤护理,每日用 50% 红花酒按摩皮肤受压部位,严防压疮的发生。

5)避免或消除可能导致危象的诱因。重症肌无力患者,由于某种诱因常导致危象的发生,常见的诱因有强烈的精神创伤、肺炎等各种感染,人工流产、分娩或月经期,应用阻断神经肌肉化学传递的药物,如庆大霉素、链霉素、多黏菌素等;应用麻醉、镇静及催眠等药物,如普鲁卡因、巴比妥类药物或水合氯醛灌肠等,应用箭毒类药物,各种创伤及手术等。在护理重症肌无力患者时应尽量避免或消除上述诱因,遇到某种不可避免的诱因如手术或分娩等情况时,应采取必要的预防措施,如向患者讲清病情,消除其紧张心理,避免给予大量麻醉或催眠药,预防并积极治疗继发感染。

6)预防肺部感染。出现肌无力危象后,因呼吸肌麻痹,咳嗽反射减弱或消失,呼吸道分泌物增多又不能自行排出,故肺部感染不易控制,为防止肺部感染,患者出现吞咽困难时应及早给予鼻饲,以防误咽。在发生严重肺部感染时,应早期做气管切开,以利于排痰,根据痰培养的致病菌种,选择应用大剂量抗生素;翻身拍背、吸痰,定期气管内滴注抗生素生理盐水及糜蛋白酶,利于痰的湿化。此外,气管插管换药时,应注意严格无菌。

(二)病情观察与护理

1)观察患者有无全身无力、呼吸困难、咳嗽无力等肌无力危象的特征,以及瞳孔缩小、出汗、恶心、呕吐、腹痛,呼吸和吞咽困难等胆碱能危象的表现。如有呼吸困难应及时吸氧或做人工呼吸。对口腔、呼吸道分泌物过多、黏稠不易咳出者,严重影响通气量时,应及时行气管切开,严密观察呼吸频率、深浅、缺氧情况,及时调节潮气量,经常检查患者的氧分压、氧饱和度和血液 pH 值等。以助了解呼吸功能有无改善。

2)护理人员应严密观察患者的用药反应,发现异常,及时报告医生处理,各种胆碱酯酶药物的作用时间,在不同患者或同一患者在不同时期,对药物的效应都不一致。应根据病情选用药物,调整剂量、给药时间及剂量。

3)及时准确地应用人工呼吸机,保证气管通畅,如患者出现发绀、颜面潮红、结膜充血、血压升高、脉快、全身多汗、流涎、精神兴奋,甚至意识障碍时,应采取果断措施,在医生没有到来之前,采取口对口人工呼吸,以保证在气管插管之前使患者不致因窒息而死亡。气管插管成功之后,除按气管插管护理外,停用一切抗胆碱酯酶药物并在 24~48 小时行气管切开,以便于在较长时间内维持正压给氧,待患者呼吸功能恢复后,可拔掉气管套管。

(三)康复

1)注意休息,预防感冒,注意保暖。

2)重症肌无力患者应避免过劳、外伤、精神创伤,保持情绪稳定,按时服药,避免受凉感冒及各种感染。

3)在医生指导下合理使用抗胆碱酯酶药物;掌握注射抗胆碱酯酶药后 15 分钟再进

食,口服者在饭前30分钟服药的原则,忌用对本病不利的药物如卡那霉素、多黏菌素、链霉素等。

4)育龄妇女应避免妊娠、人工流产等。

5)外出时要带急救药盒。

(廉士亮)

第十一节　周期性瘫痪

周期性瘫痪是一组以反复发作的骨骼肌对称性松弛性瘫痪为特征的疾病。本病的特点是每次发作迅速且短期内痊愈,发作间歇期完全正常,发作时大多伴有血清钾含量的变化。临床上按发作时血清钾的浓度不同,可将本病分为三种类型:低钾型、高钾型和正常钾型周期性瘫痪。国内为散发性,男性多见,临床上以低钾型者最常见,部分病例伴发甲状腺功能亢进,称为甲亢性周期性瘫痪。本病的病理生理改变主要为离子转运异常而导致 K^+ 的内平衡障碍。低钾型的患者,血清 K^+ 过多地向细胞内转移;高钾型的患者,血清 K^+ 由细胞内向细胞外溢出。故造成静息膜电位的降低或不稳定,产生一系列的临床症状和体征。

一、病因和发病机制

发病原因尚不清楚。多数研究表明,周期性瘫痪的发作与肌细胞膜功能异常有关,发作时细胞膜的 Na^+-K^+ 泵兴奋性增加,使大量的钾离子移至细胞内引起细胞膜的去极化和对电刺激无反应,导致瘫痪发作。

发作时病肌活检,光镜下可见肌浆网的空泡化,肌原纤维被圆形或卵圆形空泡分隔,空泡内含透明的液体及少数糖原颗粒。发作间歇期可见不完全恢复。电镜检查可见肌浆网和横管系统局限性膨大,呈空泡状,内含糖原及糖类。肌内钾、水含量增加。一般无肌萎缩。

二、临床表现

(一)病史

多于青春期起病,以 20~40 岁多见,男性多于女性。诱发因素多为饱餐、激烈活动、过度劳累、寒冷和情绪激动等。在发病前可有肢体胀感、胀痛、关节酸软、麻木、烦渴等。

(二)症状和体征

1. 低血钾型

低血钾型国内常见。多属散发,少数为常染色体显性遗传。发病以 20~40 岁多见。常在暴饮、暴食、受凉、疲劳等诱因下发病。表现为四肢、躯干及颈项肌肉弛缓性瘫痪,近端重于远端,常从下肢开始,1 小时后达高峰,偶有偏瘫、单瘫及截瘫等。肌张力低,腱反

- 253 -

射减弱,无病理反射,无脑神经、感觉和括约肌功能障碍。持续数小时至 4 天后可完全恢复,但可复发,并伴有低血钾症状,如脉搏迟缓,偶有心界扩大、心音减弱、心律失常等。

2. 高血钾型

高血钾型甚少见。为常染色体显性遗传。通常于 10 岁前起病,男性较多。剧烈运动后、静卧休息,湿冷环境或用钾盐、螺旋内酯均可诱发。临床表现与低钾型周期性瘫痪相似。每次发作持续数分钟至数十分钟,极少超过 1 小时。常伴眼睑强直。

3. 正常血钾型

正常血钾型亦称钠反应性周期性瘫痪,为常染色体显性遗传,国内甚少见。10 岁前起病。嗜盐患者常在减少食盐量后诱发。临床表现同低钾型周期性瘫痪。持续时间可在 10 天以上。补充钾盐常使症状加重,大量氯化钠可使之改善。

周期性瘫痪的患者,瘫痪发作间期正常,发作频繁者亦可出现持久性肌无力,甚至肌萎缩。一般来说,中年以后多数患者发作逐步减少而停止。

4. 甲亢型

男性多于女性 6 倍。多在 20~40 岁发病。临床表现同低钾型周期性瘫痪。诊断除甲低表现外,需做肾上腺素试验。即用肾上腺素 10 mg,于 5 分钟内注入肱动脉,同时,以表皮电极记录同侧手部小肌肉由电刺激尺神经所诱发的动作电位。注射后 10 分钟内电极下降 30% 以上为阳性。阳性者为原发低钾型瘫痪。

三、实验室及其他检查

1)低血钾型周期性瘫痪血清钾降低。心电图可有 QT 间期延长,ST 段低垂,T 波降低或倒置,出现 u 波。

2)高血钾型周期性瘫痪血清钾增高。心电图示 T 波升高而尖。

四、诊断和鉴别诊断

1)以对称性肢体软瘫为主,近端较重。有时可侵犯呼吸肌,但头颈部肌肉,一般不受累。

2)常于半夜、清晨或午睡后急性发病,并可反复发作。

3)多见于青壮年男性,可有家族史,常因受凉、过饱和疲劳而诱发。

4)发病中可有血清钾降低、增高或正常,心电图可有相应改变。

5)已排除由其他原因所致的低血钾症,如甲状腺功能亢进、醛固酮增多症、棉酚油中毒和失钾性肾炎等。

周期性瘫痪应与急性感染性多发性神经根炎并发低钾血症、原发性醛固酮增多症、甲状腺功能亢进并发周期性瘫痪及地方性、流行性低血钾麻痹症等相鉴别。

五、治疗

急性发作时以 10% 氯化钾或枸橼酸钾 30~40 mL 顿服,24 小时内再分次口服,总量 10 g,也可将 10% 氯化钾加入生理盐水或林格液 1 000 mL 中静脉滴注,1 小时不超过 1 g,

以免影响心脏功能。严重心律失常者应在心电监护下积极救治,呼吸肌麻痹者应予辅助呼吸,不完全性瘫痪者鼓励其适当活动,或电刺激肌肉阻止病情进展并促使恢复。

发作间期应避免各种可能诱使发作的因素,口服氯化钾 3~6 g/d 可能有助于减少发作,服用乙酰唑胺 250 mg,每日 2 次,或螺内酯 20 mg,每日 3 次,亦可预防发病。

六、护理

(一)一般护理

1)发作时要卧床休息,避免过劳、感染和受寒等诱发因素。

2)低钾型患者宜进高钾低钠饮食,忌高碳水化合物饮食,避免大量饮水;高钾型患者以高氯化钠、高碳水化合物饮食为宜;正常钾型宜食高盐、高糖饮食,加速症状消失。

3)有四肢瘫痪者应做好精神护理,解除恐惧心理,做好生活护理。

4)呼吸困难者给予吸氧,并保持呼吸道通畅。

(二)病情观察与护理

1)观察的重点包括发作先兆、瘫痪肢体的分布、肌力、肌张力与腱反射改变。重症患者注意心率、血压变化。观察有无低血钾、传导阻滞及心肌劳累等。

2)协助医生做诱发试验,抽血查血钾,做心电图、肌电图。静脉滴注氯化钾需先稀释,每日总量 3~5 g,注意滴速,一般每小时输入氯化钾不超过 1 g,每分钟 40 滴为宜。补钾过程中观察尿量,及时复查血钾及心电图。补钾后注意瘫痪肢体肌力、肌张力、腱反射改变,有无低钙性抽搐等。

(三)康复

嘱患者勿过劳,预防感冒、外伤,避免食用含大量碳水化合物的食物,以减少发作机会。

(张银霞)

第十二节　化脓性脑膜炎

化脓性脑膜炎是小儿时期常见的神经系统急性感染性疾病,是由各种化脓性细菌引起的脑膜炎症的统称。由脑膜炎奈瑟球菌引起的流行性脑脊髓膜炎,在传染病中介绍。

一、病因与发病机制

病原菌种类与发病年龄有关,新生儿期以大肠杆菌、副大肠杆菌、金黄色葡萄球菌多见。婴幼儿以肺炎链球菌、流感杆菌多见,3 岁以后以金黄色葡萄球菌多见。

细菌从呼吸道侵入者最多,也可由皮肤、黏膜或新生儿脐部创口侵入,经血液循环到脑膜。患中耳炎、乳突炎、脑脊膜膨出等病时,细菌可直接侵入脑膜而发病。

小儿时期机体免疫能力较弱,血-脑屏障功能也差,在新生儿和婴幼儿期更为明显,因此,患病率较高。营养不良、恶性肿瘤或白血病患儿长期使用肾上腺皮质激素,或有先天性免疫缺陷等,其免疫能力差,易继发感染,甚至平常不致病或低致病细菌也可成为脑膜炎的病原。

二、临床表现

发病前可有上呼吸道感染症状或胃肠道感染症状。

起病急,偶有初期症状轻,经过1~3天出现典型症状者。典型症状有发热、呕吐、惊厥、谵妄、嗜睡、昏迷、面色发灰、双眼凝视烦躁不安、尖叫、感觉过敏等,有时不愿别人动头部或头后仰。

体征:颈强直、克氏征、布氏征阳性、前囟饱满或前囟膨隆,常有脱水、酸中毒,病情重者瞳孔不等大,对光反应迟钝,呼吸不规则,血压下降,脉搏细弱等。2岁以上小儿除上述症状外能诉头痛,意识障碍较明显,脑膜炎奈瑟菌脑膜炎可见多数皮肤出血点,甚至瘀斑。

三、实验室及其他检查

(一)血常规

白细胞总数明显升高,以中性粒细胞增高为明显。革兰阴性杆菌脑膜炎白细胞总数不高。

(二)脑脊液常规

外观混浊,有时呈化脓性,压力增高,脑脊液细胞数明显升高,多在 1×10^9/L 以上,蛋白明显增高,定量在 1 g/L 以上,氧化物稍降低。

(三)脑脊液涂片和菌培养

脑脊液涂片和菌培养可明确病原。细菌培养阳性者应做药敏试验,最好同时送检两份培养和药敏,以协助诊断。

(四)对流免疫电泳法、直接荧光抗体染色法、乳酸凝聚试验

均是用已知抗体检查脑脊液中的抗原。常用的免疫血清有脑膜炎奈瑟菌、肺炎链球菌、B 型流感杆菌和 B 组链球菌。这些方法敏感快速,假阳性率低,不受抗生素治疗的影响。

(五)CT 检查

对出现颅内压增高者,出现局限性神经系统异常体征、头围增大、持续发热并疑有并发症有诊断意义。

四、并发症

化脓性胸膜炎在治疗过程中可出现神经和其他系统并发症。

(一)硬脑膜下积液

约30%化脓性脑膜炎患儿发生硬膜下积液,但其中85%~90%可无症状。1岁以内婴儿患者及流感嗜血杆菌脑膜炎较多见。其特点为:①化脓性脑膜炎在治疗中体温不

退,或热退数日后复升。②病程中出现进行性前囟饱满、颅缝分离、头围增大、呕吐、惊厥、意识障碍等。应进行颅透光检查,必要时做 CT 检查。确诊后可经前囟做硬膜下穿刺放液,积液应做常规检查和涂片找细菌。正常情况下硬膜下积液 < 2 mL,蛋白质定量 < 0.4 g/L。并发硬膜下积液时,液体量增多,少数可呈脓性。

(二)脑性低钠血症

由于炎症累及下丘脑和垂体后叶,30% ~50% 患儿可发生抗利尿激素不适当分泌,临床呈现低钠血症和血浆渗透压降低,使脑水肿加重而产生低钠性惊厥和意识障碍加重,甚至昏迷。

(三)脑室管膜炎

脑室管膜炎多见于诊断治疗不及时的革兰阴性杆菌感染所致的婴儿脑膜炎患者,常造成严重后遗症。患儿往往在治疗中发热不退,惊厥频繁、前囟饱满;CT 可见脑室稍扩大;脑室穿刺检查脑脊液,如白细胞数 > 50×10^6/L,糖 < 1.6 mmo/L,或蛋白质 > 400 mg/L 时,即可诊断。

(四)脑积水

炎症渗出物阻碍脑脊液循环,可导致交通性或非交通性脑积水。

(五)其他

脑神经受累可产生耳聋、失明等。脑实质病变可产生继发性癫痫和智力发育障碍。

五、治疗

(一)一般治疗

注意合理喂养,流质饮食,给易消化,营养丰富的食物。维持水、电解质和酸碱平衡。保持呼吸道通畅、及时吸痰等处理,保持皮肤黏膜的清洁。

(二)抗生素治疗

1.用药原则

①尽量明确病原体,根据药物敏感试验选择用药。②考虑到药物对血-脑屏障的穿透能力,必须使用穿透能力差的药物时可同时加用鞘内注射。③足够的剂量和恰当的用药方法。脑脊液中达不到有效浓度的药物,应鞘内注射。④恰当的疗程,一般为 2 ~4 周。⑤脑脊液复查是指导治疗的重要依据。

2.病原菌未明者

应选择对常见的脑膜炎奈瑟菌,肺炎链球菌和流感杆菌都有效的抗生素,如青霉素加氯霉素、青霉素加氨苄西林等。

3.病原菌明确后的治疗

1)流感嗜血杆菌性脑膜炎:对青霉素敏感又无并发症者可用氨苄西林,如耐药则改用第二、三代头孢菌素,疗程不少于 2 周。

2)脑膜炎奈瑟菌性脑膜炎:无并发症者用青霉素每日 30 万 U/kg,静脉注射 7 ~10 天,对青霉素耐药者可改用二、三、四代头孢菌素。

3)肺炎链球菌脑膜炎:无并发症且对青霉素敏感者可用青霉素每日 30 万 ~60 万 U/kg

静脉分次注射,不少于 2 周,对青霉素耐药者选用头孢三嗪,高度耐药者选用万古霉素和(或)氯霉素。

4)B 族链球菌脑膜炎:选用氨苄西林或青霉素,疗程 14~21 天。

5)大肠杆菌、绿脓杆菌、金黄色葡萄球菌脑膜炎:选用头孢呋辛,疗程不少于 3 周或至脑脊液无菌后 2 周,也可联合应用氨苄西林及庆大霉素等。

(三)对症及支持疗法

保证足够的能量和营养供给,注意水、电解质平衡;急性期应用肾上腺皮质激素,以减轻脑水肿,防止脑膜粘连,降低颅内压,控制惊厥,纠正呼吸循环衰竭等。

(四)防治并发症

1. 硬脑膜下积液

化脓性脑膜炎治疗过程中,如发热不降或更高,出现明显的颅内高压症,颅骨透照检查阳性,则要及早做硬脑膜下穿刺,以明确是否并发了硬膜下积液。少量积液能自行吸收,液量多时需反复穿刺。首次穿刺最好不超过 10 mL,以后每次放液不超过 20 mL,以免颅内压骤然降低引起休克。每日或隔日放液 1 次,直至积液消失。

2. 脑室管膜炎

脑室管膜炎除全身抗感染治疗外可做侧脑室控制引流,减轻脑室内压,并注入抗生素。

3. 脑性低钠血症

脑性低钠血症应限制液体入量并逐渐补充钠盐纠正。

六、护理

1)密切观察病情变化,如体温、脉搏、呼吸、血压、瞳孔,面色及肢体活动等情况的变化。观察精神状态、颅内压增高征象等,发现异常及时报告医生及时处理。

2)备好抢救物品,如氧气、吸痰器、压舌板、开口器、舌钳及镇静剂、脱水剂、强心剂等,如有惊厥应采用急救措施,镇静止惊、吸痰、给氧,牙关紧闭者用开口器撑开口腔,用舌钳将舌牵出,防止咬伤或舌后坠而窒息。

3)执行医嘱,及时准确应用抗生素。静脉滴注青霉素时,溶液配制应新鲜,最好应用钠盐制剂。应用青霉素钾盐时剂量不宜过大,滴速不宜过快,以免发生高钾血症,并应注意青霉素过敏反应,加强巡视,如发现患者呼吸困难、发绀、面色苍白、皮疹等应及时通知医生,并协助抢救。

4)注意保护静脉。小儿静脉较细,又不合作,往往不易顺利刺入,护理人员应掌握熟练穿刺技术,尽量一次穿刺成功,以免多次穿刺而损坏静脉。

5)注意监测患者体温,根据患者年龄和体温情况调节病室的温度和湿度。体温超过 39℃,给予物理降温和(或)药物降温,减少大脑对氧的消耗,防止高热惊厥。

6)评估患者的意识水平、行为、烦躁程度;检查瞳孔大小、对光反射,眼外肌的运动,对声响的反应,肌肉的张力;评估生命体征;床旁备吸引器;治疗护理操作集中进行,避免声光刺激;必要时给予镇静、止惊药;评估视、听能力,若有感觉丧失,为患儿制订合适的康复训练计划。

7）评估患者体液状态,观察有无脱水或水分过多的表现,监测血清电解质的变化;准确记录出入量;能口服时逐渐减少静脉补液量。

8）硬脑膜外积液较多并出现颅内压增高症状时,协助医生做硬脑膜下穿刺术,术后敷以无菌纱布,注意有无液体渗出。

9）患者要定期做腰椎穿刺,以掌握脑脊液变化,作为药物治疗的参考。腰椎穿刺后患者应去枕平卧4～6小时,切忌突然坐起,以免引起脑疝。

10）康复:居室要保持空气新鲜,阳光充足,要加强体格锻炼,经常坚持户外活动,提高机体抵抗力,以减少各种感染性疾病的发生。对上呼吸道感染、中耳炎、鼻窦炎及皮肤感染的患儿,应及时彻底治疗。

（张银霞）

第十三节　颅内压增高

颅内压又称脑脊液压、脑压,意指颅内容物对颅壁上所产生的压力。颅内压主要由颅内容物(脑、血液和脑脊液)和颅腔容积所决定。在维持正常颅内压的过程中,颅腔充盈能力和持续性颅内血流量起着重要的作用。由于蛛网膜下隙与脑室相通,因此可以通过测量侧脑室、小脑延髓池和腰池内的脑脊液压力来表示颅内压。正常成人侧卧位腰池压力为 $70 \sim 180 \, mmH_2O$。若所测压力高出此极限,并由此所引起相应的临床征象,称之为颅内压增高。

一、颅内压的调节

正常情况下颅内压随着血压和呼吸的节律有小范围的波动,收缩期颅内压略有升高,舒张期稍下降;呼气或屏息时颅内压略高,吸气时略低。这种现象是由于血压和呼吸的节律性变化导致颅内三种内容物中血液含量的轻微增减所引起的,临床上行腰椎穿刺测压时可以观察到测压管中水柱液面的轻微波动。正常的颅内压的自身调节机制是通过改变颅腔内容物中脑脊液和血液的体积来实现的,脑脊液量占颅内总容积的10%,颅内压的代偿主要依靠脑脊液量的变化来完成。颅内压增高时,脑脊液分泌减少,吸收增加;颅内压降低时则发生相反的变化,以维持颅内压。一般认为颅内内容物增加的临界容积为5%,超过这一限度,颅内压才开始增高;增加8%～10%则将产生严重的颅内压增高。

颅内压增高是神经外科常见的病理生理综合征,是许多颅内疾病的共同表现。由于某种病因使颅腔内容物体积增加超过正常颅内压的调节代偿范围,导致颅内压力持续超过 $200 \, mmH_2O$,从而引起一系列临床表现。

二、影响颅内压增高的因素

(一)年龄

婴幼儿颅缝未闭合或闭合未全,可以使颅缝张开延缓颅内压的增高;老年人由于脑萎缩使颅内代偿空间增多,颅内压增高出现晚。

(二)病变扩张的速度

急性的颅腔内容物增加会立即出现颅内压增高的表现,如颅脑损伤、脑血管意外和快速生长的恶性颅内肿瘤等;如果病变缓慢增长,如生长缓慢的良性颅内肿瘤,可以长期不出现颅内压增高的症状。

(三)病变部位

特殊部位的病变可以早期出现严重的颅内压增高。如位于中线或颅后窝的占位病变容易阻塞脑脊液循环通路;位于大静脉窦附近的病变早期引起颅内静脉回流障碍出现急性梗阻性脑积水。

(四)伴发脑水肿的程度

有些病变如恶性肿瘤和感染性病变等易伴发明显的脑水肿,早期出现颅内压增高。

三、颅内压增高的后果

持续的颅内压增高将引起一系列神经系统功能紊乱:

(一)脑血流量减少

颅内血管的灌注压由平均动脉压和颅内压决定。

其公式为:脑灌注压(CPP)=平均动脉压(MAP)-颅内压(ICP)

正常脑灌注压为70~90 mmHg。严重的颅内压升高会导致脑血流量的减少,当颅内压接近动脉舒张压时,将出现血压升高来代偿,维持脑血流量;当颅内压升高接近平均动脉压水平时,脑的血液供应接近停止,患者处于严重的脑缺血状态,甚至脑死亡。

(二)脑移位和脑疝

脑组织每个部位都有自身的正常位置,当出现病理改变时,脑组织会移位到其他地方,被称为脑疝。

(三)脑水肿

颅内压增高直接影响脑的能量代谢和血流量使水分潴留在神经细胞内,称为细胞毒性脑水肿;脑损伤、脑肿瘤等病变,由于毛细血管通透性增加,导致水分潴留在神经细胞外间隙,称为血管源性脑水肿。

(四)库欣反应

颅内压急剧增高时,患者将出现一系列生命体征的改变,表现为血压升高、脉压增大、脉搏减缓和呼吸节律紊乱等,这种变化称为库欣反应,主要见于急性颅内压增高的患者。

(五)应激性溃疡

应激性溃疡与下丘脑自主神经中枢功能紊乱和消化道黏膜血管收缩缺血有关。

（六）神经源性肺水肿

神经源性肺水肿主要是由于颅内压增高引起的肺水肿。

四、颅内压增高的病因和发病机制

（一）脑脊液增多

脑脊液由两侧侧脑室脉络膜丛产生,由侧脑室经室间孔到达第三脑室,再经中脑导水管到达第四脑室,由第四脑室的侧孔和中间孔排出到小脑延髓池,基底池及枕大池,而进入脑和脊髓的蛛网膜下隙,最后经上矢状窦的蛛网膜颗粒(及脊髓蛛网膜绒毛)而汇入静脉系统。

成人的脑脊液总量为 100～200 mL,每 24 小时中脑脊液全部更换 5～7 次,共产生 CSF 约 1 500 mL/d,并处于动态平衡中。

脑脊液增多的原因有:

1. CSF 分泌过多

如单纯的分泌过多、脑膜炎,脉络膜丛病变等。

2. CSF 循环阻塞

如蛛网膜粘连、脑脊液通路受阻等。

3. CSF 吸收障碍

如蛛网膜下隙出血后蛛网膜颗粒阻塞等。

（二）颅内血容积增加

主要指静脉压的增高而影响了脑脊液的排出,从而发生高颅压。

颅内静脉压的增高多见于静脉窦和颈内静脉的阻塞,如海绵窦血栓形成、上矢状窦血栓形成,乙状窦血栓形成,等等。

（三）颅内占位病变

正常情况下脑体积与颅腔容积之间的差别约为10%,因此颅腔内只要存在大于10%的占位病变,即将引起颅内压升高。

常见的病变有:脑肿瘤、脑血肿、脑脓肿、脑粘连囊肿、脑内肉芽肿、脑内寄生虫,等等,上述占位性病变除本身体积可逐渐增大外,它所压迫的周围脑组织所产生的水肿更加重了颅内压的增高。

（四）脑水肿

动、静脉血压升高都可使颅内血管系统中血液容积增加而引起颅内压增高。如突然发生的动脉压升高或降低,可引起颅内压的相应变化,但逐渐升高的动脉压不影响颅内压,故特发性高血压病若无高血压脑病发生,则颅压仍保持正常。颅内静脉阻塞,静脉压升高引起颅内压增高的机制主要是静脉瘀血和大脑半球水肿。颅内血液容积增加引起颅内压增高的同时也导致脑实质液体增加,脑水肿形成。从脑水肿的发病机制和药理可分为以血管源性为主的细胞外水肿和以细胞毒性为主的细胞内水肿。引起脑水肿的原因很多,几乎导致颅内压增高的各种原因都能引起脑水肿,如炎症,外伤、中毒、代谢性疾病,缺氧及占位性病变等。但脑组织受损害后水肿发生的时间和程度因损害的原因而异。

五、颅内压增高的临床分类

根据颅内压增高的速度,可把颅内压增高分为急性、亚急性和慢性三类。

(一)急性颅内压增高

急性颅内压增高见于急性颅脑损伤中的颅内血肿、高血压脑出血等,病情发展很快。

(二)亚急性颅内压增高

该病见于颅内恶性肿瘤,颅内炎症等,病情发展比较快。

(三)慢性颅内压增高

该病见于生长缓慢的良性肿瘤等,病情发展较慢。

六、颅内压增高的分期

根据临床的观察可将颅内压增高分为四期:

(一)代偿期

颅内已有占位性病变,临床无颅内压增高症状。

(二)早期

临床表现有头痛、呕吐、视盘水肿等颅内压增高表现,但没有意识及生命体征的改变。

(三)高峰期

患者有剧烈头痛、呕吐,并可能出现血压升高,脉搏减缓。这期的晚期可能出现脑疝症状。

(四)衰竭期

患者深昏迷,瞳孔散大,对光反应不良,血压下降,脉搏增快,呼吸不规则,在本期晚期,出现呼吸停止。

七、临床表现

(一)头痛

头痛是颅内高压的最常见症状,由脑膜、血管或神经受牵扯或挤压所致。开始时为间歇性,以早晨清醒时及晚间头痛较重。部位多数在额部,枕后及两颞,颅后窝占位性病变常位于枕颈部并放射至眼眶。病程较短,头痛呈进行性加重。咳嗽,用力打喷嚏、平卧、俯身,低头等活动时均可加剧。急性颅内压增高,头痛常很剧烈难忍,躁动不安,易进入昏迷状态。

(二)呕吐

由延脑中枢,前庭及迷走神经核团或其神经根受到刺激所引起。常出现于剧烈头痛时,多伴有恶心,表现为与饮食无关的喷射性呕吐。

(三)视盘水肿

视盘水肿是颅内压增高最客观的重要体征,颅内压增高早期,一般未出现视盘水肿,没有视觉障碍,视野检查可见生理盲点扩大,持续数周或数月以上视盘水肿可导致视神经萎缩,视盘逐渐变得苍白,视力逐渐减退,视野向心性缩小,最后导致失明。

以上3个表现是颅内压增高的典型征象,称为颅内高压的"三征"。但三征并不是缺一不可的,急性患者有时只在晚期才出现,也有的症状始终不出现。除了上述三征外,颅内压增高还可引起一侧或双侧展神经麻痹、复视、视力减退、情感淡漠、脉搏缓慢、血压升高、大小便失禁、烦躁不安、癫痫发作等现象。严重颅内压增高时,常伴有呼吸不规则,瞳孔改变、昏迷。

八、实验室及其他检查

(一)头颅 X 线片

X 线片可见脑回压迹加深,蛛网膜粒压迹增大加深,蝶鞍、鞍背脱钙吸收或局限性颅骨破坏吸收变薄,幼童可见颅缝分离。

(二)CT 及 MRI 检查

CT 及 MRI 可见脑沟变浅,脑室、脑池缩小或脑结构变形移位等影像,通常能显示病变的位置,大小和形态。

九、颅内压增高的程度判断

下列指标示颅内压增高已达严重程度:

1)头痛发作频繁而剧烈并伴有反复呕吐。

2)视盘水肿进行性加重或有出血。

3)意识障碍出现并呈进行性加重。

4)血压升高,脉搏减慢,呼吸不规则。

5)出现脑疝前驱症状如瞳孔不等,一侧肢体轻偏瘫、颈项强直等。

6)脑电图呈广泛慢波。

7)颅内压监测示脑压进行性上升。

十、诊断

诊断中要考虑起病的急缓、进展的快慢、可能的原因,结合当时的全身及神经系统检查,参考化验资料和必要的影像学检查,做出诊断及鉴别诊断,但须注意如下几点:

1)有无颅内压增高危象,即有无脑疝或脑疝前的征象,如剧烈头痛、反复呕吐、意识障碍、瞳孔改变及生命体征改变等。有以上表现者应先输入甘露醇等降压药物,在保证呼吸道通畅及生命体征平稳的情况下,进行影像学及其他必要的检查。有颅内高压危象的患者做 CT 检查时应由临床医生陪同。

2)有颅内压增高,但无颅内压增高危象,有定位性体征者,应优先做影像学检查,首选 CT 检查。禁忌腰椎穿刺,待肯定或除外占位性病变后,再做相应处理。

3)有颅内压增高症状,无定位体征而有脑膜刺激征者,可做腰椎穿刺检查。有发热及流行病学根据时,可能为脑膜炎、脑炎等;无炎症线索应考虑蛛网膜下隙出血。

4)病史、体征提示全身性疾病者,应做相应的生化学检查,注意肝、肾功能,尿糖,血糖定量及电解质平衡。

5）原因不明者应考虑药物或食物中毒。

6）下列情况禁忌做腰椎穿刺检查：①脑疝。②视盘水肿。③肩颈部疼痛、颈僵、强迫头位,疑有慢性扁桃体疝。④腰椎穿刺处局部皮肤有感染。⑤有脑脊液耳、鼻漏而无颅内感染征象者。但如需除外或治疗颅内感染时,可在专科医生指导下进行。

十一、治疗

(一)治疗原则

颅内压增高是一种继发的临床综合征,其发病原因很多,原发病变及其合并的病理生理也很复杂。治疗最基本的原则是治疗患者,而不仅仅是治疗颅内压增高本身。在判断复杂的病因和高颅内压对病情的影响前,必须先处理可能存在的危及生命的紧急情况。然后根据病因和病情选择降低颅内压的方式。治疗的最终目的是去除病因,恢复脑组织的功能。

(二)一般处理

留院观察神志、瞳孔、血压及生命体征变化,必要时做颅内压监护;保持呼吸道通畅,必要时做气管切开;限制液体摄入量,成人日需量 1 500 mL 左右,注意水、电解质、酸碱平衡;防止各种因素致胸、腹腔压力增高而加重颅高压。头部抬高 15°～30°可使颅内压有所降低。

(三)病因治疗

除去病因是救治成功的关键。脑水肿最常见的病因为颅内占位性病变,如颅内肿瘤、脓肿、血肿等。应给予有效且足量的抗生素。

(四)降低颅内压的方法

1.缩减脑体积

根据病情可选用以下药物：

1）20％甘露醇：该药分子量大,静脉注射后血浆渗透压增高,从而使脑组织内液体渗入血内,降低了脑的容量而使颅内压下降。剂量按每次 1～2 g/kg 快速静脉滴注,半小时内滴完,每 4～6 小时 1 次。

2）高渗性葡萄糖液：是应用最久的脱水降颅内压制剂。一般剂量为 50％溶液 60～100 mL 静脉注射,于 3～5 分钟注完,每日 3～4 次。一般用药后数分钟内颅内压开始下降,但在用药后 40～60 分钟颅内压恢复到注射前的高度。其后少数患者出现压力反跳（超过用药前压力的 10％）。其机制为葡萄糖容易进入脑细胞内,待细胞外液的葡萄糖含量因代谢或经肾脏排出而减少后,血液的渗透压低于脑细胞内,水分又进入细胞内,使脑容积增加和颅内压增高。近年来,不少学者发现脑缺血后,高血糖动物的脑功能恢复较低血糖者差。其原因为在脑缺氧的情况下,若用葡萄糖治疗,由于增加了糖的无氧代谢,将导致乳酸增多,脑组织受损更严重。因此认为对中风及其他缺血、缺氧性脑病、急性期出现的颅内压增高不适合用高渗性葡萄糖。由于葡萄糖应用后出现压力反跳,对重症颅内压增高者有使病情恶化的危险,故近年来主张不单独用高渗性葡萄糖脱水治疗。有糖尿病者禁用葡萄糖。

3)30% 尿素:是一种强力的高渗脱水药,常用量为每次 0.5 ~ 1.5 g/kg,静脉滴注,以每分钟 60 ~ 120 滴为宜,1 ~ 2 次/天。尿素治疗有明显"反跳"现象,且肾功能不良者禁用,故目前已极少为临床医生所采用。

4)10% 甘油:是较理想的高渗脱水剂,不良反应少,当达到同样抗水肿效果时,用甘油所排出的尿量较用甘露醇少 35% ~ 40%,因此不会引起大量水分和电解质的丧失,且很少发生反跳现象。其脱水作用在甘露醇与葡萄糖之间,常用 10% 甘油盐水口服(加维生素 C 更好),1 ~ 2 g/(kg·d),分 3 次,静脉滴注应将 10% 甘油溶于 10% 葡萄糖液 500 mL 中,按 1.0 ~ 1.2 mL/kg 计算,缓慢滴入,3 ~ 6 小时滴完,每日 1 ~ 2 次,浓度过高或滴速过快可引起溶血及血红蛋白尿。

5)强力脱水剂:有人主张混合用药,使脱水作用加强。

(1)30% 尿素 + 10% 甘露醇混合剂,用药后 15 分钟颅内压下降,降颅内压率可为 70% ~ 95%,维持 6 ~ 7 小时,无反跳作用。

(2)尿素 - 甘露醇 - 利尿合剂:其含量为尿素 0.5 ~ 1 g/kg,甘露醇 1 ~ 2 g/kg,罂粟碱 10 ~ 20 mg,氨茶碱 0.5 g,咖啡因 0.5 g,维生素 C 1 g,普鲁卡因 500 mg,配成 20% ~ 30% 的溶液,静脉滴注,可获较强的脱水、利尿作用。

应用大剂量高渗脱水剂时的注意事项.①大剂量、快速、反复应用高渗性脱水药后,由于循环血量骤增,对心功能不全患者有可能诱发急性循环衰竭。②长期反复应用高渗脱水剂后,可能出现过度脱水,血容量过低,故应严格记录出入量,并合理补充液体。在脑水肿未解除前,水出入量应为负平衡,脑水肿已控制时,水出入量应维持平衡状态。③注意电解质平衡,尤其要防止低血钾症。

6)利尿剂:应用利尿剂治疗颅内压增高的机制是通过增加肾小球的滤过率和减少肾小管的再吸收,使排出尿量增加而造成整个机体的脱水,从而间接地使脑组织脱水,降低颅内压。但其脱水功效不及高渗脱水剂。使用利尿剂降颅内压的先决条件是肾功能良好和血压不低,对全身水肿伴颅内压增高者较适宜。

(1)依他尼酸钠:主要是抑制肾小管对钠离子的重吸收,而产生利尿作用。一般用药量为 25 ~ 50 mg/次,加入 5% ~ 10% 葡萄糖液 20 mL 内,静脉缓注,2 次/天,一般在注射后 15 分钟见效,维持 6 ~ 8 小时,口服 25 ~ 50 mg/d,可维持 10 小时,治疗过程中应密切注意钾.钠,氯离子的变化。

(2)呋塞米:作用机制同依他尼酸钠。成人一般用 20 ~ 40 mg,肌内注射或静脉注射,每日 2 ~ 4 次。有人用大剂量一次疗法,以 250 mg 呋塞米加于 500 mL 林格液中静脉滴入,1 小时内滴完,其利尿作用可持续 24 小时,降颅内压作用显著。治疗中亦应注意血电解质的紊乱,并及时纠正。

7)地塞米松:能降低毛细血管渗透性而减少脑脊液形成,有效地降低颅内压,每次 10 ~ 20 mg,每日 1 ~ 2 次静脉滴注,是降低颅内压的首选药物。

2.减少脑脊液量

1)脑室引流术:脑室引流术是救治脑疝的最重要方法之一,尤其是在持续脑室压力监护下联合应用,效果更明显。本法适用于:①脑室系统或颅后窝占位性病变。②脑室出血和脑出血破入脑室。③自发性蛛网膜下隙出血伴有严重颅内压增高。④化脓性、结核性或隐球菌性脑膜炎所致的严重颅内压增高。

常用的方法有:①常规脑室穿刺引流术。②眶上穿刺术。③颅骨钻孔引流术。④囟门穿刺术。

2)碳酸酐酶抑制剂:常用乙酰唑胺 250 mg/次,每日 3 次,口服。地高辛 0.25 ~ 0.5 mg/次,每 8 小时 1 次,口服。

3.减少脑血流量

1)控制性过度换气:用人工呼吸器增加通气量。$PaCO_2$ 应维持在 25 ~ 34 mmHg。本法适用于外伤性颅内压增高。

2)巴比妥类药物:常用戊巴比妥和硫喷妥钠,首次用量 3 ~ 5 mg/kg,最大用量可为 15 ~ 20 mg/kg,维持用量每 1 ~ 2 小时 1 ~ 2 mg/kg,血压维持在 60 ~ 90 mmHg,颅内压 <15 mmHg,若颅内压持续正常 36 小时,压力/容积反应正常即可缓慢停药。

4.手术治疗

目的在于去除病灶,减少脑体积和扩大颅内容积,从而降低颅内压。适用于颅内占位性病变和急性弥散性脑水肿内科治疗效果不佳者。常用手术方法:

1)脑室外引流术:对有脑积水的患者,可行脑室穿刺外引流术,快速降低颅内压,以缓解病情。一般成人经前额,婴幼儿经前囟穿刺脑室额角,经引流管,将脑脊液引流入封闭的引流瓶或引流袋中。

2)脑脊液分流术:对病情稳定者,可行脑脊液分流术,主要有脑室腹腔分流术;脑室脑池分流术、脑室心房分流术。

3)减压术

(1)外减压术:指去除颅骨瓣,为颅腔内容物提供一个更大的空间,以缓解颅内压。去骨瓣同时需敞开硬脑膜,或以人工硬膜、肌膜、骨膜等减张缝合硬脑膜。

(2)内减压术:在严重颅脑外伤时,因广泛脑水肿,外减压难以达到目的,可切除部分脑组织,如一侧的额极、颞极或已损伤的脑组织,称为内减压。因有损于脑组织,只能作为一种最后的手段,需慎重选择。

十二、护理

(一)体位护理

绝对卧床休息,避免颅内压骤然升高,抬高床头 15° ~ 30°。

(二)氧气吸入

持续或间断吸氧,改善脑缺氧,使脑血管收缩,降低脑血流量。

(三)饮食与营养

成年人每天液体入量不宜超过 2 000 mL 可根据意识状态、胃肠功能状况确定饮食种类。鼻饲者,鼻饲液或肠内营养液温度应与患者的体温相同或略低于体温水平。

(四)病情观察

密切观察意识、瞳孔等生命体征变化,警惕颅内高压危象的发生,急性颅内压增高时,常有明显的进行性意识障碍,甚至昏迷,应警惕脑疝发生,频繁呕吐时应避免误吸或窒息。

(五)药物应用

1. 脱水治疗

常用 20% 甘露醇 125～250 mL,15～30 分钟滴完,可间隔 4～6 小时重复使用 1 次每天 2～4 次,呋塞米 20～40 mg 口服静脉或肌内注射,每天 2～4 次,应用过程中注意观察血电解质、血糖及肾功能和尿量的变化,病情危重者,准确记录 24 小时出入液量,维持水、电解质平衡。脱水药物应按医嘱定时给药,停药前逐渐减量或延长给药间隔时间,防止颅内压反跳。

2. 激素治疗

按医嘱给药,注意保护注射部位的血管,避免静脉炎的发生,观察有无消化道应激性溃疡等不良反应。

3. 抗癫痫药物治疗

遵医嘱定时、定量给予抗癫痫药物,一旦发作应及时给予抗癫痫及降低颅内压处理,癫痫发作时应注意安全防护。

(六)过度通气护理

根据病情,按医嘱给予肌松药后,调节呼吸机各项参数,增加通气次数,降低 $PaCO_2$,使脑血管收缩,减少脑血流量,降低颅内压。但应定时进行血气分析,加强气道护理。

(七)冬眠低温疗法护理

将安置于单人房间,室内光线宜暗,遵医嘱给予足量冬眠药物,物理降温时注意局部皮肤的保护,避免冻伤;复温不可过快,以免出现颅内压"反跳",体温过高或酸中毒等。

(八)心理护理

头痛、呕吐等不适应及时处理,以缓解烦躁不安、焦虑等心理反应。

(九)健康指导

躁动应该寻找原因及时处理,切勿强制约束。如有尿潴留,及时留置尿管。

(张银霞)

第十四节　脑　疝

脑疝是颅内压增高引起的一种危及生命的综合征。当颅腔内有占位性病变时,使各分腔间产生压力梯度,脑组织从高压区经过解剖上的裂隙或孔道向低压区移位,压迫附近脑干,出现意识障碍、生命体征变化、瞳孔改变和肢体运动与感觉障碍等一系列症状,称为脑疝。

一、解剖概要

颅腔被大脑镰、小脑幕分隔为 3 个彼此相通的腔。小脑幕以上为幕上腔,幕上腔又分左右 2 个分腔,容纳大脑左右半球;小脑幕以下为幕下腔,容纳小脑、脑桥和延髓。中脑在小脑幕切迹裂孔中通过,紧邻海马回和钩回。动眼神经自中脑腹侧的大脑脚内侧发出,也通过小脑幕切迹,在海绵窦的外侧壁上前行至眶上裂。

颅腔的出口为枕骨大孔,延髓经此孔与脊髓相连,小脑扁桃体在枕骨大孔之上,位于延髓下端的背侧。

二、病因及分类

(一)病因

1)外伤所致各种颅内血肿,如硬膜外血肿、硬膜下血肿及脑内血肿。

2)颅内脓肿。

3)颅内肿瘤尤其是颅后窝,中线部位及大脑半球的肿瘤。

4)颅内寄生虫病及各种肉芽肿性病变。

5)医源性因素:对于颅内压增高患者,进行不适当的操作如腰椎穿刺,放出脑脊液过多、过快,使各分腔间的压力差增大,则可促使脑疝形成。

(二)分类

根据移位的脑组织及其通过的硬脑膜间隙和孔道,可将脑疝分为以下常见的三类:

1)小脑幕切迹疝又称颞叶疝。为颞叶的海马回、钩回通过小脑幕切迹被推移至幕下。

2)枕骨大孔疝又称小脑扁桃体疝,为小脑扁桃体及延髓经枕骨大孔推挤向椎管内。

3)大脑镰下疝又称扣带回疝,一侧半球的扣带回经镰下孔被挤入对侧分腔。

三、临床表现

(一)小脑幕切迹疝

该病是因一侧幕上压力增高,使位于该侧小脑幕切迹缘的颞叶的海马回、钩回疝入小脑幕裂孔下方,故又称颞叶钩回疝。

1. 颅内压增高

临床表现有剧烈头痛,进行性加重,伴躁动不安、频繁呕吐。

2. 进行性意识障碍

由于阻断了脑干内网状结构上行激活系统的通路,随脑疝的进展患者出现嗜睡、浅昏迷、深昏迷。

3. 瞳孔改变

脑疝初期由于患侧动眼神经受刺激,导致患侧瞳孔缩小,随病情进展,患侧动眼神经麻痹,患侧瞳孔逐渐散大,直接和间接对光反应消失,并伴上睑下垂及眼球外斜。晚期,对侧动眼神经因脑干移位也受到推挤时,则相继出现类似变化。

4. 运动障碍

钩回直接压迫大脑脚,锥体束受累后,病变对侧肢体肢力减弱或麻痹,病理征阳性。

5. 生命体征变化

若脑疝不能及时解除,病情进一步发展,则患者出现深昏迷,双侧瞳孔散大、固定,去大脑强直,血压骤降,脉搏快弱,呼吸浅而不规则,呼吸心跳相继停止而死亡。

(二)枕骨大孔疝

1. 枕下疼痛,项强或强迫头位

疝出组织压迫颈上部神经根,或因枕骨大孔区脑膜或血管壁的敏感神经末梢受牵拉,可引起枕下疼痛。为避免延髓受压加重,机体发生保护性或反射性颈肌痉挛,患者头部维持在适当位置。

2. 颅内压增高

表现为头痛剧烈,呕吐频繁,慢性脑疝患者多有视盘水肿。

3. 后组脑神经受累

由于脑干下移,后组脑神经受牵拉,或因脑干受压,出现眩晕、听力减退等症状。

4. 生命体征改变

慢性疝出者生命体征变化不明显;急性疝出者生命体征改变显著,迅速发生呼吸和循环障碍,先出现呼吸减慢,脉搏细速,血压下降,很快出现潮式呼吸和呼吸停止,如不采取措施,不久心跳也停止。

与小脑幕切迹疝相比,枕骨大孔疝的特点是生命体征变化出现较早,瞳孔改变和意识障碍出现较晚。

由于脑疝发生后病情危重,迅速确定病因对有效治疗极为重要。CT 是目前临床定位及定性的最好的方法。MRI 因检查时间长而非首选;脑超声定位简单而迅速,但无 CT 精确;脑室造影、脑血管造影均为有创伤性检查,所示病变为间接征象,因有一定危险性临床目前已少用。其他如脑电图、X 线片等检查因定位不确切,而不能作为确诊性检查。

四、治疗

(一)小脑幕裂孔疝的处理

脑疝是颅内压增高引起的严重情况,须紧急处理。先给予强力降颅内压药物,以暂时缓解病情,然后行必要的诊断性检查,明确病变的性质和部位,根据具体情况手术处理,去除病因。对暂时不能明确病因者,则可选择下列姑息性手术来缓解增高的颅内压。

1)诊断明确后立即开颅手术,去除病因,以达到缓解颅内高压目的。

2)诊断不明确者应紧急做颞肌下减压术,去除骨瓣,敞开硬脑膜,必要时切除部分颞极部脑组织,内外同时减压。情况允许应将小脑幕裂孔边缘切开,促使脑疝复位。

3)术后应采取措施

(1)防治脑水肿:可选用脱水剂、利尿剂、激素。

(2)预防并发症

①预防和治疗感染:应用广谱抗生素或敏感抗生素。危重患者抵抗力低下,昏迷患者易并发坠积性肺炎,首选青霉素 + 庆大霉素(两者有协同作用,但加入同一液体内则效价降低),价廉,效果确切。其次,头孢菌素 V + 丁胺卡那霉素。若出现耐药或不敏感可选用先锋必、菌必治或复达欣。

②防治消化道出血:常用西咪替丁或雷尼替丁静脉滴注,预防出血。剂量:西咪替丁

每日 0.6~0.8 g,雷尼替丁每日 0.3~0.6 g,分次应用效果更好。一旦出现消化道出血征象,则可应用制酸剂,洛赛克 1 片,每日 1 次,口服或鼻饲。局部止血药:云南白药 2 g,6 小时 1 次,鼻饲。10% 孟氏液 20 mL + 冰盐水 80 mL,经鼻胃管注入上消化道,6 小时 1 次;凝血酶 2 000 U,2~6 小时 1 次,鼻饲。肌内注射药物立止血,1 U 肌内注射,每日 1 次或每 8 小时 1 次,出血量大时,可及时静脉滴注;静脉滴注氨甲苯酸、止血敏。出血量大时应及时补充全血或成分输血(血小板、压积红细胞)。

③防治水电解质紊乱,支持疗法:通过血气分析、电解质等检查手段指导用药。

(3)治疗措施

①健脑促醒:常用胞二磷胆碱,静脉滴注,每日 1.0~2.0 g,椎管注入 0.25 g 隔日 1 次。脑活素每日 10~20 mL。氯酯醒片每次 0.1~0.2 g,每日 3 次;儿童每日 0.1 g,每日 3 次。细胞色素 C 肌内注射,每日 15 mg,病重者每次 30 mg,每日 2 次,静脉注射每次 15~30 mg,每日 1~2 次。ATP 肌内注射,每次 20 mg,每日 1~2 次,静脉注射 20 mg 溶于 5% 葡萄糖液 10~20 mL 中缓注。辅酶 A 肌内注射、静脉滴注每次 50 U,每日 1 次或隔日 1 次。

②高压氧治疗:有条件患者情况允许应尽早应用高压氧治疗,每日 1 次,每次 45~90 分钟,10 天 1 个疗程。若有效,1 周后第 2 个疗程开始,根据病情决定疗程。急性期过后,颅内压不高,可椎管高压注氧每次 40~80 mL,每周 2 次,2 次 1 个疗程。

(二)枕骨大孔疝的处理

1. 积极治疗原发病,预防延髓危象发生

慢性型患者入院后各项检查均应迅速完成,同时尽量避免各种能引起颅内压骤然升高的因素,如便秘、用力咳嗽、腰椎穿刺放液等,应尽早解除病因。如颅后窝占位性病变,应尽早手术切除,避免延髓危象发生。

2. 积极抢救,缓解脑疝

急性型患者或慢性型患者突然呼吸停止,应紧急做脑室穿刺外引流术,缓慢放出脑脊液,使颅内压逐渐下降,同时做气管插管或行气管切开,人工或呼吸机控制呼吸,静脉推注高渗脱水剂;若呼吸恢复,诊断明确者应立即开颅手术,去除病因。病因不明者,应首先 CT 检查明确诊断,继而手术。无法确诊者可行颅后窝探查,先咬开枕大孔,敞开硬脑膜,解除脑疝压迫,再探查病变部位,去除病因。若脑室穿刺外引流无效,可试用头低 15°~30°侧卧位,腰椎穿刺,快速注入生理盐水 20~40 mL。

3. 综合治疗,预防并发症,减少后遗症

枕骨大孔疝患者一旦呼吸停止,抢救多难奏效。抢救期间,除应用强力脱水剂,大剂量激素、促醒药物外,还应及时补充电解质,防止电解质紊乱;应用有效广谱抗生素,预防肺部坠积性肺炎的发生;应用制酸剂和止血剂,预防和治疗应激性溃疡所致消化道出血。病情一旦稳定或患者清醒,即应着手康复治疗,减少后遗症,如健脑药物的应用、高压氧治疗、中药等。

五、护理

1)快速静脉输注 20% 甘露醇、呋塞米等强效脱水利尿药,并观察脱水效果。

2）保护呼吸道通畅,有效给氧。呼吸不畅者立即行气管插管,必要时行气管切开。

3）密切观察意识、呼吸、血压、心率、瞳孔变化,观察有无肢体运动障碍,如有异常、及时通知医生处理。

4）快速做好术前特殊检查及术前准备。

（张银霞）

第十五节　颅内肿瘤

颅内肿瘤是指生长于颅腔内的新生物,简称脑瘤。它可原发于颅内的各种组织,称为原发性颅内肿瘤。各年龄组都有发病,但以 20～40 岁者最多。除脑膜瘤以外,均为男性略多于女性。也可从身体其他部位扩散而来,称转移性或继发性颅内肿瘤。

原发性脑肿瘤

原发性脑肿瘤是起源于脑组织细胞的肿瘤,其中以胶质瘤最多,占 40.9% 左右。在胶质瘤中,星形细胞瘤占 40%,多形性胶质母细胞瘤占 26%,室管膜瘤占 18%,少枝胶质瘤占 6%,髓母细胞瘤占 4%。本病可发生在任何年龄,以 20～50 岁多见,儿童则多发生在 5～15 岁。在成人中肿瘤常发生于大脑半球,多见于胶质细胞瘤、脑膜瘤、垂体腺瘤及听神经瘤等。少年儿童肿瘤常发生颅后窝及脑中线部位,则以髓母细胞瘤、颅咽管瘤及室管膜瘤为多。

一、病因

目前尚不完全清楚。但认为并非单纯一种因素引起,可能与以下因素有关。

（一）遗传因素

遗传因素很可能也参与了一般脑瘤的发病。如基因突变与脑膜瘤有关。胶质瘤常有染色体上等位基因的丧失。近年又发现胶质瘤上一个肿瘤抑制基因的缺失。多形性胶质母细胞瘤可能是染色体上某个基因突变后发生的单克隆肿瘤。

（二）环境因素

放射线和化学品如亚硝胺、杀虫剂等均有引起脑肿瘤可能。头部外伤与脑膜瘤形成关联;有些脑肿瘤发现有猿猴空泡病毒(SV40)、水痘病毒、乳多空病毒等的 DNA。

（三）胚胎残留

胚胎发育中一些细胞或组织被残留或包裹在颅内,进一步分化生长成肿瘤,如颅咽管瘤、脊索瘤和畸胎瘤等。

二、病理分类

（一）胶质瘤、胶质神经元肿瘤和神经元肿瘤

1. 成人型弥漫性胶质瘤

1）星形细胞瘤，IDH 突变型。

2）少突胶质细胞瘤，IDH 突变伴 1p/19q 联合缺失型。

3）胶质母细胞，IDH 野生型。

2. 儿童型弥漫性低级别胶质瘤

1）弥漫性星形细胞瘤，伴 *MYB* 或 *MYBLI* 改变。

2）血管中心型胶质瘤。

3）青少年多形性低级别神经上皮肿瘤。

4）弥漫性低级别胶质瘤，伴 MAPK 信号通路改变。

3. 儿童型弥漫性高级别胶质瘤

1）弥漫性中线胶质瘤，伴 H3 K27 改变。

2）弥漫性半球胶质瘤，H3 G34 突变型。

3）弥漫性儿童型高级别胶质瘤，H3 及 IDH 野生型。

4）婴儿型半球胶质瘤。

4. 局限性星形细胞胶质瘤

1）毛细胞型星形细胞瘤。

2）具有毛样特征的高级别星形细胞瘤。

3）多形性黄色形细胞瘤。

4）室管膜下巨细胞星形细胞瘤。

5）脊索样胶质瘤。

6）星形母细胞瘤，伴 *MNI* 改变。

5. 胶质神经元和神经元肿瘤

1）节细胞胶质瘤。

2）婴儿促纤维增生型节细胞胶质瘤/婴儿促纤维增生型星形细胞瘤。

3）胚胎发育不良性神经上皮肿瘤。

4）具有少突胶质细胞瘤样特征及簇状核的弥漫性胶质神经元肿瘤。

5）乳头状胶质神经元肿瘤。

6）形成菊形团的胶质神经元肿瘤。

7）黏液样胶质神经元肿瘤。

8）弥漫性软脑膜胶质神经元肿瘤。

9）节细胞瘤。

10）多结节及空泡状神经元肿瘤。

11）小脑发育不良性节细胞瘤(Lhermitte – Duclos 病)。

12）中枢神经细胞瘤。

13）脑室外神经细胞瘤。

14）小脑脂肪神经细胞瘤。

6. 室管膜肿瘤

1）幕上室管膜瘤

（1）幕上室管膜瘤，*ZFTA* 融合阳性。

（2）幕上室管膜瘤，*YAPI* 融合阳性

2）颅后窝室管膜瘤

（1）颅后窝室管膜瘤，PFA 组。

（2）颅后窝室管膜瘤，PFB 组。

3）脊髓室管膜瘤，伴 *MYCN* 扩增。

4）黏液乳头型室管膜瘤。

5）室管膜下瘤。

（二）脉络丛肿瘤

1. 脉络丛乳头状瘤。

2. 不典型脉络丛乳头状瘤。

3. 脉络丛癌。

（三）胚胎性肿瘤

1. 髓母细胞瘤

1）髓母细胞瘤分子分型。

（1）髓母细胞瘤，WNT 活化型。

（2）髓母细胞瘤，SHH 活化/*TP53* 野生型。

（3）髓母细胞瘤，SHH 活化/*TP53* 突变型。

（4）髓母细胞瘤，非 WNT/非 SHH 活化型。

2）髓母细胞瘤组织学分型。

2. 其他类型的中枢神经系统胚胎性肿瘤

1）非典型畸胎样/横纹肌样肿瘤。

2）筛状神经上皮肿瘤。

3）伴多层菊形团的胚胎性肿瘤。

4）CNS 神经母细胞瘤，*FOXR2* 激活型。

5）伴 *BCOR* 内部串联重复的 CNS 肿瘤。

6）CNS 胚胎性肿瘤。

（四）松果体肿瘤

1）松果体细胞瘤。

2）中分化松果体实质瘤。

3）松果体母细胞瘤。

4）松果体区乳头状肿瘤。

5）松果体区促纤维增生型黏液样肿瘤，*SMARCBI* 突变型。

（五）脑神经和椎旁神经肿瘤

1）神经鞘瘤。

2）神经纤维瘤。

3）神经束膜瘤。

4）混合型神经鞘瘤。

5）恶性黑色素性神经鞘瘤。

6）恶性外周神经鞘瘤。

7）副神经节瘤。

（六）脑（脊）膜瘤

脑（脊）膜瘤。

（七）间叶性非脑膜上皮来源的肿瘤

1. 软组织肿瘤

1）成纤维细胞和肌纤维母细胞来源的肿瘤

孤立性纤维性肿瘤。

2）血管来源的肿瘤

（1）血管瘤和血管畸形。

（2）血管网状细胞瘤。

3）横纹肌来源的肿瘤

横纹肌肉瘤。

4）尚未明确的分类

（1）颅内间叶性肿瘤，*FET － CREB* 融合阳性。

（2）伴 *CIC* 重排的肉瘤。

（3）颅内原发性肉瘤，*DICER1* 突变型。

（4）尤文氏肉瘤。

2. 软骨及骨肿瘤

1）成软骨性肿瘤

（1）间叶性软骨肉瘤。

（2）软骨肉瘤。

2）脊索肿瘤

脊索瘤（包含差分化型脊索瘤）。

（八）黑色素细胞肿瘤

1. 弥漫性脑膜黑色素细胞肿瘤

脑膜黑色素细胞增多症和脑膜黑色素瘤病。

2. 局限性脑膜黑色素细胞肿瘤

脑膜黑色素细胞瘤和脑膜恶性黑色素瘤。

（九）淋巴和造血系统肿瘤

1. 淋巴瘤

1）CNS 淋巴瘤

（1）CNS 原发性弥漫性大 B 细胞淋巴瘤。

（2）免疫缺陷相关的 CNS 淋巴瘤。

（3）淋巴瘤样肉芽肿。

（4）血管内大 B 细胞淋巴瘤。

2）CNS 各种罕见淋巴瘤

（1）硬膜 MALT 淋巴瘤。

（2）CNS 的其他低级别 B 细胞淋巴瘤。

（3）间变性大细胞淋巴瘤（ALK^+/ALK^-）。

（4）T 细胞或 NK/T 细胞淋巴瘤。

2. 组织细胞肿瘤

1）Erdheim - Chester 病。

2）Rosai - Dorfman 病。

3）幼年性黄色肉芽肿。

4）朗格汉斯细胞组织细胞增生症。

5）组织细胞肉瘤。

（十）生殖细胞肿瘤

1）成熟型畸胎瘤。

2）未成熟型畸胎瘤。

3）畸胎瘤伴体细胞恶变。

4）生殖细胞瘤。

5）胚胎性癌。

6）卵黄囊瘤。

7）绒毛膜癌。

8）混合性生殖细胞肿瘤。

（十一）鞍区肿瘤

1）造釉细胞型颅咽管瘤。

2）乳头型颅咽管瘤。

3）垂体细胞瘤，鞍区颗粒细胞瘤和梭形细胞嗜酸细胞瘤。

4）垂体腺瘤/PitNET。

5）垂体母细胞瘤。

（十二）CNS 的转移性肿瘤

1）脑和脊髓实质的转移性肿瘤。

2）脑膜的转移性肿瘤。

缩略词：CNS，中枢神经系统；IDH，异柠檬酸脱氢酶；NK，自然杀伤细胞；PitNET，垂体神经内分泌肿瘤。

三、分期

(一)分类规则

必须经肿瘤的组织学证实。本分类适用于所有脑肿瘤。确定 T 和 M 的分级依靠体格检查和影像学检查。

(二)TM 临床分类

T:原发肿瘤。

T_X:不能确定原发肿瘤。

T_0:无原发肿瘤的证据。

1.幕上肿瘤

T_1:肿瘤最大径≤5 cm,局限在一侧。

T_2:肿瘤最大径>5 cm,局限在一侧。

T_3:肿瘤侵犯或侵占脑室系统。

T_4:肿瘤超越脑中线,侵犯对侧脑半球,或侵犯幕下。

2.幕下肿瘤

T_1:肿瘤最大径≤3 cm,局限在一侧。

T_2:肿瘤最大径>3 cm,局限在一侧。

T_3:肿瘤侵犯或侵占脑室系统。

T_4:肿瘤越过脑中线,侵犯对侧半球或侵犯幕上。

M_0:无远处转移。

M_1:远处转移。

(三)组织病理学分级

Gx:不能确定分化程度。

G_1:高分化。

G_2:中度分化。

G_3:低分化。

G_4:未分化。

(四)临床分期

I_A:$G_1T_1M_0$

I_B:$G_1T_{2\sim3}M_0$

II_A:$G_2T_1M_0$

II_B:$G_2T_{2\sim3}M_0$

III_A:$G_3T_1M_0$

III_B:$G_1T_{2\sim3}M_0$

IV:$G_{1\sim3}T_4M_0$

G_4 任何 T_1M_0

任何 G,任何 TM_1。

四、临床表现

(一)颅内压增高症状

颅内压增高的发生决定于以下因素。①肿瘤生长的速度:如肿瘤生长迅速,在很短期内就占领了较大的空间,使生理调节跟不上恶化的形势,症状就会很快出现,如恶性肿瘤,或虽为良性肿瘤,但肿瘤内发生了出血或囊变。②肿瘤的部位:颅后窝及中线的肿瘤,很容易引起静脉窦回流障碍和脑脊液循环通路阻塞,造成脑脊液的淤积,会较早期出现颅内压增高的症状。③肿瘤的性质:发展迅速的恶性肿瘤,因都伴有明显的脑水肿,故常早期出现颅内压增高的症状。颅内压增高的症状表现为:

1)头痛:开始为阵发性,早晨多见。位于额、颞部。可因用力、咳嗽、俯身、解大便等而加剧。

2)呕吐:呈喷射状,清晨多见,严重时不能进食,食后即吐。幕下肿瘤出现呕吐要比幕上肿瘤为早。小儿患者常以反复发作的呕吐为其首发症状。

3)视盘水肿:是颅内压增高的体征,可以不伴视觉症状,仅视野检查时见到生理盲点扩大。晚期发生视神经继发性萎缩而视力减退,向心性视野缩小。

4)其他症状:颅内压增高还可引起展神经麻痹、复视、眩晕、癫痫发作、脉搏徐缓及血压升高等现象。婴幼儿患者有头围增大,颅缝分裂,头颅叩诊呈"破罐"声及头皮和额眶部浅静脉扩张等现象。

(二)局灶症状及体征

若颅内肿瘤位于脑重要功能区及其附近,由于压迫或破坏,导致神经功能缺失,这时诊断定位有重要意义。

1)大脑半球肿瘤:破坏性病灶者出现偏瘫、失语,肢体感觉障碍或精神障碍;刺激性病灶者出现癫痫发作,幻嗅、幻视等症。非功能区肿瘤通常无上述症状。

2)小脑半球肿瘤:可引起眼球水平震颤,病侧共济失调、肌张力低下等,小脑蚓部肿瘤可引起躯干性共济失调,小脑半球肿瘤则出现同侧肢体共济失调。

3)脑桥小脑角:以听神经瘤最常见。早期为病侧耳鸣和进行听力减退。逐渐出现同侧第Ⅴ对脑神经功能障碍和小脑症状。晚期可有舌咽和迷走神经受累。

4)脑干肿瘤:产生交叉性感觉和(或)运动障碍。即病变侧出现脑神经受损,而病变对侧出现中枢性瘫痪。

5)第三脑室邻近病变:定位体征较少,主要表现是颅内压增高症状。影响下视丘时可出现睡眠障碍、体温异常、尿崩症和肥胖等。

6)蝶鞍区肿瘤:主要结构为视交叉和垂体,典型表现是视觉和内分泌障碍。有双眼视力下降,双颞侧偏盲直至双目失明,视乳头原发性萎缩。嫌色细胞腺瘤导致肥胖,生殖无能。嗜酸性细胞腺瘤表现为肢端肥大症或巨人症。ACTH 腺瘤可致 ACTH 综合征。

(三)远隔症状

远隔症状是由于肿瘤和颅内压力增高引起脑组织移位,神经受牵拉和压迫而产生的一些局部症状。如展神经受压和牵拉而出现复视;一侧大脑半球肿瘤将脑干推向对侧,使对侧大脑脚受压产生病灶侧偏瘫等。

(四)各类不同性质颅内肿瘤的特点

1)神经胶质瘤:来源于神经外胚叶及其衍生的各种胶质细胞,是颅内最常见的恶性肿瘤,占颅内肿瘤的40%~45%。其中髓母细胞瘤恶性程度最高,好发于儿童颅后窝中线部位,常占据第四脑室,堵塞导水管引发脑积水,对放射治疗敏感;多形性胶质母细胞瘤亦为极恶性,对放疗、化疗均不敏感;星形细胞瘤恶性程度较低,约占胶质瘤的40%,生长缓慢,常有囊性变,切除彻底者可望根治;室管膜瘤,约占胶质瘤的7%,亦有良、恶性之分,后者时有术后复发。

2)脑瘤:发生率仅次于脑胶质瘤,约占颅内肿瘤的20%,好发于中年女性,良性居多、病程长,多见于矢状窦旁和颅底部,瘤体供血丰富,多数颅内颅外双重供血,手术失血一般较多,如能全切,预后良好。

3)垂体腺瘤:为来源于垂体前叶的良性肿瘤,发病率日渐增多,约占颅内肿瘤的10%,生长缓慢,好发于青壮年。根据瘤细胞分泌功能不同分为催乳素腺瘤、生长素腺瘤、促肾上腺皮质激素腺瘤及混合瘤等。瘤体较小、限于鞍内者可经鼻-蝶窦入路行显微手术切除,肿瘤大者需经前额底部入路剖颅手术切除,大部分患者术后需加放射治疗,术后垂体功能低下者,应给予相应激素的替代治疗,出现尿崩症者需投以适量的抗利尿素。

4)听神经瘤:系第Ⅷ对脑神经前庭支上所生长的良性脑瘤,一般位于脑桥小脑角,约占颅内肿瘤的10%,良性。直径小于3 cm者可用γ刀照射治疗,大者需剖颅手术。术后应注意面神经功能障碍的保护及后组脑神经的损伤,特别是闭眼与吞咽功能有无障碍。

5)颅咽管瘤:为先天性良性肿瘤,约占颅内肿瘤的5%,位于鞍区,多见于儿童及青少年,男多于女。常为囊性,与周围重要结构的粘连较紧,难以全切,易复发。

五、实验室及其他检查

(一)X线检查

常规摄正、侧位X线片,必要时摄特殊位头颅片。了解颅骨大小、骨缝有无分离、脑回压迹有无增多和加深,肿瘤内钙化斑点,蝶鞍扩大,及前后床突的吸收和破坏、钙化,松果体的移位,视神经孔扩大(视神经胶质瘤),内耳孔扩大(颅咽管瘤)等。

(二)脑电图检查

脑电图检查可发现表浅占位的慢波灶,对于中线的、半球深部和幕下占位病变帮助不大。

(三)X线造影检查

气脑、脑室及脑血管造影术,对患者有一定的痛苦与潜在的危险,应慎重。

(四)CT和MRI

CT和MRI可清晰显示脑沟回、脑室系统,MRI还可见脑血管;因无颅骨伪影,适用颅后窝和脑干肿瘤。CT或MRI增强检查时,富于血运或使血-脑屏障受损的肿瘤影像加强。功能MRI可揭示肿瘤与大脑皮质功能间的关系。肿瘤CT异常密度和MRI信号变化,脑室受压和脑组织移位,瘤周脑水肿范围,可反映瘤组织及其继发改变如坏死、出血、囊变和钙化等情况,并确定肿瘤部位、大小、数目、血供和与周围重要结构解剖关系,结合增强扫描对绝大部分肿瘤可作出定性诊断。

(五)正电子发射体层摄影术

利用能发射正电子的放射性核素,测量组织代谢活性蛋白质的合成率以及受体的密度和分布等,反映人体代谢和功能的图像,帮助诊断肿瘤和心脑血管疾病。对早期发现肿瘤,研究脑肿瘤恶性程度,原发、转移或复发灶及脑功能有一定价值。

(六)放射性核素检查

包括扫描、γ闪烁照相和 ECT。对于脑肿瘤的定位具有较高的价值。

(七)脑脊液检查

测量脑脊液压力及检查脑脊液可充分了解病情变化。如在脑脊液中查到瘤细胞,有助于脑肿瘤的定性。为避免形成脑疝,有颅内压增高时应谨慎。

(八)头颅超声波

头颅中线波的移位以及有时见到的肿瘤波,可提示一侧大脑半球占位性病变存在,其可靠性在95%左右。

(九)活检

肿瘤定性困难影响选择治疗方法时,可应用立体定向和导航技术取活检行组织学检查确诊。

六、治疗

目前治疗脑肿瘤仍以手术治疗为主,辅以化疗和放疗,有颅内压增高者需同时脱水治疗。

(一)降低颅内压

颅内压增高是脑肿瘤产生临床症状并危及患者生命的重要病理生理环节。降低颅内压在脑肿瘤治疗中处于十分重要的地位。常用的方法主要有:

1. 脱水治疗

脱水药物按其药理作用可分为渗透性脱水药及利尿性脱水药。前者通过提高血液渗透压使水分由脑组织向血管内转移,达到组织脱水的目的。后者通过水分排出体外,血液浓缩,增加从组织间隙吸收水分的能力。脱水药物的作用时间一般为 4～6 小时。应用脱水药时应注意防止水、电解质紊乱。

2. 脑脊液体外引流

1)侧脑室穿刺:通常穿刺右侧脑室额角,排放脑脊液后颅内压下降。但排放脑脊液速度不可过快,以防止颅内压骤降造成脑室塌陷或桥静脉撕裂引起颅内出血。

2)脑脊液持续外引流:多用于开颅手术前、后暂时解除颅内压增高症状及监视颅内压变化。

3. 综合防治措施

1)低温冬眠或亚低温:多用于严重颅脑损伤,高热、躁动并有去大脑强直发作的患者。

2）激素治疗：肾上腺皮质激素可改善脑血管的通透性，调节血－脑屏障，增强机体对伤病的反应能力，可用于防治脑水肿。应用激素时应注意防治感染，预防水、电解质紊乱。持续用药时间不宜过久。

3）限制水钠摄入量：可根据生理需要补充，注意维持内环境稳定，防止水、电解质紊乱和酸碱平衡失调。

4）保持呼吸道通畅：昏迷患者应及时吸痰。必要时气管插管或气管切开，以保持呼吸道通畅和保障气体交换。

5）合理的体位：避免胸腹部受压及颈部扭曲，条件允许时可将床头抬高 15°～30°以利于颅内静脉回流。

（二）手术治疗

颅内肿瘤手术摘除是最基本的治疗方法。凡可以用手术摘除部位的肿瘤，均应首先考虑手术治疗。

1. 根治性手术

肿瘤的切除在不引起严重病残的情况下应力争做到完全切除肿瘤或尽可能多地切除。

2. 姑息性手术

对生长在不能手术切除部位的肿瘤，如脑干肿瘤，可做颅内减压术、脑脊液分流术或脑室引流术。

3. 急诊减压手术

对脑肿瘤卒中或肿瘤伴脑疝患者适用。

（三）放疗

对手术无法彻底切除的胶质瘤，在手术后可以辅以放疗，能延迟复发，延长生存期；对一些不能进行手术的部位的肿瘤，如脑干或重要功能区的肿瘤，放疗成为主要治疗方法；对放射线敏感的肿瘤如髓母细胞瘤放疗效果较手术为佳；垂体瘤、松果体瘤可施以放疗。放疗采用的放射线有 X 线、β 射线、γ 射线及高能电子、中子和质子，使用的仪器有 X 线治疗机、^{60}Co 治疗机、感应和直线加速器等。放射剂量取决于肿瘤性质，脑组织耐受量及照射时间等因素。

（四）化疗

是近年来的新发展。药物品种不少，但许多药物因血－脑屏障的关系，进入脑内达不到有效浓度而归于无效，故成熟的经验很少。目前认为对脑肿瘤疗效较好，又能通过血－脑屏障的抗癌药物包括亚硝基脲类等。如卡氮芥（BCNU）125 mg 溶入葡萄糖液中静脉滴注，连续 2～3 天为 1 个疗程。用药后 4～6 周血象正常可行第二疗程。单用卡氮芥有效率为 31%～57%。环己亚硝脲（CCNU）与卡氮芥作用大致相同，但可口服，对造血功能有明显的延迟性抑制作用。口服每次 80 mg，连续服用 2 天为 1 个疗程。近年来，国内第四军医大学采用恶性脑瘤埋化疗囊治疗，先手术切除部分瘤体，然后把化疗囊埋进残瘤腔内，每月向化疗囊中注射一次卡氮芥，药物转流至瘤体内杀灭瘤细胞，近期有效药物转流至瘤体内杀灭瘤细胞，近期有效率为 90% 以上。此法不产生全身不良反应，患者痛苦小。无须再进行放射治疗。

（五）生物学治疗

近年发现干扰素具有多种生物活性，不仅对病毒，而且对某些脑肿瘤有抑制增殖的效果。

（六）其他治疗

1. 溴隐亭

溴隐亭为多巴胺能药物，该药可降低各种原因引起的泌乳素（PRL）浓度升高，使之恢复正常。国外报道 12 例垂体腺瘤患者，其中 9 例为 PRL 瘤，2 例为生长激素（GH）瘤，1 例激素浓度正常。经口服单次剂量溴隐亭 2.5 mg，8 小时后 PRL 浓度即降至基线水平的 65%～95%，每日继服 2.5～7.5 mg 后，有 7 例 PRL 瘤患者血清 PRL 浓度降至正常范围，且一般情况改善，溴隐亭不仅可降低垂体腺瘤患者的血中 PRL 浓度，而且可使瘤体积缩小。一般报道肿瘤回缩需用药 3 个月，也有治疗 4～6 周即见明显效果者。另有人认为，对瘤体超出蝶鞍的 PRL 瘤用溴隐亭治疗效果优于手术。更大的侵犯海绵窦的肿瘤，用该药治疗可完全替代手术，对经手术和放疗失败的肿瘤，则溴隐亭就是患者的救星。一般用量 2.5 mg，从每日 1 次开始，渐增至每日 3 次，此后视病情需要而再增大，可每日 10～30 mg。治疗肢端肥大症时，每日可用 10～60 mg。不良反应常见的有轻度恶心、呕吐、便秘、眩晕、直立性低血压和排尿性晕厥，多于开始治疗时出现，但很快消失，与食物同服可减少恶心。

2. 赛庚啶

通过拮抗血清素而使 ACTH 分泌减少，皮质醇降至正常，且昼夜节律及地塞米松抑制试验恢复正常，治疗垂体促肾上腺皮质激素腺瘤可使临床症状改善。国内有人用本药治疗 4 例肾上腺皮质腺瘤患者（其中 1 例为垂体腺瘤术后），每日用量 12～20 mg，随访 6 个月至 1 年，症状稳定者 3 例，1 例病情加重。

3. 生长抑制素（SS）

SS 及其类似物可抑制垂体腺瘤分泌 PRL，和 ACTH，并可抑制由促甲状腺素释放激素（TRH）引起的促甲状腺激素（TSH）分泌和由纳尔逊综合征、库欣综合征引起的 ACTH 分泌，临床使用适当剂量的外源性 SS，可有针对性地治疗 CH 垂体瘤、ACTH 瘤，TSH 瘤和 PRL 瘤等。尤其对手术、放疗或溴隐亭治疗失败的垂体腺瘤患者，单用或合用 SS 及促性腺激素释放激素更为适宜。有人治疗的 5 例 CH 垂体瘤患者，均行垂体腺瘤切除术，但术后血 CH 仍明显高于正常，用 SS 后血 CH 全部降至正常水平，且 SS 的不良反应很小。

4. 激素类药物

已有脑膜瘤细胞体外培养试验证实，生理浓度的雌二醇和孕酮可以刺激肿瘤细胞生长，而孕酮受体拮抗剂或药理浓度的孕酮抑制其生长，但已有的临床试用报告尚未得到满意效果，可能与脑膜瘤生长缓慢、临床疗效难以观察、病例未经性激素受体测定筛选等有关。这类药物有：

三苯氧胺（TAM）：10 mg，口服，2 次/天，若 1 月内无效剂量可加倍。

氨苯哌酮（AG）：为雌激素合成抑制剂。用 TAM 无效者该药仍可能奏效。250 mg，口服,2 次/天,2 周后改为 3 ~ 4 次/天,但日剂量不宜超过 1 000 mg,同时服氢化可的松,开始每日 100 mg(早晚各 20 mg,睡前再服 60 mg),2 周后减量至每天 40 mg(早晚各 10 mg,睡前 20 mg)。用 AG 有效者,一般在服药后 10 天左右症状缓解,如果治疗后 3 周症状无改善,则认为无效。

丙酸睾酮:50 ~ 100 mg,肌内注射,隔日 1 次,可用 2 ~ 3 个月。

类固醇激素:Gurcay 等在实验性脑瘤,Chen 和 Mealey 在人脑胶质瘤的组织培养中观察到类固醇激素有细胞毒作用。以类固醇激素治疗原发性脑瘤或脑转移瘤,可使症状显著好转。一般认为其治疗效果主要是消除脑水肿。当停用激素时,疗效消失,所以一般需连续应用数天或数周以维持疗效。地塞米松是最常用的类固醇激素,剂量一般为 10 ~ 20 mg/d,但有时为获得疗效可采用更大剂量。

(七)中医治疗

脑肿瘤良性病例手术切除可治愈,如属恶性则手术常取之不尽,易于复发,故手术除结合放疗、化疗外,给予中医中药治疗,可改善症状,提高疗效。

脑 转 移 瘤

脑转移瘤系指身体其他部位的恶性肿瘤转移至脑者,较原发性脑肿瘤多见。占所有颅内肿瘤的 5.1% ~ 23.8%。好发年龄为 40 ~ 60 岁,男性略多于女性。

一、病因和病理

脑转移瘤以肺癌转移者居多,占 50% 以上,其他如乳腺、消化道、泌尿道、鼻咽部、子宫、骨与淋巴系肿瘤、恶性黑色素瘤均可经血液或淋巴转移到颅内。肿瘤多见于大脑半球,以顶叶、额叶最多,亦可发生于小脑等处,常为多发;可有数个甚至更多个病灶,肿瘤大小不等,多呈类球形或结节状,也可呈弥漫性脑膜转移和脑实质浸润。

二、临床表现

常见于中年或老年,大多数发病急骤,病程短,有的呈卒中样发病。

(一)颅内压增高及一般症状

头痛为最常见的症状,开始时可局限于病灶侧,以后逐渐发展为剧烈的弥漫性头痛,发作时伴有恶心、呕吐。此外,可有视乳头水肿、癫痫、中风(偏瘫)、精神症状,明显消瘦等。

(二)局部症状

主要有运动、感觉、语言等障碍和脑膜刺激征。

三、实验室及其他检查

如 X 线摄片、脑脊液检查、CT、MRI 等均有利于明确诊断。

四、治疗

脑转移瘤的治疗纯属姑息性治疗,故应采用以手术为主的综合疗法,即手术、放疗、化疗和原发肿瘤的治疗。

(一)手术治疗

以下情况可考虑手术治疗:单发者可手术切除;脑转移瘤与原发肿瘤同时存在者,可先做脑部肿瘤切除达到解除颅内高压症状,然后治疗原发肿瘤;肿瘤位置较深或多发散在或脑膜广泛转移,可做内、外减压术;多发,但对其中危及生命的大型瘤可先手术后放疗。

(二)放疗

一般情况较好,术后行放疗。鼻咽癌颅内转移者可行放疗,未做减压手术者放疗宜慎重。以下情况不主张放疗:有明显的颅内高压症;颅外其他部位广泛转移;原发灶未控制;一般情况极差。

(三)化疗

体质较好的患者可用化疗。

(四)其他治疗

对于无手术条件者可用激素、脱水等治疗以减轻症状。

(五)中医中药

除辨证用药外可酌情选用下列验方:

1)蜈蚣 1 条,冰片 0.6 g,共研为末,每日吸入。适用于转移瘤出现鼻塞、头痛者。

2)威灵仙、薏苡仁、八月札各 30 g,七叶一枝花、橘叶、郁金各 15 g,党参、白术、白芍、茯苓各 9 g。浓煎 200 mL,每次 20 mL,口服,每日 3 次。对转移性脑肿瘤有效。

3)土鳖虫、僵蚕、蜈蚣、全蝎各等量,共研为细末,每日服 3 次,每次 6 g。对转移性脑肿瘤有效。

垂体腺瘤

垂体腺瘤是由腺垂体细胞组成的良性肿瘤,也是颅内最常见的肿瘤之一,约占颅内肿瘤的 10%,在颅内肿瘤中仅低于脑胶质瘤和脑膜瘤。垂体腺瘤主要通过:①垂体激素过量分泌或因肿瘤压迫使垂体激素低下而引起一系列的代谢紊乱和脏器损害。②压迫鞍区相邻结构导致相应功能的严重障碍,对机体造成损害。

垂体腺瘤好发于青壮年,对患者的生长、发育、劳动能力、生殖功能以及心理产生严重的损害。人群发病率为 1/10 万,尸体解剖检出率为 20%～30%。在不同的国家,垂体瘤的发病率变动幅度很大,为 3.4%～23.2%。总体来说,它占原发脑肿瘤的 12.1%。这些不同国家、不同的发病率的报道似乎并不能真正反映不同国家之间的差别,因为有几种因素可用来解释这些报道发生率之间的差异。例如,运用的诊断技术不同,不同国家、不同阶段,医生对垂体瘤的定义不同,因为一些报道将肉芽肿、非神经性囊肿、血管性或损伤性病变均包括在内,甚至有调查者将颅咽管瘤也划分为垂体瘤。另外,一些报道基于外科实物的基础上,另有一些报道则包括通过尸检或神经影像而诊断的肿瘤。所以,没有组织学检查证实的病例被统计在内,也有可能是产生偏差的原因之一。近半个世纪,特别是近 20 年来随着垂体激素放射免疫检测、CT 和 MRI 的临床应用及人们对垂体腺瘤认识的深入,垂体腺瘤的发病率逐年增加。同时,随着手术显微镜的应用和现代显微外科的发展以及神经内分泌、神经放射学、神经病理学的发展,垂体腺瘤的基础研究、诊断和治疗水平有了显著的提高。

垂体腺瘤的发病率在男性和女性之间有显著的年龄差异。小于 20 岁或大于 71 岁时,垂体瘤的发病率均很低。男、女两性中发病的高峰在 20~40 岁。有报道,女性有 2 个发病高峰,即 20~30 岁和 60~70 岁;而男性的发病率在 20~70 岁,随年龄的增加而增加。

一、病因

垂体腺瘤的发病机制尚不清楚,但是其内在基因缺陷、下丘脑、各种生长因子等在垂体瘤发病机制中发挥重要作用。近年来的病因研究已进入分子生物学和分子化学方面结合起来进行探索。主要观点是大多数垂体腺瘤是由于体细胞的单克隆突变引起。

二、病理

腺瘤常为紫红色且质软,有的呈烂泥状。当有变性时,瘤组织可呈灰白色。有的伴瘤组织坏死、出血或囊性变。在光镜下结合尸检材料,垂体腺瘤外有边界,但无包膜。瘤细胞排列:①密集排列;②呈乳头状绕小血管排列;③呈筛网状排列,在瘤细胞间有较多血窦或腔隙;④呈混合型排列。瘤细胞形态较一致,但呈圆形、立方形或多角形的瘤细胞的大小差异很大:小的与淋巴细胞相似,仅在核外有少量胞质,这些多是未分化的干细胞;大的胞质较多,其中可充满一些颗粒或呈泡沫状,瘤细胞的大小较一致,亦常见大核,很少看到核分裂。

三、垂体腺瘤的分类

(一)垂体腺瘤的放射学分类

1. 根据大小分

根据垂体腺瘤大小可分为:①微腺瘤(直径<1.0 cm);②大腺瘤(直径>1.0 cm);③巨大腺瘤(直径>3.0 cm)。

2. 根据检查分

根据 CT、蝶鞍断层片和其他神经放射学检查及临床症状,将垂体腺瘤分为两型 6 级。

1)局限型

0 级:肿瘤直径小于 4 mm,蝶鞍大小正常,鞍结节角正常≥110°,CT、MRI 检查难以检出。

Ⅰ级(微腺瘤):肿瘤直径≤10 mm。蝶鞍大小正常,鞍结节角减小,鞍底有局限性骨质变薄、下凹,双鞍底,病侧鞍底倾斜。CT可以发现肿瘤。

Ⅱ级(鞍内型):肿瘤直径>10 mm。位于鞍内或轻度向鞍上生长,蝶鞍扩大,不对称,鞍结节角小于90°。鞍底局限性变化明显,病侧鞍底下沉呈双鞍底。CT检查显示肿瘤位于鞍内或扩展到鞍上池前部。

2)侵蚀型

Ⅲ级(局部侵蚀型):肿瘤直径>2 cm,向鞍上生长,蝶鞍扩大较显著,鞍底骨质有局限性侵蚀、破坏。CT检查可见肿瘤扩展至视交叉池,第三脑室轻度抬高。

Ⅳ级(弥漫侵蚀型):肿瘤直径达4 cm,肿瘤向鞍上或蝶窦内生长,蝶鞍显著扩大,鞍壁骨质弥漫性破坏,呈幻影蝶鞍,第三脑室前下部明显抬高。

Ⅴ级(巨大腺瘤):肿瘤直径>5 cm,肿瘤除向鞍上或蝶窦生长外,并可向前、中、后颅窝及海绵窦生长,第三脑室室间孔阻塞,有脑积水。

(二)根据免疫组化技术分类

垂体腺瘤可分为:①泌乳素细胞腺瘤;②生长激素细胞腺瘤;③促肾上腺皮质激素细胞腺瘤;④促甲状腺激素细胞腺瘤;⑤促卵泡素细胞腺瘤;⑥黄体生成素细胞腺瘤;⑦多功能细胞腺瘤;⑧无功能细胞腺瘤。

(三)垂体腺瘤的病理分类

根据苏木精－伊红染色(HE)染色将垂体腺瘤分为嫌色性、嗜酸性、嗜碱性及混合性腺瘤,这种方法一直沿用至今。近20年来,由于组化、电镜及免疫组化的发展,根据超微结构特点,垂体腺瘤可以分为以下几种:

1. 生长激素细胞腺瘤

生长激素细胞腺瘤占分泌性腺瘤的20%~30%。

1)颗粒密集型生长激素细胞腺瘤的瘤细胞呈卵圆形,核球形,分泌颗粒多,直径多为200~350 nm。

2)颗粒稀疏型生长激素细胞腺瘤的瘤细胞形状不规则,可有不同程度异型性,直径多为100~250 nm。

2. 泌乳素细胞腺瘤

泌乳素细胞腺瘤占垂体腺瘤的40%~60%。瘤细胞多为嫌色性,呈乳头状排列,瘤内可有小钙化灶,少数瘤细胞为嗜酸性。多数瘤细胞内分泌颗粒较少,体积较小,直径120~300 nm;可为圆形、卵圆形、短杆形泪滴状。

3. 促肾上腺皮质激素细胞腺瘤

占垂体腺瘤的5%~15%。又可分为三类:

1)伴有库欣综合征的促肾上腺皮质激素细胞腺瘤:瘤细胞类似非肿瘤促肾上腺皮质激素细胞,细胞卵圆或多边形,分泌颗粒球形或轻度不规则,直径300~350 nm,具有转移性膜渗出。

2)伴有纳尔逊综合征的促肾上腺皮质激素细胞腺瘤:肿瘤体积常较大,血中促肾上腺皮质激素浓度很高。

3)静止的促肾上腺皮质激素细胞腺瘤:临床无促肾上腺皮质激素分泌增加的表现。电镜下难与前者鉴别。

4.促性腺激素细胞腺瘤

促性腺激素细胞腺瘤罕见。瘤细胞排列紧密,多边形,分泌颗粒圆而小,直径100 nm。

5.促甲状腺激素细胞腺瘤

促甲状腺激素细胞腺瘤占垂体腺瘤的1%,瘤细胞排列紧密,细长而有角,胞质少,分泌颗粒少,球形,直径50~150 nm,分泌颗粒电子致密核心与界膜之间有明显电子透亮,空晕是其特征。

6.其他

1)无特征性细胞腺瘤:可伴高泌乳素血症,一些腺瘤胞质中有嗜酸性颗粒的形态,免疫组化阴性或散在一种或多种激素阳性,瘤细胞小。排列紧密,胞质内充满线粒体分泌颗粒,直径100~250 nm。

2)嗜酸性粒细胞瘤:无内分泌功能,免疫组化阴性,散在嗜酸性瘤细胞可对一种或多种垂体激素显示阳性,而无临床生化分泌根据,细胞内含异常大量线粒体就可诊断,分泌颗粒少,直径100~250 nm。

3)未分化腺瘤:由各种激素结合的细胞组成,大部分相当分化,但不像任何已知的垂体腺瘤细胞,一些肿瘤可产生2种或多种化学成分,免疫反应和生物作用不同的激素。

(四)垂体腺瘤WHO五层次新分类法

1.层次一

按患者临床表现和血激素值分类。

1)内分泌物功能亢进:①肢端肥大症/巨大症,CH血值增高;②高催乳素血症;③库欣病:ACTH和皮质醇值增高;④甲状腺功能亢进,伴不适当促甲状腺素过度分泌(SIT-SH);⑤FSH、LH和(或)α-亚单位值明显增高;⑥多种激素过度产生。

2)临床无功能。

3)功能状态不确定。

4)异位性内分泌功能亢进:①继发于异位生长激素(GH)释放因子过度产生的临床肢端肥大症(增生/腺瘤);②继发于异位ACTH释放因子过度产生的库欣病(增生/腺瘤)。

2.层次二

按神经影像学和手术信息分类。

1)根据部位:①鞍内;②鞍外;③异位(罕见)。

2)根据大小:①微腺瘤(≤10 mm);②大腺瘤(>10 mm)。

3)根据生长类型:①扩张型;②肉眼可见硬膜、骨、神经和脑的侵犯;③转移(脑脊髓或全身)。

3.层次三

按肿瘤切片光学显微镜下所见分类。

1)腺瘤:①典型;②不典型(多形性、核分裂多、高 MIB - 1、PCNA 标记指数)。

2)癌:转移和(或)侵犯脑。

3)非腺瘤:①原发或继发于非腺垂体瘤;②类似腺瘤的垂体增生。

4. 层次四

按免疫组化分类。

5. 层次五

按肿瘤细胞的超微结构特征分类。肿瘤类型/变异与电镜的应用。

1)生长激素瘤:①颗粒密集型。电镜为选择性,如 GH 免疫反应确定,通常缓慢生长。②颗粒稀疏型。电镜为选择性,如 GH 免疫反应确定和细胞角化素抗血清测到核旁纤维体,很可能有侵犯性。

2)催乳素瘤:①颗粒稀疏型。电镜为选择性,如高尔基型 PRL 免疫反应全面并强阳性,血 PRL 轻、中度增高,组织内 PRL 免疫反应稀少或不肯定应做电镜来证实诊断。②颗粒密集型。电镜为选择性,如 PRL 免疫反应强阳性,为罕见类型,临床意义不大。

3)生长激素催乳素混合瘤:①GH、PRL 细胞混合瘤;②促乳腺及促生长细胞;③嗜酸干细胞。

4)促肾上腺皮质激素瘤:①颗粒密集型。电镜为选择性,如嗜碱性肿瘤对 ACTH 有肯定的免疫反应,多为微腺瘤。②颗粒稀疏型。电镜为可能需要,如 ACTH 免疫反应缺乏或不确定,很可能是侵犯性大腺瘤。③Crooke 细胞型。电镜为选择性,如 ACTH 免疫反应肯定:形态学变异无明显临床意义。

5)TSH 瘤:为确定诊断必须要电镜,如临床表现和 TSH 免疫反应均不肯定。

6)促性腺激素(FSH)、促黄体生成素(LH)瘤:①男性类型;②女性类型。为鉴别肿瘤类型必须做电镜检查。

7)临床无功能腺瘤:①非肿瘤细胞(无细胞);②瘤细胞性。

8)细胞来源不明的腺瘤:①静止性"促皮质素"亚型 1。如嗜碱性 ACTH 免疫反应阳性,但无库欣病的临床表现,电镜检查为选择性。②静止性"促皮质素"亚型 2。必须用电镜来识别此类肿瘤。③静止性腺瘤亚型 3:必须用电镜来诊断。④其他(未分类的多激素瘤,如功能性 GH - TSH,PRL - TSH,PRL - ACTH 等):为描绘各瘤型特征性表现和避免错误,建议用电镜检查。

四、临床表现

垂体腺瘤尤其是具有功能的分泌激素瘤可有两种表现:一为占位病变的扩张作用,二是激素的分泌异常,或分泌过多,或肿瘤增大压迫正常垂体组织而使激素分泌减少,表现为继发性性腺、肾上腺皮质、甲状腺功能减退症。

(一)内分泌功能障碍

垂体腺瘤的内分泌功能障碍包括分泌性垂体腺瘤,相应激素分泌过多引起的内分泌亢进症状,和无分泌性垂体腺瘤及分泌性垂体腺瘤压迫、破坏垂体造成的正常垂体激素分泌不足所致的相应靶腺功能减退两组症状。

1.垂体肿瘤激素分泌过多产生的内分泌症状

垂体腺瘤所导致的内分泌亢进症状仅见于分泌性垂体腺瘤,且随肿瘤分泌激素种类的不同而表现出相应症状。

1)泌乳素腺瘤

(1)女性泌乳素腺瘤:多见于20～30岁,典型临床表现为闭经-泌乳-不育三联症。

闭经:闭经或月经稀少几乎见于所有病例,这主要是由高泌乳素血症所致。青春期前发生泌乳素腺瘤可引起发育延迟和月经初潮延迟,随后月经稀少至最终闭经;青春期后发生泌乳素腺瘤表现为逐渐出现的继发性闭经。闭经的期限可自数月至数年不等。

泌乳:多数患者表现为自发性泌乳,多为双侧;部分患者在检查时发现,需挤压乳头后才出现少量乳汁。

不孕:泌乳素腺瘤目前已成为不孕症的最常见原因之一。

其他症状:部分患者可因雌激素水平低落,出现肥胖、性情急躁、性欲减退、阴道干燥、性交困难、精神异常等。

(2)男性泌乳素腺瘤:男性泌乳素腺瘤并不少见。由于临床症状较为隐匿,早期诊断较为困难,往往发展至大腺瘤时才做出诊断。

早期主要症状为性功能减退:表现为性欲减退或缺失、阳痿、精子减少。可能与促性腺激素分泌不足或泌乳素影响雄性激素的生成以及对精子生成的直接干扰有关。部分患者表现为男性乳房发育、泌乳、不育、睾丸萎缩、胡须稀少等表现。严重者可引起生殖器萎缩,但引起女性变者少见。

2)生长激素腺瘤:生长激素腺瘤在青春期以前发生表现为巨人症和肢端肥大症。

(1)肢端肥大症:女性多于男性,常于30～50岁起病,病程缓慢,早期诊断困难。肢端肥大常常是患者最早出现的临床表现。长期过量生长激素的刺激引起骨骼的过度发育和结缔组织增生,造成头颅、手和足的体积增大,上颌和下颌增大造成牙齿分离,同时造成容貌的改变,面部软组织增厚使面容的变形加重,额部皮纹增多,眼睑、耳、鼻、嘴唇增厚变阔,舌体肥大,皮脂腺过度分泌使皮肤富含皮脂,汗腺肥大造成多汗,因鼻甲肥大,咽喉部增生肥大造成打鼾甚至睡眠性呼吸障碍。

(2)代谢紊乱:患者甲状腺常肿大,但功能多为正常,也可出现甲亢、甲低。基础代谢率往往增高,当伴发垂体功能减退时,基础代谢率降低。约60%的患者胰岛素耐受性增加、糖耐量减低、糖尿病。糖尿病的发生主要与肿瘤细胞长期大量分泌的生长激素有关,多数随生长激素水平的控制而逐渐好转。部分患者因肾小管对磷的重吸收,血清钙、磷升高,尿钙升高,发生尿结石。

(3)心血管系统表现:肢端肥大症患者全身脏器增生肥大,但心脏肥大的程度往往比其他脏器更为明显,部分存在肥大性心脏病,主要表现为左室肥厚、心力衰竭、心律失常甚至心肌梗死。常伴有动脉硬化,尤其是冠状动脉粥样硬化。部分患者伴高血压。

(4)垂体性巨人症:生长激素腺瘤在儿童期起病表现为巨人症,大多数患者肢体特别长;在少年期起病者表现为肢端肥大性巨人症,即身体既高大,又有肢端肥大症的表现。生长激素分泌过度和性激素分泌不足是造成肢体过度发育的原因。

(5)其他症状:大部分患者性腺发育迟缓,生殖器发育不良;绝大多数女性患者表现有月经失调甚至闭经,患者一般无排卵功能,不能生育。男性患者在疾病早期可呈性欲亢进,生殖器增大,随着病程的进展,性欲逐渐减退以至完全消失,并逐渐出现生殖器萎缩。

3)促肾上腺皮质激素腺瘤:库欣综合征又称皮质醇增多症,是由于肾上腺皮质激素分泌过多所产生的一组临床症状群,它可以由垂体促肾上腺皮质激素分泌增多、肾上腺皮质肿瘤、肾上腺皮质结节性增生,异位促肾上腺皮质激素或促肾上腺皮质激素释放因子、分泌性肿瘤等多种原因引起。其中因垂体促肾上腺皮质激素分泌增多导致双侧肾上腺皮质增生所引起的库欣综合征,称为库欣病。

本病多见于青壮年,女性多于男性,任何年龄均可发病、以 20～40 岁居多,起病大多缓慢。

(1)一般表现:肥胖是最常见的临床表现(85%～96%),典型患者表现为以躯干为主的向心性肥胖,面部、颈部、躯干和腹部的皮下脂肪积聚导致满月脸、水牛背、锁骨上窝脂肪垫增厚和腹壁脂肪肥厚。重度肥胖比较少见。80%左右的患者伴有高血压,水肿少见。部分患者有腰背疼痛、骨质疏松,肌肉无力也比较常见。

(2)皮肤改变:表皮及皮下结缔组织萎缩导致面部潮红,皮肤菲薄透亮,皮下血管清晰可见。血管脆性增加使皮肤稍受外力即可出现瘀斑,静脉穿刺处有时也可出现广泛的皮下出血。紫纹的发生率约为 50%,紫纹多见于年轻患者,老年患者相对少见,最常见于下腹部,也可发生于大腿部、乳房、臀部、髋部和腋窝等处。一般的细菌感染也不易局限,往往趋慢性经过或向周围扩散。皮肤色素沉着较少见。

多毛见于 65%～70%的女性患者,表现为眉毛浓黑,阴毛增多,呈男性分布,面颊和两肩毳毛增多,在须眉区或胸腹部也可出现粗毛,但男性化少见。

(3)性腺功能障碍:性腺功能减低是比较常见的症状,在病程较长的患者中尤显。75%的绝经期前患者有月经稀少或闭经,常伴有不育。男性患者表现为性欲低下和阳痿,精子生成减少。

(4)代谢障碍:绝大多数的患者糖耐量降低,20%有显性糖尿病,糖尿病性微血管病变和酮症较少见;10%的患者有肾结石,可能与皮质醇诱导的高钙血症有关。10%的患者有多饮多尿,可能与高钙血症及糖尿病有关。

(5)精神症状:85%的患者出现精神症状,可表现为情感障碍(抑郁症、欣快)、认知障碍(注意力和记忆力减退)和自主神经功能障碍(失眠、性欲减退)等。抑郁症与皮质醇/促肾上腺皮质激素比值的高低有关。欣快也是比较常见的情绪变化。

2. 垂体前叶功能减退症状

分泌性垂体腺瘤和无分泌性垂体腺瘤均可产生垂体前叶功能减退症状,这是由于肿瘤对正常垂体的压迫、破坏所造成的。促性腺激素分泌不足,在男性表现为性欲减退、阳痿、外生殖器萎缩、睾丸和前列腺萎缩、精子量减少,第二性征不明显、皮肤细腻、阴毛女性分布;在女性则主要表现为月经稀少或闭经、不孕、子宫和附件萎缩、性欲减退、阴毛和体毛稀少。促甲状腺激素分泌不足主要表现为畏寒、疲劳乏力、精神不振、食欲减退、嗜睡。促肾上腺皮质激素分泌不足主要表现为虚弱无力,厌食、恶心、抵抗力差、血压偏低、低血糖;在急性严重肾上腺功能不足时表现为极度淡漠、无力。生长激素分泌不足在儿童可影响生长发育。垂体后叶激素分泌不足极为少见。

(二)局部压迫症状

1.头痛

早期约2/3的患者有头痛,常位于双额、前额或眼球后,呈间歇性发作或持续性隐痛。头痛与肿瘤大小有关,垂体微腺瘤头痛常常较为显著,可能是肿瘤刺激局部鞍隔和硬膜所致,一旦肿瘤明显向鞍上发展,头痛也随之减轻;少数巨大腺瘤向鞍上发展突入第三脑室,造成脑室梗阻。出现颅内高压时头痛剧烈,或肿瘤坏死、出血时头痛剧烈。

2.视力损害

由于鞍隔与视神经之间一般有2~10 mm的间距,因而垂体腺瘤需要达到一定体积,向鞍上发展到一定程度才能接触视神经,再继续发展一定程度才能因为直接压迫视神经、视交叉和视束的视觉传导纤维或影响视觉传导纤维的血液供应而造成视力障碍。因而早期无视力损害,随着肿瘤长大出现视力损害。初期主要表现为视野障碍,随后再出现视力受损。视野障碍的类型与肿瘤向颅上生长的方式及视交叉的位置有关,当肿瘤在视交叉前下方向上压迫视交叉,则视野以颞上象限-颞下象限-鼻下象限-鼻上象限的顺序发展,双颞侧偏盲为最常见的视野障碍,两侧视野改变的程度可以不相同,当肿瘤偏侧向鞍上发展时可表现为单侧视野障碍。

视力减退大部分是从一侧开始。视力减退可以是渐进性的,也可以是迅速发展的,晚期视力减退是肿瘤压迫视神经引起视神经萎缩所导致。

3.其他结构受压表现

肿瘤显著向海绵窦内发展,可以影响展神经或动眼神经出现患侧眼球内斜或患侧上睑下垂、瞳孔散大、眼球固定;肿瘤向前伸展至额叶,可引起癫痫、精神症状;肿瘤显著向鞍上发展,可以影响下丘脑出现嗜睡、多食、肥胖、行为异常等症状;肿瘤向蝶鞍和鼻腔发展,可出现鼻出血、脑脊液鼻漏。

五、实验室及其他检查

(一)内分泌学检查

内分泌学检查是诊断垂体腺瘤的重要依据。详细的内分泌学检查不仅可以检测异常增高的肿瘤激素,为定性诊断和判断病情提供依据;而且还可以了解正常垂体功能受肿瘤累及的程度,确定是否需要替代治疗。

1.分泌性垂体腺瘤的内分泌学检查

1)泌乳素腺瘤

(1)血清泌乳素测定:血清泌乳素水平检测是诊断垂体泌乳素瘤特别是泌乳素微腺瘤重要的内分泌学指标,也是判断疗效的可靠指标。泌乳素的正常值女性为30 μg/L,男性为20 μg/L。明显升高(>200 μg/L)的泌乳素水平可以肯定垂体泌乳素瘤的诊断。垂体微腺瘤患者血清泌乳素水平多为轻度升高,一般不超过100 μg/L,明显升高提示肿瘤向海绵窦内侵袭生长。在肿瘤坏死、囊变时血清泌乳素水平则相应减低。

(2)动态试验:促甲状腺激素释放激素兴奋试验、灭吐灵兴奋试验、胰岛素兴奋试验和左旋多巴抑制试验等多种,可帮助诊断。

2)生长激素腺瘤

(1)基础 GH 水平测定:基础生长激素水平是目前诊断垂体生长激素腺瘤和反映肿瘤活动程度的主要内分泌学指标。休息状态 GH 的正常值为 2 ~ 4 μg/L,明显升高(>30 μg/L)和显著降低(<2 μg/L)的基础生长激素水平可以肯定或排除活动性肢端肥大症。20% 活动性生长激素腺瘤患者生长激素轻度升高(浓度 5 ~ 10 μg/L),但轻度升高的生长激素水平也可见于正常人,特别是激烈运动、应激状态和睡眠时。

(2)动态试验:生长激素分泌的动态试验有胰岛素兴奋试验、精氨酸刺激试验、左旋多巴试验、胰高血糖素兴奋试验等。对垂体生长激素腺瘤,生长激素分泌的动态试验主要是葡萄糖抑制试验。正常人体在生理条件下生长激素水平常被抑制在 5 μg/L 以下,肢端肥大症患者的生长激素水平不被高血糖所抑制。

(3)血清生长介素 C 测定:目前认为血清生长介素 C 比生长激素浓度更能反映生长激素腺瘤的活动程度。

3)促肾上腺皮质激素腺瘤:内分泌学检查对垂体促肾上腺皮质激素腺瘤的诊断和鉴别诊断处于重要地位,通过促肾上腺皮质激素和皮质醇的测定结合各种抑制和刺激试验,一般均可明确诊断。

(1)库欣综合征的筛选试验:皮质醇是肾上腺皮质束状带分泌的主要糖皮质激素,占肾上腺各种皮质类固醇总量的81%,在血浆中以结合和游离 2 种形式存在,即一种和皮质类固醇结合球蛋白及白蛋白结合,无生物活性,不能从肾脏滤过,不随尿液排出;另一种以游离形式存在,有生物活性,可从肾脏滤过,随尿液排出。

尿游离皮质醇或皮质醇代谢产物的测定:尿游离皮质醇或皮质醇代谢产物 17 - 羟类固醇、17 - 酮类固醇的测定能准确地反映肾上腺皮质的功能状态;不受皮质醇阵发性脉冲式分泌的影响。尿游离皮质醇(UFC)正常值为 20 ~ 80 μg/24 h,大于 100 μg/24 h 有临床意义。

血浆皮质醇测定:库欣综合征患者皮质醇的分泌增加,但单次采血检测并不能完全真实地反映库欣综合征患者的肾上腺功能,因为:①受促肾上腺皮质激素分泌节律的影响,皮质醇的分泌也有昼夜节律。午夜含量最低,清晨4时左右开始升高,6~8时达到高峰,以后逐渐下降,晚上入睡后逐渐降至最低水平。②库欣综合征患者清晨血浆皮质醇水平可以处于正常值范围,但在大多数情况下,下午和晚上的血浆皮质醇水平总是高于正常水平,即昼夜节律丧失。③应激反应也可使皮质醇的分泌增加,昼夜节律丧失,因此,测定皮质醇时患者必须处于心理及生理的非应激状态,多次测定动态观察。

隔夜地塞米松抑制试验:隔夜地塞米松抑制试验比血浆皮质醇的测定更有诊断价值。午夜口服地塞米松 1 mg 能够抑制90% 以上的正常人清晨促肾上腺皮质激素的分泌,从而降低血浆皮质醇浓度50% 以上。库欣综合征患者不能抑制到这一水平,即隔夜地塞米松抑制试验阳性。隔夜地塞米松抑制试验阳性高度提示为库欣综合征,应进行库欣综合征的确诊试验。

(2)库欣综合征的确诊试验:对隔夜地塞米松抑制试验阳性或尿游离皮质醇或皮质

醇代谢产物升高的患者,应进一步行小剂量地塞米松抑制试验以肯定或排除库欣综合征。方法是试验前 1~2 天收集 24 小时尿测定尿游离皮质醇和(或)17-羟类固醇、17-酮类固醇,试验第一天上午 9 点开始口服地塞米松 0.5 mg,每 6 小时一次,共 8 次,同时收集 24 小时尿标本,正常情况下,服药第 24~48 小时的尿游离皮质醇或皮质醇代谢产物应抑制 50% 以上,如不能抑制,即可确诊为库欣综合征。

(3)库欣综合征的病因诊断试验:血浆促肾上腺皮质激素测定。绝大多数肾上腺肿瘤患者由于肿瘤分泌的高浓度皮质醇对下丘脑及垂体的反馈抑制,血浆促肾上腺皮质激素水平极低甚至难以检出,血浆促肾上腺皮质激素处于正常值范围或升高者极为少见,后者可能与肿瘤产生促肾上腺皮质激素有关。库欣综合征患者血浆促肾上腺皮质激素轻度增高或处于正常值范围。约 1/3 的异位促肾上腺皮质激素分泌性肿瘤患者血浆促肾上腺皮质激素水平处于正常值范围,其余 2/3 血浆促肾上腺皮质激素水平明显升高。血浆促肾上腺皮质激素水平测定能够鉴别出绝大多数肾上腺肿瘤及大部分异位促肾上腺皮质激素分泌性肿瘤。

大剂量地塞米松抑制试验:方法与小剂量地塞米松抑制试验基本相同,只是将地塞米松由每次口服 0.5 mg 改为 2 mg。服药第二日尿游离皮质醇和(或)17-羟类固醇抑制超过 50%,即可诊断为库欣病;没有抑制或抑制 <40% 提示为肾上腺肿瘤或异位促肾上腺皮质激素分泌性肿瘤。

甲吡酮试验:甲吡酮能够抑制肾上腺 11β-羟化酶的活性,阻断 11-去氧皮质醇向皮质醇的转化,血浆皮质醇浓度的降低反馈性增加垂体促肾上腺皮质激素的合成及分泌,促肾上腺皮质激素进一步刺激肾上腺皮质醇的合成过程,使皮质醇的前体 11-去氧皮质醇或其代谢产物尿 17-羟类固醇明显增加。库欣病患者由于一定程度的反馈调节机制的存在及垂体促肾上腺皮质激素细胞具有合成及分泌促肾上腺皮质激素的功能,服药后血浆促肾上腺皮质激素水平明显升高。相反,肾上腺肿瘤及异位促肾上腺皮质激素分泌性肿瘤患者由于垂体促肾上腺皮质激素细胞处于高浓度皮质醇的长期抑制状态,促肾上腺皮质激素的分泌并不能迅速增加。甲吡酮试验对库欣病的诊断准确性为 91%。甲吡酮试验可区别库欣病与肾上腺肿瘤。

促肾上腺皮质激素释放激素刺激试验:促肾上腺皮质激素释放激素刺激试验主要用于区别库欣病与异位促肾上腺皮质激素分泌性肿瘤。注射促肾上腺皮质激素释放激素后,库欣病患者血浆促肾上腺皮质激素浓度明显上升。而异位促肾上腺皮质激素分泌性肿瘤患者对促肾上腺皮质激素释放激素无反应,促肾上腺皮质激素水平并不上升。促肾上腺皮质激素释放激素刺激试验对库欣病的敏感性为 89%,诊断准确性为 90%。

库欣综合征的鉴别诊断主要依靠皮质醇分泌的抑制或刺激试验,这些试验结果的解释是假设皮质醇的分泌处于一种近乎稳定的状态。然而,部分库欣病、肾上腺肿瘤及异位促肾上腺皮质激素或促肾上腺皮质激素释放激素分泌性肿瘤的皮质醇呈阵发性分泌。这种阵发性分泌可以是随机的,没有任何规律;也可具有一定的周期性,这种周期性节律可以是持续不变的,也可有某些变异。皮质醇的阵发性分泌可使某些试验出现错误的结果或使同一患者的不同试验结果相互矛盾。但一般采用多个试验时不可能都得出同一错误的诊断,因此,当试验结果相互矛盾时应重复进行,或连续数天检测皮质醇、尿游离皮质醇或皮质醇代谢产物,以明确皮质醇的分泌是持续稳定的还是阵发性不稳定的。

(4)促甲状腺激素腺瘤:真性和假性促甲状腺激素腺瘤患者血清促甲状腺激素均明显升高。然而真性促甲状腺激素腺瘤患者在血清促甲状腺激素显著增高的同时,血清甲状腺激素水平也明显升高;假性促甲状腺激素腺瘤患者虽然血清促甲状腺激素也显著升高,但血清甲状腺激素水平却显著降低。内分泌学检查是区别真性与假性促甲状腺激素腺瘤的重要步骤。

2.垂体功能检测

正常垂体功能检测包括垂体激素检测和促激素类激素靶腺功能检测两方面内容。包括促肾上腺皮质激素和肾上腺功能(肾上腺皮质激素)检测、促甲状腺激素和甲状腺功能(甲状腺激素)检测、促性腺激素(促黄体激素和促卵泡激素)水平检测、生长激素水平检测和泌乳素水平检测。目的在于反映正常垂体及其靶腺受肿瘤激素及肿瘤本身的直接破坏所造成的功能障碍和程度,为垂体功能评估和替代治疗提供依据。

六、治疗

不同病理类型的鞍区肿瘤,其治疗原则不同。患者的年龄和一般情况也影响到治疗方案的选择,包括手术、放疗和药物治疗等。某些情况下,鞍区病变在手术之前,得不到准确的病理诊断;但一部分功能性垂体腺瘤通过内分泌检查可以得到确诊,从而有针对性地选择治疗方案。

垂体腺瘤的治疗目的,一方面是去除或减少功能性垂体腺瘤异常合成及分泌的激素,改善激素过度分泌对全身脏器和代谢的影响;同时也要去除或破坏肿瘤,以解除或减轻压迫症状,尤其是对视交叉的压迫。此外,还要防治继发的垂体功能减低、垂体卒中、肿瘤颅内扩展、糖尿病、高血压、动脉硬化、心脑血管意外、感染等并发症,尽量保证患者良好的生活质量。

(一)垂体腺瘤治疗方法的选择

1)微腺瘤、鞍上发展不严重的腺瘤,首选经蝶手术,术后酌情放疗。

2)瘤体大、明显鞍外发展,严重影响视功能以及肿瘤有急性出血、囊性变的,采用经额手术行肿瘤大部切除术。对于经验丰富的医生,也可考虑经蝶入路,出现并发症的机会较少。术后加用放疗抑制残余肿瘤生长。

3)瘤体大、视力视野已经无望恢复,手术有生命危险及不愿手术者,采用放疗。

4)PRL瘤首选溴隐停治疗。鞍上发展的大腺瘤也可手术后药物治疗。

(二)药物治疗

垂体肿瘤造成的损害主要包括分泌过多的有生理活性的内分泌激素引起的全身性的组织细胞异常改变,以及肿瘤细胞增生对局部压迫、侵犯引起的局部异常。对于其药物治疗,目前较为公认的是PRL瘤以药物治疗为首选,部分GH和ACTH瘤因发现较晚,激素水平持续增高引起全身性病理改变,使患者不能耐受手术治疗,需要先用药物控制,一般状况改善后再考虑手术。

近十几年来,针对各种功能性垂体腺瘤的特异性药物治疗发展很快,目前主要有以下几种药物的疗效已被证实：

1. 溴隐亭

为多巴胺能药物，该药可降低各种原因引起的 PRL 浓度升高，使之恢复正常。国外报道 12 例垂体腺瘤患者，其中 9 例为 PRL 瘤，2 例为生长激素瘤，1 例激素浓度正常。经口服单次剂量溴隐亭 2.5 mg，8 小时后 PRL 浓度即降至基线水平的 65% ~ 95%，每日继服 2.5 ~ 7.5 mg 后，有 7 例 PRL 瘤患者血清 PRL 浓度降至正常范围，且一般情况改善，溴隐亭不仅可降低垂体腺瘤患者的血中 PRL 浓度，而且可使瘤体积缩小。一般报道肿瘤回缩需用药 3 个月，也有治疗 4 ~ 6 周即见明显效果者。另有人认为，对瘤体超出蝶鞍的 PRL 瘤用溴隐亭治疗效果优于手术。更大的侵犯海绵窦的肿瘤，用该药治疗可完全替代手术，对经手术和放疗失败的肿瘤，用该药治疗可完全替代手术，对经手术和放疗失败的肿瘤，则溴隐亭就是患者的救星。一般用量 2.5 mg，从每日 1 次开始，渐增至每日 3 次，此后视病情需要而再增大，可每日 10 ~ 30 mg。治疗肢端肥大症时，每日可用 10 ~ 60 mg。不良反应常见的有轻度恶心、呕吐、便秘、眩晕、直立性低血压和排尿性晕厥，多于开始治疗时出现，但很快消失，与食物同服可减少恶心。

近年来又出现一些新药，如诺果宁，为选择性非麦角型多巴胺受体激动剂，半衰期长达 17 小时，每日只需服药 1 次，且不良反应小。卡麦角林，为长效麦角类多巴胺受体激动剂，半衰期长为 62 ~ 115 小时，每周只需给药 1 ~ 3 次。

2. 生长抑制素

SS 及其类似物可抑制垂体腺瘤分泌 PRL 和 ACTH，并可抑制由促甲状腺素释放激素（TRH）引起的 TSH 分泌和由纳尔逊综合征，库欣病引起的 ATCH 分泌，临床使用适当剂量的外源 SS，可有针对性地治疗 GH 瘤、ACTH 瘤、TSH 瘤和 PRL 瘤等。尤其对手术、放疗或溴隐亭治疗失败的垂体腺瘤患者，单用或合用 SS 及促性腺激素释放激素更为适宜，有人治疗的 5 例 GH 瘤患者，均行垂体腺瘤切除术，但术后血 GH 仍明显高于正常，用 SS 后血 GH 全部降至正常水平，且 SS 的不良反应很小。

对于有活性的 GH 瘤患者，一般不以药物治疗为首选，而是在手术和（或）放疗的基础上，辅助应用一些抑制 GH/IGF-1 分泌的药物。目前主要有多巴胺受体激动剂（如前面介绍的溴隐停）和生长抑素类似物两大类，有效率一般在 70% 左右，但血清 GH 水平完全降至正常者仅 20% ~ 30%。

下丘脑分泌的生长抑素通过与垂体分泌 GH 细胞的细胞膜上受体结合，抑制 GH 的释放，天然生长抑素为 14 肽，半衰期仅 3 分钟，给药不便，目前有人工合成的生长抑素 8 肽（奥曲肽），皮下注射 50 ~ 100 μg，8 小时 1 次，可抑制 GH 释放。近来，还有一些缓释制剂以及半衰期更长的同类药物，如兰瑞肽 30 mg，皮下注射，10 ~ 14 天 1 次；善龙 20 ~ 30 mg 皮下注射，每 28 ~ 30 天 1 次，治疗肢端肥大症，可以改善症状，缩小瘤体，使 GH 和 IGF-1 水平明显下降，长期使用善龙治疗肢端肥大症患者病情可望得到持久改善。

3. 赛庚啶

通过拮抗血清素而使 ACTH 分泌减少，皮质醇降至正常，且昼夜节律及地塞米松抑制试验恢复正常，治疗垂体促肾上腺皮质激素瘤（又称库欣病）可使临床症状改善。国内有人用本药治疗 4 例库欣病患者(其中 1 例为垂体腺瘤术后),每日用量 12～20 mg,随访 6 个月至 1 年,症状稳定者 3 例,1 例病情加重。

4. 垂体靶腺功能减低的治疗

根据缺什么补什么的原则,以适当的激素补充治疗。常用的药物有泼尼松、甲状腺素及睾酮类和女性激素类。垂体功能减低的患者手术及放疗前、后均应补充适当激素。治疗原则是长期治疗,随时根据病情变化调整剂量。同时存在肾上腺皮质功能和甲状腺功能低下和尿崩症的患者,注意补充糖皮质激素可能增加水的清除作用,而可能导致尿崩症加重,因此,抗利尿药物的用量可能需要增加。

(三)放疗

垂体腺瘤的放疗包括传统的常规放疗和近年来开展的立体定向放射外科 2 种方法。

1. 目的

1)尽可能消灭肿瘤细胞。

2)对肿瘤周围组织减压,尤其对神经组织,如视交叉等。

3)使内分泌功能稳定或正常。

4)尽量避免因放疗引起的并发症或后遗症。

2. 适应证

1)手术未能做肿瘤全切术,可行术后放疗。

2)术中证实有脑膜、骨质侵蚀,或有恶变者。

3)有手术禁忌证,或不愿接受手术者。

4)肿瘤复发不宜再手术者。

3. 禁忌证

1)有视力、视野严重受损者。

2)对年轻要求生育者,不应首选放疗。

3)垂体腺瘤已卒中,瘤体已大部囊变者。

4. 放疗时机

一般情况下,对于视力功能良好者,伤口愈合后即可放疗;若视功能障碍明显者,可适当延长;对于术前视力严重障碍者,术后视力有所改善或仍无改善者,若过早放疗可引起原来仅有视力又恶化甚至丧失。由于术后 3 个月左右是视神经恢复的最佳时期,严重视功能障碍者,可在术后 3～6 个月再进行放疗为宜。

5. 靶区的确定

1)原发灶:垂体腺瘤源于腺垂体组织,其原发病灶位于蝶鞍垂体窝内。垂体腺瘤如同脑膜瘤一样,可局部侵袭生长,向上可侵至鞍膈、鞍上池等鞍上组织,向左右可侵至海绵窦区,向下可至蝶窦。需根据 CT、MRI 等检查和手术所见确定。

2)淋巴结转移区:垂体腺瘤属于良性肿瘤,无淋巴结转移可能。只有极为少见的垂体癌才有颅内其他部位或颅外淋巴结、肺、肝、骨等脏器的转移。

6. 常规放疗

垂体腺瘤对放疗的敏感性与组织学类型有关,生长激素腺瘤对放疗最为敏感,而促肾上腺皮质激素腺瘤最不敏感。常规放疗治疗垂体腺瘤的主要缺点是治愈率较低。

7. 立体定向放射外科

立体定向放射外科虽有 30 多年的历史,但直至 20 世纪 80 年代中期 γ 刀和 X 刀的出现才有了质的飞跃。γ 刀和 X 刀采用高能射线聚焦一次性照射颅内病灶而达到靶组织放射性坏死的目的,从根本上区别于神经外科手术和依靠组织对放射敏感性差异的普通放射治疗。由于某些因素的限制,γ 刀和 X 刀仍不能替代常规手术。

适应证:①显微外科手术后残存肿瘤或者复发性小体积垂体腺瘤;②经内分泌检查确诊的垂体微腺瘤;③由于内科疾病不能承受手术或高龄患者的小腺瘤;④向侧方侵入海绵窦的垂体微腺瘤;⑤肿瘤与视路距离≥5 mm,若距离过小,限制了肿瘤有效剂量的覆盖,影响治疗效果,照射过程中须确保视路接受的剂量≤8 Gy。应注意的是,X 刀为动态聚焦,其在机械精度上可能不如固态聚焦的 γ 刀,故而在采用 X 刀治疗时应把该标准降低,以求保证这些结构的安全。

剂量选择和疗效:立体定向放射外科一次剂量照射的生物效应大约是普通分割放疗的 3 倍,若一次照射给予 50 Gy,则与普通放疗的 150 Gy 相当;但在肿瘤直径小于 2 cm时,又位于鞍内者,则仅相当于分割剂量的 100~125 Gy。立体定向放射外科和立体定向放疗治疗垂体腺瘤时,获得内分泌控制所需剂量与肿瘤增长控制所需剂量有所差别,前者需要破坏酶系统和细胞膜,而后者主要破坏 DNA,因而获得内分泌控制剂量要高得多。Pan 等认为:①周边剂量 30 Gy 以上,可以在较短时期内使腺瘤缩小,激素水平趋向正常。②选择周边剂量时应考虑下列因素:腺瘤的种类、大小,是否术后残留、有无放疗史,是否影响海绵窦、脑干或视神经交叉等。

（四）手术治疗

除 PRL 瘤一般首先采用药物治疗外,所有垂体腺瘤均宜及早手术摘除肿瘤。鞍内肿瘤一般采用经蝶显微外科手术切除微腺瘤,术后视力与视野恢复或改善可达 70%,有功能垂体腺瘤术后内分泌症状可有明显好转甚至消失,并发症少,死亡率较低。对于大腺瘤向鞍上及鞍外生长者,要考虑开颅手术切除,但手术治愈率低,术后并发症（如尿崩症和腺垂体功能减退症）增加,死亡率较高。但不论何种手术,多数不易达到完全切除肿瘤的目的,术后常需辅以放疗或药物治疗。伴有垂体功能减退者,尚需激素替代治疗。

七、预后

采用经颅手术切除垂体瘤主要为解除视神经、视交叉受压、挽救视力、视野,而内分泌功能紊乱很难纠正,对向蝶窦内伸展的肿瘤不能切除,手术死亡率为 4%~5%。经蝶显微外科手术切除垂体腺瘤,疗效可为 60%~90%。垂体微腺瘤易于完全切除,手术疗效较理想,手术死亡率 0.4%~2%。复发者如能及时诊断和手术或放疗,其有效率仍可在 80% 以上。

八、护理

（一）术前护理

1）病情观察:严密观察病情变化,若有发生脑疝的可能,应立即报告医生。保持呼吸道通畅,迅速静脉滴注脱水剂,并留置尿管,以了解脱水效果。做好术前特殊检查手术准备。脑膜瘤患者术前一定要充分备血。

2）颅内压增高的护理:颅内占位病变随着病情发展均会出现颅内高压症状。严重者可由于呼吸道梗阻、剧烈咳嗽、用力排便等,导致颅内压骤然增高而发生脑疝。因此,患者应注意保暖,预防感冒;适当应用缓泻剂,保持大便通畅。还可采取以下措施降低颅内压:①使用脱水剂减轻脑水肿;②床头抬高 15°~30°,以利颅内静脉回流,减轻脑水肿;③充分给氧改善脑缺氧,使脑血管收缩,降低脑血流量;④控制液体摄入量 1 000~2 000 mL/d;⑤高热者立即降温,防止机体代谢增高,加重脑缺氧。

3）对出现神经系统症状的患者应视具体情况加以保护,如防止健忘患者走失;督促癫痫患者按时服药,一般应用抗癫痫药物 1 周后再手术;运动障碍患者应卧床休息;躁动患者给予适当约束,放置床档,防止坠床、跌伤和自伤。

4）术前保持大便通畅,进食富含纤维素的蔬菜和水果,以避免术后便秘。

（二）术后护理

1）卧位:一般患者清醒后抬高床头 15°~30°,以利静脉回流。幕上开颅术后应卧向健侧,避免切口受压;幕下开颅术后早期宜无枕侧卧或侧俯卧位;体积较大的肿瘤切除后因颅腔内留有较大的空隙,24 小时内手术区应保持高位。

2）严密观察生命体征及肢体活动,特别是意识及瞳孔的变化。术后 24 小时内易出现颅内出血及脑水肿引起脑疝等并发症,表现为患者意识由清醒转为嗜睡或躁动不安,瞳孔逐渐散大且不等大,对光反应迟钝或消失,伴对侧肢体活动障碍加重,同时出现脉缓、血压升高,应及时报告医生。

3）保持出入量平衡,注意补液速度。合理应用脱水剂,可用甘露醇、呋塞米、高渗葡萄糖、激素等脱水、降颅压。

4）做好脑室引流的护理。

5）术前有过癫痫病史者,术前和术后均应用抗癫痫药物。

6）未能全切的脑膜腺瘤术后应辅以放疗。

7）术后患者常出现偏瘫、失语,应加强肢体功能锻炼和语言训练。协助患者进行肢体的被动活动,进行肌肉按摩,防止肌肉萎缩和关节畸形。

患者出院后要随时观察全身症状,如再次出现颅内压增高症状、局灶性症状或身体其他部位的不适,应及时就诊。应鼓励患者尽快适应社会及身体器官功能和外观的改变,学会自我照顾的方法,适当休息,劳逸结合,保持情绪稳定。

（魏文文）

第八章 感染性疾病

第一节 伤 寒

伤寒是由伤寒杆菌引起的急性肠道传染病,主要由粪－口感染发病,被污染的水、食物、手及苍蝇、蟑螂等而传播。典型病例的临床特征为发热、相对缓脉、全身中毒症状、玫瑰疹、脾肿大与白细胞减少等。肠出血、肠穿孔为主要并发症。在我国列为乙类传染病进行管理。

一、病因和发病机制

(一)病因

本病的病原是伤寒杆菌,属沙门菌属 D 族(组)。革兰染色阴性,呈短杆状,长 1 ~ 3.5 μm,宽 0.5 ~ 0.8 μm,周有鞭毛,能活动,不产生芽孢,无荚膜。在普通培养基上能生长,在含有胆汁的培养基中生长较好。

菌体裂解产生内毒素,在发病过程中起重要作用。伤寒杆菌具有菌体(O)抗原、鞭毛(H)抗原和 Vi 抗原,3 种抗原可刺激机体产生相应的抗体,有助于本病的临床诊断。此外,含有 Vi 抗原的伤寒杆菌可被特异的噬菌体裂解,利用 Vi Ⅱ 型噬菌体可将伤寒杆菌分为约 100 个噬菌体型,有助于该病的流行病学调查。

伤寒杆菌在自然界中的生命力较强,在水中一般可存活 2 ~ 3 周,在粪便中能维持 1 ~ 2 个月,在牛奶中不仅能生存,且可繁殖,能耐低温,在冰冻环境中可持续数月,但对光、热、干燥及消毒剂的抵抗力较弱,日光直射数小时即死亡,加热至 60℃ 后持续 30 分钟或煮沸后立即死亡,在 3% 苯酚中 5 分钟即被杀死,消毒饮水余氯 0.2 ~ 0.4 mg/L 可迅速致死。

传染源为患者及带菌者。患者从潜伏期开始即可从粪便排菌,从病程第 1 周末开始经尿排菌。故整个病程中均有传染性,尤以病程的第 2 ~ 4 周传染性最大。

慢性带菌是本病不断传播或流行的主要传染源。慢性带菌者以胆囊、胆管带菌居多,主要见于 40 岁以上的妇女或老年人,泌尿系统带菌罕见。原有慢性肝胆管疾患(如胆囊炎、胆石症等)的伤寒患者则易成为慢性带菌者。

经粪－口途径传播。病菌常随被粪便污染的食物和水进入体内。在发展中国家的地方性流行中,水源污染常起关键性作用。卫生条件差的地区还可经手、苍蝇和其他昆虫(如蟑螂)等传播。散发流行多经日常生活接触传播。

发病以青壮年为主,病后可获得终身免疫,很少再次得病。预防接种可获得一定的免疫力,使发病机会减少,病情减轻。

全世界都有发病,以热带和亚热带多见,印度、印度尼西亚、非洲及墨西哥等发展中国家发病较多。全年均有散发,以夏秋季多见。

(二)发病机制和病理

伤寒杆菌进入消化道后,部分在回肠末段集合淋巴结,孤立淋巴滤泡及肠系膜淋巴结中生长繁殖。然后经胸导管进入血流,引起原发菌血症。伤寒杆菌随血流进入全身各脏器,如肝、脾、胆囊、肾和骨髓中继续大量繁殖,再次侵入血流,引起第二次严重菌血症。并释放强烈的内毒素,而引起全身感染中毒症状。此外,内毒素也可诱发 DIC 或溶血性尿毒症综合征。

主要病理表现为全身网状内皮系统大单核细胞(巨噬细胞)增生性反应,其中以回肠末段的集合淋巴结及孤立淋巴滤泡为重点侵犯部位,引起的病变分为增生、坏死、溃疡形成和溃疡愈合四期,每期为时 1 周左右。类似病变可见于肠系膜淋巴结、肝、脾、骨髓等。肾脏和心肌可能有营养不良变性。晚近通过肾活检发现有肾小球肾炎,可能是由免疫复合物所引起。胆囊可呈轻度炎症。

二、临床表现

(一)典型伤寒表现

潜伏期 3 ~ 35 天,一般为 10 ~ 14 天。

1. 初期

相当于病程第 1 周,起病大多缓慢(75% ~ 90%),发热是最早出现的症状,常伴有全身不适、乏力、食欲减退、咽痛和咳嗽等症状。病情逐渐加重,体温呈阶梯形上升,于 5 ~ 7天内达 40℃,发热前可有畏寒而少寒战,热退时出汗不显著。

2. 极期

相当于病程第 2 ~ 3 周,常有伤寒的典型表现。

1)高热:高热持续不退,多数(50% ~ 75%)呈稽留热型,少数呈弛张热型或不规则热型,持续 10 ~ 14 天。

2)消化系统症状:食欲下降较前更为明显。舌尖与舌缘的舌质红,苔厚腻(即所谓伤寒舌),腹部不适,腹胀,多有便秘,少数则以腹泻为主。由于肠道病变多在回肠末段和回盲部,右下腹可有轻度压痛。

3)神经系统症状:与疾病的严重程度成正比,是由于伤寒杆菌内毒素作用于中枢神经系统所致。患者精神恍惚、表情淡漠、呆滞、反应迟钝、听力减退,重者可有谵妄、昏迷或出现脑膜刺激征(虚性脑膜炎)。此等神经系统症状多随体温下降而逐渐恢复。

4)循环系统症状:常有相对缓脉(20% ~ 73%)或有时出现重脉是本病的临床特征之一,但并发中毒性心肌炎时,相对缓脉不明显。

5)脾肿大:病程第 6 日开始,在左季肋下常可触及脾肿大(60% ~ 80%),质软或伴压痛。少数患者肝脏亦可肿大(30% ~ 40%),质软或伴压痛,重者出现黄疸,肝功能有明显异常者,提示中毒性肝炎存在。

6)皮疹:病程 7 ~ 13 天,部分患者(20% ~ 40%)的皮肤出现淡红色小斑丘疹(玫瑰疹),直径为 2 ~ 4 mm,压之褪色,为数在 12 个以下,分批出现,主要分布于胸、腹部,也可见于背部及四肢。多在 2 ~ 4 天消失。水晶形汗疹(或称白㾦)也不少见,多发生于出汗较多者。

3.缓解期(病程第3~4周)

多数患者经过顺利,体温呈弛张型并开始下降,其他症状也随之缓解。少数患者因全身衰弱常发生并发症。

4.恢复期

病程第4周末开始,体温恢复正常,症状逐渐消失,1个月左右康复。

(二)非典型伤寒表现

1.轻型

较多见,病情较轻,病程短,多无明显全身中毒症状,易漏诊,但在流行病学上有较重要意义。

2.迁延型

由于人体免疫功能低下,发热持续不退,迁延数周或数月,其他症状轻,多见于伤寒合并血吸虫病的患者。

3.逍遥型

此型毒血症状极轻,仍能照常工作,可因突发肠出血或肠穿孔而被发现。

4.暴发型

此型起病急,症状凶险而复杂,有严重毒血症,例如高热、畏寒、腹痛腹泻、谵妄、昏迷、中毒性心肌炎、休克等。如不及时救治,可危及生命。多见于感染重和免疫力差者。

5.顿挫型

此型初起病重,似典型伤寒,但恢复快,1周左右自愈。多见于儿童和有部分免疫力的人。

(三)小儿和老年人伤寒

1.小儿伤寒特点

①起病较急,多为不规则热或弛张热。②神经中毒症状较轻。③相对缓脉和玫瑰疹少见。④肝大多于脾大。⑤呕吐腹泻等胃肠道症状明显。⑥白细胞计数常不减少。⑦年长儿轻型及顿挫型较多,年龄越小越不典型。

2.老年人伤寒特点

①热度不高且不规则,迁延较久。②神经系统及心血管系统症状重。③易并发肺炎及心、功能不全,病死率较高。

(四)复发与再燃

部分患者进入恢复期前,体温尚未降至正常时,又重新上升为"再燃",再燃时症状随之加剧。有些患者有退热,1~3周临床症状再现为"复发"。其原因是病灶内细菌未完全消灭和抗菌药物疗程过短有关。

(五)慢性带菌者

慢性带菌者可在随访伤寒患者时发现,但也有无伤寒病史者。儿童慢性带菌者少见,成人中女性比男性多3倍。带菌者多为胆囊带菌,胆囊造影可发现结石或胆囊功能障碍。带菌者有时可发展为急性胆囊炎。

三、实验室检查

(一)血象

白细胞计数常减少,一般在$(3 \sim 5) \times 10^9/L$,中性粒细胞减少,嗜酸性粒细胞减少或消失,随病情好转,嗜酸粒细胞逐渐恢复正常。

(二)细菌学检查

1. 血培养

血培养是确诊伤寒最重要的依据。病程第1周末未使用抗生素之前血培养阳性率最高,可在80%以上,第3周降至50%,第4周常呈阴性。

2. 骨髓培养

骨髓培养阳性率高于血培养,阳性持续时间亦长,已使用抗菌药物者也适用。

3. 粪便培养

病程第3~4周时阳性率最高,可在80%以上。

(三)免疫学检查

肥达反应:用以检测伤寒杆菌的血清抗体。通常在起病1周后出现抗体,第3~4周阳性率可在70%以上,病愈后阳性反应可维持数月。10%~30%病例肥达反应始终阴性。血清"O"抗体效价≥1:80,同时"H"抗体≥1:160有诊断价值,双份血清(间隔1周左右查1次)效价递增4倍以上者,诊断价值更大。

(四)其他免疫试验

报道较多,例如,对流免疫电泳阳性率44%~96%,特异性较强,间接血凝试验(IHA)阳性率98.3%,碳凝集试验阳性率达100%,酶联免疫吸附试验(ELISA)阳性率在90%以上。以上各种免疫试验,各有优缺点,尚需进一步研究。

四、治疗

患者应按肠道传染病隔离处理,严格卧床休息,排泄物应彻底消毒。高热者以物理降温为主,婴幼儿可用安乃近滴鼻。高热毒血症严重者,在应用有效抗生素的情况下,可静脉滴注甲泼尼龙100~300 mg,以不超过3天为宜。便秘者可用生理盐水低压灌肠,忌用泻药;腹胀者可肛管排气;兴奋狂躁者给予地西泮等镇静剂。

(一)病原治疗

1. 氯霉素

氯霉素因不良反应大,现已少用。

2. 复方新诺明

复方新诺明在消除毒血症状及防止复发方面,其疗效优于氯霉素。剂量为成人每次3片,每日2次,退热后改为每次2片,再用7~10天。总疗程为10~14天。

3. 氨苄西林

氨苄西林适用于白细胞明显减低患者,每日6~8 g静脉滴注。但近年发现不少伤寒杆菌对氨苄西林耐药。

4.阿莫西林

阿莫西林 1 g,每 8 小时 1 次,疗程 2 周。或每日 2 g,疗程 3 周。适用于耐氯霉素病例及带菌者治疗。

5.利福霉素

临床上常用的有利福平及利福定。据报道用利福定治疗对多种抗菌药物治疗无效的伤寒 37 例,口服利福定 0.15 g,每日 2 次,体重不足 40 kg 者,每日 1 次,连用 21 周,不给退热剂,不用糖皮质激素。结果治愈 32 例,有效 1 例,无效 4 例,复发 5 例,有效者降温时间为 1~7 天。另有人用利福平治疗耐氯霉素伤寒 100 例,结果全部治愈。

6.硫酸丁胺卡那霉素

硫酸丁胺卡那霉素,用法:成人每日 800 mg,儿童每日 10~14 mg/kg,均为肌内注射。

7.头孢菌素类

①头孢唑林钠:平均用药每日 3~6 g,疗程 11~16 天。②头孢孟多:每日 120 mg/kg,疗程 12 天。③头孢噻肟:是治疗伤寒最常用的第三代头孢菌素。该药治疗伤寒总治愈率约 85%,复发率约 6%。剂量每日 2 g,14 天 1 个疗程。国外已开始将该药作为首选抗菌药物代氨苄西林和氯霉素治疗伴有脑膜感染的伤寒患者。

8.喹诺酮类

①诺氟沙星:成人每次 0.3~1.4 g,口服,每日 3 次,小儿为每日 20~25 mg/kg,分 3 次口服。②依诺沙星:每日 3 次,每次 0.4 g,疗程为 10~14 天。

(二)并发症的治疗

1.肠出血

严格卧床休息,暂禁饮食或只给少量流质。严密观察血压、脉搏、神态变化及便血情况。适当输液并注意水、电解质平衡。使用一般止血剂,视出血量之多少,适量输入新鲜全血。患者烦躁不安时,可适当使用安定药物。大量出血经积极的内科治疗无效时,可考虑手术处理。

2.肠穿孔

禁食、胃肠减压、抗菌治疗,注意休克和全身支持疗法。条件许可应立即手术治疗。

3.中毒性心肌炎

卧床休息,在足量、有效抗菌药物治疗的同时,酌情应用肾上腺皮质激素,以减轻心肌急性炎症及水肿,使危重患者心力衰竭缓解,减轻或消除严重心律失常。方法:泼尼松成人 30~40 mg,小儿每日 1 mg/kg,分次口服,并可采用 GIK 等改善心肌营养状态。

(三)带菌者的治疗

复方新诺明,每次 2 片,连服 3 周。氨苄西林成人每日 3~6 g,分 3~4 次口服,疗程 4~6 周,加用丙磺舒每日 1~1.5 g,分次内服,效果更佳。此外,诺氟沙星亦用于带菌者治疗,效果尚待临床实践验证。

五、护理

1)按消化道传染病常规隔离,隔离至临床症状消失及大便培养每天 1 次,连续 3 次阴性为止。

2)患者应卧床休息,减少不必要的活动。特别在病程第6周时,体温虽然下降,仍需卧床,避免活动过多而引起复发或肠出血、肠穿孔等严重并发症。退热后1～2周视病情逐渐下床活动。

3)发热期给高热量、易消化、不易产气的流质饮食如米粥、果汁等,鼓励患者多饮水。少食多餐。恢复期可吃低渣半流食或软食,注意严格控制饮食量,应逐渐增加,以防导致肠出血及肠穿孔。不能进食者,应予静脉补充营养和水分。

4)注意口腔卫生,预防口腔并发症。

5)对重症及老年患者需做好皮肤护理。

6)发热期每4小时测体温1次,高热者宜物理降温。

7)保持大便通畅,嘱患者便秘时勿用力排便。忌用泻药,以免肠蠕动过快,增加肠出血、肠穿孔的发生。可用液状石蜡或甘油少量灌肠,也可用低压盐水灌肠,以助排便。腹胀时用松节油腹部热敷、肛管排气。腹泻时应适当调节饮食,少给脂肪及乳糖类食物,按医嘱给收敛剂。

8)加强心理护理,将疾病情况向患者做适当的解释,尤其是饮食与伤寒的关系及过早下床活动的害处,以取得患者的合作,提高治疗效果,减少并发症的发生。

9)每4小时测体温1次,注意脉搏频率及重脉。了解腹痛、腹胀、腹泻、便秘情况;注意有无便血、面色苍白、脉细速、血压下降、肠出血症状。严密观察肠穿孔征兆,如右下腹痛伴恶心、呕吐等。注意心肌炎发生征象。

10)注意药物不良反应。如采用氯霉素治疗可出现恶心、呕吐、腹泻、皮疹、口腔炎、白细胞减少。服复方新诺明可有胃纳减退、恶心、呕吐、发热、药物皮疹等。出现以上不良反应应通知医生。按医嘱准确及时采集各种标本送检。

11)并发症护理:①对肠出血患者,遵医嘱迅速安置其静卧,暂禁食或给少量流质,使用镇静剂及止血剂,输液,必要时输血,并严密观察血压、脉搏、意识及便血情况。②对肠穿孔患者,遵医嘱禁食,经鼻胃管减压,静脉输液,加用对肠道菌敏感的抗生素,并做好手术前准备。

12)健康教育:胃肠道隔离至症状消失,大便培养连续3次阴性为止。接触者医学观察2周,如有发热的可疑患者,应即隔离治疗。对饮食业及儿童机构工作人员定期进行带菌检查。带菌者应给予治疗,并由防疫单位予以登记及定期检查,遵守个人卫生制度,饮食业及儿童机构工作人员,在治愈前应暂时转业。

注意饮水、食物及粪尿卫生管理,防蝇灭蝇,遵守个人卫生,如食前便后洗手,不食生冷不洁饮食等,以切断传播途径。

对流行区居民以及到流行区旅行、工作的人员、清洁工人、实验室工作人员、带菌者家属等易感人群可普遍开展三联菌苗或五联制剂预防接种,初种3次:0.5 mL,1.0 mL,1.0 mL皮下注射,间隔7～10天(如用五联制剂则间隔4周),以后每年加强注射1次。注射后可有发冷、发热、局部肿痛等反应。三联菌苗包括伤寒、副伤寒甲、乙菌苗,五联制剂增加霍乱菌苗及精制破伤风类毒素,五联制剂仅用于15岁以上人群的基础免疫。甲醛灭活菌苗全程接种后能使发病数减少1/6～1/2。

(陈　杰)

第二节 霍 乱

霍乱是由霍乱弧菌所引起的烈性肠道传染病。1961 年起的第七次世界大流行至今仍未绝迹,1992 年以来在印度的东南部及孟加拉国的达卡地区发现一种新的霍乱弧菌在南亚流行,该病传播迅速,多见于成人,有一定的病死率,受到世界的关注。

一、病因和发病机制

(一)病因

霍乱弧菌革兰染色阴性,菌体长 $1.5 \sim 2.0 \, \mu m$,宽 $0.3 \sim 0.4 \, \mu m$,弯曲如逗点状,有一根极端鞭毛,其长度为菌体的 $4 \sim 5$ 倍。该菌运动活泼,在暗视野悬滴镜检中可见穿梭运动,粪便直接涂片检查可见呈"鱼群"样排列的弧菌。

霍乱弧菌在碱性(pH 值 $8.8 \sim 9.0$)肉汤或蛋白胨水中繁殖迅速,表面形成透明菌膜。弧菌在营养琼脂或肉浸膏琼脂培养过夜后,其菌落大、半透明、带灰色。在选择性培养基中弧菌生长旺盛,常用者有胆盐琼脂、硫代硫酸盐、枸橼酸盐、胆盐、蔗糖培养基(TCBS)、亚硝酸盐琼脂等。

霍乱弧菌有耐热的菌体(O)抗原和不耐热的鞭毛(H)抗原。H 抗原为霍乱弧菌属所共有;O 抗原有群特异性和型特异性两种抗原,是霍乱弧菌分群和分型的基础。群的特异性抗原可有 100 余种。

以抗原性、致病性等特点,WHO 腹泻控制中心将霍乱弧菌分为三群。

1. O_1 群霍乱弧菌

O_1 群霍乱弧菌包括古典生物型霍乱弧菌和埃尔托生物型。O_1 群的特异抗原有 A、B、C 3 种,其中 A 抗原为 O_1 群所共有,A 抗原与其他 B 与 C 抗原结合则可分为三型,即:原型——AC,异型——AB 和中间型——ABC。

2. 非 O_1 群霍乱弧菌

本群弧菌鞭毛抗原与 O_1 群相同,而菌体(O)抗原则不同,不被 O_1 群霍乱弧菌多价血清所凝集,又称为不凝集弧菌。本群根据 O 抗原的不同,可分为 137 个血清型($O_2 \sim O_{138}$)。以往认为非 O_1 群霍乱弧菌仅引起散发的胃肠炎性腹泻,而不引起暴发流行,故此类弧菌感染不作霍乱处理。但 1992 年在印度和孟加拉等地发生霍乱暴发流行,后经证实此次流行菌群不被 O_1 群霍乱弧菌和 137 个非 O_1 群霍乱弧菌诊断血清所凝集,而是一种新的血清型,被命名为 O_{139} 霍乱弧菌。

3. 不典型 O_1 群霍乱弧菌

本群霍乱弧菌可被多价 O_1 群血清所凝集,但本群弧菌在体内外均不产生肠毒素,因此没有致病性。

霍乱弧菌能产生肠毒素、神经氨酸酶、血凝素,菌体裂解后能释放出内毒素。其中霍乱肠毒素(CT)在古典型、埃尔托型和 O_{139} 型之间很难区别。O_1 群霍乱弧菌和非典型 O_1 群霍乱弧菌均能发酵蔗糖和甘露糖,不发酵阿拉伯糖。非 O_1 群霍乱弧菌对蔗糖和甘露糖发酵情况各不相同。此外,埃尔托型能分解葡萄糖产生乙酰甲基甲醇(即 VP 试验)。O_{139} 型能发酵葡萄糖,麦芽糖、蔗糖和甘露糖,产酸不产气,不发酵肌醇和阿拉伯糖。

霍乱弧菌经干燥 2 小时或加热 55℃ 持续 10 分钟即可死亡,煮沸立即死亡。弧菌接触 1:(2 000~3 000)升汞或 1:500 000 高锰酸钾,数分钟即被杀灭,在 0.1% 漂白粉中 10 分钟即死亡。霍乱弧菌在正常胃酸中能生存 4 分钟,在未经处理的粪便中存活数天。在 pH 值 7.6~8.8 的浅水井中,古典霍乱弧菌平均存活 7.5 天,埃尔托霍乱弧菌为 19.3 天。埃尔托霍乱弧菌在海水和深水井中存活 10~13 天。氯化钠浓度高于 4% 或蔗糖浓度在 5% 以上的食物、香料、醋、酒等,均不利于弧菌的生存。霍乱弧菌在冰箱内的牛奶、鲜肉和鱼虾等水产品中存活时间分别为 2~4 周,1 周和 1~3 周;在室温存放的新鲜蔬菜存活 1~5 天。霍乱弧菌在砧板和布上可存活相当长时间,在玻璃、瓷器、塑料和金属上存活时间不超过 2 天。

患者和带菌者是本病的传染源。其中轻型患者、隐性感染者和恢复期带菌者作为传染源的意义更大。

霍乱弧菌经水、食物和日常生活接触和以苍蝇为媒介传播。水和食物被病原体污染可引起暴发流行。

人类对本病普遍易感,病后能产生抗菌抗体和抗毒抗体,但持续时间短暂。

霍乱在某些国家具有地方性流行(如印度恒河三角洲、印度尼西亚的西伯里岛,历次世界大流行都是由上述地区传播的),这种地方性流行与社会因素、自然因素关系密切。我国历次霍乱流行皆从国外传入。本病全年均可发生,多见于夏秋季。港湾工人、渔民、船员发病率较高。

(二)发病机制和病理

人体经口感染的霍乱与副霍乱弧菌,在正常情况下,一般可被人体胃酸杀灭。但当胃酸分泌减少或被高度稀释时,或因入侵的弧菌数量较多,未被胃酸杀死的弧菌入侵小肠肠腔中,在碱性肠液内迅速繁殖,且产生大量肠毒素。弧菌黏附于肠黏膜上皮细胞,但不侵入肠黏膜上皮细胞,而由肠毒素发挥其致病作用,肠毒素的亚单位 B 与肠黏膜上皮细胞膜的受体神经节苷脂迅速结合,继之肠毒素的亚单位 A 穿过细胞膜,作用于 AC,使之活化,从而使 ATP 变成 cAMP,cAMP 于细胞内浓度升高,发挥了第二信使的作用,促进细胞内一系列酶反应的进行,肠黏膜细胞分泌功能增强,肠液分泌增加,大大超过肠道再吸收的能力,出现剧烈水样腹泻,导致等渗性失水。因剧烈吐泻导致胆汁分泌减少,故吐泻物呈白色"米泔水"样。因严重脱水,血容量骤减、血液浓缩而出现周围循环衰竭。大量钠、钾、钙及氯化物的丢失,引起肌肉痉挛。因循环衰竭、肾脏缺血及毒素和低钾对肾脏的直接影响,可发生肾衰竭。霍乱患者死亡后的主要病变为严重的脱水。

本病的主要病理改变为严重失水,皮下组织和肌肉极度干瘪,常见肠黏膜大片剥落。但无溃疡,偶有出血。心、肝、脾多缩小,肾脏偶有出血和变性等。

二、临床表现及类型

多发于夏秋季节,有病前6天内在疫区停留、与患者接触或进食污染饮食史。

两种生物型弧菌所致的霍乱临床表现大致相同,但古典型以重型较多,轻型较少,而埃尔托型则相反。潜伏期一般为1~3日,短者3~6小时,长者可达7日。典型患者多为突然发病,少数患者在发病前1~2日有疲乏、头昏、腹胀、腹鸣等前驱症状。

(一)典型患者临床表现

病程可分三期:

1. 泻吐期

患者起病为突然剧烈腹泻,次数频繁,甚至无法计数,但无腹痛和里急后重。大便初为黄色稀便,继而排出泔水样大便,无臭,量多。少数患者可排洗肉水样便。呕吐常发生于数次腹泻后,无恶心,呈喷射状。呕吐物初为胃内容物,后为米泔水样。病程数小时至3天。

2. 脱水期

由于频繁的腹泻和呕吐,大量水和电解质丧失,患者迅速出现失水和微循环衰竭。轻者仅口渴,皮肤、唇、舌稍干,眼窝深陷;严重脱水则有不安、烦渴、恐慌或精神呆滞、眼窝深陷、儿童可有昏迷、声音嘶哑、耳鸣、呼吸增快、面颊深凹、皮肤凉、弹性消失、手指皱瘪等。各处肌肉痉挛,多见于腓肠肌和腹直肌。腹舟状,有柔韧感,脉细速,血压下降。体表温度下降,成人肛温正常,儿童肛温多升高。此期一般为数小时至2~3天。

3. 恢复期

在患者脱水得到纠正后,多数患者症状消失,尿量增加,体温回升,而逐渐恢复正常,但约有1/3患者出现发热反应,体温可达39℃,以儿童为多见,原因是循环改善后大量肠毒素吸收所引起,一般持续1~3天自行消退。

(二)临床类型

按脱水程度、血压、脉搏、尿量等,临床上可分为轻、中、重及暴发四型。

1. 轻型

患者稍感不适,每日腹泻数次,一般不超过10次,大便稀薄,有粪质、无脱水表现,血压、脉搏正常,尿量无明显减少。

2. 中型(典型)

有典型的症状及体征,脱水明显,脉搏细速,收缩压在70~90 mmHg,尿量一昼夜在500 mL以下。

3. 重型

患者极度衰弱或神志不清,严重脱水及休克,脉搏细速甚至不能测出,收缩压在70 mmHg以下或测不出。尿量少或无尿,可于发生典型症状后数小时死亡。

4. 暴发型

起病急骤,典型的吐泻症状出现前即因循环衰竭而死亡,又称"干性霍乱"。

三、实验室检查

（一）血常规及生化检查

由于失水可引起血液浓缩,红细胞计数升高,血红蛋白和红细胞比容增高。白细胞可在10×10^9/L以上。分类计数中性粒细胞和单核细胞增多。失水期间血清钠、钾、氯均可见降低,尿素氮、肌酐升高,而HCO_3^-下降。

（二）尿常规

可有少量蛋白,镜检有少许红、白细胞和管型。

（三）大便常规

可见黏液和少许红、白细胞。

（四）血清学检查

霍乱弧菌的感染者,能产生抗菌抗体和抗肠毒素抗体。抗菌抗体中的抗凝集抗体,一般在发病第5天出现,病程8~21天达高峰。血清免疫学检查主要用于流行病学的追溯诊断和粪便培养阴性可疑患者的诊断。若抗凝集素抗体双份血清滴度4倍以上升高,有诊断意义。

（五）病原学检查

1. 粪便涂片染色

取粪便或早期培养物涂片做革兰染色镜检,可见革兰阴性稍弯曲的弧菌,无芽孢、无荚膜,而O_{139}菌除可产生荚膜外,其他与O_1菌同。

2. 悬滴检查

将新鲜粪便做悬滴或暗视野显微镜检,可见运动活泼呈穿梭状的弧菌。

3. 制动试验

取急性期患者的水样粪便或增菌培养6小时左右的表层生长物,先做暗视野显微镜检,观察动力,如有穿梭样运动物时,则加入O_1群多价血清一滴,若是O_1群霍乱弧菌,由于抗原抗体作用,则凝集成块,弧菌运动即停止。如加O_1群血清后,不能制止运动;应再用O_1血清重做试验。

4. 增菌培养

所有怀疑霍乱患者的粪便,除做显微镜检外,均应进行增菌培养。粪便留取应在使用抗菌药物之前,且应尽快送到实验室做培养。增菌培养基一般用pH值8.4的碱性蛋白胨水,36~37℃培养6~8小时,表面形成菌膜。此时进一步做分离培养,并进行动力观察和制动试验。增菌培养能提高霍乱弧菌的检出率,有助于早期诊断。

5. 核酸检测

通过聚合酶链式反应(PCR)方法识别霍乱弧菌毒素基因亚单位(*CTxA*)和毒素协同菌毛基因(*TepA*)来鉴别霍乱弧菌和非霍乱弧菌。然后根据*TepA*基因上的序列差异,进一步鉴别古典型和埃尔托型霍乱弧菌。根据O_{139}血清型的特异引物做PCR可检测O_{139}霍乱弧菌。

四、并发症

(一)代谢性酸中毒

嗜睡、感觉迟钝、恶心、呕吐、呼吸深长,血浆二氧化碳结合力低,血 pH 值减低。

(二)急性肾衰竭

表现为少尿、无尿,尿比重低于 1.018,多固定于 1.010。尿钠排出增多,尿素排出减少,尿尿素/血尿素比率低,血尿素氮和肌酐升高。可有电解质紊乱和酸中毒。

(三)急性肺水肿

有胸闷、咳嗽、气促或端坐呼吸,咳粉红色泡沫状痰。颈静脉怒张,肺部湿啰音,心率快伴奔马律。

(四)低钾综合征

表现为乏力、淡漠、肌张力低、鼓肠、膝反射弱或消失、肌麻痹或昏迷。血压下降、心律不齐、心音低钝或心动过速等。心电图 QT 间期延长,T 波平坦,双向或倒置,出现 U 波。血钾低于 3.5 mmol/L。

五、治疗

患者应及时严格隔离至症状消失 6 日后,大便培养致病菌,每日 1 次,连续 3 次阴性,可解除隔离出院。慢性带菌者,大便培养连续 7 日阴性,胆汁培养每周 1 次,连续 2 次阴性,可解除隔离出院,但尚需进行流行病学观察。

(一)补液治疗

1. 补液量及液体种类

第 1 天补液量尤为重要。轻型(失水量约为体重的 5%)入院后 24 小时内给 3 000 ~ 4 000 mL;中型(失水量为体重的 5% ~ 10%)在初 24 小时内给 4 000 ~ 8 000 mL;重型(失水量约为体重的 10% 以上)在初 24 小时给 8 000 ~ 12 000 mL,必须采用双侧静脉加压输注,速度要快,老年人每分钟 40 ~ 60 mL,青壮年每分钟 60 ~ 80 mL,儿童每分钟 20 ~ 30 mL,血压极低或测不出,须每分钟注入 100 mL 或更多,可持续 15 ~ 20 分钟,争取在此期内纠正休克。一般入院后 4 ~ 8 小时补足入院前丢失的量,以后丢失多少补多少。补液种类有:口服补液盐(ORS):每升水中含有氯化钠 3.5 g,碳酸氢钠 2.5 g,氯化钾 1.5 g,葡萄糖 20 g,该液体近乎生理要求。3:2:1 液体:含有 5% 葡萄糖 3 份,生理盐水 2 份,1/6 mol/L 乳酸钠或 1.4% 碳酸氢钠 1 份。541 液:每升含有氯化钠 5 g,碳酸氢钠 4 g,氯化钾 1 g。DTST 液:每升含有氯化钠 4 g,醋酸钠 6.5 g,氯化钠 1 g,葡萄糖 10 g。

2. 补液方法

1)对轻、中型脱水多主张以口服 ORS。轻度按 50 ~ 80 mL/kg,于 4 ~ 6 小时服完,要少量多次,间歇但不中断地饮完。中度脱水按 80 ~ 100 mL/kg,分次服用。

2)对重度脱水者,先静脉滴注林格乳酸钠溶液,后改用 ORS 口服至失水纠正为止。林格乳酸钠溶液按 110 mL/kg 计算,后临证补充。

3)或开始先给予生理盐水,待血压回升后再给 3:2:1 液,或 5:4:1 液,或 DTST 液均可。

3.补液速度

一般规律是用先快后慢、先多后少的方法临证补液。

4.补液效果判断

下列示液体补充适当：①脉跳有力、血压回升、尿量增加。②血浆比重回降近正常。CVP或肺动脉楔压(PAWP)低值或正常。

(二)抗菌药物治疗

抗菌药物治疗是霍乱的重要辅助措施，可减少液体损失和缩短病程，但不能代补液措施。常用有诺氟沙星(成人200 mg，1日3次)，环丙沙星(成人250 mg，1日2次)，多西环素(成人200 mg，1日2次；小儿每日6 mg/kg)及复方新诺明，成人2片，1日2次。上述可选择其中一种连服3日。

(三)对症治疗

有心力衰竭者暂停输液外，应给予快速洋地黄制剂，如毒毛花苷K(0.25 mg)或毛花苷C(0.4 mg)加入葡萄糖液中缓慢静脉注射。对急性肾衰竭者，应纠正酸中毒及电解质紊乱，严重氮质血症者可做血液透析。对存在中毒性休克患者可加用氢化可的松(100～300 mg)或地塞米松(20～40 mg)加入液体内滴注，并可加用血管活性药物如多巴胺(20 mg)，间羟胺(20 mg)，或异丙肾上腺素(0.2 mg)等加入5%葡萄糖生理盐水100 mL内滴注。

六、护理

1)按消化道传染病严格隔离(隔离至症状消失6天，粪检弧菌3次阴性为止)，卧床休息，饮食以流质为主，吐泻严重时期暂停饮食，待好转后给予流食，以后渐增食量。对患者吐泻物及饮食用具等彻底消毒。

2)重型患者应绝对卧床休息至症状好转；轻型患者可下床在室内活动。卧床期间，重患者最好卧臀部有孔并置有容器的床，以利患者大便，便于估量和消毒处理排泄物。

3)患者剧烈泻吐时应暂停饮食。待呕吐停止，腹泻缓解后，可给予流质饮食，开始少食多餐，以后根据病情逐渐增加饮食量。

4)做好口腔及皮肤护理。患者呕吐后要及时协助其漱口，擦净面颊等处的呕吐污物。

5)剧烈泻吐是霍乱的主要临床特点，应注意观察大便性状、次数和量，及时留取大便标本送检并做好臀部护理，保持肛门周围清洁干燥。注意观察呕吐性质和量，呕吐后应用清水给患者漱口，清洁面部，更换被污染的衣被，还要防止呕吐物呛入气管引起窒息或吸入性肺炎，留呕吐物送检。

6)脱水是霍乱的主要表现之一，应注意观察脱水的程度。如患者出现泻吐变轻、口唇稍干燥、眼窝稍凹陷、尿量略有减少、血压基本正常，即为轻度脱水，应鼓励患者多饮水，尽量口服补液。如患者出现泻吐较重、烦躁不安、表情淡漠、精神呆滞、口唇干燥、皮肤弹性差、眼窝凹陷明显、脉搏细速、血压下降、尿量减少，即为中度脱水，应按医嘱积极静脉补液，待患者呕吐停止后改为口服补液。如患者泻吐剧烈、烦躁不安、意识障碍、口唇干裂、声音嘶哑或失音、眼窝深凹、皮肤弹性消失、脉搏细弱或触不清、血压下降或测不出、尿量极少或无尿,为重度脱水,应按医嘱快速输液,积极抢救,并注意观察补液情况。

7)注意观察水,电解质及酸碱平衡紊乱表现。患者若出现肌肉痉挛,可能与低血钠及低血钙有关,一般经补钠和补钙后疼痛可消失,也可局部热敷或按摩。如患者出现软弱无力、腹胀、肌张力降低、心律失常心音低钝、腱反射减弱或消失等,提示有低血钾可能,应及时报告医生,并按医嘱给患者补充钾盐。

8)当出现心力衰竭、休克、急性肾衰竭时,分别按各有关护理常规护理。如患者为孕妇应严密观察产兆,做好流产或早产准备。

9)迅速建立静脉通道,须大量快速补液时,液体应先加温至37℃。应有专人护理,密切观察脉搏、心率、血压及尿量改变,防止发生肺水肿或心力衰竭。遇有输液反应,应立即调换液体及输液器,并按医嘱给予氢化可的松100 mg或地塞米松10 mg静脉滴注,异丙嗪25 mg肌内注射。

(陈　杰)

第九章　常用急救护理技术

第一节 心脏复苏术

一、胸外心脏按压术

胸外心脏按压可刺激心脏收缩,恢复冠状动脉循环,以复苏心搏,提高血压,维持有效血液循环,恢复中枢神经系统及内脏的基本功能。其作用机制:胸廓具有一定弹性,胸骨可因受压而下陷。按压胸骨时,对位于胸骨和脊柱之间的心脏产生直接压力,引起心室内压力的增加,瓣膜的关闭,促使血液流向肺动脉和主动脉;放松时,心室内压降低,血流回流,另外,按压胸骨使胸廓缩小,胸腔内压增高,促使动脉血由胸腔内向周围流动;放松时,胸腔内压力下降,静脉血回流至心脏。如此反复,建立有效的人工循环。

(一)适应证

任何原因所致的心跳呼吸骤停。

(二)操作步骤

1)与人工呼吸同时进行。使患者仰卧于硬板床或地上,睡在软床上的患者,则用心脏按压板垫于其肩背下。头后仰10°左右,解开上衣。

2)操作者紧贴患者身体左侧,为确保按压力垂直作用于患者胸骨,救护者应根据个人身高及患者位置高低,采用脚踏凳式、跪式等不同体位。

3)确定按压部位的方法是:救护者靠近患者足侧的手的食指和中指沿着患者肋弓下缘上移至胸骨下切迹,将另一手的食指靠在胸骨下切迹处,中指紧靠食指,靠近患者足侧的手的掌根紧靠另一手的中指放在患者胸骨上,该处为胸骨中、下1/3交界处,即正确的按压部位。

4)操作时,将靠近患者头侧的手平行重叠在已置于患者胸骨按压处的另一手的背上,手指并拢或互相握持,只以掌根部接触患者胸骨,操作者两臂位于患者胸骨正上方,双肘关节伸直,利用上身重量垂直下压,对中等体重的成人下压深度3~4 cm,而后迅速放松,解除压力,让胸廓自行恢复。如此有节奏地反复进行,按压与放松时间大致相等,频率每分钟80~100次。

有效的按压可打到大动脉如颈、股动脉的搏动,收缩压可升至50~82 mmHg,瞳孔缩小,发绀减轻;皮温回升,有尿液排出,昏迷浅或意识恢复,出现自主呼吸,心电图好转。按压时过轻、过重,下压与放松比例不当;两臂倾斜下压,类似揉面状;一轻一重,或拍打式按压等都是不正确的。

(三)注意事项

1.按压部位要准确

如部位太低,可能损伤腹部脏器或引起胃内容物反流;部位过高,可伤及大血管;若部位不在中线,则可能引起胸骨骨折。

2.按压力要适度

过轻达不到效果,过重易造成损伤。

3.按压姿势要正确

注意肘关节伸直,双肩位于双手的正上方,手指不应加压于患者胸部,放松时掌根不离开胸壁。

4.注意患者体位

为避免按压时呕吐物反流至气管,患者头部应适当放低。

5.心脏按压必须同时配合人工呼吸

一人单独操作时,可先行口对口人工呼吸 2 次,再做胸外心脏按压 30 次。如系两人操作,则一人先做口对口人工呼吸 1 次,另一人做胸外心脏按压 5 次,如此反复进行。

6.注意复苏的连续性

操作过程中,救护人员替换,可在完成一组按压,通气后的间隙中进行,不得使复苏抢救中断时间超过 5 秒。

7.密切观察复苏效果

按压期间,密切观察病情,判断效果。胸外心脏按压有效的指标是按压时可触及动脉搏动及肱动脉收缩压≥60 mmHg。

8.婴幼儿按压法

婴幼儿按压部位是两乳头连线与胸骨正中线交界点下一横指处,按压多采用环抱法(又称后托法),双拇指重叠下压。

新生儿也可用单手法。按压效率应 >100 次/分,其比例是 5:1。

二、心内注射术

在现代救护中,自胸外向心内注药不宜作为常规首选途径,因其有许多缺点,如用药过程中中断心肺复苏,操作不当可发生气胸、血胸、心肌或冠状动脉撕裂、心包积血等。且注入心腔内的准确性不到 50%。若将肾上腺素等药物注入心肌内,还可造成顽固性室颤。必须自胸外向心内注药时,应选择合适的注射部位及方法。

(一)操作步骤

1.心前区注射法

于第 4 肋间胸骨左缘旁开 2 cm 处,常规消毒皮肤。右手持注射器,必要时以消毒的左手拇、食指扶持长针头头端 1~2 cm 处,用力将针垂直刺入皮肤并不断深入,注意边进针边拭抽回血。达一定深度(成人 4~5 cm,小儿超过 3 cm),可见大量回血,然后迅速注药。如进针较深仍无回血,可将针缓慢后退,同时持续抽吸回血,若仍无回血,可改变方向重新穿刺。

2.剑突下注射法

于剑突与左肋弓连接处下 1 cm 处常规消毒皮肤,将穿刺针刺入皮下,使针头与腹壁呈 15°~30°角,向心底部直接刺入,边进针边回抽,抽得大量回血后注药。

3. 直接心内注射法

对于开胸者,则在无菌条件下,用 7 号注射针头避开冠状血管直接向左或右心室穿刺、注药。

(二)注意事项

1) 在胸外行心内注射时,必须选择合适的心内注射针头,否则针头长度达不到心室腔可导致穿刺失败。

2) 穿刺最好选择右心室,该处心室壁较薄,血管较少,穿刺时不易损伤血管。

3) 注射部位要准确。操作时应停做人工呼吸,以防刺破肺组织形成气胸。

4) 进针后必须抽得大量回血后,方可将药液注入。切忌把药液注入心肌内,以免引起心肌坏死或心律失常。

5) 操作要迅速,尽量缩短心脏按压中断时间。

三、胸内心脏按压术

一般罕需应用胸内心脏按压法。遇有下列情况时才有进行胸内心脏按压的指征:①胸外按压 3 分钟以上无效;②肋骨骨折;③胸外伤;④心包压塞;⑤胸内手术;⑥患者异常肥胖、桶状胸或其他胸廓畸形、胸外心脏按压无效者。

(一)操作步骤

1) 患者平卧或稍向右侧卧,做好气管内插管及人工控制呼吸。

2) 施术者沿左侧第 4 肋间隙,前起胸骨旁 1 cm,后达腋中线肋间做一弧形切口进入胸腔,切断上、下 2 肋软骨,撑开切口,用右手将心脏握在手中,以每分钟 70 ~ 80 次的速度持续而有力地挤压心脏,也可将手放于心脏之后,将心脏向前压向胸骨。开胸的时间愈短愈好,从心搏骤停至开始按压,最好不要超过 4 分钟。每次按压后应有足够的舒张,以利回心血流。按摩强度以能扪到颈、股动脉搏动为宜。以后心肌颜色逐渐由发绀转为红润,心肌张力逐渐增加。为促进心脏复跳、提高按压效果,按压的同时可由静脉或向左心室内注射肾上腺素 0.5 ~ 1 mg,异丙肾上腺素 1 mg 等。

3) 循环恢复后,应仔细止血,待血压稳定缝合切口,并置胸腔引流管。

(二)注意事项

1) 开胸应在 4 分钟内完成,不强求正规消毒。

2) 挤压方法要正确,严禁用手指尖挤压心脏,切不可按压心房或使心脏扭转,以免妨碍静脉血回流。挤压时左右心室血液应同时排空。

3) 挤压时用力要均匀,切忌粗暴。按压接触面要常更换位置,不要固定压迫一处,以免损伤心肌。当心脏恢复自主搏动,并估计有适当的心排血量时,可停止挤压。

4) 医生行挤压时,护理人员可按医嘱备好心内注射药物,如 0.1% 肾上腺素 0.5 ~ 1 mL,异丙肾上腺素 0.5 ~ 1 mL 为主的心内注射用药,反复心内注射时,要注意避开心脏血管及更换注射位置。

5) 医生行挤压心脏时,护理人员须专人守护,严密观察病情,5 ~ 10 分钟测量一次血压和颈动脉或股动脉脉搏,并观察呼吸、瞳孔、意识等情况,随时报告医生。

6）医生关闭胸腔时，护理人员应准备无菌胸腔封闭引流导管与封闭瓶一套，为排出胸腔内的血液与气体之用；根据医嘱备好适量的抗生素，如青霉素等，放入胸腔内，防止感染。

四、体外除颤器的应用

利用高能量而短时限的脉冲电流通过心肌，使心肌纤维同时除极，以造成瞬间心脏停搏，消除异位兴奋灶，恢复窦性心律。电击除颤按电源可分为交流除颤和直流除颤；按除颤方式可分为同步除颤和非同步除颤；按电极安放部位可分为胸外除颤和胸内除颤。

（一）操作步骤

1）在准备电击除颤同时，做好心电监护以确诊室颤。

2）有交流电源时，接上电源线和地线，并将电源开关转至"交流"位置，若无交流电源则用机内镍铬电池，将电源开关转至"直流"位置。近年来以直流电击除颤为常用。

3）按下胸外除颤按钮和非同步按钮，准备除颤。

4）按下充电按钮，注视电功率数的增值，为增加至所需数值时，即松开按钮，停止充电。

5）电功率的选择，成人首次电击，可选用200 J，若失败，可重复电击，并可提高电击能量，但最大不超过360 J。

6）将电击板涂好导电膏或包上浇有生理盐水的纱布。将一电极板放于左乳头下（腋前线、心尖部），另一电极板放于胸骨右缘第2肋间（心底部）。或者将一电极板放于胸骨右缘第2肋间，另一电极放在背部左肩胛下。电极板需全部与皮肤紧贴。

7）嘱其他人离开患者床边，操作者臂伸直固定电极板，使自己的身体离开床沿，然后双手同时按下放电按钮，进行除颤。

8）放电后立即观察心电示波，了解除颤效果。如除颤未成功，可加大能量（J），再次除颤同时寻找失败原因并采取相应措施。

（二）注意事项

1）除颤前应详细检查器械和设备，做好一切抢救准备。

2）电极板放的位置要准确，并应与患者皮肤密切接触，保证导电良好。

3）电击时，任何人不得接触患者及病床，以免触电。

4）对于细颤型室颤者，应先进行心脏按压，氧疗及药物等处理后，使之变为粗颤，再进行电击，以提高成功率。

5）电击部位皮肤可有轻度红斑，疼痛，也可出现肌肉痛，3～5天可自行缓解。

6）开胸除颤时，电极直接放在心脏前后壁，除颤能量一般为5～10 J。

（魏文文）

第二节　呼吸复苏术

一、人工呼吸术

人工呼吸术是患者呼吸受到抑制或呼吸突然停止,心脏仍在搏动或心跳停止时应用手法或机械辅助患者呼吸,达到充分换气,使其恢复自主呼吸的一种方法,是抢救患者生命的一种急救措施。

（一）操作步骤

人工呼吸方法很多,常用的有口对口人工呼吸法、举臂压胸法、双手压胸法、简易呼吸器法、加压人工呼吸法。

1. 口对口人工呼吸法

口对口人工呼吸是为患者供应所需氧气的快速而有效的方法。借助术者用力呼气的力量,把气体吹入患者肺泡,使肺间歇性膨胀,以维持肺泡通气和氧合作用,减轻机体缺氧及二氧化碳潴留。方法是:

1）患者仰卧,松开衣领、裤带。

2）术者用仰面抬颌手法保持患者气道通畅,同时用压前额的那只手的拇、食指捏紧患者的鼻孔,防止吹气时气体从鼻孔逸出。

3）术者深吸一口气后,双唇紧贴患者口部,然后用力吹气,使胸廓扩张。

4）吹气毕,术者头稍抬起并侧转换气,松开捏鼻孔的手,让患者的胸廓及肺依靠其弹性自动回缩,排出肺内的二氧化碳。

5）按以上步骤反复进行。吹气频率,成人 14～16 次/分,儿童 18～20 次/分,婴幼儿 30～40 次/分。

2. 举臂压胸法

1）患者仰卧,头偏向一侧,肩下垫一枕头。术者立或跪在患者头前,双手握住患者的两臂近肘关节处,将上臂拉直过头,患者的胸廓被动扩大形成吸气。

2）待 2～3 秒钟,再屈其两臂,将其肘放回胸廓下半部,并压迫其前侧方两肋弓部约 2 秒钟,此时胸廓缩小,形成呼气。以此反复施行。每分钟 14～16 次为宜,节律应均匀。

3. 双手压胸法

1）患者仰卧（或俯卧）,将头偏向一侧,术者骑跪在患者大腿两侧,两手平放在患者的胸肋部（或背部）,拇指向内靠近胸骨（或脊柱）,使身体慢慢向前倾,借身体重力压挤胸部（或背部）,将肺内空气驱出。

2）放松压力,使患者胸廓自然恢复原状,空气随之吸入。如此反复进行,每分钟 14～16 次为宜。

3）俯卧者两臂伸向头,将一前臂屈曲,使头侧枕于其上,以防口鼻着地。此法多用于溺水者。

4. 简易呼吸器法

1）清除上呼吸道分泌物或呕吐物，使患者头向后仰，托起下颌，扣紧面罩，挤压呼吸囊，空气由气囊进入肺部。

2）放松时，肺部气体经活瓣排出。一次挤压可有 500～1 000 mL 的空气入肺。每分钟 14～16 次。必要时接上氧气加压给氧。

5. 加压人工呼吸法

气管插管后，利用充满氧气成空气的呼吸囊，有节律地按压（吸气），放松（呼气），达到人工呼吸的目的。其操作方法：

1）患者仰卧，使用咽喉镜为患者行气管插管术。

2）气管导管的外端和呼吸气囊的前端出口处分别与活瓣相连，呼吸囊的尾端侧管与氧气管相接。

3）放开氧气，充满呼吸气囊，然后用手捏之，将氧气挤入患者肺，每分钟捏 16～20 次。

（二）注意事项

1. 口对口人工呼吸法

1）吹气应有足够的气量，以使胸廓抬起，但一般不超过 1 200 mL。吹气过猛、过大可造成咽部压超过食管开放压从而使气体吹入胃内引起胃胀气。

2）吹气时间宜短，以约占 1 次呼吸周期的 1/3 为宜。

3）若患者口腔及咽喉部有分泌物或堵塞物如痰液、血块、泥土等，应在操作前清除，以免影响人工呼吸效果或将分泌物吹入呼吸道深处。

4）如有假牙者应取下。遇舌后坠的患者，应用舌钳将舌拉出口腔外，或用通气管吹气。

5）如遇牙关紧闭者，可行口对鼻人工呼吸。操作方法大体同上，只是对着鼻孔吹气。吹气时应将患者口唇闭紧。为克服鼻腔阻力，吹气时用劲要大，吹气时间要长。

6）对婴幼儿，则对口鼻同时吹气更易施行。

7）若患者尚有微弱呼吸，人工呼吸应与患者的自主呼吸同步进行，即与患者吸气时，术者用力吹气以辅助进气，患者呼气时，松开口鼻，便于排出气体。

8）为防止交叉感染，操作时可取一块纱布单层覆盖在患者口或鼻上，有条件时用面罩及通气管则更理想。

9）通气适当的指征是看到患者胸部起伏并于呼气听到及感到有气体逸出。

2. 举臂压胸法

1）患者应置于空气流通的平地上或木板上，注意保暖和保证呼吸通畅。

2）应查看患者的一般情况，如胸背部有无严重损伤等，并结合患者年龄、病情、现场条件，以便确定选用何种人工呼吸法。

3）进行操作时，姿势要正确，力量要适当，节律要均匀。给小儿和瘦弱患者进行操作时，用力不可过大、过猛，以免压伤患者。

4）必须连续进行，不可中断。如时间过长，可医、护轮流进行。同时可按医嘱使用兴奋剂。

5)当患者出现自动呼吸时,人工呼吸应与自动呼吸节律相一致,不可相反。待患者呼吸恢复正常后,方可停止人工呼吸,并使患者静卧,继续观察呼吸情况,防止呼吸再度停止。

6)电击和溺水患者,呼吸心跳停止后,仍需持续进行人工呼吸,直至证明患者确已死亡。

3.加压人工呼吸法

1)在做气管插管时,应配合施行手法人工呼吸,不可中断。

2)挤压呼吸气囊时,压力不可过大,约捏呼吸囊的1/3,亦不可时大时小、时快时慢,以免损伤肺,造成呼吸中枢紊乱,影响呼吸功能恢复。

3)发现患者有自主呼吸时,应按患者的呼吸动作加以辅助,以免影响患者的自动呼吸。

4)氧气筒内的氧气将要用尽前,就应及时更换,以免人工呼吸中断。

5)当气管内有分泌物时,应立即从气管导管内吸出,口腔与鼻腔内部应注意保持清洁。

二、自动呼吸机的应用

呼吸机治疗是在呼吸系统解剖和生理不正常的情况下进行的,主要用于各种原因引起的急、慢性呼吸衰竭。呼吸机可有效地提高肺泡氧分压,满足机体供氧和排出二氧化碳的需要,起到治疗和预防多种疾病的目的。呼吸机对生理功能的影响有积极和消极的双重作用,合理选择通气方式和正确调整通气参数,可提高治疗效果,减少并发症的发生。呼吸机治疗期间,呼吸、循环功能的监测,对于判断机械通气的治疗效果,进行呼吸机的合理调节和预防并发症的发生具有重要的意义。

(一)操作步骤

自动呼吸机可以通过面罩、气管插管、气管切开等方法与患者相连接。气管插管连接囊可以缩小呼吸道无效腔,保证预期气量送入肺泡,但一般只维持72小时,时间太长易引起喉头水肿。呼吸频率一般成人每分钟16次,小儿例外,呼吸的比例以1:1.5为宜。潮气量一般500~700 mL。

(二)注意事项

1)使用自动呼吸机时应随时观察器械的效果,随时调节,以期达到生理的气体交换,并保持呼吸道的清洁、通畅,应定期测定PCO_2。

2)注意观察呼吸平稳,呼吸与呼吸机合拍则表明病情好转。如患者烦躁不安、挣扎抗拒呼吸器,则表明病情恶化,此时必须检查呼吸机通气量是否充足,有无分泌物堵塞呼吸道,肺内病变是否加重恶化。同时应注意肺部检查如两侧胸部活动一致,扩张良好,听诊时两侧呼吸音清晰,则表明病情好转。

3)观察循环情况,如患者血压上升,脉搏减慢,心律不齐减少或消失,则为病情好转。相反,则病情恶化。如面部潮红、脉搏快,呼吸深而慢,血压偏高,则为呼吸性酸中毒表现,二氧化碳潴留。这时可以调节呼吸的比例,使呼气适当地延长,潮气量加大。有利于二氧化碳排出。如通气过度,则产生呼吸性碱中毒。

4)观察患者意识,如从昏迷状态逐渐清醒,或表现出对周围事物感兴趣,则表示脑的供氧较前好转。

5)注意不使人工呼吸中断,抢救呼吸骤停或呼吸衰竭的患者,在没有得到自动呼吸机之前,必须先做口对口人工呼吸或仰卧压胸人工呼吸。

6)注意防止出现并发症,如吸入气体压力过高,会导致肺泡破裂,成为气胸、纵隔气肿,过度换气后,可能发生痉挛、呼吸性碱中毒、低血压,还可能并发肺部感染、肺不张、腹胀、消化道出血等,应注意防止。

(魏文文)

第三节 动、静脉穿刺置管术与护理

一、深静脉穿刺置管术

在 ICU 中,静脉血管炎症和闭塞是外周小静脉输液的主要并发症,往往在 1~2 周便很难再在患者身上找到外周静脉通路。因此,从一开始就应该建立大静脉通路,且在大面积深度烧伤、休克等情况下,外周静脉作为补液通路也是十分困难和不足的。

(一)适应证和禁忌证

1.适应证

1)长期静脉内滴注高浓度或刺激性强的药物,或行静脉内高营养治疗者。

2)长期静脉输液而外周静脉穿刺困难者。

3)急救时需快速静脉输液、输血者。

4)完全胃肠道外营养。

5)右心导管检查或置入临时心内起搏器。

6)血流动力学监测(测定 CVP、血流导向气囊导管监测等)。

2.禁忌证

1)有出血倾向。

2)穿刺部位皮肤有感染。

3)锁骨下静脉、颈内静脉、股静脉通路上存在损伤或梗死。

(二)用物

清洁盘,深静脉穿刺包,选择合适的中心静脉导管 1 根,穿刺套管针。必要时扩张管 1 根,生理盐水 250 mL,无菌 5 mL 注射器及针头 1 副,1% 普鲁卡因 1 mL。

(三)操作方法

1.股静脉穿刺置管术

1)患者取仰卧位,大腿轻度外展与身体长轴成45°。

2)常规消毒穿刺部位,待干。

3）冲洗及检查中心静脉导管及套管针是否完好。

4）术者站于穿刺侧,戴无菌手套,以左手食指与中指在腹股沟韧带中点下方扪清动脉搏动最明显部位。

5）右手持针,在腹股沟韧带下 2~3 cm,股动脉内侧,针头与皮肤成 30°~45°角刺入。回抽活塞,可缓慢边抽边退,抽得静脉回血后,用左手固定穿刺针,右手插入导引钢丝,退出穿刺针,用尖刀切一小口,必要时扩张管扩张,在导引钢丝引导下插入中心静脉导管,取出导引钢丝,缝合固定。

2. 锁骨下静脉穿刺置管术

1）患者仰卧,将床尾抬高约 30 cm,以增加锁骨下静脉压力,便于穿刺,避免空气进入静脉发生气栓。两肩下垫一小枕,使锁骨突出。穿刺侧肩部略上提,外展,使三角肌膨出部变平,以利穿刺。

2）两侧锁骨下静脉均可采用,一般多选用右侧,因为左侧有胸导管经过,胸膜顶位置较高,易误伤;且右侧锁骨下静脉较直,易于插入导管,故多采用右侧。局部严格消毒,戴无菌手套,铺孔巾,取锁骨下缘中点,内中 1/3 交界点或外中 1/3 交界点。

3）选定穿刺点后,如为插导管,可先用小针头局麻,并用局麻针做试探穿刺,以便掌握方向与深度(但勿将局麻药注入)。

4）将 5 mL 注射器吸生理盐水 5 mL,与穿刺针头连接,排净空气,连接处必须紧密,不得漏气。如插导管可用 8 号粗针头(或 BD14~17 号针头,其外径为 2.5 mm,可通过外径 1.85 mm 导管),在穿刺点进针,针头方向指向头部,与胸骨纵轴约成 45°角,并与胸壁平面成 15°角,以恰能穿过锁骨与第一肋骨的间隙为准。

5）要紧贴锁骨背面刺入,当进针 3~5 cm 后有"穿透"感,然后抽动活塞,如有静脉血流入注射器则证明已刺入锁骨下静脉。

6）取锁骨下内中 1/3 交界处为穿刺点时,穿刺针斜向同侧胸锁关节上缘;取锁骨下中点为穿刺点或锁骨下外中 1/3 为穿刺点时,则穿刺针应斜向甲状软骨下缘。

7）穿刺成功后,如单纯做静脉注射即可注药,完毕后迅速退出注射针,并用无菌棉球压迫片刻。如输液、输血,可在患者呼气时取下注射器,由助手协助迅速换接输液器的玻璃接头,并在针座或接头下方垫无菌纱布,再用胶布固定针头,调整滴速。如插导管则在取下注射器后,迅速用左手拇指垫无菌纱布堵住针尾,助手将已盛满生理盐水的导管递给术者,放开左手拇指,迅速由针尾插入,一般深度为 10 cm 左右,再接输液或测压装置,局部盖以无菌纱布并用胶布固定。

3. 颈内静脉穿刺置管术

1）取仰卧位,头低 20°~30°或肩下垫一小枕以暴露胸锁乳突肌。头转向穿刺对侧(一般多取右侧穿刺)。

2）穿刺点多选用胸锁乳突肌的锁骨头、胸骨头和锁骨三者所形成的三角区的顶端。

3）穿刺方向与矢状面平行,与冠状面呈 30°,向下、向后及稍向外进针,指向胸锁关节的下后方,边进针边抽吸,见有明显的静脉回血,表明进入颈内静脉。

4）静脉抽出回血后,操作同上。

（四）注意事项

局部应严格消毒,勿选择有感染的部位做穿刺;避免反复穿刺,以免形成血肿;如抽出鲜红血液,即示穿入动脉,应拔出,紧压穿刺处数分钟至无出血为止;防止血液在导管内凝聚,经常用稀释的肝素液冲管;疑有导管源性感染,须做导管头培养。若进行颈内静脉或锁骨下静脉穿刺置管时还应注意以下几点。

1）若操作不当,可发生气胸、血肿、血胸、气栓、感染等并发症,故不应视作普通静脉穿刺,须从严掌握适应证。

2）躁动不安而无法约束者,不能取肩高头低位的呼吸急促患者,胸膜顶上升的肺气肿患者,均不宜施行此术。

3）由于置管入上腔静脉,故常为负压,输液时注意输液瓶绝对不应输空,更换接头时应先弯折或夹住导管,以防空气进入,发生气栓。

二、动脉穿刺置管术

动脉穿刺置管术是危重症监护中的一项重要技术,其目的为:①进行连续直接动脉血压监测,及时准确反映患者的血压动态变化;②通过动脉置管也可以采集血标本,进行检查,主要用于动脉血气分析和乳酸浓度的测定,避免频繁动脉穿刺给患者带来的疼痛或血管壁损伤;③用于肿瘤患者的区域性化疗。

（一）适应证及禁忌证

1. 适应证

1）需反复采取动脉血标本。

2）需要准确监测动脉血压者,如休克、心脏大手术、正在使用血管活性药物等。

3）动脉注射抗癌药物行区域性化疗。

4）施行某些特殊检查,如选择性动脉造影及左心室造影。

5）重度休克需经动脉输液及输血等。

2. 禁忌证

1）动脉侧支循环差。

2）有出血倾向者。

3）穿刺局部有感染者。

（二）用物

普通注射盘,无菌注射器及针头,肝素注射液。动脉穿刺插管包;弯盘 1 个,洞巾 1 块,纱布 4 块,2 mL 注射器 1 支,动脉穿刺套针 1 根,另加无菌三通开关及相关导管,无菌手套,1% 普鲁卡因溶液,动脉压监测仪。

（三）操作方法

1. 动脉穿刺部位

选择腹股沟处股动脉、肘部肱动脉、腕部桡动脉等,以左手桡动脉为首选。

2. 操作步骤

1）充分暴露穿刺部位,局部皮肤常规消毒。

2）术者戴无菌手套，铺无菌巾。如仅穿刺，可不必戴手套而用碘酒、乙醇消毒术者左手食指、中指指端即可。

3）扣及动脉搏动所在，将动脉固定于两手指之间，两指间相隔 0.5～1 cm 供进针。

4）右手持针（事先用肝素冲注）。凡用插管套针者，应先用 1% 普鲁卡因 1～2 mL 于进针处皮肤局麻。将穿刺针与皮肤呈 15°～30° 角朝近心方向斜刺，将针稳稳地刺向动脉搏动点，如针尖部传来搏动感，则表示已触及动脉，再快速推入少许，即可刺入动脉，若为动脉穿刺采血，此时可见鲜红动脉血回流，待注射器内动脉血回流至所需量即可拔针；若行动脉插管，则应取出针芯，如见动脉血喷出，应立即将外套管继续推进少许，使之深入动脉腔内以免脱出，而后根据需要，接上动脉压监测仪或动脉加压输血装置等。若拔出针芯后无回血，可将外套管缓慢后退，直至有动脉血喷出，若无，则将套管退至皮下插入针芯，重新穿刺。

5）操作完毕，迅速拔针，用无菌纱布压迫针眼至少 5 分钟，以防出血。

（四）注意事项

1）局部应严格消毒，操作须保持无菌，防止感染。

2）动脉穿刺及注射术仅于必要时使用（如采血送细菌培养及动脉冲击性注射疗法等）。

3）穿刺点应选择动脉搏动最明显处。若行注射，则头面部疾病注入颈总动脉，上肢疾病注入锁骨下动脉或肱动脉，下肢疾病注入股动脉。

4）置管时间原则上不超过 4 天，以预防导管源性感染。

5）留置的导管用肝素液持续冲洗（3 mL/h），肝素浓度 2 U/mL，保证管道通畅，避免局部血栓形成和远端栓塞。

（魏文文）

第四节　导尿术

导尿术是在无菌操作原则下，将无菌导尿管自尿道插入膀胱，引出尿液的方法。该方法为进行临床治疗或采集尿液标本后，即拔出导尿管，不继续存留于膀胱内，亦称不留置导尿术。

一、适应证

1）为尿潴留的患者引出尿液，以减轻患者痛苦。

2）协助诊断，如收集不被污染的尿液做细菌培养；检查膀胱功能，测量膀胱容量，压力，残余尿量及膀胱冷热感实验；进行尿道或膀胱造影；对尿道损伤进行诊断等。

3）借助导尿鉴别是否为少尿、无尿或尿潴留。

4）为膀胱肿瘤患者进行膀胱灌注治疗。

二、途径

导尿的途径有三种:经尿道、经耻骨上方及经输尿管。其中经由尿道的导尿法在临床实践中最常应用。

三、物品准备

(一)治疗盘内用物

无菌导尿包(治疗碗2个,导尿管8号,10号各1根,血管钳2把,小药杯内盛棉球4~6个,液状石蜡、棉球瓶,洞巾,有盖标本瓶和试管各1个),无菌手套1副,无菌持物钳,会阴消毒液。

(二)无菌外阴消毒包

治疗碗1只,血管钳1把,棉球数个,左手套1只,纱布若干。

(三)其他

小橡胶单、治疗巾、便器及便器巾、屏风、绒毯、立灯(必要时)。

四、操作步骤

(一)女患者导尿术

女性成人尿道短,长3~5cm,富有扩张性,直径0.6cm左右,尿道口在阴蒂下方呈矢状裂。

1)在治疗室准备好用物,洗净双手,戴口罩,治疗车推于患者床旁。

2)关闭门窗或用屏风遮挡患者,向患者解释目的,取得合作。

3)站于患者右侧,松开被尾,患者平卧屈膝,将远端裤腿脱下,放于近侧腿上,远侧盖被遮挡。

4)将橡胶单、治疗巾垫于患者臀下,放好便盆。

5)外阴清洗消毒,先用肥皂水棉球擦外阴,顺序如下:阴阜(用棉球一个),对侧及近侧腹股沟和大小阴唇(每侧各用棉球一个),最后阴蒂、尿道口、阴道口、肛门。再以左手持冲洗壶,右手持止血钳夹棉球消毒,边冲洗边擦,依肥皂水棉球顺序(冲洗尿道口时更换另一干棉球),冲洗完毕,用纱布擦干(如患者自理程度较好,会阴冲洗可由患者自行清洗外阴代替),再用0.2%碘伏溶液冲洗会阴部,然后移去便盆及橡皮中单,放于治疗车下层。

6)用消毒小毛巾擦手后翻一面挂于治疗车扶手上。

7)检查导尿包消毒日期,在患者两腿之间打开导尿包,把外层包皮收好,将导尿包放在患者两腿之间,打开内包皮,形成无菌区。

8)用无菌持物钳夹出小药杯(内有干棉球)放在无菌区一角,倒0.2%碘伏浸湿棉球。

9)检查手套消毒日期,戴好手套,将孔巾铺在患者外阴部,以扩大无菌区。

10)将一弯盘移至会阴下方,用液状石蜡棉球润滑尿管前端,用止血钳夹住导尿管尾端,同时将 0.2% 碘伏棉球夹到弯盘内,把空药杯放于无菌区右尾端。

11)将无菌纱布叠放于阴唇上方,左手拇指、食指分开小阴唇,暴露尿道口,右手持血管钳夹消毒液棉球消毒,由内向外,分别消毒尿道口、小阴唇、大阴唇,自上而下各用一棉球擦洗消毒,尿道口消毒 2 次。每个棉球只用一次,用后棉球放于弯盘内。

12)右手持止血钳将尿管对准尿道口缓缓插入 4~6 cm,见尿液流出后再插入少许,松开左手,固定导尿管,使尿液流入弯盘,若需做培养,用无菌标本瓶留尿后盖好瓶盖。将弯盘内的尿液倒入量杯,观察尿液性质。

13)导尿完毕,用纱布按在尿道口,轻轻拔出导尿管,擦净外阴,脱去手套,撤去洞巾,协助患者整理衣服被褥,安置患者休息。

14)如需留置导尿者(应先剃去阴毛),尿管末端反折,用无菌纱布包好,用胶布固定尿管。必要时记录尿量及尿液性质。

(二)男患者导尿术

男性成人尿道长 18~20 cm,有两个弯曲,即活动的耻骨前弯和固定的耻骨下弯,三个狭窄部,即尿道内口、膜部和尿道外口。

1. 物品准备

治疗碗内放置无菌纱布一块,其余同女患者导尿术。

2. 操作方法

1)患者取仰卧位,两腿平放略分开,暴露阴部,裤腿脱至两膝上 1/3 处,盖好上半身。

2)术者站于患者右侧,左手用无菌纱布将阴茎拉起,露出龟头用 0.2% 碘伏棉球自尿道口至冠状沟以上环行擦洗 3 次,注意洗净包皮及冠状沟处。

3)擦洗后用另一纱布垫于阴茎下方。

4)打开导尿盘,并将盖盘的半幅无菌巾扇形折叠于盘对侧,置盘于患者两腿上,戴好手套,铺孔巾时,一手持纱布将阴茎自孔巾内提出,露出龟头。

5)用消毒液棉球消毒尿道口共 3 次,插管时将阴茎提起与身体成 60° 角使尿道耻骨前弯曲变直,用镊子夹尿管头端,另一端留在弯盘内,将尿管缓缓插入 18~20 cm,或见尿后再插入 2 cm。若插管时遇有阻力,可能系肌肉收缩所致,可稍停片刻,嘱患者深呼吸,再徐徐插入,切忌暴力,以免损伤尿道黏膜。视病情需要,留取标本,以备送检。

6)导尿完毕,取出尿管,用纱布擦净尿道口,穿好衣裤,整理用物,安置患者休息。

7)如需留置导尿管者,用蝶形胶布固定尿管,尿管末端反折,用无菌纱布包裹。

五、注意事项

1)用物必须严格消毒灭菌,并按无菌操作进行,杜绝医源性感染。

2)保持导尿管的无菌,为女患者导尿时,如误入阴道,应更换导尿管重新插入。

3)插管时,动作要轻柔,以免损伤尿道黏膜。

4)遇尿道狭窄患者,可选用新的小号导尿管,变换方向试插,亦可用注射器自导尿管注入液状石蜡,增加润滑度,以增加成功率。尿道痉挛者,可注入 2% 普鲁卡因 2 mL,5 分钟后再行导尿。

5）膀胱高度膨胀患者及极度衰弱者,首次放尿不应超过 1 000 mL。因大量放尿,可导致腹腔内压力突然降低,大量血液滞留于腹腔血管内,引起血压突然下降产生虚脱。另外,膀胱突然减压,可引起膀胱黏膜急剧充血,发生血尿。

6）导尿前,应向患者了解有无尿道狭窄和损伤史,并注意选择导尿管。

7）留置导尿者,应注意尿道口护理,应用抗生素,进行膀胱冲洗,减少感染机会。

（陈　杰）

第五节　导尿管留置术

导尿后将导尿管保留在膀胱内,以引流尿液,避免多次插管引起感染,以及反复插管造成患者的痛苦。

一、目的

1）抢救危重、休克患者时,需正确记录尿量、比重,借以观察病情。

2）盆腔脏器手术前,行导尿并留置导尿管,使膀胱空虚,有利手术并避免术中误伤膀胱。

3）某些泌尿系统的脏器手术前导尿并留置,便于术后持续引流和冲洗,并可减轻手术切口的张力,有利于愈合。

4）昏迷、尿失禁或会阴部有损伤者,留置导尿管,以保持会阴部清洁、干燥。

二、物品准备

除导尿用物外,另备一次性无菌集尿袋(引流袋)、胶布、橡皮圈、安全别针。

三、操作步骤

1）常规导尿法前剃去阴毛,以便于固定导尿管。

2）按导尿术导尿。

3）待尿液流尽后固定尿管。

女性:为女患者固定尿管,可用宽 4 cm,长 12 cm 胶布一块,将长度 2/3 撕成三条,胶布完整的 1/3 贴在阴阜上,撕开的三条中间一条贴于导尿管上,两旁的两条分别交叉贴在对侧大阴唇上。

男性:为男患者固定尿管可用蝶形胶布固定在阴茎两侧,再用细长胶布做环形一圈,固定于阴茎上,开口向上,在距尿道口 1 cm 处再用细绳将折叠的两条胶布扎在导尿管上,剪去过长绳头。

4）导尿管固定后将导尿管末端和玻璃接管相连,接管另一端和橡胶引流管相连,引流管末端置于贮尿瓶中,用安全别针固定橡胶管于床单上,橡胶管须留有一定长度,防止患者翻身时将导尿管拉出。

四、注意事项

1)指导患者注意保持尿液引流通畅,避免因尿管脱出、受压、扭曲、堵塞等,影响尿液引流。为防止感染,可用无菌生理盐水冲洗膀胱,每日两次。

2)贮尿瓶内尿液应及时倾倒,引流管和贮尿瓶应保持清洁,定时观察和记录尿量、颜色、比重、性状,如有异常及时送检或报告医生及时处理。

3)保持尿道口清洁,防止逆行感染。每日清洁消毒一次,男患者尿道口周围涂抗生素药膏,女患者加强会阴部护理,固定尿管的胶布保持清洁。

4)每周更换导尿管一次(更换前排空膀胱,休息4~6小时再行插入),玻璃接管、橡胶管、贮尿瓶每日更换或消毒一次。

5)长期留置导尿管的患者,应鼓励患者多饮水及经常更换卧位,以防产生泌尿系结石。要定时服用氯化铵、维生素C等。免使尿液变为碱性。及时反映各种异常感染如烧灼、疼痛等膀胱激惹症状,观察引流出尿液的质和量并及时记录。如男性患者尿道口有脓性分泌物时,可用手自阴茎根部向前轻轻按摩,以利尿道分泌物排出。

6)长期持续引流的患者,定时做间歇性引流夹管,预防膀胱因无尿液充盈而致痉挛,并可锻炼膀胱反射功能。

(陈 杰)

第六节 鼻饲术与护理

对于昏迷或因消化道疾病如肿瘤、食管狭窄及颅脑外伤等其他原因造成不能由口进食者,为保证患者能摄入足够的蛋白质和热量,可通过导管供给营养丰富的流质饮食。根据胃肠道插管的途径,将胃管经鼻腔插入胃内,从管内灌注流质食物、药物和水分的方法称为鼻饲术。

一、适应证和禁忌证

(一)适应证
1)昏迷、牙关紧闭不能进食者。
2)不能吸吮的早产儿。
3)鼻饲给药进行某些治疗。

(二)禁忌证
1)食管癌、食管狭窄、肝硬化并食管静脉曲张者。
2)溃疡病出血2周以内者。
3)严重心肺功能不全者。

二、物品准备

治疗盘内盛放治疗碗,消毒胃管(婴幼儿用硅胶管)镊子、弯盘、50 mL 注射器、纱布、液状石蜡、75% 乙醇,汽油或乙醚、棉签、胶布、治疗巾、夹子、别针、压舌板、听诊器,备温开水适量,鼻饲饮料 200 mL,温度为 38~40℃。

三、操作步骤

1)备齐用物携至患者床旁,向神志清醒的患者说明治疗目的、方法、次数、操作步骤和基本原理,以取得合作。

2)患者取坐位或卧位,颌下铺治疗巾,清洁鼻腔。

3)用液状石蜡润滑胃管前段,左手持纱布托住胃管,右手持镊子夹住胃管前段沿一侧鼻孔缓缓插入,到咽喉部时(14~16 cm),嘱患者做吞咽动作,同时将胃管送下,插入深度为 45~55 cm(相当于患者发际到剑突的长度)。若患者出现恶心,应暂停片刻,嘱患者深呼吸或做吞咽动作,随后迅速将管插入,以减轻不适。插入不畅时应检查胃管是否盘在口中。插管过程中如发现呛咳、呼吸困难、发绀等情况,表示误入气管,应立即拔出,休息片刻后重插。

4)昏迷患者,因吞咽和咳嗽反射消失,不能合作,为提高插管的成功率,在插管前应将患者头向后仰。当胃管插至 15 cm(会厌部)时,以左手将患者头部托起,使下颌靠近胸骨柄以增大咽喉部通道的弧度,便于管端沿后壁滑行,徐徐插入至预定长度。

5)检查胃管是否在胃内,可用注射器抽吸胃内容物,如有胃液流出,可适当调整位置使其畅通,然后将胃管用胶布固定于鼻翼两侧。

6)开口端接注射器,先回抽,见有胃液抽出,再缓慢注入少量温开水,再次试验胃管是否通畅并确定在胃内(因水误至气管可导致呛咳,而食物误入气管则造成吸入性肺炎)。然后将溶液缓慢注入。每次鼻饲量不超过 200 mL,间隔时间不少于 2 小时。最后再注入少量温开水以冲净胃管,避免食物存积管腔中变质,造成胃炎或堵塞管腔。

7)最后将胃管开口端反折,用纱布包好,夹子夹紧,用别针固定于患者枕旁,需要时记录饮食量。将注射器洗净放入治疗盘内,用纱布盖好备用。所有用物应每日消毒 1 次。

四、注意事项

1)鼻饲前要先检查鼻、口腔、食管有无阻塞,有假牙者应取出,检查胃管是否通畅,并辨清标志。

2)插管动作应轻稳,特别在通过食管 3 个狭窄处时(环状软骨水平处、平气管分叉处、食管通过膈处),以免损伤食管黏膜。

3)鼻饲饮食的量开始时宜少,待患者适应后再逐渐增加。长期鼻饲的患者,护士应每天为其进行口腔护理,每隔 5~7 天换导管一次,于晚间末次喂液后将导管拔出,次日晨再由另一鼻孔插入导管。

4)拔管时要备好拔管用物如治疗盘、治疗巾、加热后的管饲饮食,50 mL 管饲注射器、弯盘、血管钳、汽油、乙醇、棉签、纱布等携至床旁,给患者喂食后,将导管开口端用血管钳夹紧,置于弯盘内,将弯盘放在患者颌下,轻轻揭去固定的胶布,再将近鼻孔处的一段导管用纱布裹紧,边拔管边用纱布擦导管,至咽喉处时快速拔出,以免液体滴入气管。导管拔出后放于弯盘内,然后协助患者漱口,用汽油擦净胶布痕迹,再用乙醇擦去汽油,协助患者取舒适卧位。最后清洁用物,消毒导管备用。

(陈　杰)

第七节　清洁、消毒和灭菌技术

一、概念

医院清洁、消毒、灭菌是预防与控制医院感染的重要措施之一。

清洁是指用清水、清洁剂及机械洗刷等物理方法清除物体表面的污垢、尘埃和有机物,其作用是去除和减少微生物,并非杀灭微生物。适用于医院地面、墙壁、家具、医疗护理用品等物体表面的处理,也是物品消毒、灭菌的前期步骤。

消毒是指用物理或化学方法清除或杀灭传播媒介上除芽孢以外的所有病原微生物,使其达到无害化的处理。

灭菌是指用物理或化学方法清除或杀灭传播媒介上全部微生物的处理,包括致病性微生物和非致病性微生物,也包括细菌芽孢和真菌孢子。

二、消毒与灭菌方法

(一)物理消毒灭菌法

1.煮沸消毒灭菌法

煮沸消毒灭菌法适用于耐热、耐湿物品的消毒处理。一般用于餐具、食物、棉织物、金属和玻璃、陶瓷器皿的消毒处理。它是使用最早的消毒方法,简便易行、效果可靠。在水温达100℃时,细菌繁殖体几乎立即死亡,通常水沸腾后,再煮5～15分钟,可达消毒目的。细菌芽孢耐热能力较强,有些芽孢需要煮沸数小时才能够杀灭。大气压对水的沸点影响较大,不同海拔地区,水的沸点有差异。高原地区水的沸点较低,因此煮沸消毒时间相应延长。在水中加入1%～2%的碳酸氢钠,可以提高沸点。对于不耐100℃的物品,在水中加入少量增效剂,如0.2%甲醛或0.01%升汞,经80℃处理60分钟,也可达到消毒灭菌作用。消毒锋利性器械,如手术刀及缝合针时,可使之锋利性受损,故应采用浸泡消毒方法。

1)方法

(1)煮沸前将物品彻底刷洗干净。不应留有血污、痰迹、脓液、分泌物与排泄物等。

(2)玻璃类器材用纱布包好,首先放入冷水或温水中,然后加热,待水沸后开始计时,煮沸15～30分钟。

（3）橡胶类物品用纱布包裹，待水沸后放入，煮沸 5 ～ 10 分钟。

（4）金属及搪瓷类待水沸后放入，煮沸 10 ～ 15 分钟。如加入碳酸氢钠配成 1% ～ 2% 的浓度时，可提高沸点达 105℃，可促进芽孢死亡，增强杀菌作用，且能防锈。

（5）锐利器材，如刀、剪等，在急需情况下，可用棉花将刃面包裹后放入沸水中煮沸 3 ～ 5 分钟即可。接触肝炎的刀、剪等器械，应煮沸 30 分钟。

（6）煮沸消毒达到预定时间后，用无菌持物钳将物品取出，放置无菌容器内，并保持无菌状态。

2）注意事项

（1）煮沸时物品应完全浸没在水中，消毒物品的放置，一般不应超过消毒容器的 3/4。有轴节的器械及带盖的容器应打开，使其内面完全与水接触。相同大小的碗、盆不能重叠，必须隔开。

（2）煮沸消毒时间从水沸后开始计算。在煮沸消毒过程中如再加入物品，则应在第二次水沸后开始计时。

（3）一般的细菌在 100℃沸水中保持 5 ～ 10 分钟即可死亡，如疑有芽孢菌污染的器械物品则应煮沸 1 ～ 3 小时方能达灭菌目的。

（4）在消毒过程中，不能重新加入新的污染物。最好是一次放好被消毒的物品，并计算时间。如需在消毒中途加入新的污染物品，那么时间就应重新开始算起。

（5）消毒完毕应注意防止再污染消毒物品。最好是放掉煮沸消毒器中的废水，利用其余热自动将消毒物品烘干。

2. 燃烧灭菌法

利用高热，使菌体蛋白凝固变性而死亡，以达到灭菌目的。多用于耐高热、不怕燃烧的物品，如消毒急用的搪瓷容器、手术器械；或已带致病菌而又无保留价值的物品如污染的纸张，某些特殊感染的敷料（破伤风、气性坏疽等）。

1）先将容器擦干，再倒入少量 95% 乙醇，点燃后慢慢转动容器，使其内面遍布火焰；急用金属器械时，可将器械放在酒精灯火焰上烧灼 1 ～ 2 分钟；但锐利及贵重器械禁用燃烧或烧灼灭菌法。

2）此法应注意安全，需远离易燃、易爆物品，如氧气、乙醚、汽油等。燃烧过程中不可加乙醇，以免引起烧伤或火灾。

3. 高压蒸汽灭菌法

高压蒸汽灭菌法是利用高温和高压而灭菌的，其压力可达 103.43 kPa，温度达 121.3℃，经 15 ～ 30 分钟可达灭菌目的。凡属耐高温、不怕潮湿的物品均可采用此法灭菌，如各种布类、敷料、金属器械、玻璃器械、搪瓷用品等，均可采用此法灭菌。

1）方法

（1）手提式高压蒸汽灭菌器：加水 2 000 mL 至隔层器内，放入需灭菌物品，将盖旋紧，锅下加热，开排气门排尽冷空气。继续加热，待压力表升至 103.43 kPa，温度 121.3℃时，调节热源，维持恒压 15 ～ 30 分钟，进行排汽，待压力降至"0"时，将盖慢慢打开，蒸汽散尽后取出已灭菌物品。

(2)大型高压蒸汽灭菌器:关闭所有开关,将需灭菌的物品放入锅腔内,开启蒸汽。当压力表指针上升至 6.9 kPa 时,打开放气开关,排尽锅内冷空气,当压力表指针返回"0"时,关闭放气开关,继续加热,使压力上升至 103.43 kPa,温度达 121.3℃时,即可开始计算灭菌时间。15~30 分钟停止供热,并打开放气开关。待压力表指针回指"0"处后,再慢慢开启锅门,蒸汽散尽后,取出无菌物品。

2)注意事项

(1)详细检查高压灭菌器各部件性能是否完好;灭菌时不得随意离开,应注意防止事故。

(2)物品不宜包装过紧、过大,以免妨碍蒸汽流通;但过松易被污染。

(3)装锅不宜过满,要留有空隙,否则达不到灭菌目的。

(4)贵重仪器,绝缘塑料类,不能高压灭菌。一般尖刃器械不宜加热灭菌,以免损坏刃部。

(5)瓶内液体灭菌,应把瓶口扎紧,瓶内液体不可装满,应留有一定空隙。

(6)橡皮类物品应涂擦少量滑石粉,装锅时不使受压,以防发生粘连。

4.干烤烤箱灭菌法

多用于耐高热而不宜湿热处理的物品,如玻璃器皿、医疗器材、油脂、粉剂等。

1)使用烤箱前先接通电源,调节好所需灭菌的温度。将灭菌物品依次放于烤箱内,关闭箱门。打开排气孔,使箱内余湿排出,当温度上升至 105℃,关闭气孔。当达到要求的温度时,保持其恒温至灭菌时间,切断电源。

2)灭菌时间应由烤箱达到要求的温度算起,箱门应关紧,避免漏气。

5.光照消毒法

1)方法

(1)日光暴晒法:日光由于其热、干燥和紫外线的作用,而具有一定的杀菌力。多用于一般被褥、床垫、毛毯、衣服等的消毒。暴晒时把物品直接放在日光下暴晒,每隔 2 小时翻动 1 次,使各面均同日光接触,一般日光直接暴晒 6 小时可达消毒目的。

(2)紫外线灯管消毒法:用于空气消毒,有效距离不超过 2 m,照射时间 30~60 分钟;消毒物品时,在 25~60 cm 距离下,照射 20~30 分钟。从灯亮 5~7 分钟开始计时(灯管需要预热,使空气的氧电离产生臭氧,需一定时间)。

2)注意事项

(1)注意眼睛及皮肤的保护,卧床患者要戴黑眼镜或用纱布遮盖,叮嘱患者不要直视紫外线灯源,身体用被单遮盖,以免引起眼炎及皮肤红斑。

(2)由于紫外线的穿透性差,故被消毒的物品不可有任何遮蔽,应摊开或挂起,经常翻动,使之在直光下照射。

(3)照射前,病室应先做清洁卫生工作,因紫外线易被灰尘微粒吸收,停止走动,减少尘埃飞扬。

(4)紫外线灯管要保持清洁透亮,灯管要轻拿轻放,关灯后不应立即再开,需冷却 3~4 分钟再开,可以连续使用 4 小时,但通气散热要好,以保护灯管寿命。

（5）灯管使用期限不能超过 4 000 小时,应建立使用时间登记卡,达到规定时间的 3/4 即应更换新管。

（6）对紫外线效果要经常进行鉴定,定期进行空气培养,以检查杀菌效果。

（二）化学消毒灭菌法

利用液体或气体的化学药物渗透细胞内,使菌体蛋白凝固、变性或使细胞膜通透性改变,破坏其生理功能,从而抑制微生物生长、繁殖或杀灭微生物的方法。

1. 化学消毒剂的作用原理

1）与菌体蛋白质的氨基结合,使蛋白质变性,酶活性消失,如甲醛、碘酊。

2）与菌体蛋白质的巯基、氨基结合,使蛋白质变性,如戊二醛。

3）通过对菌体蛋白质分子的烷基化作用,干扰酶的正常代谢而杀灭微生物,如环氧乙烷。

4）抑制细菌酶活性,破坏细胞代谢导致菌体死亡,如含氯杀菌剂漂白粉、优氯净。

5）使菌体蛋白凝固变性,如70% ~75% 的乙醇。

6）破坏细胞膜的酶活性,使胞质膜破裂,如氯己定。

2. 化学消毒灭菌的使用方法

1）浸泡法:将消毒物品浸泡于消毒液内。浸泡时间的长短根据物品和消毒液性质、浓度来决定。

2）喷雾法:借助喷雾器将化学消毒剂均匀喷洒,使消毒剂产生微粒气雾弥散进行空气、物体表面的消毒。

3）熏蒸法:利用消毒剂产生气体进行消毒。

4）擦拭法:选用对人体无毒性或毒性低、杀菌谱广、易溶于水、穿透力强的化学消毒剂来擦拭墙壁、桌椅等。

5）环氧乙烷气体密闭消毒法:利用灭菌剂气体,在密闭容器内进行消毒的方法,适用于不耐热、不耐潮的物品消毒。特别对不能耐受高湿热灭菌法的贵重医疗器械(呼吸器、雾化器、血压计、听诊器等)、化纤织物、书报、票证等,均无损耗和腐蚀等不良反应。

（1）投药量为 $0.4 \sim 0.8 \text{ kg/m}^3$,消毒效果和密闭时间、药物浓度以及温湿度有密切关系,灭菌所需时间 8 ~24 小时(随浓度而异),浓度越高,时间越短。湿度在30% ~50% 时效果最佳。

（2）操作方法:①将装有环氧乙烷的钢瓶放入40 ~50℃温水中,使其迅速气化。②用特制的丁基橡胶袋,袋壁有进气口,将备消毒物装入袋内,物品数量根据袋的大小决定,(一般不超过袋的1/2),要留有空隙,折叠袋口,挤出袋中空气,扎紧袋口,将环氧乙烷钢瓶的玻璃管接于橡胶袋进气口,使气体迅速进入,并充满整个消毒袋(投药量应根据体积来计算)。将橡胶袋通气口关闭,于20 ~30℃室温中放置8 ~24 小时。

（3）注意事项:①环氧乙烷是一种化学性质活跃的环氧化合物,易燃烧、爆炸,应储存在阴凉、通风、无火源处,严禁放入电冰箱内(如瓶口漏气、气体逸出,遇电动机的火花即可引起冰箱爆炸),也不可放在日光下暴晒,以防液体受热急骤气化,膨胀增压,引起爆炸,必须注意安全。②消毒时,应注意环境的温度与相对湿度。在低温季节,如用温水加热环氧乙烷钢瓶时,必须先开钢瓶开关,加温热水不可超过 70℃。③每次消毒必须鉴定灭菌效果,可将毒性小、抗力强的枯草杆菌芽孢悬液接种于普通琼脂试管斜面上,随同需要消毒的物品一起置于消毒容器中,并做内外对照培养,结果阴性时,方能使用。④检测有无漏气,可用浸有硫代硫酸钠指示剂(取饱和硫代硫酸钠溶液9份加1%酚酞乙醇指示剂1份摇匀)的滤纸片,贴于可疑部位,如有漏气,滤纸片即由白色变为粉红色。⑤环氧乙烷有一定的吸附作用,因此消毒后的物品,应放置在通风环境中,待气体散发后再使用,一般需要 3~7 天。⑥在环氧乙烷消毒的操作过程中,如有头晕、头痛等中毒症状时,应离开现场,至通风良好处休息。

(陈 杰)

第八节 无菌操作技术

无菌操作是指在医疗、护理操作过程中,不使已灭菌的物品或区域受污染,避免病原微生物侵入或传播给患者的一项重要的基本操作。无菌技术及操作规程是根据科学原则制定的,每个医护人员必须遵守,以保证患者的安全。

一、基本概念

(一)无菌物品
经过物理或化学方法灭菌后,未被污染的物品。

(二)无菌区
经过物理或化学方法灭菌处理而未被污染的区域。

(三)非无菌区
未经灭菌处理或经灭菌处理后被污染的区域。

二、无菌技术操作原则

1)环境要宽敞并定期消毒,操作前半小时须停止扫地、更换床单等工作,减少走动,避免不必要的人群流动,防止尘埃飞扬。

2)无菌操作前,工作人员要衣帽整洁,洗手,戴口罩,口罩须盖住口鼻,最好用一次性口罩,一般情况下,口罩应每 4~8 小时更换一次,一经潮湿细菌易于穿透,应及时更换。

3)在无菌技术操作时首先应明确无菌区和非无菌区。无菌物品与非无菌物品应分开放置,并定期检查。无菌物品不可暴露在空气中,必须存放于无菌包或无菌容器内。如果无菌物品被非无菌物品接触过,或放置在视觉看不到的地方,或在护士的腰部以下时,则成为非无菌物品。

4)取无菌物品时,必须核对灭菌日期,使用无菌持物钳夹取,无菌物取出后虽未使用,亦不能再放回原处。进行无菌操作时,如疑有污染或已被污染,则不可使用。

5）凡未经消毒的手和物品,不可触及或跨越无菌区。

6）无菌容器及包外应注明物品名称、消毒灭菌日期,放在固定处,并保持清洁干燥。

7）执行无菌操作的地方要宽阔、平坦、干燥,以防无菌物品被污染。

8）一套无菌物品,只供一名患者或一处伤口使用,以免发生交叉感染。

9）手术室内需保持窗户遮蔽或关闭,不要向无菌区打喷嚏或咳嗽,尽量少讲话。

10）流动的空气能携带微生物,在进行无菌操作的过程中,要保证关好门,尽量减少人员流动。

三、无菌操作的基本方法

(一)目的

保持无菌物品及无菌区域不被污染,防止病原微生物侵入或传播给他人。

(二)评估

1.操作项目及目的

如进行护理操作及各种诊疗技术等。

2.操作环境

操作区域是否整洁、宽敞、安全;操作台是否清洁、干燥、平坦。

3.无菌物品

无菌物品存放是否合理,无菌包或容器外标签是否清楚,有无失效。

(三)计划

1.目标/评价标准

1）患者明确无菌操作重要性,有安全感,愿意配合。

2）无菌物品和无菌区域未被污染。

3）患者和工作人员得到保护,未见交叉感染。

2.用物准备

1）无菌持物钳:常用无菌持物钳有三叉钳、卵圆钳和长、短镊子4种。

无菌持物钳浸泡在大口有盖容器内,容器深度与钳长度比例适合,消毒液面浸没轴节以上2~3 cm或镊子长度的1/2,每个容器只能放置一把无菌持物钳。另有干燥法保存,4~8小时更换一次。

2）无菌容器:常用的无菌容器有无菌盒、罐、盘及储槽等。无菌容器内盛治疗碗,棉球、纱布等。

3）无菌包:内包无菌治疗巾、敷料、器械等。

4）无菌溶液、启瓶器、弯盘。

5）无菌橡胶手套。

6）治疗盘、小手巾、小纸条、签字笔。

(四)实施

1.无菌持物钳的使用

无菌持物钳是用于夹取和传递无菌物品的器械。常用的无菌持物钳有卵圆钳、三叉钳、长短镊子等。

无菌持物钳的使用方法及注意事项：

1)无菌持物钳应打开关节,浸泡在盛器械有消毒液的大口容器内,容器的底部垫以无菌纱布,消毒液浸过钳的 2/3(关节上 1 cm),每个容器只能放置一把无菌钳,容器应加盖。

2)无菌持物钳只能夹取无菌物品,不能触碰未经消毒的物品,也不能用以消毒或换药。如有污染或疑有污染时,应重新消毒。

3)放取持物钳时,应将钳端闭合,不可触碰容器口及边缘。

4)使用无菌持物钳时,钳端向下,不能倒转向上,以免消毒液倒流,污染持物钳的无菌部分。

5)如到远处夹取物品,应将容器一同搬移,用完后立即放回容器中,不可在空气中暴露过久。

6)无菌持物钳与浸泡容器每周清洁消毒一次,并更换消毒液。

7)不可用持物钳夹取油纱布,以免油污染其他无菌物品及消毒液。

2. 无菌容器使用法

无菌容器用于存放无菌物品,应保持其无菌。

1)打开无菌容器盖时,盖的内面(无菌面)朝上,置于稳妥处,用后须随时将容器盖放回、盖严,避免无菌物品在空气中暴露过久。

2)从容器中夹取物品时,无菌持物钳不可触碰容器边缘。手持无菌容器时,应托住底部,不可将手碰到容器的内面和口缘。

3)浸泡消毒器械时,应在容器盖上注明器械名称和浸泡时间,达无菌时间后,方可使用。

4)无菌容器应每周消毒 1 次。

3. 取用无菌溶液法

取用无菌溶液时,应注意下列事项。

1)操作前洗手,戴帽子、口罩。

2)取用无菌溶液时,先将瓶外擦净,核对标签,检查瓶盖有无松动,药液有无变质、沉淀及有效期。

3)除去铝盖,用双手拇指将瓶塞边缘向上翻起,再用拇指和食指把瓶塞拉出,用食指和中指套住瓶塞,注意手不可触及瓶口和瓶塞内面。

4)倒溶液时标签向上,先倒出少许溶液于弯盘内,以冲净瓶口,再由原处按所需量倒入容器内。如液瓶中尚余溶液,倒后即将橡胶塞对准塞紧。已打开的溶液瓶,保存 24 小时。

5)如打开烧瓶装的无菌溶液时,先解开系带,手持杯口盖布外面,不可触及盖布内面及瓶口,倾倒溶液瓶方法同密封瓶。

6)不可将敷料或器械直接放入无菌溶液瓶内蘸取,以免污染;已倒出溶液不可再倒回瓶中。

4.无菌包的使用

无菌包应选用质厚、致密、未脱脂棉布制成的双层包布。包布内面为无菌面,外面为污染面。

1)包扎法:选用质厚、致密、未脱脂的棉布制成双层包布。将物品放置于双层包布中央,并把包布的一角盖在物品上并将角尖端反折;然后盖好左右两角,同法将角尖端反折;最后一角包好后扎紧。

2)打开方法

(1)取出无菌包时,先查看无菌包名称、消毒日期。

(2)将无菌包放在清洁、干燥、平坦处,解开系带卷放在包布下。

(3)用拇指和食指先揭开布外角,再揭开左右两角,最后用无菌持物钳揭开内角。

(4)用无菌持物钳取出所需物品,放在事先备好的无菌区域内,如包内物品一次用不完,则按原折痕包起扎好,注明开包时间,24小时后仍未用完须重新消毒。

(5)如需要将小包内物品全部取出,可将包托在手上打开,另一手将包布四角抓住,稳妥地将包内物品放入无菌容器中或无菌区域内。

5.无菌盘的铺法

将无菌治疗巾铺在清洁、干燥的治疗盘内,形成一个无菌区域,其中放置无菌物品,供短时间内存放无菌物品,以便无菌操作。

1)一般用半铺半盖双折治疗巾铺法。先打开无菌治疗巾包,用无菌钳取出治疗巾,放在治疗盘内。

2)双手握住治疗巾上层两角的外面,轻轻抖开,双折铺于治疗盘上(内面为无菌面,注意勿污染)。

3)双手捏住上层两角的外面,四折到对边,使无菌面朝上。

4)放置无菌物品后,边缘对齐盖好。将开口处向上翻折两次,两侧边缘向下翻折1次。

5)无菌盘不宜放置过久,有效期不超过4小时。

6.戴无菌手套法

1)洗净擦干双手,核对无菌手套袋外的手套号码及灭菌日期。

2)打开手套袋,取滑石粉擦干双手。

3)以一手掀起手套袋处,另一手捏住手套反折部分(手套内面),取出手套,对准戴好;同法掀起手套袋另一侧开口处,已戴好手套的手指,插入另一只手套反折内,取手套以同法戴上。

4)戴好手套后可用无菌纱布擦去滑石粉,并使手套和手贴合,不可强力拉扯,以免撕破,如有破损立即更换。

5)再将手套翻转处套在工作衣袖外即可。

6)脱手套前应将其上脓、血等冲净,再自手套口端向下翻转脱下,不可强拉手套边缘或手指部分,以免损坏。

(陈 杰)